BIBLIOTHÈQUE

DE

CHIRURGIE CONTEMPORAINE

Publiée sous la direction de

A. RICARD   ET   **E. ROCHARD**

Professeur agrégé à la Faculté de médecine de Paris, Chirurgien de l'hôpital Saint-Louis

Chirurgien des Hôpitaux de Paris

---

1. **Infections, traumatismes et diathèses**, par P. VILLEMIN, Chirurgien des Hôpitaux de Paris.

2. **Les tumeurs**, par le Professeur Simon DUPLAY et CAZIN, Chef de laboratoire à la Faculté de Médécine de Paris.

3. **Chirurgie générale des muscles, des tendons, des bourses séreuses et de la peau**, par P. MAUCLAIRE, Professeur agrégé à la Faculté de Médecine de Paris, Chirurgien des Hôpitaux.

4. **Chirurgie des artères, des veines, des lymphatiques et des nerfs**, par J. BOUGLÉ, Chirurgien des Hôpitaux de Paris.

5. **Chirurgie générale des os**, par P. RICHE, Chirurgien des Hôpitaux de Paris.

6. — — **des articulations**, par MORESTIN, Chirurgien des Hôpitaux de Paris.

7. — **du crâne**, par A. DEMOULIN, Chirurgien des Hôpitaux de Paris.

8. — **de la face**, par A. GUINARD, Chirurgien de l'Hôpital d'Ivry.

9. — **du cou et du rachis**, par P. SÉBILEAU, Professeur agrégé à la Faculté de Médecine de Paris, Chirurgien des Hôpitaux.

VOLUMES PARUS AU 1er SEPTEMBRE 1901

E. Schwartz, **Chirurgie du Foie**, 1 vol. de 550 pages, avec 58 figures dans le texte . . . .   7 fr.

P. Villemin, **Infections, Traumatismes et Diathèses,** 1 vol. de 550 pages, avec figures tirées en couleurs dans le texte. . . . . : . . . .   7 fr.

J. Bouglé, **Chirurgie des artères, des veines, des lymphatiques et des nerfs,** 1 volume de 500 pages, avec 96 figures dans le texte. . . . .   6 fr.

P. Mauclaire, **Chirurgie générale des muscles, des tendons, des bourses séreuses et de la peau,** 1 volume de 425 pages, avec 79 figures dans le texte. . . . .   6 fr.

J. Arrou, **Chirurgie de l'appareil génital de l'homme,** 1 volume de 350 pages avec figures dans le texte. . . .   5 fr.

L.-G. Richelot, **Chirurgie de l'utérus, du vagin et de la vulve,** 1 volume de 600 pages avec 160 figures dans le texte. . . . .   7 fr.

J.-L. Faure, **Chirurgie des annexes de l'utérus,** 1 volume de 475 pages avec 222 figures dans le texte . . . . .   6 fr.

Tous les autres volumes de la bibliothèque sont en cours d'impression ou de rédaction

CHIRURGIE

DE L'UTÉRUS

DU VAGIN ET DE LA VULVE

CHIRURGIE
DE L'UTÉRUS

DU VAGIN ET DE LA VULVE

PAR

L. GUSTAVE RICHELOT

Professeur agrégé à la Faculté de médecine de Paris.
Chirurgien de l'hôpital Saint-Louis,
Membre de l'Académie de médecine.

Avec 160 figures dans le texte.

PARIS

OCTAVE DOIN, ÉDITEUR

8, PLACE DE L'ODÉON, 8

1902

AVANT-PROPOS

En écrivant ce livre, qui nous était demandé, nous avons bien consenti à ne pas embrasser, d'un regard ambitieux, l'ensemble de la gynécologie ; mais nous n'avons pas voulu faire un simple manuel. Enfermé dans des limites précises, nous avons tenu à ce qu'il y eût dans ce cadre une œuvre personnelle, portant la trace d'une expérience de bien des années. Nous n'avons pas craint de mettre en avant nos idées, nos méthodes, nos jugements sur ce qu'ont fait les autres.

Nous avons discuté et rompu quelques lances, principalement sur deux points :

1º L'*étiologie*. — L'intelligence des maladies n'existe pas sans la notion de cause. Les chirurgiens modernes sont des séméiologistes et des opérateurs ; ils en sont venus à hausser les épaules ou à se voiler la face devant les questions de pathologie générale ; la seule qu'ils aient adoptée, qu'ils traînent partout avec eux et qui semble constituer leur unique bagage, c'est la pathogénie microbienne. Nous avons voulu rompre ce cercle étroit, séparer l'infection des troubles trophiques, montrer l'insuffisance des mots convenus et des formules décevantes qui remplacent, dans beaucoup d'esprits, l'étude physiologique de la femme. De longues pages ont été consacrées à débrouiller le chaos des métrites, à définir, dans un chapitre entièrement nouveau, la congestion et la sclérose utérine, à mettre en lumière les vraies causes des déviations et des prolapsus, les conditions de développement des cancers et des fibromes, etc. C'est une étude seulement ébauchée, mais nous désirons qu'elle inspire à nos lecteurs des réflexions que beaucoup d'entre eux n'ont pas encore faites.

2° La *thérapeutique*. — Il va sans dire qu'une étiologie mieux comprise permet de choisir en connaissance de cause ; que des vues plus nettes sur l'évolution de la métrite éclairent son traitement, tirent le médecin d'embarras et corrigent son scepticisme ; que la notion du tempérament morbide et du rôle que joue le système nerveux dans la pathologie utérine est un guide précieux, qui nous met en garde contre les médications systématiques et banales.

Mais, d'autre part, l'importance extrême de la chirurgie opératoire n'a pas été méconnue. Nous avons apporté tous nos soins à l'exposé des méthodes et des procédés, leur consacrant les plus longs développements, et cherchant toujours, au milieu des mille détails où la plume et l'esprit s'égarent, la précision et la clarté. Au lieu de répéter les descriptions souvent obscures qui traînent dans les livres, nous les avons reprises à notre façon et présentées de notre mieux pour les rendre intelligibles. Puis, les opérations décrites, nous en avons fait l'examen critique et la synthèse, donnant ainsi comme conclusion à chacune des grandes questions de ce livre, métrite, déviations, prolapsus, cancer, fibrome, non seulement une liste plus ou moins bien ordonnée de procédés opératoires, mais une doctrine thérapeutique.

Nous connaissons nos points faibles, et nous aurions voulu combler quelques lacunes, retoucher quelques figures imparfaites. Mais il fallait bien nous arrêter, et remettre à plus tard le soin de corriger maints défauts dont nous avons conscience, et que nos lecteurs, en attendant mieux, voudront bien nous pardonner.

Avant d'entrer en matière, nous tenons à dire toute la part qui revient, dans ce travail, à notre ami et disciple J. Barozzi. Après nous avoir vu, à l'hôpital, chercher par d'incessants efforts les meilleures solutions aux problèmes que soulève l'étude de la gynécologie, il a accepté la tâche de contribuer à les mettre au jour. Il n'a pas été l' « ancien interne » chargé d'écrire à la hâte un livre qu'on voudra bien signer ; il a été le vrai collaborateur, colligeant et classant, veillant à l'exactitude des citations et des faits, mettant sur pied les questions et les amenant au point où il ne leur manque plus que le dernier vêtement, le contour mieux arrêté, la conclusion personnelle. Sans lui, ce livre n'existerait pas, car le temps et le courage nous auraient manqué ; aussi devons-nous rendre, à son aide active et dévouée, un très sincère et très affectueux hommage.

L.-Gustave Richelot.

Juillet 1901.

———

CHIRURGIE DE L'UTÉRUS

DU VAGIN ET DE LA VULVE

MALADIES DE L'UTÉRUS

MÉTRITE

Définition. — La métrite est l'inflammation de l'utérus. Or, nous ne voulons pas, à l'instar de presque tous les auteurs modernes, englober sous ce titre un pêle-mêle de tous les faits qui n'entrent pas dans l'histoire des tumeurs. Cherchant, au contraire, à débrouiller le chaos des « métrites », nous décrirons ici la métrite vraie, c'est-à-dire l'infection de l'utérus. Car il est bien entendu que c'est aux lésions d'origine infectieuse que s'appliquent ce vieux mot, l'inflammation, et tous les mots terminés en *ite*. Désigner de la même façon des lésions microbiennes venues de l'extérieur et des altérations nutritives ou diathésiques, ce serait revenir en arrière et confondre à nouveau ce que l'analyse pathogénique a nettement séparé.

Comme la muqueuse est la surface d'inoculation, quels que soient les troubles secondaires du parenchyme utérin, il s'agit toujours d'une *endométrite*; aussi ce dernier mot nous servira-t-il de synonyme.

Donc, l'endométrite est une maladie infectieuse, microbienne : son origine, son évolution clinique, les moyens thérapeutiques dont elle est justiciable, tout la distingue d'une série d'états morbides qui sont généralement confondus avec elle. Nous verrons plus loin que ces *fausses métrites* relèvent de facteurs étiologiques spéciaux : la congestion primitive et la sclérose d'origine dystrophique.

Étiologie. — Les causes principales de la métrite sont aujourd'hui bien connues ; celles de moindre importance soulèvent encore de nombreuses discussions.

Faut-il parler de *causes prédisposantes*, et invoquer l'influence de l'âge ? Évidemment, c'est pendant la période d'activité génitale, c'est-à-dire entre vingt et quarante ans, que l'infection utérine s'observe avec le plus de fréquence. De plus, l'endométrite est surtout l'apanage des femmes qui se livrent aux rapports sexuels, car c'est dans ces conditions que l'utérus peut être contaminé par des germes venus de l'extérieur (blennorrhagie, suites de couches, manœuvres abortives, etc.). Quant à la métrite virginale et à celle de la ménopause, sans doute, une infection peut franchir l'hymen et atteindre le col, on voit aussi quelques suppurations utérines chez les femmes âgées ; mais il s'agit là d'exceptions, d'événements rares, et ces deux expressions désignent le plus souvent — nous le montrerons plus loin — des accidents qui relèvent de la congestion et de la sclérose utérines.

On ne soutient plus aujourd'hui que les excès vénériens, l'impression du froid, le coït pendant les règles, le voyage de noces, etc., puissent être le point de départ d'une endométrite, sans contamination. Ces conditions diverses favorisent l'inoculation et facilitent la tâche des agents bactériens, mais il faut, avant tout, l'intervention des micro-organismes.

La *cause déterminante*, ou plutôt la seule cause est l'infection, et les deux principales sources de la contamination de l'utérus sont l'*état puerpéral* et la *blennorrhagie*.

Dans le premier cas, les germes pathogènes trouvent deux portes d'entrée, les déchirures du col et la surface placentaire. Ils envahissent l'utérus pendant les suites de couches et sont apportés soit par les instruments, soit par les mains de l'accoucheur ou de ses aides. Il est donc bien entendu, dès à présent, que les infections puerpérales n'ont rien de spécifique ; leur microbe est celui de l'érysipèle et du phlegmon, et la métrite qui survient après l'accouchement est la même qui succède aux opérations septiques et aux explorations maladroites.

Très souvent, l'endométrite se trahit dès le début par des signes nettement caractérisés. Mais quelquefois aussi l'infection est insidieuse et passe tout d'abord inaperçue ; il y a des femmes qui, sans avoir eu la fièvre après leur délivrance, se mettent à souffrir peu à peu, et quelques mois plus tard, ou même quelques années, on leur trouve une endométrite. Cependant, on aurait tort d'exagérer la fréquence de ce « microbisme latent », et surtout de supposer trop facilement que les micro-organismes recouvrent leur virulence nombre d'années après l'extinction apparente de tous les accidents. C'est ainsi qu'on met abusivement sur le compte d'une infection puerpérale certaines affections tardives chez des femmes qui, depuis leur accouchement, éloigné parfois de dix ou vingt ans, n'ont présenté aucun trouble utérin. Ces soi-disant métrites sont des altérations nutritives d'un autre ordre.

L'endométrite blennorrhagique est le plus souvent précédée d'une vaginite de même nature. L'affection s'annonce par des phénomènes aigus ; puis la vaginite se passe, et en même temps commence la leucorrhée cervicale. On peut guérir sans trop de peine l'infection utérine à cette période de début, mais combien de malades nous échappent sans êtres guéries, et conservent une métrite qui s'installe et prend racine, éternellement leucorrhéiques et stériles pour toujours ! Combien aussi, victimes de la blennorrhée conjugale, n'ont jamais eu de vaginite aiguë, jamais consulté de médecin, mais depuis leur mariage ont senti quelques douleurs vagues et après deux ou trois ans s'étonnent de n'avoir pas d'enfants ! Car le museau de tanche est quelquefois contaminé directement par la « goutte militaire », par ce léger suintement uréthral auquel les intéressés n'attachent pas assez d'importance.

La virulence des vieux écoulements uréthraux a été bien démontrée par Nœggerath [1], mais on doit convenir que cet auteur exagère quand il avance que, sur 1000 hommes mariés, 800 sont capables d'inoculer la blennorrhagie à leur femme. Sans doute les écoulements chroniques de l'urèthre ne sont que trop souvent virulents, mais dans quelle mesure ? Nous n'en

---

[1] Nœggerath. *Arch. f. Gyn.*, 1888, t. XXXII, n° 2. — Idem, *Ueber latente Gonorrhœe*.

savons rien, et les filaments prélevés au niveau du méat, vestiges d'une vieille goutte militaire, sont encore plus souvent stériles. En tous cas, il nous semble excessif de les considérer comme la raison des troubles utérins qui n'apparaissent qu'après dix ou quinze ans de mariage.

Si on nous dit qu'une blennorrhée déshabitée, pour ainsi dire, et sans gonocoques de NEISSER, contient encore des cocci, des chaînettes qui peuvent communiquer une infection banale, il faut répondre que tout arrive, que les doigts du chirurgien, une exploration maladroite, des objets variés (pessaires, manœuvres érotiques ou abortives) peuvent donner l'infection. Il y a deux grandes causes de métrite, nous voulons bien qu'il y en ait dix, et nous ne songeons pas à nier les métrites dont l'origine échappe à nos investigations. Mais nous tenons à formuler nos réserves sur le système du *tout à l'infection*, et nous refusons de prononcer le mot métrite à la moindre douleur pelvienne. La question n'est pas neuve, et ce sont les travaux modernes les plus scientifiques (DŒDERLEIN, MENGE, HALLÉ, etc.) qui nous conduisent à révoquer en doute sinon la possibilité, tout au moins la fréquence de l'infection utérine en dehors de l'état puerpéral et de la blennorrhagie ; ils suffisent à nous garantir contre cette tendance à voir partout l'infection, sans critique et sans analyse.

Le cancer du col a été considéré comme une cause de métrite : il s'agirait, dans la plupart des cas, d'une infection secondaire. Mais la métrite, pendant l'évolution du cancer, n'est qu'un accident possible, une éventualité ; les lésions de la muqueuse et du parenchyme qu'on trouve toujours dans les utérus cancéreux sont, comme nous le verrons plus loin, des lésions d'hyperplasie simple et de sclérose.

Si nous en croyons divers travaux publiés à l'étranger, la métrite se verrait parfois comme détermination locale d'une maladie générale infectieuse. C'est ainsi que SLAVIANSKY[1] déclare avoir observé des lésions graves de la muqueuse utérine chez des femmes ayant succombé au choléra pendant l'épidémie de Saint-

[1] SLAVIANSKY. *Arch. f. Gyn.*, 1870, t. IV, p. 285.

Pétersbourg, en 1870 ; au cours de leur maladie, ces femmes auraient eu des métrorrhagies abondantes. Vingt ans plus tard, pendant l'épidémie de Hambourg, Schutz [1], Deycke et Eugène Fraenkel [2] ont publié des observations qui semblent corroborer les faits avancés par Slaviansky. En revanche, Queirel [3] (de Marseille) n'a jamais constaté de métrorrhagies chez les malades qu'il a eu à soigner lors de l'épidémie de 1887.

D'après Klotz [4], l'agent rubéolique pourrait se localiser sur la muqueuse utérine comme il le fait sur les autres muqueuses. Il rapporte trois observations d'endométrite « exanthématique » chez des femmes enceintes et atteintes de la rougeole. Nous devons citer aussi les recherches de Massin [5] sur la métrite variolique, typhique, etc., et celles de Gottschalk [6] sur la métrite grippale. Enfin, Goldberg [7] aurait observé des métrorrhagies et des lésions de la muqueuse dans un cas de scorbut. Dœderlein [8] se demande si l'endométrite ne pourrait pas expliquer la fréquence de l'avortement au cours des maladies générales fébriles.

Sans nier la possibilité de ces localisations, nous dirons seulement que les faits publiés jusqu'ici sont trop peu nombreux et trop incomplets pour nous édifier sur ces nouvelles formes, et surtout, qu'ils nous font penser à des troubles congestifs, d'ordre vasculaire et nerveux, bien plus qu'à de véritables métrites.

Pathogénie et bactériologie. — Aujourd'hui, il n'est plus possible de concevoir la métrite sans l'idée d'infection. Les recherches des bactériologistes nous représentent les inflam-

---

[1] Schutz. *Jahrb. d. Hamb. Staatskr. Anst.*, 1891-1892.

[2] Deycke et Fraenkel. *Deut. med. Woch.*, 1893, n° 7.

[3] Queirel. *Nouv. arch. d'obst. et de gyn.*, 1887.

[4] Klotz. *Arch. f. Gyn.*, t. XXIX, p. 498.

[5] Massin. *Arch. für Gyn.*, 1891, t. XL, p. 146.

[6] Gottschalk. *Centr. f. Gyn.*, 1891, p. 41, et 1892, p. 49.

[7] Goldberg. *Centr. f. Gyn.*, 1893, p. 165.

[8] Dœderlein. *Veit's Handb. der Gyn.*, t. II, 1897.

mations de l'endomètre comme des maladies microbiennes dues à l'action des germes pathogènes sur la muqueuse utérine.

Mais d'où vient et comment procède l'infection ? Il y a deux manières de voir à cet égard.

A. — Les auteurs qui attribuent volontiers à l'action microbienne tous les états morbides de l'utérus, ne peuvent se contenter des germes venus du dehors, dans l'état puerpéral et la blennorrhagie. Avec Brandt et Péraire, ils voient des microbes du haut en bas de l'appareil génital, et ne s'enquièrent pas de leurs formes et de leurs qualités ; ils admettent que les organismes qui vivent dans le vagin à l'état normal peuvent, sous des influences indéterminées, acquérir une virulence exceptionnelle et pénétrer dans l'utérus pour y provoquer l'endométrite. Telle est la doctrine de l'*auto-infection*. Sans doute, le vagin est une cavité riche en espèces microbiennes, mais, ainsi que l'ont établi les recherches de Menge et Krœnig [1] en Allemagne, celles de J. Hallé [2] en France, aucun de ces organismes, hôtes habituels du canal vaginal, n'est capable de faire naître l'inflammation de la muqueuse utérine.

D'après Menge et Krœnig, qui se sont placés dans des conditions expérimentales infiniment plus sûres que leurs devanciers (Winter [3], Brandt [4], Péraire [5]), on doit diviser le canal génital de la femme saine en deux parties : le segment bactérifère, qui est le vagin ; le segment dépourvu de germes, comprenant la cavité utérine et la cavité tubaire. L'orifice externe du col marque la limite de la zone bactérifère. Dans le vagin, ils ont trouvé des organismes anaérobies, et notamment un streptocoque non pathogène pour les animaux ; ils ont montré que la cavité du corps utérin, pas plus que celle du col, ne renferme de germes à l'état normal ; enfin, ils ont prouvé que le gonocoque est le seul organisme qui puisse végéter sur la muqueuse utérine

---

[1] Menge et Krœnig. *Bakteriologie des gen. Kanals*, Leipzig, 1897.

[2] Hallé. *Thèse de Paris*. 1899.

[3] Winter. *Zeitsch. f. Geb. u. Gyn.*, 1888, t. XIV.

[4] Brandt. *Centrabl. f. Gyn.*, 1891, n° 25.

[5] Péraire. *Thèse de Paris*, 1889.

saine, et qu'il peut y exister sans association d'autres espèces.

Les recherches de J. HALLÉ, très bien conduites, établissent : 1° que les organismes aérobics du vagin normal sont inoffensifs ; 2° que les anaérobics peuvent devenir pathogènes, mais que leur virulence a besoin, pour s'éveiller, d'un état infectieux antérieur, d'une plaie, d'une surface placentaire ; 3° enfin, qu'à partir de l'orifice externe du col, l'appareil génital de la femme saine ne contient pas d'espèces nuisibles.

Des faits qui viennent d'être énoncés, il résulte que l'endométrite ne saurait avoir pour point de départ, pour *primum movens*, la pullulation d'organismes appartenant à la flore bactérienne du canal génital. On voit combien ces conclusions, tout en laissant la porte ouverte aux causes banales, indépendantes de l'état puerpéral et de la blennorrhagie, restreignent cependant leur rôle, en nous montrant que, pour faire une métrite, il faut une agression du dehors, et qu'il est arbitraire d'admettre couramment l'infection dans des conditions opposées, chez les vierges par exemple, comme si la cavité vaginale était par elle-même un foyer si dangereux.

Ces faits acquis, reste à nous demander si l'utérus ne peut, au cours des maladies infectieuses, être inoculé par la voie sanguine. Dans les infections aiguës, les vaisseaux portant jusqu'à lui des microbes en pleine activité ? C'est possible en théorie, mais il faudrait le démontrer, et nous avons fait, à propos des métrites varioliques et autres, les réserves que le sujet comporte. Dans les infections chroniques ? C'est une autre affaire, et de bons observateurs ont décrit des métrites parenchymateuses d'origine syphilitique, par exemple. Nous croyons volontiers à l'influence de la syphilis sur l'utérus ; mais il ne s'agit plus d'une invasion microbienne directe, il s'agit d'un trouble de nutrition survenu à longue échéance, à la suite des modifications profondes subies par le système nerveux et par la crase sanguine. Ces faits rentrent de droit dans la catégorie des scléroses dystrophiques.

B. — La seule doctrine aujourd'hui valable est celle de l'*hétéro-infection*. La muqueuse utérine s'infecte par des germes venus du dehors, à l'occasion d'un coït virulent, d'une exploration septique, de l'introduction d'un corps étranger souillé de germes pathogènes (pessaire, canule d'injecteur, etc.). Voilà ce que nous savons du mode de pénétration des microbes. Mais quels sont les agents pathogènes des endométrites, quelles sont les espèces qui interviennent le plus fréquemment dans leur genèse? Un fait paraît bien établi, c'est le rôle prépondérant joué par le *streptocoque pyogène* et par le *gonocoque de Neisser*.

Le premier se rencontre à l'origine des métrites puerpérales. Il paraît avoir été recueilli et cultivé pour la première fois par GŒNNER [1] en 1887. DŒDERLEIN [2] l'a ensuite trouvé dans les lochies prélevées à l'intérieur de la cavité utérine des nouvelles accouchées fébricitantes. CZERNIEWSKI [3], WIDAL [4], BUMM [5] l'ont également rencontré dans des conditions analogues. Malheureusement, il n'a pas été possible de compléter la démonstration, en reproduisant des endométrites expérimentales au moyen de micro-organismes provenant de cavités utérines infectées ; les tentatives de STRAUSS [6] ont constamment échoué.

Le streptocoque pyogène n'existe pas toujours à l'état de pureté. KROENIG [7] l'a souvent trouvé associé au coli-bacille ou au staphylocoque, ou même à des espèces anaérobies. Chez une nouvelle accouchée atteinte d'accidents fébriles, HALLÉ [8] a isolé le streptocoque pyogène en même temps que le coli-bacille et un très grand nombre d'organismes anaérobies.

En ce qui concerne le gonocoque, WERTHEIM [9] a été le premier à signaler sa présence dans le corps de l'utérus, chez une femme

---

[1] GŒNNER. *Centr. f. Gyn.*, 1887, n° 28.

[2] DŒDERLEIN. *Ibid.*, 1888, p. 374, et *Archiv. f. Gyn.*, 1887, t. XXXI, p. 412.

[3] CZERNIEWSKY. *Arch. f. Gyn.*, 1888, t. XXXIII, p. 73.

[4] WIDAL. *Thèse de Paris*, 1889.

[5] BUMM. *Archiv. f. Gyn.*, 1891, t. XL, p. 398.

[6] STRAUSS. *Ann. de l'Inst. Pasteur*, t. II, p. 426.

[7] KROENIG. *Bakt. des gen. Kanals*, Leipzig, 1897.

[8] HALLÉ. *Thèse de Paris*, 1898.

[9] WERTHEIM. *Deut. med. Woch.*, 1891, p. 1551, et *Arch. f. Gyn.*, 1892, p. 1.

atteinte de métrite blennorrhagique ; Bumm[1] l'a trouvé dans le mucus de la cavité cervicale, Steinschneider[2] et Finger[3] ont publié des résultats analogues ; citons enfin Kroenig, qui, dans 179 cas d'endométrite puerpérale, a décelé 50 fois le gonocoque dans les lochies.

Le streptocoque et le gonocoque ne sont pas les seules espèces capables de jouer un rôle dans la métrite. Brieger[4] a décrit des métrites à staphylocoque doré pur ou associé à des bactéries de nature indéterminée ; Zweifel[5], Immerwahr et Gottschalk[6] parlent aussi d'infections utérines d'origine staphylococcique pure ou combinée ; Kroenig[7] décrit des cas d'infection puerpérale à coli-bacille seul, à staphylocoque seul, et des cas où il n'existait que des espèces anaérobies.

La plupart des observations qui précèdent se rapportent à des infections aiguës, puerpérales ou autres. Que se passe-t-il dans les formes à évolution chronique ? Deux ordres de faits se trouvent en présence.

Dans une première catégorie, l'examen bactériologique révèle l'existence d'organismes divers, mais il y en a d'inoffensifs. Ainsi Gottschalk a signalé, d'une part, des staphylocoques pathogènes, d'autre part, des diplocoques et des bactéries non pathogènes. Dubouchet[8] a bien établi qu'on peut déceler le gonocoque dans certaines métrites chroniques, mais que souvent il a disparu de la cavité utérine lorsque l'affection est un peu ancienne ; à sa place, on trouve des organismes variés et surtout des saprophytes.

Dans une autre série de faits, l'enquête bactériologique est absolument négative, bien qu'il s'agisse de malades consi-

---

[1] Bumm. *Centr. f. Gyn.*, 1891, p. 448.

[2] Steinschneider. *Berl. klin. Woch.*, 1887, n° 17.

[3] Finger. *Arch. f. Derm. und Syph.*, 1895, p. 141.

[4] Brieger. *Charité-Annalen*, 13° année.

[5] Zweifel. *Soc. de gyn. et d'obs. de Leipzig*, déc. 1887.

[6] Gottschalk et Immerwahr. *Arch. f. Gyn.*, 1896, t. L, n° 3.

[7] Kroenig. *Bakt. des gen. Kanals*, Leipzig, 1897.

[8] Dubouchet. *Thèse de Paris*, 1897.

1.

dérées comme atteintes d'infection. Des exemples de ce genre
ont été rapportés par GOTTSCHALK, par WINTER [1], par DOEDER-
LEIN, etc. Comment expliquer cette absence de micro-organismes? Si l'examen histologique de la muqueuse impose le diagnostic de processus infectieux, il faut admettre que les microbes
ont existé et qu'ils ont disparu; mais, à côté de ces formes. il
y en a beaucoup d'autres caractérisées par des sécrétions constamment stériles et par un état de la muqueuse excluant toute
possibilité d'infection contemporaine ou antérieure. Dès 1891,
DOEDERLEIN [2] signale des exemples de soi-disant métrites avec
une muqueuse hyperplasiée, sans trace de pullulation microbienne. Des observations analogues sont ensuite publiées par
BUMM, MENGE et surtout PFANNENSTIEL [3]. Ce dernier admet « des
hyperplasies chroniques de la muqueuse utérine avec ou sans
sécrétions catarrhales, et dont le point de départ n'a rien de
commun avec une inoculation microbienne ». DUBOUCHET, à son
tour, s'exprime ainsi : « Dans quelques cas, on ne trouve pas
de microbes, et tout rend vraisemblable qu'il n'y en a jamais
eu. » Nous verrons ces fausses métrites figurer dans notre étude
sur la sclérose utérine.

Anatomie pathologique. — Les livres nous donnent de
la métrite une idée très confuse. en faisant d'elle une histoire morcelée, décousue, en l'émiettant, pour ainsi dire, dans
une foule de petits chapitres et dans une suite de schémas
sur la topographie des lésions, les formes et les symptômes
arbitrairement groupés ou dissociés, rubriques banales dont,
paraît-il, aucun auteur écrivant traité ou manuel n'a le droit
de se départir. Pour nous y reconnaître un peu mieux, nous
tiendrons compte, avant tout, de l'*évolution*. Après avoir décrit
les lésions anatomiques, nous dirons comment elles se développent; nous chercherons à suivre pas à pas l'infection, à mon-

---

[1] WINTER. *Zeitsch. f. Geb. u. Gyn.*, 1888, t. XIV.

[2] DOEDERLEIN. *Réunion des méd. et nat. allemands tenue à Halle en
1891.*

[3] PFANNENSTIEL. *Ibid.*

trer comment elle envahit les tissus et se diffuse, ou rétrocède et se localise à certaines régions.

Période aiguë.

L'utérus est gros et congestionné. A l'œil nu, la muqueuse est épaissie, ramollie, gorgée de sang, parsemée de taches ecchymotiques.

Le microscope y révèle des modifications profondes. Les cellules de revêtement sont très altérées ; sur un grand nombre de points, l'épithélium se détache et tombe. La membrane est toujours le siège d'une congestion vasculaire intense : on trouve les capillaires très dilatés ou même rompus, d'où les hémorrhagies qu'on signale chez certaines malades (*métrite hémorrhagique aiguë*).

Dans le stroma de la muqueuse, il y a toujours une abondante infiltration de globules blancs, et souvent, au niveau des couches profondes, une zone de prolifération embryonnaire qui peut se prolonger dans les interstices musculaires. Un fait capital à signaler, c'est l'intégrité des glandes, qui conservent leurs caractères à peu près normaux au milieu d'un tissu interstitiel profondément modifié ; cela ne se voit que dans les cas aigus primitifs, et non dans les poussées aiguës survenant au milieu d'un état chronique, où les lésions glandulaires sont constantes.

Assez souvent, les couches superficielles de la muqueuse se mortifient et s'éliminent sous la forme de lambeaux irréguliers.

La paroi musculaire elle-même est intéressée (*métrite parenchymateuse aiguë*) : on la trouve tuméfiée, œdémateuse ; dans les cas très aigus, elle est sillonnée de nombreux vaisseaux dilatés, la diapédèse et l'infiltration leucocytaire y sont très intenses. Elle peut être frappée de nécrose dans une certaine épaisseur et s'éliminer partiellement avec la muqueuse également mortifiée (*métrite disséquante*) ; GEBHARDT [1] et GARRIGUES [2] en ont rapporté

---

[1] GEBHARDT. *Zeil. f. Geb. und Gyn.*, t. XXII, p. 414.

[2] GARRIGUES. *New York med. journ.*, 1882, t. XXXVI, p. 537.

des exemples curieux, mais ces formes extrêmes sont tout à fait rares.

Enfin, chez quelques malades, on trouve sur la muqueuse des fausses membranes de nature fibrineuse qui sont expulsées avec les autres sécrétions : c'est l'endométrite *exsudative* des auteurs français, *diphtéritique* des allemands.

On a discuté sur la présence d'abcès dans l'épaisseur des parois utérines, au cours de la métrite aiguë. SCHROEDER, KIRK-PATRIK, HERVEZ DE CHÉGOIN en parlent comme d'un fait indéniable ; mais ils doivent être bien rares, car la plupart des auteurs soutiennent que les prétendus abcès utérins ne sont que des collections purulentes péri-utérines (FRITSCH) [1].

La séreuse péritonéale, les trompes et les ovaires sont plus ou moins touchés. Nous n'insisterons pas sur l'ensemble des lésions que produit la lymphangite pelvienne et qui toujours accompagnent la métrite aiguë, mais nous tenons à signaler la solidarité qui existe entre l'utérus et son péritoine devant les invasions microbiennes, et la fréquence des adhérences péri-utérines qui demeurent, en pareil cas, comme témoins des inflammations passées.

Pendant cette période, il n'y a pas de ligne de démarcation tranchée entre les lésions du corps et celles du col ; les deux segments de l'organe, si différents dans leur structure, sont envahis par le même processus, et les altérations spéciales que présente le museau de tanche dans les métrites chroniques ne sont pas encore nettement constituées. Plus tard, au contraire, la division s'impose.

Période chronique.

MÉTRITE DU CORPS. — L'utérus est augmenté de volume, mais l'épaississement des parois n'est pas énorme par le seul fait de l'infection chronique. L'organe dépasse rarement le volume du poing, et souvent, au contraire, il est presque normal. Combien de fois n'avons-nous pas extrait par la voie vagi-

---

[1] FRITSCH. *Lageveraend. und Entzünd. der Gebaermuller*, Stuttgart, F. Enke, éditeur, 1885.

nale, en cas d'annexite suppurée, des utérus profondément infectés mais de petite ou moyenne dimension ! La véritable hypertrophie a d'autres causes.

A la surface de l'utérus, le péritoine est enflammé, et des adhérences celluleuses — quand il n'y a pas d'affections graves des annexes — unissent faiblement l'organe aux parties voisines.

La cavité utérine, un peu dilatée, contient du liquide puriforme ou sanguinolent. Son aspect est profondément modifié : la muqueuse n'est plus lisse et blanchâtre, elle est très épaissie, tomenteuse, friable, et se détache facilement ; sa coloration est rouge, ardoisée, ecchymotique, elle ressemble à la gelée de groseille (CORNIL). Elle offre des villosités, des granulations variant de la grosseur d'un pois à celle d'une framboise, et formant quelquefois des masses fongueuses.

On a dit que ces villosités pouvaient acquérir de grandes dimensions et devenir l'origine de véritables polypes (*métrite polypeuse*). Mais nous ne voulons pas confondre les granulations inflammatoires de la métrite vraie avec les fongosités néoplastiques bénignes que nous verrons exister dans certaines pseudo-métrites hémorrhagiques, et nous ne croyons pas fondée l'opinion des auteurs qui attribuent à ces polypes muqueux une origine infectieuse.

Examen histologique. — Les lésions histologiques de la muqueuse et du parenchyme ont été parfaitement décrites par CORNIL [1], SINÉTY [2], PILLIET [3], Paul PETIT [4], etc.

La *muqueuse* épaissie est constituée superficiellement par une nappe dé tissu embryonnaire, profondément par des cellules plates de tissu conjonctif. L'épithélium cylindrique a disparu ; les cellules deviennent cubiques ou même plates, il y a des exemples de kératinisation, d'autres où le revêtement épithélial est entièrement détruit.

Les glandes ne sont plus rapprochées les unes des autres,

---

[1] CORNIL. *Journal des connaissances méd.*, 1888, p. 407.
[2] SINÉTY. *Traité de gynécologie*, 1884, Paris.
PILLIET. *Gaz. hebd. de méd. et de chir.*, 1896, n° 36.
S. BONNET et P. PETIT. *Traité prat. de gynécol.*, 1894, Paris.

mais séparées par des intervalles de tissu embryonnaire remplis
de vaisseaux dilatés, qui s'avancent jusqu'à la surface de la muqueuse. Elles sont élargies, allongées, flexueuses, et pénètrent
dans l'épaisseur du muscle utérin ; leur lumière est oblitérée par
des amas de cellules rondes, mais elles ont conservé leur revêtement épithélial, formé d'une seule couche de cellules cylin-

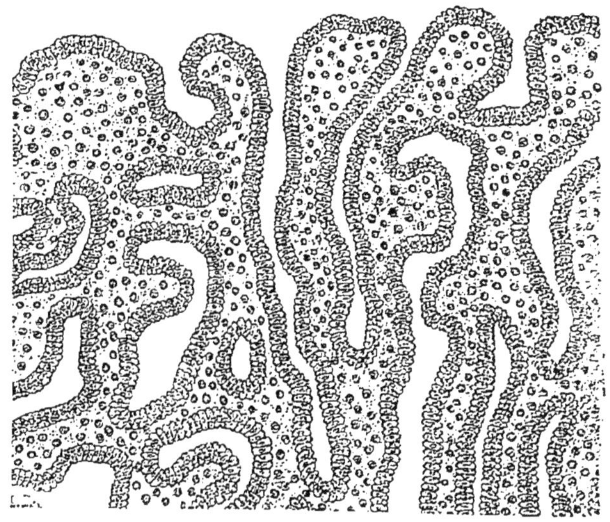

Fig. 1.

Endométrite glandulaire (faible grossissement).

driques allongées et renflées, nettement séparées du tissu conjonctif ambiant par une bordure de cellules plates (fig. 1).

Les végétations de la muqueuse sont formées : 1° par du tissu
embryonnaire, véritables bourgeons charnus contenant des îlots
d'éléments dégénérés, qui ne se laissent pas colorer par les réac-
tifs ; 2° par l'hypertrophie de quelques glandes dilatées et devenues flexueuses ; 3° par du tissu embryonnaire parcouru de
nombreux vaisseaux dilatés. L'écoulement est muqueux si les
végétations sont glandulaires, purulent si elles sont charnues,
hémorrhagique si elles sont vasculaires.

A la longue, le tissu conjonctif devient dur, fibreux, et empri-
sonne les glandes, qui s'atrophient et disparaissent. Dans cer-

taines métrites invétérées, la muqueuse est réduite à une mince
couche de tissu conjonctif sclérosé, recouvert d'un épithélium
devenu pavimenteux, absent par places. Notons au passage
cette tendance des vieilles métrites qui s'éteignent à laisser
après elles des lésions atrophiques (fig. 2).

On a montré que le processus n'intéresse pas toujours au
même degré les divers éléments de la muqueuse. On a décrit
une forme *glandulaire* et une forme *interstitielle*; mais ces types

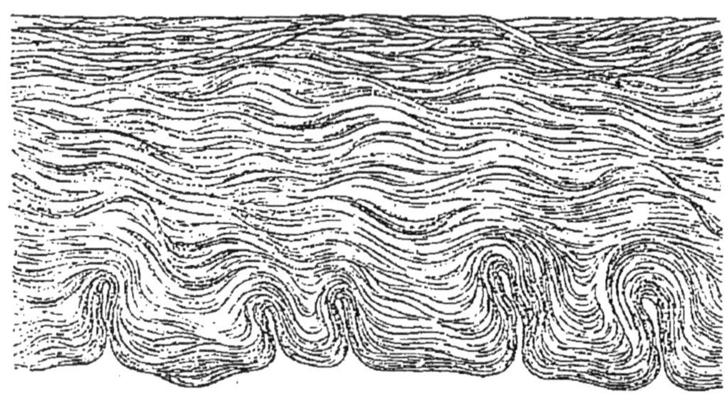

Fig. 2.
Sclérose et atrophie de la muqueuse.

ne sont pas toujours bien tranchés. L'endométrite hémorrhagique est surtout une forme interstitielle dans laquelle les vaisseaux ont proliféré d'une manière excessive; l'endométrite *post
abortum* est aussi, presque toujours, interstitielle et caractérisée
par la persistance d'îlots de caduque qui n'ont pas subi l'involution complète, et autour desquels se fait une prolifération active
de petites cellules. Quant à l'endométrite glandulaire, faut-il la
voir, avec Ruge et Wyder, sous deux espèces différentes, une
hypertrophique et une hyperplastique, la première caractérisée
par l'augmentation de volume des glandes, la seconde par leur
multiplication? Cette division est contestable, car il est au
moins douteux que l'infection ait le pouvoir de multiplier les
glandes. Les histologistes avouent que, sur une coupe, il est difficile de dire s'il y a simple augmentation de leur volume et de
leurs sinuosités, ou bien aussi augmentation de leur nombre

(Paul Petit) ; ils n'osent faire un pas de plus, et séparer nettement les lésions de l'endométrite des hyperplasies de la muqueuse utérine qui ne relèvent pas de l'infection. Pour nous, les « métrites hypertrophiques » des auteurs ont été, sans raison valable, confondues avec les inflammations microbiennes.

Le *parenchyme*, rosé ou rougeâtre, de consistance molle, présente au-dessous de la muqueuse et de la couche glandulaire des travées de tissu conjonctif épaissies, qui se prolongent entre les fibres musculaires. Ces travées contiennent d'abondantes cellules migratrices et des cellules de tissu conjonctif tuméfiées, volumineuses. Les cellules migratrices se groupent en amas, principalement autour des vaisseaux. Les lymphatiques sont quelquefois dilatés comme les vaisseaux sanguins. Les faisceaux musculaires sont d'abord inaltérés, puis ils s'atrophient. Un utérus enlevé par Tillaux et décrit par Pilliet[1] nous montre bien quel est le sort des tissus normaux dans un parenchyme infecté : les faisceaux musculaires y sont dispersés, atrophiés et confondus, séparés par de larges traînées de tissu conjonctif lâche, d'aspect muqueux et parsemées d'hémorrhagies interstitielles. Dans ces traînées, les capillaires sanguins sont le siège d'une excessive prolifération de leur endothélium ; ils sont très nombreux, ectasiés çà et là, avec des bourgeons saillants dans leur cavité, et offrent tous les caractères de l'angiome caverneux. Les artérioles sont enflammées, les veines dilatées et épaissies; autour des artérioles, on trouve sur toutes les coupes des amas de cellules embryonnaires; quelques lymphatiques sont très dilatés.

En somme, l'infection se traduit dans l'utérus, comme dans tous les tissus, par des altérations qui ont pour effet de substituer aux éléments nobles un tissu conjonctif de nouvelle formation. Partout où l'infection existe, l'atrophie musculaire, les amas de leucocytes, la multiplication et l'ectasie des vaisseaux lui servent de témoins. Nous en conclurons, dans l'histoire des dystrophies utérines, que partout où manque l'infiltration des globules blancs, partout où la fibre lisse persiste ou prolifère,

____

[1] Pilliet. *Gaz. hebd. de méd. et de chir.*, 1896, n° 36.

partout où se rencontre l'hyperplasie des tissus normaux sans altération notable, sans modification dans leurs rapports, l'infection est absente.

MÉTRITE DU COL. — En dehors des traits qui la rattachent à la métrite du corps, altération de l'épithélium, multiplication des cellules normales du tissu conjonctif, travées fibreuses au sein du parenchyme, infiltration leucocytaire autour des glandes et des vaisseaux, la métrite du col offre une série de lésions très spéciales.

L'altération des glandes est profonde et offre des traits absolument caractéristiques. Elles sont irrégulières, anfractueuses, plus ramifiées qu'à l'état normal, et s'enfoncent plus profondément dans l'épaisseur de la paroi musculaire, d'où l'impossibilité de les détruire avec la curette (fig. 3). Çà et là elles s'oblitèrent, s'étranglent, et forment des kystes qu'on désigne sous le nom d'*œufs de Naboth*. Ces productions kystiques ont une paroi conjonctive et des cellules épithéliales proliférées, déformées, mais disposées sur une seule couche. Leur contenu est épais, filant, visqueux, d'un blanc jaunâtre. Elles peuvent être assez nombreuses pour créer une véritable *hypertrophie folliculaire* du col; leur volume varie de celui d'un grain de mil à celui d'une noisette.

Les glandes du col infectées donnent une abondante sécrétion muqueuse, trouble, purulente; l'adhérence et la viscosité sont les caractères bien connus de la leucorrhée cervicale.

Examiné à l'œil nu, le museau de tanche apparaît augmenté de volume, congestionné, avec un orifice béant autour duquel on voit des plaques d'un rouge vif, d'aspect lisse, velouté, granuleux ou papillaire, qui suintent plus ou moins et qui tranchent nettement sur le reste de la muqueuse vaginale. On a beaucoup discuté sur la nature de ces plaques rouges. Pour les vieux auteurs, c'étaient des ulcères, dont LISFRANC faisait le point de départ et le signe capital de l' « engorgement du col »; GOSSELIN, au contraire, les considérait comme un épiphénomène sans grande valeur. A cette époque, on ne mettait pas en doute l'ulcération vraie de la muqueuse. Mais T. SMITH et ROSER sou-

tinrent ensuite que ces prétendus ulcères n'étaient autre chose
que la muqueuse intra-cervicale tuméfiée, renversée en dehors

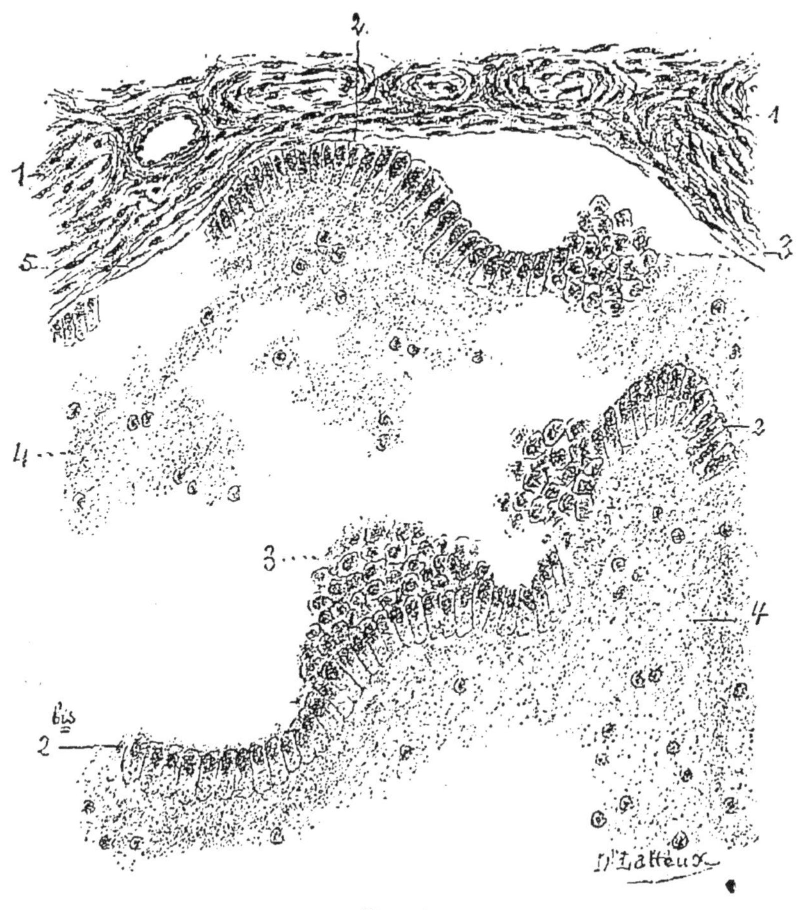

Fig. 3.

Endométrite du col avec glande dilatée.

1, tissu conjonctif à cellules transformées. — 2, épithélium cylindrique encore
adhérent à la paroi de la glande. — 2 *bis*, lambeau épithélial détaché. — 3, épithélium proliférant et devenant polyédrique. — 4, matière colloïde englobant les éléments lymphatiques. — 5, petite fente lymphatique.

et montrant son épithélium cylindrique; telle fut la théorie de
l'*ectropion* cervical. Ruge et Veit, à leur tour, repoussèrent
l'idée d'une perte de substance mettant à nu le tissu cellulaire,

mais admirent l'*érosion* bornée aux couches superficielles de
l'épithélium pavimenteux, et la saillie des papilles tapissées

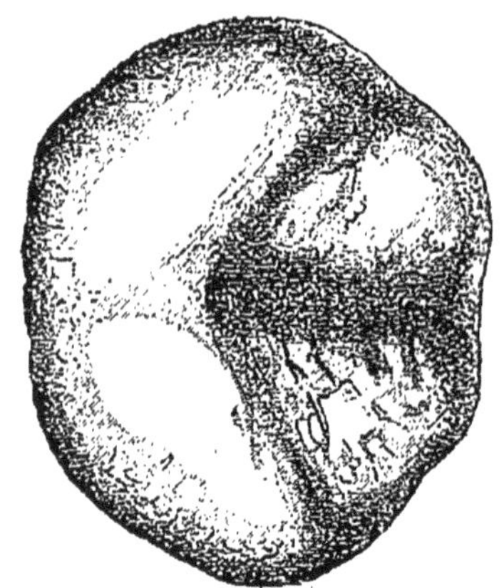

Fig. 4.
Déchirure unilatérale gauche,

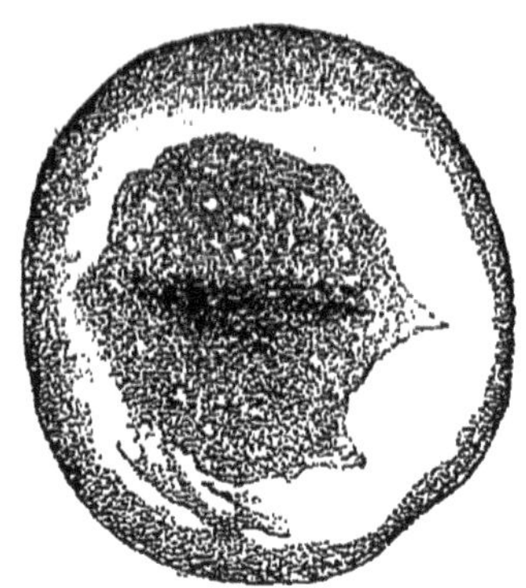

Fig. 5.
Déchirure bilatérale.

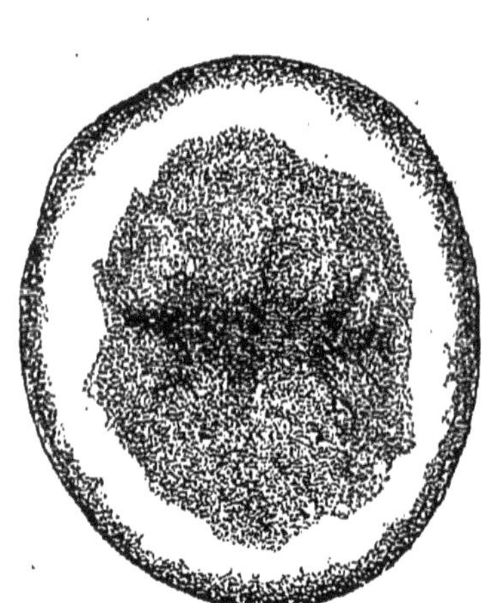

Fig. 6.
Déchirure bilatérale.

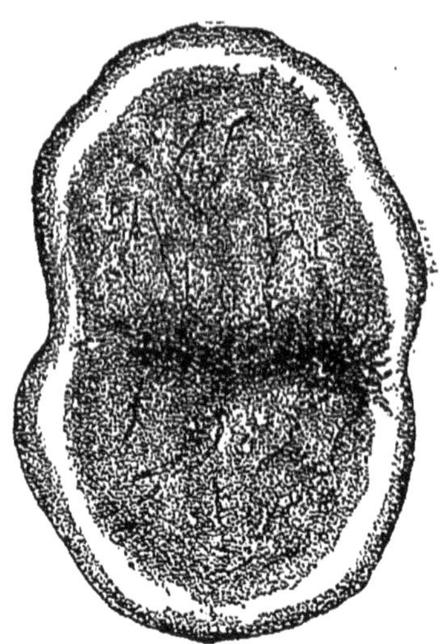

Fig. 7.
Déchirure bilatérale.

par les cellules épithéliales profondes. Enfin, FISCHEL et DŒDER-
LEIN, réagissant contre les opinions exclusives, démontrèrent
que l'*ulcération* véritable existe, et qu'il peut y avoir chute

totale de l'épithélium, laissant la muqueuse tapissée de granulations inflammatoires qui naissent des papilles ; seulement, il faut bien dire que ces pertes de substance sont toujours très limitées et entées sur des *pseudo-ulcérations* où persiste l'épithélium.

Ainsi, chacune des explications données par les auteurs contient une part de vérité. L'ectropion de la muqueuse intra-cervicale enflammée est fréquent ; il appartient à toutes les métrites, mais surtout à celles d'origine puerpérale, avec déchirure latérale et éversion des deux lèvres ; l'érosion au pourtour de l'orifice, en plein épithélium pavimenteux, se voit sur les cols moins déformés et relève très souvent de l'infection blennorrhagique. Le col est, en effet, plus ou moins défiguré (fig. 4, 5, 6, 7 et 8) ; quand le processus est d'origine puerpérale, il est souvent lacéré au niveau de ses commissures, et comme divisé en deux valves, antérieure et postérieure. Cette lacération est d'ordinaire plus profonde à gauche, à cause de la plus grande fréquence des positions occipito-iliaques gauches ; elle peut être multiple, bifide ou étoilée. Il en résulte un col irrégulier, béant, dont les deux lèvres en éversion mettent largement à nu une muqueuse intra-cervicale boursoufflée, parsemée de kystes folliculaires, couverte de muco-pus. C'est ce col profondément altéré que nous appelons d'habitude le « gros col d'Emmet », en souvenir de l'importance que cet auteur nous a fait attribuer dans un temps à la déchirure latérale et à sa réparation. Cette plaie qui suppure est, en effet, le point de départ naturel d'une lymphangite qui se propage au ligament large et aux annexes ; de plus, elle se réunit par seconde intention, et le tissu inodulaire forme dans l'angle de la déchirure une cheville cicatricielle (*cicatricial plug*), à laquelle EMMET

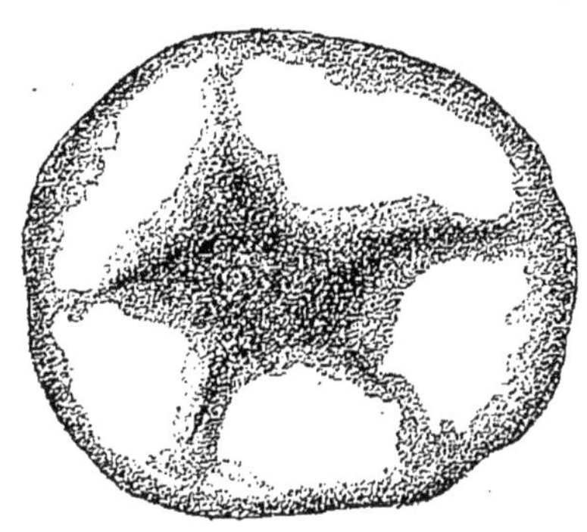

Fig. 8.

Déchirure étoilée.

attribuait, par une évidente exagération, non seulement des pincements de filets nerveux et des propagations douloureuses à l'ovaire, mais des actions réflexes et des phénomènes généraux variés.

Évolution anatomique.

Nous avons dit qu'il ne suffisait pas d'énumérer des lésions, mais qu'il fallait aussi montrer leur mode de début, leur enchaînement et leur destinée.

Prenons d'abord l'état puerpéral. Deux portes d'entrée : déchirures du col et surface placentaire. Il est possible qu'après les couches il y ait des infections légères, circonscrites, où la cavité utérine est indemne, où l'inoculation ne se fait que par le museau de tanche, où la métrite est d'emblée et reste indéfiniment cervicale ; mais, à la rigueur, nous n'en savons rien. Pour peu que la femme soit une malade, nous voyons l'utérus envahi tout entier, car il reste gros, congestionné, sensible, et l'écoulement sanguin, séreux, purulent, ne vient pas seulement du col. Donc, presque toujours la métrite puerpérale, à son origine, porte à la fois sur le col et sur le corps, elle est totale.

C'est alors que naissent et s'étendent les lésions décrites par les histologistes et que nous avons rappelées sommairement. Mais leur évolution est loin d'être la même dans les deux segments de l'organe, et c'est faute de le savoir qu'on fait bien des erreurs de thérapeutique. Les lésions du corps utérin se voient, comme nous venons de l'établir, dans l'*état puerpéral récent ;* elles se voient encore dans ce que nous avons coutume d'appeler la *métrite prolongée.* L'infection a été grave et profonde ; par la muqueuse, par les voies lymphatiques elle a gagné les annexes, elle a semé sur sa route la cellulite, le pyosalpinx, l'ovarite purulente, l'abcès péritonéal. Il est permis de croire que tous les points touchés par la lymphangite pelvienne sont solidaires, et que le voisinage d'un pyosalpinx entretient la congestion et la phlegmasie de la muqueuse et du parenchyme. Alors, plus ou moins longtemps après la période puerpérale, on trouve encore le tissu ramolli et friable, et du liquide puriforme ou sanguinolent dans la cavité. Telles sont, en résumé, les deux conditions dans lesquelles s'observe la métrite du corps : l'état puerpéral récent, et la métrite indéfiniment prolongée qui accompagne les lésions graves des annexes.

Mais d'autres fois l'infection s'est limitée, d'elle-même ou à la suite d'une intervention ; elle n'a pas envahi les annexes ou les a touchées à peine, ne laissant après elle que de minimes adhérences péritonéales ; l'involution s'est complétée au bout de quelques mois, le corps a repris son volume ; dans un délai qu'il est impossible de préciser et qui est certainement très variable, tout est guéri, sauf le col. Regardez quelques semaines après l'accouchement, ou l'année suivante, ou plus tard, le col est toujours malade ; il était malade au début, et nulle vraie métrite infectieuse ne peut se concevoir sans la participation du col ; il reste malade, parce que la forme de ses glandes, l'épaisseur et les anfractuosités de sa muqueuse sont favorables aux cultures et rebelles aux moyens thérapeutiques. Chassée de partout, l'inflammation s'y cantonne ; si bien que, chez les femmes qui n'ont pas d'accidents pelviens progressifs, mais qui restent modérément souffrantes avec des pesanteurs et de la leucorrhée, cette métrite interminable, non plus seulement prolongée, mais *chronique* au sens propre du mot, est une métrite exclusivement cervicale. Dans le corps, l'inflammation est éteinte ; l'analyse histologique y verrait bien quelques traces de son passage, mais pour le clinicien elles n'existent pas ; le palper, le cathéter ne trouvent rien, toute médication intra-utérine est illusoire. Tels sont les faits courants de la pratique, telles sont les femmes qui viennent journellement nous consulter, deux ou trois ans et plus après leurs couches. Elles ont le gros col d'Emmet, et elles n'ont que cela ; quand, avant d'intervenir sur le col, on gratte la muqueuse par acquit de conscience, la curette ne ramène que d'insignifiants débris. Voilà pourquoi il est bon d'avoir présente à l'esprit cette formule un peu trop simple, mais justifiée par les commentaires qui précèdent : *la métrite chronique est le plus souvent une métrite cervicale.*

Mêmes constatations dans la blennorrhagie. Ici, pas de surface placentaire, pas d'infection primitive du corps. Le gonocoque vient d'en bas et touche d'abord le museau de tanche. Or,

il a deux manières de procéder : virulent, foudroyant, il crée
la lymphangite pelvienne, envahit tout, la muqueuse utérine,
les annexes, le péritoine. Dans les cas les plus graves, suppuration rapide des annexes ; dans les cas subaigus, salpingite
parenchymateuse. Avec ces lésions coïncide une métrite du corps
plus ou moins prolongée, et au bout de plusieurs mois ces cas-là
ne se distinguent pas facilement des métro-salpingites d'origine
puerpérale. Mais les choses ne vont pas toujours ainsi ; d'ordinaire le gonocoque est plus discret, ou du moins plus insidieux,
car il nuit toujours à l'espèce. La femme commence par une
blennorrhagie aiguë ; celle-ci peut guérir sans laisser de traces,
mais souvent aussi, quand elle a disparu, la malade commence
à souffrir du ventre et des reins, et nous montre un col tuméfié,
érodé, muco-purulent. Longtemps après, elles ont toujours le
col rouge, granuleux ; elles n'ont eu et n'auront jamais autre
chose ; l'utérus est petit et mobile, les trompes et les ovaires
silencieux ; l'infection, si grave qu'elle soit dans ses effets, est
restée toute locale et n'a pas retenti au loin. Voilà pourquoi,
mettant à part les cas très virulents, et faisant allusion à des
cas innombrables de la pratique journalière, nous donnons cette
autre formule : *la métrite blennorrhagique est le plus souvent
une métrite du col.*

Il y a donc, à nos yeux, des métrites exclusivement cervicales.
Et cependant, beaucoup de médecins paraissent n'y guère penser ; il semble que l'altération du col aperçue dans le fond du
spéculum ne soit jamais que la partie visible, voire même la
partie négligeable d'une altération plus profonde ; aussi est-il
curieux de voir avec quelle sollicitude on injecte, on crayonne
et on racle des cavités saines. C'est qu'on n'a pas présente à l'esprit l'évolution de la métrite, qui pour nous se résume ainsi :
l'utérus totalement infecté, la métrite du corps s'observe dans
la période qui suit l'accouchement, et réclame nos soins pendant un laps de temps variable, mais relativement court ; elle
est déjà beaucoup moins intéressante, quand elle se prolonge à
côté des lésions annexielles qui absorbent l'attention et dominent le traitement ; à la longue elle n'existe plus, et la plupart
des malades qui passent journellement sous nos yeux avec des

leucorrhées purulentes n'ont rien qu'une métrite cervicale. Si, derrière le col malade, on aperçoit un gros utérus douloureux, et si la maladie est vieille de plusieurs années, il s'agit d'un état congestif ou scléreux non inflammatoire ; et la femme est une arthritique nerveuse, sinon, combien de fois n'avons-nous pas vu, derrière ce même col profondément altéré, l'utérus petit et peu sensible !

Symptomatologie. — Au lieu de multiplier les formes et les divisions factices, comme le font presque tous les livres, au lieu de scinder la métrite en compartiments et d'en faire une histoire décousue, nous voulons la suivre dans les phases qu'elle traverse, indiquer le sens et la valeur des symptômes qui l'accompagnent, montrer comment la femme souffre et réagit aux divers stades de l'infection, et quelle part revient à celle-ci dans les troubles variés qu'elle présente et qui souvent déconcertent le jugement. Comme dans l'étude des lésions anatomiques, nous prenons pour guide l'évolution.

Évolution clinique.

Nous avons dit que, dans l'état puerpéral, la métrite peut s'établir insidieusement, évoluer sans fracas, et ne se révéler que plus tard. Mais ce n'est pas la règle ; presque toujours, la plaie utérine est le point de départ d'une infection générale et d'une période de fièvre. A ce moment, si la « fièvre puerpérale » n'est pas alarmante, si les phénomènes locaux dominent la scène, on parle de *métrite aiguë.* Les livres contiennent, sous cette rubrique, une description tout arbitraire, en isolant par la pensée les symptômes qu'ils attribuent à la métrite, ou, au contraire, en confondant sous ce vocable restreint un ensemble de faits qu'il est impossible de dissocier, car le tissu cellulaire, les annexes, le péritoine sont également intéressés, et la souffrance de l'utérus n'est qu'un détail au milieu de la lymphangite pelvienne. Il y a des frissons, de la fièvre, des nausées et des vomissements ; la douleur est surtout vive dans la région hypogastrique, avec des irradiations aux aines,

à la partie supérieure des cuisses, à la région lombo-sacrée.
Elle est exaspérée par l'exploration, par la station debout, par
les mouvements ; elle se complique de ténesme vésical et rectal,
de constipation. Le ballonnement du ventre, la sensibilité que
le toucher éveille au niveau du col utérin et des culs-de-sac
vaginaux, l'empâtement constaté à la base des ligaments larges,
montrent bien que l'appareil génital tout entier et la séreuse
abdominale sont touchés en même temps. Le spéculum et l'hystérométrie doivent être, autant que possible, évités ; mais le
doigt reconnaît facilement les déchirures du col et son orifice
entr'ouvert, le volume du corps globuleux, mal revenu sur
lui-même. L'écoulement purulent contient les sécrétions muqueuses du col et celles plus fluides de la cavité utérine ; il peut
être sanguinolent, plus rarement hémorrhagique.

A la suite de la blennorrhagie, nous avons signalé les mêmes
variétés dans le mode d'apparition de la métrite. Quelquefois
elle n'apparaît pas du tout, et c'est beaucoup plus tard que la
stérilité ou quelques phénomènes insignifiants attirent l'attention sur le col utérin. D'autres fois, les symptômes de la métrite se font moins attendre, mais ils se bornent à de petites
douleurs et à une leucorrhée suspecte ; la métrite est déjà cantonnée, sans tendance à la diffusion, elle est cervicale et chronique d'emblée. D'autres fois encore, elle traverse une période
aiguë bien nette : pendant la vaginite, le col se prend et se met
à couler ; d'abord glaireux, vitreux, comme du mucus normal,
l'écoulement ne tarde pas à se troubler par l'adjonction d'éléments épithéliaux et de leucocytes, il devient jaune verdâtre et
conserve une grande viscosité ; la douleur est vive au toucher,
elle irradie à la cavité pelvienne, à la région lombaire, et prend
la forme, pendant les règles, de véritables coliques utérines.
Il s'agit, encore ici, d'une métrite aiguë purement cervicale,
qui peut s'étendre aux parties supérieures ou, au contraire,
s'atténuer sur place et s'éterniser sans aller plus loin ; la blennorrhagie aime le col. Enfin, dans les cas de grande virulence, l'utérus est envahi dans son ensemble et la lymphangite
pelvienne entre en scène ; la malade accuse une douleur violente,
elle marche pliée en deux, tout l'appareil génital est d'une

extrême sensibilité à l'examen; la femme est menacée par la cellulite, le pyo-salpinx, l'infection péritonéale à tous ses degrés.

Blennorrhagique ou puerpérale, quand la période aiguë est passée, deux routes se présentent où la femme peut s'engager. Dans la première, elle marche plus ou moins rapidement vers les lésions définitives des annexes. Même si des foyers de suppuration précoce ont été évacués, la diffusion de l'agent septique a été telle, que tout l'appareil tubo-ovarien reste malade; à aucun moment la femme n'est bien portante et ne reprend sa vie ordinaire, ou bien elle se relève et semble revenir à la santé, mais elle conserve en elle son ennemi, de temps en temps elle retombe, sans cesse elle est tenue en haleine par les réveils successifs de l'infection, par des poussées de pelvi-péritonite qui un jour mettent le chirurgien en demeure d'intervenir. Il est bien entendu que cette infection prolongée intéresse l'utérus avec le reste, mais on n'y songe guère ; la lésion annexielle attire seule l'attention, c'est elle qu'on suit et qu'on surveille, car la métrite alors disparaît dans l'ensemble et ne crée pas les indications.

Si la femme prend l'autre chemin, c'est alors, à vrai dire, que l'histoire de la métrite commence. La fièvre a cessé, la douleur s'est amendée; à l'examen, le tissu cellulaire, les annexes ont conservé ou retrouvé leur souplesse, l'utérus seul est en cause. Il est en « subinvolution », volumineux et lourd; et cet arrêt dans l'involution normale, dans le retrait de l'organe après la période puerpérale, cette congestion qui persiste et qui le rend sensible au toucher bimanuel, est bien le fait de l'infection durable de la muqueuse. La malade s'est levée, a repris ses travaux, mais elle n'a plus la même activité qu'autrefois, un rien la fatigue. Toute irritation intra-cavitaire provoquant les contractions et la sensibilité du muscle utérin, elle peut souffrir beaucoup; et pour peu que le nervosisme intervienne, elle a des crises pénibles, elle marche pliée en deux, elle est presque une impotente, une malade grave.

Aux *douleurs hypogastriques* et *lombo-sacrées*, il faut ajouter des douleurs et du ténesme du côté de la *vessie* et du *rectum*. Les troubles vésicaux sont appelés communément cystite, comme s'il y avait une véritable infection de la vessie coïncidant avec celle de l'utérus ; on a même imaginé un échange de microbes entre l'un et l'autre organe. Une coïncidence est toujours possible ; mais, dans les cas ordinaires, il s'agit en réalité d'une cystalgie réflexe ou de voisinage.

Aux douleurs il faut ajouter des *pertes sanguines* irrégulières. Les règles avancent, traînent et se prolongent ; ce sont des ménorrhagies, ou bien des métrorrhagies inter-menstruelles. Avec le sang vient une *leucorrhée* qui forme sur le linge des taches rouges auréolées ou des taches jaunâtres striées de sang. L'écoulement du corps est séreux et diffère absolument, par sa consistance, de celui du col ; mêlé en proportions variables au muco-pus visqueux de la métrite cervicale, il est demi-fluide, et augmente de quantité avant et après les règles, à chaque poussée congestive accidentelle.

Telle est, en résumé, la métrite envahissant tout l'organe et qu'on observe dans les mois qui suivent l'accouchement. Combien de mois peut-on l'observer ? Combien dure cette période pendant laquelle la métrite du corps a une existence clinique, pendant laquelle l'infection utérine est déjà chronique, mais n'est pas encore une métrite ancienne, invétérée ? Il est impossible de le dire avec précision ; nous avons dû en tenir compte dix-huit mois après l'accouchement, peut-être va-t-elle plus loin encore, en tous cas elle est variable et n'est pas indéfinie.

Cependant le repos, un traitement simple, une bonne hygiène ont amélioré la situation, ou bien quelque médication intra-utérine est intervenue, le curettage a supprimé la muqueuse dont la trame conjonctive et l'épithélium se réparent, et peu à peu l'inflammation s'éteint, la métrite se simplifie à mesure qu'elle avance en âge. Réduite à sa dernière expression, elle n'est plus qu'une métrite cervicale, et à ce moment la malade n'a droit, pour ainsi dire, qu'à trois symptômes : *pesanteur pelvienne, douleur lombo-sacrée, leucorrhée muco-purulente.*

Nous disons pesanteur pelvienne, parce que la douleur est sourde et peu intense ; la métrite chronique ancienne n'est pas une métrite douloureuse. Les maux de reins, toutefois, peuvent être assez pénibles. Quant à la leucorrhée purulente, épaisse, visqueuse, elle forme un bouchon adhérent difficile à détacher du col. Et c'est tout ; la métrite chronique n'a pas d'autres symptômes.

Dire que la métrite chronique n'est pas douloureuse peut sembler une assertion paradoxale. Ne voyons-nous pas les femmes geindre et se lamenter, dix ans et plus après leur dernier enfant? Oui, sans doute, il y en a qui souffrent beaucoup, mais ce n'est pas à la métrite seulement qu'elles le doivent, et c'est ici qu'il importe de faire les distinctions qui seules peuvent nous conduire à une bonne thérapeutique.

Et d'abord, on fait une erreur grave en prenant pour des « métrites chroniques douloureuses » les gros utérus non infectés des arthritiques nerveuses que nous décrirons ultérieurement : les cols durs, scléreux, hypertrophiés, mais de conformation normale, sans érosion, avec un mucus clair ; les cavités agrandies, les corps très volumineux, lourds, droits ou rétrodéviés, n'offrant aucune trace d'infection antérieure, aucun souvenir d'accidents fébriles, mais des congestions fréquentes, des métrorrhagies ou des règles profuses, des crises névralgiques souvent très violentes. Et puis, il y a la métrite chez les arthritiques nerveuses ; souvent leurs gros utérus ont un col manifestement enflammé, granuleux, muco-purulent. C'est peut-être une infection blennorrhagique, un simple accident qui est survenu ; c'est peut-être aussi une évolution spéciale dont il faut tenir compte. En interrogeant la femme, on trouve, à l'origine des accidents, une infection non douteuse ; la métrite a semblé guérir, elle n'est plus aujourd'hui qu'une métrite cervicale, mais la femme a des douleurs et des hémorrhagies hors de proportion avec l'état du col. C'est qu'il y a, derrière ce col malade, un gros utérus nerveux et congestionné. Or, l'infection n'a-t-elle pas joué un rôle dans son développement ? N'a-t-elle pas éveillé ses tendances pathologiques ? N'a-t-elle pas appelé la congestion qui ne demandait qu'à s'établir sur un terrain préparé? N'est-elle pas, encore aujourd'hui, la cause qui l'entretient et la rend plus intense ? Il est fréquent, il est naturel que ces femmes aient de vives douleurs. Mais prenez un tempérament neutre ou lymphatique, et supposez une métrite qui ait passé par les mêmes phases et soit arrivée au même point : l'utérus est de volume ordinaire, la cavité n'est pas agrandie ; parfois même, derrière un col énorme et largement déchiré, il est petit, rétracté ; la métrite, en se localisant, paraît avoir laissé derrière elle des lésions atrophiques de la muqueuse et du parenchyme, et ces malades ne souffrent guère ; beaucoup d'entre elles ne sont incommodées que par les pertes muco-purulentes et ne se font soigner que pour elles.

Nous voulons encore insister sur les femmes qui souffrent de leur métrite, et sur les rapports qui existent entre la douleur et l'évolution. Les malades qui souffrent sont : 1° celles qui, après une infection totale de l'utérus, quelle que soit son origine, sont encore dans cette période incertaine où la métrite du corps est en activité et décroît lentement avant de s'éteindre, pour céder la place à la métrite purement cervicale : 2° celles qui, après une infection générale de la cavité pelvienne, conservent des annexes malades, chroniquement enflammées, si bien qu'une part des douleurs revient à l'utérus, une autre part aux organes voisins, mais qu'un examen inattentif peut seul mettre sur le compte du premier ce qu'il faut attribuer aux seconds et méconnaître le rôle prépondérant des lésions annexielles ; 3° les arthritiques nerveuses qui, n'ayant plus, au bout de longs mois, qu'une métrite cervicale, ont cependant l'utérus volumineux et sensible, parce que l'état du col entretient et provoque les poussées congestives ; 4° les arthritiques nerveuses qui, souffrant de congestions utérines depuis la puberté et pourvues d'un gros utérus scléreux avant toute infection, sont un jour contaminées et promènent une métrite qui s'ajoute à leur état morbide et qui, même limitée au col, exagère leur sensibilité.

En dehors de ces conditions, la seule métrite chronique, livrée à elle-même, est peu douloureuse. Nous n'avons pas mentionné parmi ses symptômes les coliques utérines de la *dysménorrhée membraneuse*, appelée encore *endométrite exfoliante*, et qu'on rattache arbitrairement à l'infection. Cette congestion violente suivie de l'élimination totale ou partielle de la muqueuse n'est, comme le dit judicieusement Paul PETIT, qu'une *pseudo-métrite exfoliante ;* nous y reviendrons en temps utile.

Ce que nous disons de la douleur, il faut le dire aussi d'une foule de symptômes dont les auteurs ont généreusement doté la métrite, et qui ne sont autres que les manifestations connues de l'arthritisme. Les « symptômes généraux de la métrite », voilà encore un lieu commun qui traîne dans les livres : constipation, ballonnement, dilatation de l'estomac, palpitations, névralgie lombo-abdominale, intercostale, sciatique, coccygienne, céphalique et faciale, sans oublier la mélancolie, la neurasthénie, l'hystérie et l'épilepsie, tous les troubles nerveux y défilent en un tableau digne de Molière. Il y aurait une toux utérine, une dyspepsie utérine, un faciès utérin, et le tout formerait un « syndrome utérin »[1]. Or, ces troubles font cortège, non pas à la métrite infectieuse, mais aux lésions trophiques, à la sclérose des arthritiques nerveuses, ou plutôt celle-ci les accompagne et fait sa partie dans l'ensemble. Bien entendu, la souffrance de l'utérus peut retentir sur d'autres organes, la métrite aggrave sérieusement l'état nerveux des arthritiques et fournit un appoint aux troubles éloignés, mais elle ne saurait les créer de toutes pièces, et pour toute une catégorie de malades elle ne les crée pas : chez les femmes lymphatiques, les « symptômes généraux » sont absents.

On le voit, notre description de la métrite est plus simple que celle des traités de gynécologie ; c'est que nous en avons distrait les détails qui, à nos yeux, n'entrent pas dans son cadre. On les trouvera dans l'histoire de la congestion et de la sclérose utérines, en même temps qu'une définition plus claire des troubles de nutrition auxquels nous avons dû, chemin faisant, faire allusion plus d'une fois.

Signes physiques.

Aux divers stades de la métrite, tels que nous les avons définis, correspondent des signes qui permettent d'en faire le diagnostic. La palpation de l'abdomen, dans la métrite totale, éveille une sensibilité plus ou moins vive au niveau du fond de l'utérus. L'exploration bimanuelle fait apprécier son volume et la sensibilité de son corps. Le toucher révèle les caractères de

[1] Pozzi. *Traité de gynécologie*, 1897, p. 206.

la métrite cervicale : le museau de tanche est volumineux, ordinairement dur, quelquefois ramolli, souvent sensible à la pression du doigt, entr'ouvert, déchiré même. Il arrive qu'une de ses lèvres, surtout l'antérieure, est plus développée et plus dure que l'autre ; en certains points on la sent criblée de petits grains qui sont des kystes glandulaires.

Au spéculum, le col est rouge, congestionné, et laisse sourdre une glaire visqueuse et purulente qui bave sur la lèvre postérieure ; il peut être énorme, boursoufflé, violacé ; il peut montrer de petits kystes glandulaires sous forme de grains jaunâtres pareils à des boutons d'acné (fig. 5). Aux métrites puerpérales appartiennent les lacérations uni ou bilatérales avec séparation du col en deux valves et éversion des lèvres épaissies, qui laissent voir une muqueuse intra-cervicale enflammée et granuleuse ; impossible, d'ailleurs, de reconnaître à l'œil nu s'il y a des ulcérations vraies. Aux métrites puerpérales appartiennent aussi les gros cols moins visiblement déchirés ou dont la déchirure s'est cicatrisée, et dont la muqueuse est tuméfiée et comme atteinte de chémosis au pourtour de l'orifice ; l'ectropion existe ici et montre en partie la muqueuse intra-cavitaire, mais il est moins prononcé que dans les larges déchirures et les grandes éversions. Enfin, la muqueuse vaginale du col peut offrir une surface granuleuse, papillaire, partiellement dépouillée de son épithélium, mais l'érosion dans ses diverses variétés, portant sur la zone de l'épithélium pavimenteux et affectant un col de nullipare, sans déchirures, est surtout l'apanage des métrites blennorrhagiques.

Bouilly [1] a appelé l'attention sur certaines *hypertrophies glandulaires localisées du col de l'utérus*, qu'il rattache à la métrite cervicale, et qui se présentent sous deux états : 1° une nodosité dure contenue dans l'épaisseur d'une lèvre, le plus souvent la postérieure, et qui pourrait être confondue avec un début d'épithéliome ; 2° une tuméfaction mollasse occupant la face profonde d'une lèvre, le plus souvent l'antérieure, et offrant une surface rouge, mamelonnée, framboisée, que le doigt fait pré-

---

[1] Bouilly. *La gynécologie*, 15 août 1900.

voir et que le spéculum permet d'observer sans autre artifice. Ces deux apparences, que nous avons constatées bien des fois, ne sont que des variétés de l'hypertrophie folliculaire ; au dire même de Bouilly, elles ne suscitent aucun symptôme qui leur soit propre et n'ont pas d'histoire.

Formes cliniques.

Les auteurs ont multiplié, comme à plaisir, les formes de la métrite ; il en résulte une confusion extrême.

Ainsi, S. Bonnet et P. Petit [1] distinguent une métrite aiguë cervicale et une métrite aiguë totale ; une métrite chronique muqueuse, subdivisée en endométrite cervicale pure, endométrite cervicale avec cervicite externe, endométrite totale avec ou sans cervicite externe ; une métrite chronique parenchymateuse. Pozzi [2] décrit une forme aiguë, une forme catarrhale, une forme hémorrhagique, une forme douloureuse chronique et une forme dysménorrhéique avec élimination pseudo-membraneuse. Pour Labadie-Lagrave et Legueu [3], l'endométrite peut être sénile, gravidique, déciduale, hémorrhagique ou tuberculeuse ; mais la déciduale est une pseudo-métrite que nous reverrons plus loin, et comment rapprocher la tuberculose des infections septiques ? Nous trouvons un désordre pareil dans Schroeder et Hofmeier [4], et dans tous les auteurs qui subdivisent à l'infini (métrite exsudative, exfoliante, disséquante, fongueuse, villeuse, granuleuse, folliculaire, fétide, putride).

Il y a, dans ces efforts pour classer les métrites, une erreur de description et une erreur de doctrine. La première consiste à attacher trop d'importance à des faits d'ordre secondaire et sans grande valeur ; témoin la métrite hémorrhagique, qui peut être en même temps fongueuse, exfoliante, disséquante et

[1] P. Bonnet et S. Petit. *Traité prat. de gynécol.*, p. 173.

[2] Pozzi. *Traité de gynécol.*, 1897, p. 208.

[3] Labadie-Lagrave et Legueu. *Traité de gynécol.*, 1898, p. 622.

[4] Schroeder et Hofmeier. *Maladies des femmes*, p. 164, trad. franç., 1899, Bruxelles.

fétide. Elle consiste aussi à décrire séparément des lésions et des symptômes qui vont toujours ensemble, si bien qu'on a sous les yeux une suite de paragraphes où la métrite se trouve éparpillée, jamais un tableau qui ressemble à la réalité clinique. Les lésions du parenchyme ne sont-elles pas la suite immédiate et la conséquence forcée des lésions de la muqueuse, et la « métrite parenchymateuse » peut-elle être une forme aux yeux du clinicien ? Est-elle autre chose qu'une expression anatomique ?

L'erreur de doctrine est encore plus grave. Elle consiste à confondre avec la métrite vraie les troubles de nutrition qui échappent aux influences microbiennes. Ainsi, quand l'infection s'attaque aux jeunes filles ou aux femmes sur le retour, elle n'offre pas de caractère spécial et se reconnaît à ses signes ordinaires ; mais il y a, chez les jeunes filles, des catarrhes abondants, des hypersécrétions glandulaires qui ne sont ni une « métrite catarrhale » ni une « métrite virginale », et chez les femmes âgées, des douleurs et des congestions qui ne sont pas une « métrite crépusculaire ». Nous avons signalé dans l'infection chronique des pertes sanguines quelquefois sérieuses, il y a donc des métrites hémorrhagiques ; mais la « métrite hémorrhagique » est d'ordinaire un cas particulier de la sclérose utérine chez les arthritiques nerveuses, et la « métrite douloureuse chronique », à son tour, en réalise le type le plus parfait.

Au milieu de ces formes arbitrairement créées, il en reste deux qui ont une existence propre et que l'étude de l'évolution nous a fait distinguer, bien qu'il soit impossible de les séparer entièrement : la *métrite du corps*, avec les altérations de la muqueuse, de son épithélium, de ses glandes, l'infiltration leucocytaire, l'épaississement moyen du parenchyme, la douleur, les hémorrhagies, la leucorrhée séro-purulente, et surtout la tendance à ne pas s'éterniser, à cesser d'avoir une existence clinique, à s'éteindre peu à peu quand elle n'est pas entretenue par l'infection des annexes ; la *métrite du col*, avec les modifications profondes du museau de tanche, les pseudo-ulcérations, les œufs de Naboth, la leucorrhée épaisse et visqueuse, et surtout la tendance à la chronicité, à la durée indéfinie, soit que l'infection touche le col et s'y installe sans aller plus loin, soit qu'elle y demeure cantonnée à mesure qu'elle abandonne le reste de l'organe.

Cette division de la métrite repose sur des signes cliniques, sur des caractères objectifs, tranchés ; elle est motivée, nous le répétons encore, par l'évolution et justifiée, comme nous le verrons bientôt, par le solide appui qu'elle donne à la thérapeutique. Tel n'est pas, cependant, l'avis de MENDEZ DE LEON qui, chargé d'un rapport sur les métrites cervicales au Congrès international de 1900, s'excusait presque d'avoir consenti à traiter une question sans objet, et disait : « Il ne faut ni considérer, ni traiter la métrite cervicale comme une affection isolée, car presque toujours elle va de pair avec une affection pareille du corps utérin. Il n'est pas probable qu'un processus inflammatoire se laisse arrêter par l'orifice interne. Aux érosions cervicales s'ajoutent des métrorrhagies qui viennent de la muqueuse du corps. Les symptômes indirects, fatigue, dépression psychique, céphalalgie, anorexie, dyspepsie, palpitations, etc., relèvent des lésions de cette muqueuse, presque toujours atteinte en même temps ». On le voit, MENDEZ DE LEON n'évite pas les confusions que nous avons signalées. Certes, il n'a pas tort de proclamer la solidarité des deux segments de l'utérus : elle se révèle, nous l'avons dit, au début de l'infection puerpérale et dans toutes les infections très aiguës et très extensives ; elle peut laisser des traces longtemps visibles pour l'histologiste, mais dans maintes circonstances elle disparaît aux yeux du clinicien. Celui-ci est obligé de faire des distinctions, de reconnaître que l'inflammation s'épuise dans la muqueuse utérine en l'atrophiant, tandis qu'elle se perpétue dans les follicules du col et les anfractuosités de sa muqueuse ; que la métrite n'a pas la même destinée dans les deux parties de l'organe, sans doute à cause des différences de structure ; que la blennorrhagie aime le col et souvent respecte le corps. MENDEZ DE LEON voit la métrite justement, mais partiellement, parce qu'il ne la suit pas dans ses divers stades, ne cherche pas à quel moment il l'observe, en un mot, ne tient pas compte de l'évolution.

POZZI, rapporteur de la même question, soutient l'individualité de la métrite cervicale, et pense que l'infection puerpérale ou blennorrhagique, ayant envahi le col, peut s'arrêter sur place. Mais pour lui, cette forme est exceptionnelle, et d'ordinaire la métrite ne reste pas longtemps cervicale ; par les lymphatiques, elle gagne peu à peu le corps de l'organe, le fait grossir, le rend lourd, le met en rétroversion — pathogénie des déviations utérines que nous aurons à réfuter — et finalement la métrite devient totale. Or, cette infection ascendante et généralisée est vraie, mais elle se voit dans les formes aiguës, lymphangitiques, intéressant rapidement tout l'appareil pelvien. L'idée de Pozzi, appliquée aux formes chroniques, est un schéma qui séduit l'esprit, mais qui ne répond pas à la réalité. Il est fréquent, et non exceptionnel, de voir l'infection blennorrhagique se limiter au col; il est habituel de voir l'infection puerpérale, totale dès son origine, grâce à la surface placentaire et aux déchirures du col, suivre précisément la marche inverse de celle que Pozzi lui assigne, et s'éteindre de haut en bas pour se réfugier dans le col. Nous en voulons pour preuve le grand nombre de métrites cervicales chroniques derrière lesquelles on trouve un corps minuscule, parce qu'il est resté petit ou parce qu'il est revenu sur lui-même.

Nous croyons donc, en dernière analyse, à l'utilité pratique de cette division en deux formes, la métrite du col et la métrite du corps.

Pronostic. — Nous n'avons plus à revenir sur la *marche* et la *durée*, dont nous avons traité amplement. Les lésions annexielles, qui sont l'aboutissant des infections pelviennes graves, ne sont pas, à proprement parler, des *complications* de la métrite. Les poussées aiguës qui surviennent au cours de la métrite chronique, et qui peuvent être causées par la fatigue, les excès de coït, le froid intense, sont le plus souvent des réveils de l'infection annexielle qui sommeille à côté d'elle. On a parlé d'une complication, à peine décrite par les auteurs français, mais sur laquelle Schrœder, Hofmeier [1], Doederlein [2] paraissent

---

[1] Schrœder et Hofmeier. *Mal. des femmes*, p. 165, trad. fr., Bruxelles, 1899.

[2] Doederlein. *Veit's Handb. der Gyn.*, 1897, t. II, p. 357.

insister : ce sont des *abcès utérins*, siégeant dans le parenchyme
et survenant au cours de la métrite aiguë d'origine blennorrhagique. Ils ont pour signes l'augmentation de volume de l'utérus,
« et cette sensation de tension élastique qui dénote la présence
d'un liquide ». Ils peuvent s'ouvrir dans le péritoine et entraîner rapidement la mort ; d'autre fois, le pus s'échappe par la
cavité utérine, par le rectum ou en perforant la paroi abdominale. Mais d'abord, existent-ils ? En France, on les considère
généralement comme des collections péritonéales extra-utérines.
En tous cas, ils n'ont rien à voir avec les foyers purulents
chroniques, bien circonscrits, sans tendance à la rupture, que
nous avons vus un jour dans le parenchyme utérin, au cours
d'une hystérectomie vaginale faite pour de vieilles lésions des
annexes.

Le pronostic se résume en peu de mots : une métrite légère peut
se terminer par résolution, mais elle a toujours tendance à durer
et à laisser des traces ; après une attaque un peu vive, il faut
toujours s'attendre à une évolution prolongée ; mais à tous ses
stades la métrite est curable, et, même très invétérée, elle cède à
un traitement rationnel. Ce sont les pseudo-métrites scléreuses
qui souvent font le désespoir de la thérapeutique.

Livrée à elle-même, la métrite a une durée indéfinie ; isolée
des lésions plus graves qui peuvent l'entourer, elle n'est pas
dangereuse pour la vie, mais elle est une source de malaises qui
empoisonnent l'existence, elle altère la santé par les pertes sanguines, elle entretient et aggrave le nervosisme. Enfin, elle est
une cause d'*avortement* et de *stérilité*. La métrite blennorrhagique, dans ses formes les plus supportables, voire même inaperçues, rend la femme stérile ; toutes les métrites peuvent
avoir le même résultat, mais non tous les degrés et toutes les
localisations de la métrite. La fécondation est possible avec des
altérations légères de la muqueuse ; elle est compromise ou
empêchée par un état inflammatoire suffisant pour s'opposer à
la greffe de l'ovule, et surtout par l'abondance et la nature de la
leucorrhée. Le mucus des cavités utérines, normalement alca-
lin, entretient la vitalité des spermatozoïdes ; la réaction habituelle du vagin, légèrement acide, laisse persister leurs mouve-

ments pendant dix à douze heures ; mais l'acidité anormale des sécrétions pathologiques les anéantit forcément.

Nous ne réfuterons pas les auteurs, tels que HOFMEIER, SCHROEDER, etc., qui voient dans la métrite un terrain favorable au développement du cancer. Il s'agit là d'une affirmation sans preuves, ou bien d'une interprétation erronée des hyperplasies glandulaires qui peuvent être en effet, dans les utérus scléreux, le point de départ d'une évolution cancéreuse.

Diagnostic. — Dans l'état puerpéral et pendant la période aiguë, le diagnostic de la métrite se confond avec celui de l'infection pelvienne ; il est bien difficile, et d'ailleurs peu nécessaire, de faire au milieu des symptômes la part de l'utérus, celle du péritoine et des organes voisins. Mais quand l'orage est passé, quand la métrite devient chronique ou l'est devenue depuis longtemps, sa physionomie est nette et tranchée, malgré les controverses dont elle est l'objet.

Une première question qui se pose, et qui nous a hanté sans cesse au cours de notre description, c'est la distinction à faire, et qu'on ne fait pas assez, entre la métrite proprement dite et les troubles nutritifs d'ordre vasculaire et nerveux. Nous l'avons effleurée en plusieurs endroits, mais elle ne pourra être étudiée à fond qu'au chapitre suivant.

Quand il y a des lésions infectieuses positives, rien n'est plus facile à reconnaître, en général, que la *métrite du col*. Annoncée vaguement par le toucher vaginal, elle saute aux yeux dans l'examen au spéculum. Nous avons décrit les altérations caractéristiques du museau de tanche, et montré celles qui ont une origine puerpérale, celles qui relèvent de la blennorrhagie. Mais il ne faut pas croire à une séparation absolue entre ces deux classes, la déchirure et l'éversion appartenant aux accouchées, l'érosion aux blennorrhagiques. L'érosion est de toutes les métrites, avec la congestion, la rougeur, l'œdème ; et les deux variétés d'infection peuvent se greffer l'une sur l'autre. Les commémoratifs peuvent éclairer très nettement sur le diagnostic de la cause ; d'autre fois, il faut rester dans le vague, parfois même se demander si cette cause obscure, indéterminée, n'est pas étrangère à l'état puerpéral et à la blennorrhagie.

Pour explorer jusqu'au fond la cavité cervicale, on conseille d'attirer le col avec deux pinces tire-balles et de renverser les lèvres en dehors. SCHROEDER va plus loin, il veut expressément qu'on débride le museau de tanche par des incisions commissurales aboutissant aux culs-de-sac. Nous ne comprenons pas bien l'utilité de cette pratique ; la métrite du col, son étendue et sa gravité ne sont pas d'un jugement si difficile.

La *métrite du corps* se cache un peu plus, et tous les doutes ne sont pas levés par l'hystérométrie. Le cathétérisme nous renseigne sur deux points : la sensibilité de la muqueuse, les dimensions de la cavité. On a dit que la douleur éveillée par l'hystéromètre était signe de métrite ; ceci n'est pas absolu. Elle est signe de métrite aiguë, et dans ce cas inutile à chercher ; elle est signe de sensibilité utérine, ce qui veut dire congestion et névralgie aussi bien et plus que métrite. Si à la douleur s'ajoute un peu de suintement, cela signifie une muqueuse infectée et friable, mais aussi une muqueuse congestionnée, télangiectasique ; la sensation de rugosités peut correspondre à des granulations inflammatoires ou à des fongosités polypeuses. Quant aux dimensions de la cavité, elles sont légèrement accrues dans la métrite du corps, mais bien plus dans les états scléreux étrangers à l'infection et dans les fibromes. Tout cet examen n'a donc pas grande importance.

Valent un peu mieux : le toucher intra-utérin précédé de la dilatation du col, le coup de curette explorateur ramenant quelques lambeaux et suivi d'examen microscopique, enfin la recherche des micro-organismes. Les deux premiers peuvent confirmer un examen clinique déjà suffisant, ils nous semblent bons surtout pour éliminer des états pathologiques plus graves, cancer ou sarcome. La dernière peut rester négative dans une métrite avérée. Les hystéroscopes fabriqués en Allemagne, les lampes spéciales pour éclairer la cavité utérine, sont-ils d'un grand secours au clinicien ? Pour notre part, nous attachons plus d'importance à l'examen raisonné de la femme, à l'étude des commémoratifs, à l'inspection simple du col aidée de la palpation bi-manuelle, et surtout à la recherche du début des accidents, de la marche qu'ils ont suivie, du temps qui s'est écoulé depuis l'époque probable de l'infection. Déterminer l'âge de la métrite, le stade auquel elle semble arrivée, c'est acquérir par là même, ainsi que nous avons cherché à le faire comprendre, des notions exactes et rarement trompeuses sur l'état de la muqueuse utérine et du parenchyme, comparé à l'état visible du col ; c'est, en même temps, choisir le meilleur guide pour instituer la thérapeutique ; aussi reviendrons-nous encore sur ce point dans l'étude du traitement.

Restent à signaler quelques points du diagnostic différentiel. Les ménorrhagies, les métrorrhagies, les suintements sanguins irréguliers de la métrite peuvent ressembler à ceux d'un *avortement*, d'un *cancer*, d'un *fibro-myome*. Comment les distinguer ?

Dans le cas d'avortement, les renseignements fournis, les débris de l'œuf expulsé, si la fausse couche est déjà faite, éclairent assez le diagnostic. Mais si la femme ignore ou feint d'ignorer son état, s'il y a simple suintement, si la grossesse est à son début, comment savoir ? Il faut s'abstenir de toute exploration intra-utérine, prescrire le repos, les injections chaudes, et attendre les événements. Et si l'expulsion de l'œuf échappe à l'observation ? Il y a des cas, en somme, ou le diagnostic d'un avortement précoce est des plus ardus.

Pour le cancer du col, il n'y a vraiment pas de difficultés. Même en l'absence d'hydrorrhée fétide s'ajoutant aux pertes sanguines, l'état du col au toucher vaginal, sa dureté ligneuse toute spéciale, ses bosselures, ses ulcères cratériformes ne peuvent laisser aucun doute. On ne peut hésiter qu'entre la métrite du col et certains cancers tout près de leur début ; mais encore, la dureté de la métrite n'est pas celle du cancer. C'est au doigt de se prononcer, et nous donnerons ici cette formule : pour le cancer, le toucher vaginal est tout, le spéculum n'est rien ; pour la métrite, le toucher est peu de chose, le spéculum est presque tout.

C'est l'épithéliome du corps de l'utérus qui peut être pris pour une simple métrite. Mais déjà les jeunes femmes peuvent être éliminées en bloc, et la difficulté n'existe qu'à partir d'un certain âge, après quarante ans en général. D'autre part, à un âge avancé, la métrite du corps est le plus souvent éteinte ; c'est donc moins avec la métrite qu'avec la sclérose utérine que l'épithéliome peut être confondu, et cela d'autant plus qu'il se développe dans les utérus scléreux. La question est donc ainsi posée : en présence d'un utérus douloureux et saignant qui peut être atteint de métrite infectieuse ou plutôt de sclérose, y a-t-il un épithéliome intra-cavitaire ? Et la question est la même pour le sarcome, d'ailleurs beaucoup plus rare. L'âge doit faire penser à la tumeur maligne ; un écoulement sanieux, un très gros utérus, des crises douloureuses mettent sur la voie ; il reste à explorer la cavité. L'hystéromètre suffit, s'il y a beaucoup de fongosités saignantes remplissant le corps et cheminant vers le col ; mais si l'épithéliome est tout petit et se cache dans un coin, il faut aller le chercher délicatement avec la curette, ramener quelques débris et les examiner.

Sur le diagnostic entre la métrite et les fibro-myomes, nous avons quelque pudeur à insister, en répétant les énumérations banales de tous les livres. Il y a, ou il n'y a pas de lésions infectieuses visibles sur le col, des douleurs, un écoulement purulent pouvant venir de la cavité ; s'il y en a, l'utérus est infecté, ce qui d'ailleurs ne l'empêche pas d'avoir des fibromes quand la femme a l'âge d'en avoir. Si le col est sain, s'il n'y a pas de douleurs, pas de leucorrhée, ou si les pertes sanguines alternent avec une leucorrhée muqueuse, il faut chercher les modifications du volume et de la forme de l'utérus, et se rappeler l'histoire clinique des tumeurs fibreuses.

La métrite peut accompagner des lésions annexielles parenchymateuses ou suppurées et s'effacer plus ou moins devant elles ; il suffit de chercher dans les culs-de-sac, autour de l'utérus, pour ne pas risquer de prendre le change et d'instituer une thérapeutique insuffisante ou dangereuse.

Enfin, la cystalgie et le ténesme rectal viennent souvent compliquer la métrite, et ces deux symptômes peuvent acquérir assez d'importance pour attirer toute l'attention ; aussi ne faut-il jamais négliger l'examen de l'utérus chez les femmes qui accusent des troubles du côté de la vessie et du rectum.

Traitement. — *Métrite aiguë.* — Quelques mots nous suffiront ici, le traitement de cette période ne prêtant pas à la controverse.

Nous supposons l'utérus vide et débarrassé du placenta ou de ses débris. Sinon, c'est par le nettoyage de la cavité utérine qu'il faudrait commencer ; le curettage peut seul remédier à la rétention placentaire ou membraneuse, arrêter l'infection dès le début et prévenir la métrite.

Celle-ci déclarée et suivant son cours, le repos complet dans le décubitus dorsal est une mesure qui s'impose dans tous les cas ; en même temps on s'efforce de calmer la douleur et de combattre la congestion pelvienne par divers moyens.

Les *injections vaginales chaudes et prolongées*, très recommandées par Trousseau et par Sédillot, sont aujourd'hui couramment utilisées par tous les médecins. Il faut qu'elles soient prises dans la position couchée, avec de l'eau stérilisée très chaude à 50° centigrades ; si la malade ne peut supporter cette température, qui est pour ainsi dire la condition *sine quâ non* du succès, elle doit faire usage d'une des canules spéciales qui ont été imaginées pour protéger les parties extérieures, la muqueuse vaginale admettant fort bien les hautes températures. On doit faire passer de cinq à dix litres d'eau, en modérant la rapidité du courant, et en maniant la canule avec douceur. L'injection est renouvelée, suivant l'acuité de la douleur, une, deux ou trois fois par jour.

Les *émissions sanguines locales* peuvent rendre quelques services en cas de douleurs violentes. Aux sangsues, procédé sale et suranné, il faut préférer les scarifications, faites avec la pointe du bistouri en plusieurs points autour de l'orifice du museau de tanche. Pour arrêter le sang, une injection d'eau bouillie très chaude et un tampon d'ouate stérilisée sur le col. On renouvelle les scarifications, s'il y a lieu, à deux jours d'intervalle.

Les tampons d'ouate hydrophile imbibés de *glycérine* aseptique et appliqués sur le museau de tanche réussissent aussi à soulager les malades. On les laisse en place pendant huit à douze heures, pour les renouveler plusieurs jours de suite. Au lieu de glycérine pure, quelques-uns préfèrent se servir de glycérine additionnée de *tanin* (1 p. 200), *de résorcine* (1 p. 100), *d'ichthyol* (1 p. 200). La glycérine à l'*hydrate de chloral* est aussi recommandée (1 p. 50).

Comme adjuvants à cette médication résolutive, il est bon de recourir aux applications sur le ventre de topiques très chauds (compresses imbibées d'eau à 40°) ou très froids (vessie de glace) pendant plusieurs heures ou plusieurs jours. Les petits lavements laudanisés, tièdes, les suppositoires morphinés ou belladonés rendent aussi des services. Il y a le plus grand intérêt à lutter contre la congestion en assurant l'évacuation régulière de l'intestin par des lavements quotidiens ou même répétés deux fois par jour. Pendant la durée de la période aiguë, toute manœuvre intra-utérine est contre-indiquée.

Sous l'influence du traitement, il ne tarde pas à se produire une détente marquée ; la douleur disparaît et la malade se croit guérie. Mais c'est alors qu'il faut redoubler de vigilance pour éviter les rechutes. Les femmes doivent rester couchées longtemps : six semaines à deux mois sont ordinairement nécessaires. Malheureusement, la rigueur de ce régime les décourage ; elles ont hâte de se lever, de reprendre leurs occupations ; chez les indociles, la rechute se produit fatalement.

Métrite chronique. — C'est une autre affaire de traiter la métrite chronique. Nous nous trouvons ici en présence des opinions les plus variées et les plus divergentes.

Et d'abord, nous pouvons avancer hardiment que le *traitement général* de la métrite n'existe pas. Nous avons vu ce que valent les « symptômes généraux » ; il s'ensuit que le traitement par le régime, l'hygiène, l'électrothérapie, les eaux minérales, etc., n'est que le traitement du nervosisme en général, ou celui des divers troubles nerveux auxquels la métrite apporte son appoint. Nous serons loin de nous exprimer ainsi et de reléguer au second plan l'hygiène et les moyens médicaux, quand il s'agira de la sclérose utérine.

Donc la métrite, infection locale, réclame un *traitement local* et doit être attaquée sur place. Dans cette œuvre, les médications timides ou indirectes auxquelles peut céder la congestion, et que nous avons vues être utiles pendant la période aiguë, ne sont plus que des palliatifs médiocres, des moyens d'attente. Il faut détruire directement la muqueuse malade ou modifier profondément les surfaces : pour le corps, médications intra-utérines variées, curettage ; pour le col, topiques puissants ou résections anaplastiques. Chacun sait cela ; n'empêche qu'il règne, dans le traitement de la métrite, une véritable confusion.

Si nous en avions le loisir, nous ferions ici une critique sévère des médications aveugles qui, d'une part, visent toujours l'infection, ignorent les dystrophies et les influences diathésiques, et d'autre part, dans la métrite vraie, ne tiennent pas compte de l'évolution. Il semble que la métrite soit une vague entité contre laquelle on peut diriger empiriquement une thérapeutique uniforme, pourvu que le topique choisi ait certaines qualités. Quelques-uns disent bien que « dans l'endométrite catarrhale (?), les manœuvres intra-utérines sont dangereuses, parce qu'elles risquent d'inoculer des germes infectieux dans le corps de l'utérus, non contaminé jusque-là » (Broese). Ceci est une ébauche des distinctions sur lesquelles nous avons insisté ; mais, dans la plupart des travaux, il est impossible de discerner pourquoi tel auteur aborde la cavité utérine plutôt que de s'arrêter au col, pourquoi la métrite cervicale est négligée par maints gynécologues, pourquoi il n'est pas mieux tenu compte de la nature de l'infection et de ses diverses stades, et pourquoi métrite puerpérale récente et métrite gonorrhéique ancienne sont mises, pour ainsi dire, au même plan et semblent réclamer des traitements analogues. En revanche, la mécanique joue un grand rôle : il s'agit de savoir si le cathéter américain vaut mieux que la sonde de Playfair ou la seringue de Braun ; si le col doit être fixé avec une érigne, si la malade doit être endormie ; quel topique est le plus expédient, acide phénique, sublimé, chlorure de zinc, lysol, alumnol, ichthyol, glycérine, formaline, euphorine ; enfin, on discute avec passion la fameuse question du passage des liquides à travers la trompe. Ne vaudrait-il pas mieux se demander dans quelles conditions précises la médication intra-utérine est valable, et s'il est bien utile de poursuivre une métrite du corps depuis longtemps éteinte ou qui n'a jamais existé ?

On parle des métrites chroniques sans les définir, on leur donne des noms empruntés à quelque signe banal — que veut dire endométrite catarrhale, puisqu'il y a toujours du catarrhe? — et chacun préconise le traitement qu'il préfère, jamais une méthode, une ligne de conduite. Les résultats sont en général peu brillants, et la métrite passe pour une maladie très difficile à guérir.

Nous ne pouvons admettre qu'on voie la métrite en bloc, pour ainsi dire, et qu'on dirige contre elle un traitement systématique. Il faut, en rapprochant les dates et les signes qu'on a sous les yeux, juger à quel stade de la métrite la femme est arrivée, à quelle thérapeutique elle a droit.

S'agit-il de la blennorrhagie — en laissant de côté, bien entendu, les formes lymphangitiques et les altérations graves des annexes — et peut-on sûrement éliminer toute origine puerpérale? Inutile de s'occuper de la muqueuse utérine ; tout l'effort doit se concentrer sur le col, et toute la question est d'y exercer, suivant l'ancienneté et la profondeur des lésions, une action suffisamment destructive.

S'agit-il d'une infection puerpérale? Une première question doit être posée : sommes-nous dans les quelques mois qui suivent l'accouchement, dans cette période incertaine, sans limites précises, et pouvons-nous croire à une inflammation survivante, à une muqueuse non cicatrisée? Si le fait est possible, nous n'avons plus qu'à observer, à nous enquérir des symptômes, à noter les caractères de la leucorrhée, la sensibilité du parenchyme utérin mise en regard de la sensibilité générale de la femme et de son degré de nervosisme. Et puis, il y a les divers moyens d'exploration : cathétérisme, dilatation du col, raclage et examen microscopique, etc. Chaque auteur a ses habitudes ; ce que nous demandons, c'est qu'on explore l'utérus quand il y a des chances pour qu'il soit malade. Et alors, qu'on choisisse le curettage, le tamponnement, les injections modificatrices, qu'on emploie les topiques et les instruments qu'on préfère ; ce que nous demandons, c'est qu'on traite la muqueuse utérine à bon escient et quand elle est malade.

Mais si l'origine des accidents est lointaine, s'il s'agit bien d'une métrite chronique, si enfin quelque maladroit n'est pas intervenu déjà pour écorcher et salir l'endométrium, il faut savoir qu'on n'a rien à faire dans cette cavité, que derrière ce col on n'a rien à laver, rien à aseptiser, rien à gratter ; que, sauf des cas exceptionnels, on n'a que faire d'aller tourmenter un utérus dont le segment inférieur est l'unique refuge de l'ancienne infection. Le seul traitement qui convienne alors est celui d'une métrite cervicale.

Les considérations qui précèdent ont pour but de mettre en lumière : 1° l'opportunité de la médication intra-utérine contre la métrite du corps, dans des conditions déterminées ; 2° l'inutilité de cette médication dans un grand nombre de métrites infectieuses chroniques ; 3° l'importance relative de la métrite cervicale et de son traitement. Au chapitre de la sclérose utérine, nous ajouterons : 4° l'inutilité du traitement local de la métrite chez un grand nombre de femmes qui sont des arthritiques nerveuses et dont l'utérus n'est pas infecté.

Et maintenant que nous avons un fil conducteur, nous pourrons nous aventurer dans l'énumération des divers moyens thérapeutiques. Mais nous ne chercherons pas à tout dire absolument, car il faudrait tenir compte de procédés auxquels nous n'attribuons aucune valeur.

Le traitement peut être dirigé à la fois sur le col et sur le corps, ou sur l'un des deux seulement. Nous commencerons par la médication intra-utérine.

MÉTRITE DU CORPS

DILATATION. — La dilatation ouvre largement les orifices du col, et permet l'issue facile des liquides intra-utérins en même temps que la pénétration des instruments et des topiques dans la cavité. En favorisant l'écoulement des produits retenus dans l'utérus, elle est déjà un traitement de l'endométrite, mais bien insuffisant ; elle rend, au contraire, les plus grands services en permettant toutes les manœuvres intra-utérines. Aussi faut-il la considérer surtout comme un temps préliminaire dans les divers traitements dirigés contre la métrite.

3.

La dilatation est *brusque, rapide* ou *lente.*

La première s'appelle aussi *divulsion*, elle se fait avec un dilatateur puissant à trois branches, qu'on introduit dans l'isthme et qu'on ouvre avec force, non sans produire des déchirures de la muqueuse et du muscle utérin. Cette divulsion, extrêmement douloureuse, ne peut se faire que sous le chloroforme ; elle n'est pas d'ailleurs d'une grande utilité, et c'est tout au plus si elle a fait céder quelques névralgies utérines. Il y a toujours mieux à faire pour dilater l'utérus en cas de métrite ; il nous arrive cependant, au moment de faire le curettage, d'achever avec le divulseur une dilatation qui nous paraît insuffisante.

La dilatation rapide ou immédiate est celle qu'on fait en quelques minutes, au moment d'opérer, quand on n'a pas eu le temps ou la volonté de préparer la malade pendant deux ou trois jours. Elle se fait, elle aussi, à la faveur de l'anesthésie, en introduisant dans la cavité utérine des dilatateurs gradués. Les instruments les plus commodes et les plus employés sont les *bougies de* HÉGAR, dont le diamètre augmente d'un millimètre environ par bougie ; il suffit le plus souvent d'aller jusqu'au numéro 10. Pour introduire la bougie, le col est saisi et fixé au moyen d'une pince-érigne appliquée sur la lèvre antérieure. Il est toujours bon de vérifier d'abord la direction de la cavité utérine, pour éviter les fausses routes et les perforations. La manœuvre est exécutée sans brusquerie : on essaye d'abord une tige de calibre assez faible, capable de glisser à frottement doux ; on passe ensuite aux numéros plus forts, mais toujours en poussant l'instrument avec douceur. S'il y a résistance, on attend quelques minutes en laissant la sonde à moitié engagée ; avec un peu de patience, on arrive à triompher de l'obstacle opposé par l'orifice interne du col.

La dilatation lente est la meilleure et la plus complète ; elle s'opère au moyen de substances qui deviennent turgescentes par imbibition, telles que la *laminaire*, *l'éponge préparée*, la *racine de gentiane.* Les tiges de laminaires sont d'un usage courant ; ce sont de petites baguettes calibrées, longues de 5 à 6 centimètres, munies à l'une de leurs extrémités d'un fil de soie qui sert à leur ablation. Mais elles ne dilatent pas indéfiniment ; quand on a des raisons pour vouloir agrandir beaucoup les orifices, l'éponge préparée est meilleure, elle continue avec avantage l'action commencée par la laminaire, et ouvre très largement la cavité utérine. Pour placer la tige ou l'éponge, on l'enfonce avec douceur en maintenant le col avec une pince-érigne, puis on l'abandonne dans la cavité utérine en plaçant un gros tampon de gaze ou d'ouate devant le museau de tanche, pour prévenir son expulsion. Au bout de dix à vingt-quatre heures, on l'ôte en tirant sur le fil; on en met une ou plusieurs jusqu'au degré de dilatation voulu.

Il nous faut parler encore d'un mode de dilatation lente qui a été recommandé par VULLIET (de Genève), mais qui est fort peu usité. C'est l'introduction patiente d'une quantité considérable de très petits tampons d'ouate stérilisée munis d'un fil, de manière à bourrer l'utérus autant qu'on le peut. Renouvelé au bout de quelques jours, le tamponnement trouve un utérus déjà agrandi, dont la résistance est vaincue, et admettant un plus grand nombre de tampons. Renouvelé encore, il arrive à faire de l'organe une cavité béante, où le doigt et les instruments manœuvrent avec facilité; il produit la plus grande dilatation qu'on puisse obtenir, mais avec une lenteur désespérante. Dans la pensée de son auteur, il avait pour but de voir, de diagnostiquer; il était aussi un pansement modificateur.

DRAINAGE. — Quelques chirurgiens ont proposé de faire séjourner dans la matrice des cylindres en verre ou en caoutchouc percés de trous (AHLFELD, FEHLING); on a inventé des formes, des substances variées, des façons diverses de fixer le drain au tissu du col pour éviter son expulsion. Quel peut être le but? Maintenir béants les orifices, favoriser l'écoulement, et en outre, faciliter l'introduction des topiques sans dilatation nouvelle. Mais la dilatation obtenue par la laminaire ou l'éponge se maintient quelque temps et se renouvelle avec facilité. Le drain permanent est un corps étranger, un assujettissement pour la femme, un traitement compliqué et le plus souvent inutile. La cavité utérine n'a pas besoin d'être drainée comme un abcès; on peut toujours se passer de ce traitement par analogie et laver fréquemment l'utérus sans cet artifice.

Le drainage par la gaze, à la faveur de la capillarité? La gaze tamponne, elle ne draine pas. Les tampons, de quelque nature qu'ils soient, préviennent l'écoulement sanguin, modifient plus ou moins les surfaces, maintiennent l'utérus dilaté, mais ils n'ont pas de rapport avec le drainage proprement dit.

PANSEMENTS INTRA-UTÉRINS. — Ces tampons, ces mèches de gaze qu'on introduit dans l'utérus dilaté, peuvent convenir aux cas légers et peu rebelles, autrement leur efficacité est contestable, et ils ne servent guère que d'adjuvants, quand on juge à propos de les utiliser à la suite d'une intervention plus sérieuse. Ils sont, en effet, des pansements. On les imbibe de glycérine associée aux substances les plus diverses : iodoforme, résorcine, naphthol camphré, etc. On s'adresse également aux crayons médicamenteux qu'on introduit sans aucune préparation dans la cavité utérine. Les crayons iodoformés jouissent, à ce point de vue, d'une grande réputation ; mais on peut aussi employer le salol, le sulfate de cuivre, l'aristol, le sublimé, l'ichthyol, etc.

ÉCOUVILLONNAGE. — Nous mentionnerons pour mémoire ce moyen proposé par DOLÉRIS en 1887. Il consiste à brosser les parois de la cavité utérine au moyen d'un petit écouvillon qu'on manie en divers sens, de façon à racler la surface de la muqueuse et à ramener les débris épithéliaux, etc. Quelques-uns d'entre nous l'ont utilisé dans leurs premiers essais de curettage, pour nettoyer la cavité utérine à la fin de l'opération ; mais il fut bientôt reconnu que cette manœuvre n'était pas nécessaire. Quant à s'en servir comme unique traitement de la cavité après dilatation et comme succédané du vrai curettage, cela s'est fait, mais pourquoi? Le curettage n'est pas plus dangereux, il est plus radical et plus sûr.

On a porté aussi les topiques sur la muqueuse à l'aide de l'écouvillon, ou avec des instruments qui badigeonnent sans racler : bâtonnets, porte-coton, applicateurs de SIMS ou de MUNDÉ.

Curettage. — Le curettage de l'utérus — on disait autrefois curage — consiste à abraser, au moyen d'un instrument spécial, la totalité de la muqueuse utérine altérée.

Historique. — Inventé par Récamier en 1846, le curettage n'a obtenu droit de cité dans la pratique chirurgicale qu'après avoir essuyé les fortunes les plus diverses. Son histoire peut se résumer en deux périodes.

Avant le triomphe de l'antisepsie, de 1846 à 1884, cette opération fut attaquée et défendue avec acharnement. Parmi ses partisans, il faut citer Marjolin, Nélaton, Gosselin, Richet, Maisonneuve, Demarquay, Follin, et parmi ses détracteurs, Velpeau, Dubois, Cloquet, Aran, et surtout Becquerel, qui trouvait cette opération « barbare, irrationnelle et cruelle ».

Jusqu'en 1875, l'abrasion de la muqueuse avec la curette fut très mal accueillie à l'étranger, surtout en Allemagne; mais à partir de cette époque, et grâce à l'influence d'Olshausen, le curettage fut appliqué avec succès par Chrobak, Landau, Prochownik, Schrœder, Hégar et Martin en Allemagne; Lawson Tait, Duncan, Playfair en Angleterre; Parwin, Simpson, Taylor, Barker aux États-Unis.

Après être tombée, en France, dans le plus complet discrédit, cette opération fut réhabilitée, à partir de 1884, grâce aux efforts de Doléris[1]. Mais l'opposition n'était pas encore vaincue : Pajot, Guéniot, A. Guérin, Martineau refusaient de se rendre à l'évidence. La coalition finit, toutefois, par succomber après plusieurs séances de discussion à la Société de chirurgie[2], au cours desquelles Bouilly, Terrier, Pozzi, Richelot, Routier et Terrillon prononcèrent contre les détracteurs du curettage des réquisitoires sans appel.

Manuel opératoire. — Quelques chirurgiens insistent beaucoup sur la nécessité de préparer les malades à l'opération en les soumettant à des nettoyages antiseptiques rigoureux pendant les huit ou dix jours qui précèdent. Nous estimons que ces

---

[1] Doléris. *Soc. obs. et gyn. de Paris*, juillet 1886, et *Académie de médecine*, 1884.

[2] *Bull. de la Soc. de chirurgie*, février et mars 1890.

préparatifs ne peuvent avoir aucune influence. Il suffit de purger les malades la veille et de bien désinfecter le vagin immédiatement avant de saisir la curette.

En revanche, la dilatation préalable est très utile, à moins qu'il ne s'agisse d'un utérus puerpéral. Ceux qui la trouvent superflue sont généralement ceux qui font des curettages sommaires, vaguement modificateurs. Quand l'opération est décidée et faite du jour au lendemain, on est bien obligé de recourir à la dilatation rapide avec les bougies de Hégar ; lorsque rien ne presse, il vaut mieux faire usage des laminaires.

Pendant combien de jours faut-il dilater ? Dans la plupart des cas, deux jours suffisent; chez quelques femmes, le séjour d'une tige de moyenne grosseur pendant vingt-quatre heures peut donner un résultat satisfaisant. Toutefois, l'utérus de certaines nullipares résiste au point d'exiger plusieurs tiges dilatatrices.

Le choix de la curette n'a pas grande importance ; toutefois, celle de Récamier est trop étroite, parce que son inventeur l'introduisait sans dilatation ; la curette fenêtrée de Sims est généralement préférée à celle de Simon (fig. 9). Pozzi veut exclusivement des curettes à bords mousses, pour éviter les perforations ; cette crainte ne nous paraît pas fondée. Il faut savoir opérer sans blesser le parenchyme, et cependant faire un curettage qui ne soit pas illusoire, qui détruise profondément la muqueuse malade ; la curette tranchante permet seule d'y arriver avec une certitude suffisante.

L'anesthésie est nécessaire, et nous condamnons absolument les chirurgiens qui, traitant le curettage comme une manœuvre facile et d'importance secondaire, n'opèrent pas en chirurgiens, tirent une curette de leur poche, mettent la malade en travers, lui font soutenir les jambes et grattent au hasard en la faisant souffrir. Le curettage est autrement délicat; mal fait, il est inutile et même dangereux, et pour le bien faire, il faut avoir une malade endormie, sans douleur, sans mouvements, et qui vous laisse le temps d'agir. Sans doute, dans les cas exceptionnels où l'usage du chloroforme est contre-indiqué, on est mis en demeure de compter sur le courage de la patiente et un opérateur

habile peut encore se tirer d'affaire. Mais toutes les fois qu'on a
les coudées franches, il faut se placer dans les conditions où on
peut faire une opération complète, en y mettant le soin et le
temps nécessaires.

Une valve étant placée à la commissure et confiée à un aide,
le col est attiré avec une pince-érigne fixée dans la lèvre anté-

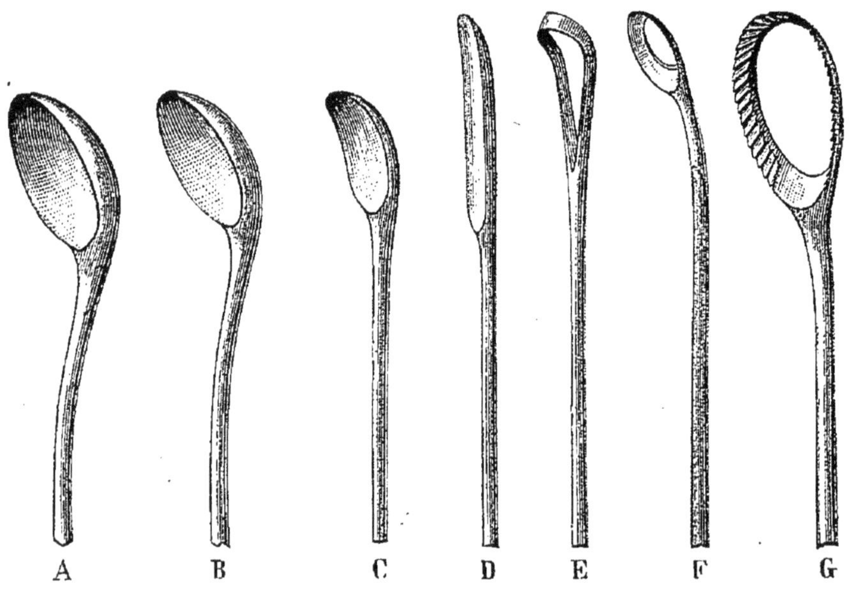

Fig. 9.

a, b, c, curettes de Simon. — *d,* curette de Récamier. — *e,* curette
de Sims. — *f, g,* autres modèles.

rieure. L'irrigation continue, qu'on a recommandée pour inonder le champ opératoire pendant toute la manœuvre, est inutile
et encombrante. La curette est poussée doucement jusqu'au
fond de la matrice, puis promenée avec une énergie contenue
sur les faces, les bords, le fond et jusque dans les cornes, où il
faut agir avec prudence, car c'est là que le tissu utérin offre le
moins de résistance. L'œuvre de la curette n'est achevée que
lorsqu'on a passé plusieurs fois au même endroit et qu'on entend
un bruit rude particulier produit par le râclement (*cri utérin*).

Plusieurs gynécologistes pratiquent aussitôt une grande injection intra-utérine d'eau antiseptique avec une sonde à double courant. Cette pratique est bonne, mais nullement indispensable. Quand le curettage a été complet et persistant, il ne reste guère de débris à entraîner; nous avons l'habitude de passer une dernière fois la curette pour nous assurer qu'elle n'a rien ou presque rien laissé derrière elle, puis nous promenons à travers la cavité un petit tampon d'ouate aseptique imbibé de glycérine créosotée à 10 p. 30. Créosote, teinture d'iode, perchlorure de fer, chlorure de zinc, le choix du topique a une importance secondaire. Nous laissons dans la cavité utérine un crayon iodoformé et dans le vagin quelques tampons. La malade est replacée dans son lit et laissée au repos pendant une quinzaine de jours. Vers le quatrième ou cinquième jour, on peut renouveler les tampons vaginaux.

Faut-il une ou plusieurs fois, à quelques jours ou quelques semaines d'intervalle, badigeonner ou injecter la cavité utérine pour compléter les effets du curettage? Oui, dans certaines infections graves et peu de temps après l'accouchement; comme pour la durée du repos au lit, c'est le tact du clinicien qui juge l'utilité d'un traitement consécutif; mais, dans la plupart des métrites chroniques, et après un curettage bien fait, cette pratique ne nous semble pas nécessaire et nous n'y avons pas recours. En tous cas, des injections vaginales antiseptiques sont faites pendant quelque temps, à partir du jour où les tampons sont enlevés.

Résultats opératoires; accidents. — Le curettage de l'utérus est une opération délicate, qui exige de minutieuses précautions. Pratiqué dans de bonnes conditions, c'est un des actes les plus bénins de la gynécologie. Toutefois, il est bon de rappeler qu'on a signalé quelques accidents graves.

Nous ne citons que pour mémoire l'*hémorrhagie*; à moins d'être singulièrement inexpérimenté, il est toujours possible d'arrêter le suintement sanguin par le tamponnement. Il est, d'ailleurs, tout à fait exceptionnel, sauf les cas de rétention placentaire, d'observer une perte sanguine un peu sérieuse.

L'*infection* n'est plus à craindre aujourd'hui, si l'on opère aseptiquement; elle peut surgir inopinément si on a méconnu des lésions annexielles auxquelles l'opération donne un coup de fouet.

La *perforation de l'utérus* a été vue assez souvent. Elle peut survenir dans deux circonstances différentes. D'ordinaire, c'est en curettant un utérus puerpéral, mou et friable, qu'on a traversé de part en part la paroi amincie et privée de résistance. Ces perforations se produisent au niveau du fond, et surtout près des cornes. Il n'est pas toujours possible de les éviter, quelle que soit la douceur avec laquelle on manie la curette.

En dehors de l'état puerpéral, la perforation de l'utérus est une faute opératoire qu'il est bien difficile d'excuser. Elle est due à la brutalité du chirurgien qui n'a pas tenu compte de la direction de l'organe en anté ou rétroflexion. Dans ces cas, la blessure se produit au niveau de l'angle de déviation. La perforation peut être méconnue. On a vu des chirurgiens continuer à gratter, puis injecter, s'étonner de la quantité de liquide qui pénétrait et ne ressortait pas, perdre la tête, recommencer le grattage ou faire l'hystérectomie vaginale. Un opérateur attentif doit s'apercevoir aussitôt de l'erreur commise, car l'instrument s'enfonce tout à coup à une profondeur inaccoutumée. Il doit alors s'arrêter, ne plus faire un mouvement, ne plus toucher à la cavité utérine, tamponner le vagin et immobiliser la malade pendant deux ou trois jours ; à ce prix, l'accident n'a pas ordinairement de gravité. En cas d'hémorrhagie abdominale ou de péritonite commençante, la laparotomie est la seule ressource.

Résultats thérapeutiques. — La muqueuse utérine, après le curettage, se régénère aux dépens d'elle-même, car, si consciencieuse qu'ait été l'opération, elle a laissé quelques lambeaux du derme et des culs-de-sac glandulaires. Elle se reproduit dans un milieu aseptique et sous la forme d'une muqueuse saine, comme après l'accouchement normal ; il n'y a donc aucune raison d'admettre que la fécondité de la femme en soit compromise. Duvelius [1] a démontré, par des expériences cadavériques, que la curette pénètre partout, mêmes dans les angles utéro-tubaires, ce qui n'empêche pas la muqueuse de se régé-

---

[1] Duvelius. *Zeit. für Geb. u. Gyn.*, 1884, t. X.

nérer, grâce à la persistance de lambeaux de membrane invaginés dans la couche musculaire.

La première menstruation qui suit l'opération fait ordinairement défaut; la seconde et la troisième ne manquent, pour ainsi dire, jamais. Cependant Pozzi a rapporté un cas d'aménorrhée ayant persisté quatre mois.

En ce qui concerne les grossesses ultérieures, Heinricius et Duvelius ont été les premiers à établir que, loin de condamner les femmes à la stérilité, le curettage a la plus heureuse influence sur la fécondation. Ces auteurs ont vu la grossesse survenir chez 30 p. 100 des femmes qui avaient subi cette opération. Aujourd'hui, tout le monde admet que le curettage est un moyen de faire cesser la stérilité liée à une altération chronique de l'endomètre.

Indications. — Le curettage est une des belles conquêtes de la chirurgie moderne. C'est une opération bénigne et capable de fournir de brillants résultats aux chirurgiens qui savent l'appliquer à propos. Ses victoires ne se comptent plus; mais on peut en dire autant des revers éprouvés par ceux qui en usent inconsidérémment.

Comme tout acte rationnel, le curettage a des indications précises auxquelles on ne peut échapper sans s'exposer à de graves mécomptes. Tous les insuccès qu'on lui reproche doivent être mis au passif de ceux qui l'emploient; ils sont dus aux causes suivantes : 1° mauvaise technique, négligence des conditions dans lesquelles doit se placer un opérateur sérieux ; 2° à la rigueur, insuffisance des soins consécutifs, indocilité de la malade à la suite de l'intervention ; 3° méconnaissance de certaines conditions anatomiques, le curettage étant fait pour abraser la muqueuse du corps et ne pouvant rien contre le col ; 4° inintelligence de l'évolution des métrites et de l'importance relative des lésions du corps et du col, application exclusive du curettage alors qu'il faudrait s'attaquer à la métrite cervicale ; 5° enfin, erreur de doctrine, et grattage inconsidéré des utérus vierges de métrite et atteints de sclérose.

Nous disons que la curette ne vaut rien contre les altérations invétérées de la muqueuse cervicale. Celle-ci, en effet, recèle toujours dans sa trame des glandes profondément situées, des œufs de Naboth inaccessibles ; elle est tortueuse, épaisse, adhérente, et échappe à l'action de l'instrument. Nous disons de plus que, depuis la mise en honneur du curettage, la métrite paraît être, pour beaucoup de médecins, une entité vague sans localisation, et le curettage une sorte de formule empirique toujours applicable et toujours suffisante ; ceux-là passent à côté des plus grosses métrites cervicales sans les voir et sans y toucher, et la femme reste malade. Nous disons enfin que, pour beaucoup, un utérus qui souffre et qui perd est toujours, par définition, un utérus infecté ; ceux-là s'obstinent à écorcher des muqueuses saines et à rendre plus douloureux des utérus déjà sensibles.

Injections intra-utérines. — Nous comprenons sous cette rubrique les *irrigations* ou lavages à grande eau, et les *instillations* d'un liquide modificateur en petite quantité.

Irrigations. — Elles ont été surtout préconisées par Schultze [1] ; elles sont aujourd'hui couramment employées. Mais il ne faut pas les prendre pour un traitement de la métrite chronique. Elles sont bonnes pour enlever des sécrétions purulentes, des débris membraneux, des morceaux de placenta ; il appartient donc au bon sens du chirurgien de les considérer comme un utile auxiliaire, toutes les fois qu'il s'agit de nettoyer l'utérus. de laver des surfaces malades, non de les modifier profondément.

On procède au lavage au moyen d'une sonde à double courant glissée avec précaution jusqu'au fond de la matrice. La sonde dilatatrice de Doléris est très commode ; elle se compose de deux branches qui peuvent être ramenées l'une contre l'autre par un curseur ; le maniement du curseur permet l'écartement des branches, qui maintiennent l'orifice ouvert. La sonde de Budin est aussi recommandable ; elle est formée d'une tige creuse. dont la face inférieure est pourvue d'une rainure qui permet le retour du liquide (fig. 10). Quelques chirurgiens préfèrent se ser-

---

[1] Schultze. *Arch. f. Gyn.*, 1882, p. 270, t. XX.

vir des modèles imaginés par Bozeman, Fritsch, Collin, Segond, etc. (fig. 11 et 12).

Les lavages intra-utérins ne déterminent aucun accident lorsqu'ils sont faits avec prudence et que le liquide injecté peut revenir facilement. On a fait des expériences et des dissertations sur le passage du liquide à travers les trompes ; il est possible assurément, et certains accidents péritonéaux lui ont été attribués avec juste raison, mais il est facile de l'éviter en s'abstenant des fortes pressions, avec un utérus bien ouvert et un instrument qui donne une large voie de retour.

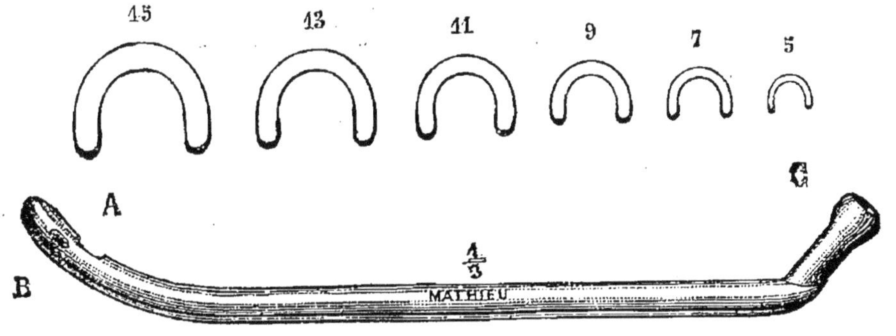

Fig. 10.
Sonde de Budin. Coupe des divers calibres de cette sonde.

La quantité de liquide injecté au cours d'une séance varie de 500 grammes à 1 litre ou même davantage. On peut en dire autant du nombre des séances nécessaires pour obtenir le résultat désiré.

On emploie les solutions les plus variées. L'eau simplement bouillie peut suffire ; mais la plupart des chirurgiens préfèrent se servir de solutions antiseptiques faibles, telles que le sublimé à 1 p. 3 000, le permanganate de potasse à 1 p. 1 000. Neisser a préconisé le protargol à 1 p. 500, d'autres le thymol à 1 p. 1 000, le formol à 1 p. 10 000, le sulfate de cuivre, etc. Tous ces liquides se valent. Leur température ne doit pas être inférieure à 37° ni supérieure à 50°. L'injection donnée, on laisse dans la cavité utérine un crayon médicamenteux, une mèche de gaze, ou on ne laisse rien.

Instillations. — L'instillation consiste à verser dans l'utérus, à

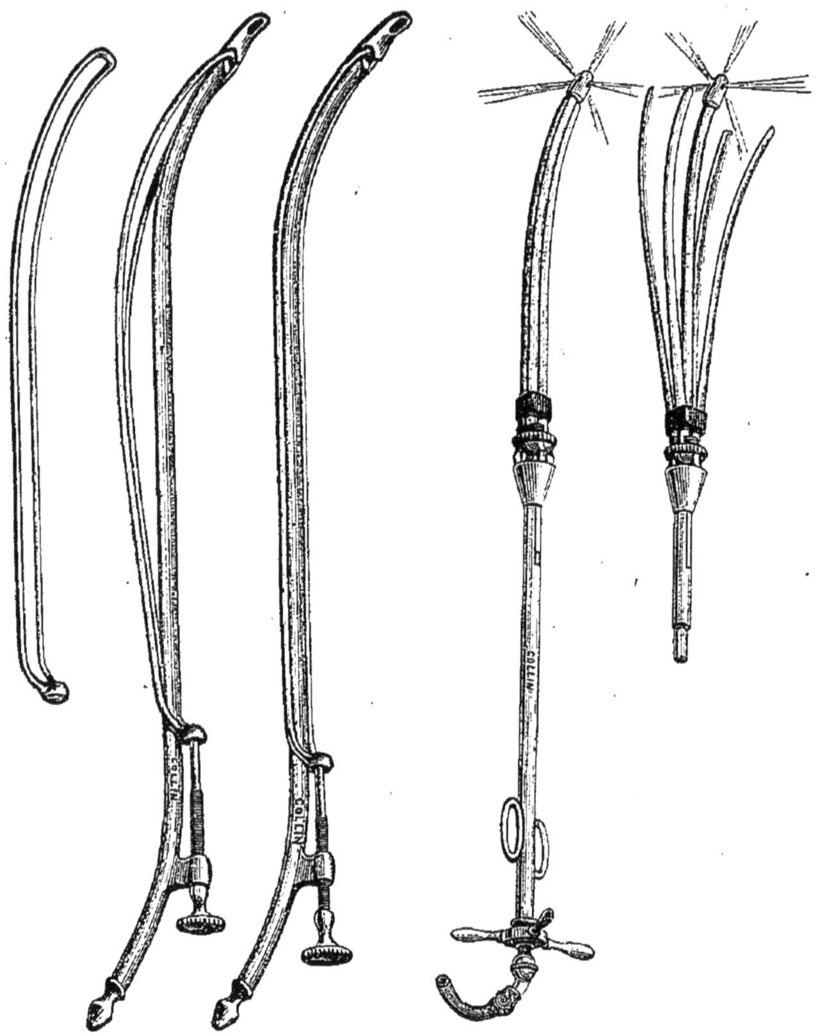

Fig. 11.
Sonde de COLLIN.

Fig. 12.
Sonde de SEGOND.

l'aide d'une seringue spéciale, quelques grammes d'un liquide modificateur.

Le liquide doit rester dans l'utérus, afin d'agir puissamment sur la muqueuse ; il peut y rester sans inconvénient, parce qu'il est en quantité minime ; il peut y être porté sans dilatation préalable, grâce au faible diamètre de l'instrument. Par ce dernier point, l'instillation est un procédé expéditif et pratique, supérieur au badigeonnage, car, si l'utérus n'est pas largement dilaté, les tampons ne pénètrent pas ; encore ne pénètrent-ils qu'en s'essuyant au passage.

Les modèles de seringues usités sont ceux de BRAUN, de COLLIN (fig. 13). La canule est glissée doucement jusqu'au fond de la cavité, puis on pousse le liquide avec lenteur en retirant peu à peu l'instrument vers le col.

On a fait usage des liquides les plus variés : teinture d'iode, glycérine créosotée, perchlorure de fer, formol. Pour les cas légers, tout peut réussir ; mais, si on veut éviter les insuccès, il est bon de recourir à des topiques puissants. Les injections intra-utérines de caustiques liquide ont été préconisées dès 1840, par LISFRANC et VIDAL de Cassis. Plus près de nous, BROESE[1], RHEINSTOEDTER[2] ont recommandé une solution aqueuse de chlorure de zinc à 60 p. 100 ; seulement, ils portent le liquide sur un tampon roulé autour d'une sonde.

Les *instillations de chlorure de zinc* sont, à nos yeux, les meilleures ; nous rappellerons, d'après un mémoire de

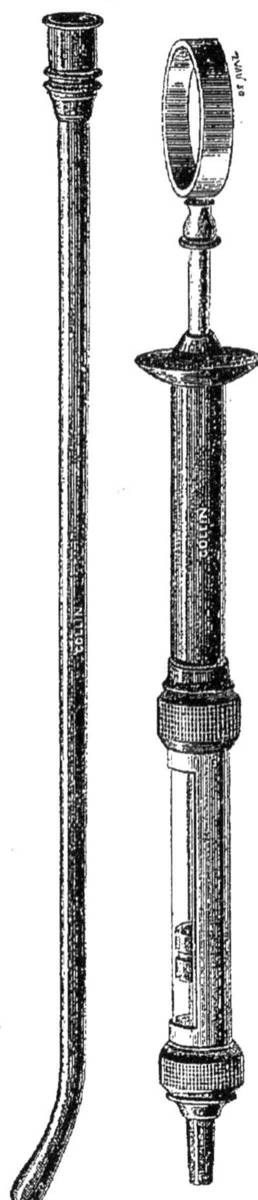

Fig. 13.
Seringue de BRAUN.

[1] BROESE. *Centralblatt für Gyn.*, 1888, p. 460.

[2] RHEINSTOEDTER. *Centralb. f. Gyn.*, 1888, n° 34, p. 548.

Delbet[1], les règles de leur emploi. La teneur de la solution
varie de 20 à 30 ou même 40 p. 100. Hormis les cas où l'isthme
est très étroit, aucune dilatation préalable. Avec la sonde de
Braux ou celle de Collin, on injecte un ou deux centimètres
cubes, jamais plus de trois ; en retirant la canule, les dernières
gouttes sont injectées dans le col. Pendant l'opération, large
irrigation vaginale avec l'eau bouillie, car le chlorure de zinc
est fort irritant ; après l'opération, tamponnement lâche avec
la gaze stérilisée.

Il faut au minimum trois injections, souvent quatre ou cinq,
quelquefois six ou sept, rarement plus. Elles sont renouvelées
à des intervalles variant de deux à douze et même quinze jours,
les premières étant plus rapprochées que les dernières.

Ainsi pratiquées, les instillations de chlorure de zinc
n'exposent pas au passage du liquide à travers les trompes ; une
observation de Hofmeier[2], où la malade paraît avoir succombé
à cet accident, est muette sur les conditions dans lesquelles
l'opération a été faite. En réalité, la méthode, appliquée avec
prudence, paraît sans danger ; mais elle est souvent douloureuse,
quelquefois très douloureuse. On observe, à cet égard, des irrégularités qui défient toutes les prévisions. Les malades peuvent
se lever après l'injection et vaquer à leurs occupations ordinaires.

Les résultats thérapeutiques peuvent être excellents, et nous
les croyons tels dans un bon nombre de cas. Malheureusement,
Delbet a confondu dans son travail les métrites vraies et les
pseudo-métrites. « C'est, dit-il, dans la métrite hémorrhagique
qu'on obtient les meilleures résultats » ; mais on ne réussit pas
dans toutes les variétés, tant s'en faut, sans doute parce qu'on
ne tient pas compte de l'origine de la métrite et de son ancienneté, parce qu'on injecte la cavité utérine quand il n'y a que
de la métrite cervicale, parce que les lésions du col, touchées
incidemment et superficiellement par le liquide, continuent à
couver dans l'épaisse muqueuse.

[1] Delbet. *Ann. de gynécol. et d'obstétrique*, janvier 1899.

[2] Hofmeier. *Monatssch. f. Geb. und Gyn.*, 1896, t. IV, p. 301.

Les injections de chlorure de zinc ont, aux yeux de DELBET, une supériorité sur le curettage, c'est de n'exiger ni anesthésie, ni immobilisation des malades; cela est vrai. Elles auraient, en outre, une efficacité au moins égale; peut-être, en parlant ainsi, DELBET accuse-t-il implicitement le curettage de certains revers dont les opérateurs sont responsables. Aussi bien, nous sommes loin de contester l'efficacité du chlorure de zinc, appliqué judicieusement et sans empirisme.

CAUTÉRISATION INTRA-UTÉRINE. — Les liquides nous ayant occupés, il s'agit maintenant des *caustiques solides*. Les crayons médicamenteux, dont il a déjà été question, peuvent contenir des substances de cet ordre; où s'arrête la simple antisepsie, où commence la cautérisation?

L'agent classique est le *nitrate d'argent*. COURTY, MARTINEAU, SIREDEY, BRAUN [1] faisaient des attouchements de la cavité utérine à l'aide du porte-crayon; COURTY abandonnait même le crayon dans l'utérus, ce qui produisait d'affreuses douleurs et était loin de guérir toujours. On s'est fait avec le nitrate d'argent de singulières illusions.

On s'en est fait bien d'autres, et malheureusement plus graves, avec la *pâte de Canquoin* (1 gramme de chlorure de zinc pour 2 grammes de farine de seigle). POLAILLON et DUMONTPALLIER [2] ont voulu faire de leurs crayons ainsi préparés le traitement d'élection de la métrite; il s'agissait bien, alors, de distinguer une métrite du corps et une métrite du col! On n'avait qu'à fourrer le bâton caustique pour tout emporter; vers le sixième ou le huitième jour, généralement après de violentes douleurs, la muqueuse entièrement détruite s'éliminait d'un seul bloc ou par fragments. Mais elle n'était pas seule à s'éliminer; l'action du caustique dépassait toujours ses limites et mordait sur le muscle utérin; les examens histologiques l'ont démontré, l'eschare comprenait une couche de parenchyme, il ne restait plus rien pour régénérer la muqueuse, la cavité utérine n'était plus

<hr>

[1] BRAUN. *Arch. f. Gyn.*, 1890, t. XXXVII, p. 452.
[2] DUMONTPALLIER. *Gazette des hôpitaux*, 1889, p. 506.

qu'un vaste ulcère qui se couvrait de tissu cicatriciel et se rétractait si bien, qu'il ne restait plus ni cavité ni orifice. Douleurs excessives pendant le traitement, atrésie, rétentions et douleurs consécutives, poussées annexielles graves jusqu'à la mort, sur lesquelles on faisait le silence, tel fut le bilan de la méthode de DUMONTPALLIER. Elle est tombée dans l'oubli, et mérite assurément de n'en plus sortir[1].

La *cautérisation galvanique intra-utérine* est un moyen qui peut réussir, mais qu'on ne doit employer qu'avec circonspection. Les observations publiées par SPIEGELBERG et MIDDELDORPF ne nous paraissent pas concluantes; la plupart d'entre elles se rapportent à des cas de métrorrhagies, c'est tout ce que nous savons sur le diagnostic et l'interprétation des faits.

ÉBOUILLANTEMENT. — Nous devrions ranger ce mot bizarre et cette chose nouvelle parmi les procédés de cautérisation; mais son actualité nous engage à en traiter séparément.

L'idée de détruire par la chaleur la muqueuse utérine altérée appartient à SNEGUIREFF (de Moscou), qui publia ses premiers résultats en 1895[2]. Le chirurgien russe se contentait de projeter dans la cavité utérine de la vapeur très chaude, provenant d'une marmite avec de l'eau en ébullition (*atmocausis*, cautérisation par la vapeur). Depuis, un grand nombre de gynécologistes ont employé cette méthode pour les hémorrhagies et les infections de la muqueuse utérine.

E. KAHN[3] conseille de débuter par un jet de vapeur à 110°, pendant environ deux minutes, puis de porter la température à 115° pendant quinze secondes à une minute. D'après lui, les résultats sont d'autant meilleurs qu'on a agi plus énergiquement. Ce mode de traitement lui a procuré 7 guérisons radicales et 2 insuccès. L'auteur conclut en faveur de l'ébouillantement, qu'il considère comme une méthode bénigne, directement bactéricide et capa-

---

[1] *Bull. de la Soc. de chirurgie*, 1890 et 1891. — MOINEAU. *Thèse de Paris*, 1891. — ROUTIER. *Nouv. arch. d'obst. et de gyn.*, 1891, p. 49.

[2] SNEGUIREFF. *Volkmann's Samml. klin. Vorträge*, 1895, n° 82.

[3] KAHN. *Centralbl. f. Gyn.*, 1896, p. 1233.

ble, en produisant l'occlusion des vaisseaux par coagulation des matières albuminoïdes, de former une couche protectrice impénétrable à de nouvelles inoculations.

Schick (de Prague) [1] estime que l'on peut obtenir des résultats plus durables en utilisant, au lieu de la vapeur d'eau surchauffée, l'eau bouillante elle-même (*zestocausis*). Il introduit dans la cavité utérine préalablement dilatée une sonde à double courant, dont le pavillon est assujetti à un tube de caoutchouc qui communique avec un récipient d'eau bouillante; d'autre part, il place dans le cul-de-sac postérieur une canule qui apporte de l'eau très froide. L'eau qui arrive dans l'utérus à la température de 80 à 85 degrés, se refroidit très vite au sortir du museau de tanche par son mélange avec l'eau glacée de la canule vaginale; grâce à cette précaution, on évite à coup sûr de brûler les parois du vagin.

Pincus (de Dantzig) [2] considère aussi l'ébouillantement comme un excellent moyen de traiter les endométrites rebelles; c'est, à son avis, une méthode bénigne, rationnelle, dont l'usage s'impose à tous les gynécologistes sérieux. Il opère ses malades sans recourir à l'anesthésie générale, et ne les condamne au repos que pendant trois ou quatre jours.

Steinbüchel (de Gratz) [3] a employé ce procédé dans 72 cas et ne mentionne que 11 insuccès. Stapler (de Saint-Paul, au Brésil) [4] se félicite aussi de l'avoir adopté.

Au milieu de ce concert d'éloges, il convient toutefois de signaler deux voix discordantes : celle de Guérard (de Dusseldorf) [5] et celle de Baruch (de Berlin) [6]. Le premier rapporte le cas d'une femme de trente et un an qui fut traitée pour une métrite hémorrhagique post-puerpérale; à la suite de l'ébouillantement, les règles disparurent et la malade fut prise d'une rachialgie atrocement douloureuse; sur l'utérus enlevé on constata que

---

[1] Schick. *Centralbl. f. Gyn.*, 1897, p. 695.

[2] Pincus. *Centralbl. f. Gyn.*, 1899, p. 1008.

[3] Steinbüchel. 71ᵉ *réunion des natural. et méd. allem.*, 1899.

[4] Stapler. *Centralbl. f. Gyn.*, 1899, p. 1000.

[5] Guérard. *Centralblatt f. Gyn.*, 1899, p. 1081.

[6] Baruch. *Centralbl. f. Gyn.* 1898, p. 113.

la cavité du corps n'existait plus. BARUCH a publié une observation analogue recueillie dans le service de CZEMPIN, à Berlin.

Ces deux revers sont de nature à faire réfléchir. Il est vrai que la méthode est encore trop jeune pour qu'il soit possible de porter sur elle un jugement définitif. En France, l'ébouillantement n'a pas encore été essayé, du moins à notre connaissance.

Nous dirons encore un mot de quelques soi-disant traitements de la métrite qui, en réalité, ne s'adressent pas à elle. Tel est d'abord le *massage utérin*, dont RUNGE [1], PROCHOWNIK [2] et ZIEGENSPECK auraient obtenu d'excellents résultats. Nous en obtenons journellement de semblables contre la congestion utérine chez les arthritiques nerveuses, à la condition expresse qu'il n'y ait pas de métrite en activité, et qu'il s'agisse d'un utérus scléreux ou tendant à la sclérose. Sur un utérus infecté, le massage réussit quand l'infection est ancienne et bien éteinte, et que les troubles qu'on a sous les yeux sont uniquement congestifs et nerveux. Dans ces conditions, le massage bien fait décongestionne et calme les douleurs; il n'est pas sans réussir également bien contre les adhérences péri-utérines anciennes et peu solides, qu'il fait céder au point de réduire certaines déviations et de soulager franchement les malades. On voit combien indirecte est son action contre l'infection pelvienne; il ne ferait qu'exaspérer une inflammation récente, voire même chronique, mais encore en évolution.

Telle est encore *l'électrothérapie*. L'action des courants sur l'utérus peut donner quelques résultats, comme nous le verrons plus loin, mais en dehors de la métrite vraie. Le « traitement de la métrite par l'électricité » est une mythe qui repose sur les erreurs de diagnostic et d'interprétation que nous avons déjà signalées.

La *ligature des artères utérines* a été employée par FRITSCH et par MARTIN dans quelques « métrites hémorrhagiques ». La *castra-*

---

[1] RUNGE. *Berl. kl. Woch.*, 1882, p. 384.

[2] PROCHOWNIK. *Réunion des méd. et nat. all.*, tenue à Magdebourg en 1884.

tion tubo-ovarienne a été préconisée par KELLY comme ultime ressource dans les mêmes cas. Enfin, *l'hystérectomie vaginale* a été appliquée par PÉAN[1] et d'autres chirurgiens à la cure des « métrites douloureuses chroniques » et pour arrêter des métrorrhagies rebelles. « Une pareille conduite, dit POZZI, n'est pas toujours injustifiée. Les recherches les plus récentes ont démontré que toute métrite glandulaire hypertrophique, qui résiste pendant plusieurs mois à une série de curettages, montre par cela même une tendance à se transformer en épithéliome. » Nous faisons toutes nos réserves sur cette « métrite glandulaire hypertrophique qui résiste », nous la retrouverons au chapitre de la sclérose utérine, et nous dirons alors, avec POZZI, que la castration utéro-annexielle est, dans certaines conditions, un acte légitime.

MÉTRITE DU COL

Si nous mettons à part la méthode qui consiste à introduire des tampons indéfiniment dans le vagin des femmes pour avoir l'air de les soigner, le traitement de la métrite du col se résume en deux mots : cautérisations, résections anaplastiques.

Cautérisations.

Les médecins d'autrefois ont bien vu que, dans nombre de cas, il suffit d'attaquer la métrite cervicale ; ils ne faisaient pas fausse route en concentrant leurs efforts sur les lésions qu'ils voyaient au fond du spéculum, sur « l'engorgement chronique du col utérin ». Seulement, leurs moyens d'action étaient insuffisants, et ceux qui se bornent à les imiter sont, aujourd'hui encore, bien faiblement armés. L'éternel crayon de *nitrate d'argent* était le cheval de bataille de nos pères ; seulement, la bataille se prolongeait outre mesure et tournait d'ordinaire à la confusion du chirurgien, car il fallait, au dire même de ses partisans, continuer les attouchements dix-huit mois pour

---

[1] PÉAN. *Gazette des hôp.*, 1886, p. 1170.

obtenir quelques résultats ; et encore, c'était le mal bien souvent qui triomphait, la femme conservait sa métrite, et elle
avait en plus une rétraction cicatricielle et une atrésie du col.

Tous les topiques d'énergie variée, depuis l'action cathérétique
jusqu'à la plus vive cautérisation, ont un commun défaut : ils
agissent superficiellement, modifient ou détruisent l'épithélium,
mais n'atteignent pas les culs-de-sac glandulaires, enfouis
dans un derme épais et jusque dans les interstices musculaires.
La teinture d'iode en badigeonnages, l'acide pyrogallique, l'acide
nitrique étendu (Fritsch[1]), l'acide acétique, le nitrate acide de
mercure (Scanzoni, Karl Meyer[2]), etc., toutes les substances
dont nous avons parlé à propos de la métrite du corps ont été
préconisées tour à tour et sont encore journellement employées.
Or, elles font du bien dans les cas légers, sur les cols malades
depuis peu, et il ne faut pas leur nier de parti pris toute efficacité ; mais elles ne peuvent rien contre les métrites rebelles,
exercent pendant de longs mois et sans profit la patience des médecins et des malades, souvent même irritent et accentuent les
lésions qu'elles prétendent combattre. Combien de fois n'avons-
nous pas vu nos anciens maîtres, découragés, toucher le col avec
le manche du porte-crayon et renvoyer la femme avec de bonnes
paroles !

La cautérisation au *fer rouge* est elle-même superficielle. A
une époque, elle a passé pour le meilleur traitement, et Gallard
en faisait grand cas ; mais son action — sans parler de quelques
dangers — était plus dramatique que réellement efficace. On
a cru mieux faire par l'*ignipuncture*, mais celle-ci nous paraît,
comme à Paul Petit, capable d'activer le travail de sclérose et
l'oblitération kystique des glandes, et ne pas valoir beaucoup
mieux que les substances médicamenteuses injectées avec l'aiguille dans l'épaisseur même du col.

Doléris a bien imaginé le *hersage*, qui consiste à scarifier la
cavité cervicale avec une petite herse, puis à imprégner la surface saignante de créosote ou de teinture d'iode. Mais cette effrac-

---

[1] Fritsch. *Centralbl. f. Gyn.*, 1887, p. 477.

[2] K. Meyer. *Nord. med. Ark.*, Stockholm, 1888, p. 1.

tion timide a généralement paru insuffisante, au moins pour les cas difficiles.

La thérapeutique de la métrite piétinait sur place, lorsqu'un jour la gynécologie opératoire prit faveur ; il fut permis de supprimer les tissus malades, de façonner et de réunir les plaies ; la métrite fut guérie. Nous vivons sous ce régime, et les opérations sur le col sont aujourd'hui la méthode la plus expéditive pour triompher des infections rebelles. Mais il y a des femmes qu'on n'opère pas : elles ont peur, elles ne veulent ou ne peuvent garder le repos, quitter leurs enfants, leur travail, leurs obligations mondaines ; la place manque à l'hôpital ; l'opération n'est pas à la portée de tous, il faut être chirurgien d'expérience, aidé, outillé, sous peine de fournir aux accoucheurs des cols atrésiés et des causes de dystocie. Faut-il donc renoncer, dans certains milieux et dans certaines conditions, à guérir la métrite ? Sommes-nous condamnés sans retour aux attouchements illusoires d'une muqueuse coriace et à l'épreuve des acides ? On améliore, on guérit des infections récentes ; chacun a son topique, en *ol* ou en *ine*, et s'applaudit de la manière dont il place les tampons ou introduit les mèches. On s'applaudit toujours, mais les femmes continuent à traîner leurs métrites.

Or, parmi les vieux traitements de la métrite cervicale, il en est un, le plus méconnu, le plus ignoré de tous, qui réussit à coup sûr. Il détruit les lésions glandulaires profondes, il rend au col son volume et sa forme, il ne cause jamais d'atrésie ; il n'est pas dangereux et peut être appliqué par tous les médecins ; il dure quelques semaines et laisse aux femmes leur liberté. Ce traitement, c'est la cautérisation avec le *caustique Filhos*. Son inventeur est AMUSSAT, qui demanda à son beau-frère FILHOS et au pharmacien GALLOT de solidifier la pâte de Vienne et de la couler dans des tubes de plomb. AMUSSAT transmit son procédé à RICHELOT père, qui publia en 1884 le résultat de ses observations [1].

Le moment, à vrai dire, était mal choisi ; la gynécologie opé-

---

[1] RICHELOT père. *Trait. des engorg. du col par le caustique Filhos*, 1884, Paris.

ratoire prenait son essor, nous étions séduits, entraînés ; le filhos resta dans son tube de plomb.

Depuis, l'expérience est venue avec les difficultés de la pratique ; nous avons vu les opérations mal faites par centaines ; nous avons vu des traitements bizarres prétendre à supplanter la chirurgie ; en somme, les malades sont brutalisées ou laissées à leurs misères, toutes les fois qu'une chirurgie très sage et très cultivée n'intervient pas. N'est-il pas intéressant de mettre au jour un procédé qui n'a plus rien de chirurgical, qui, pour toute science, demande qu'on sache appliquer le spéculum et tenir les anneaux d'une pince, et qui, d'autre part, détruit toute l'épaisseur des tissus malades, non sans restituer au col une forme et des orifices comme n'en donne pas la meilleure opération de SCHROEDER ?

Ce procédé, nous l'avons repris en 1893 ; depuis lors, nous avons recueilli assez de faits pour n'avoir aucun doute sur sa valeur, et nous l'avons communiqué en mai 1900 à la Société d'obstétrique, de gynécologie et de pédiatrie [1]. En voici la technique :

Après l'injection de rigueur et l'application du spéculum, un mince tampon d'ouate hydrophile est placé dans le cul-de-sac postérieur, pour le préserver contre un léger suintement qui peut venir du col pendant la formation de l'eschare. On a taillé le tube de plomb avec un canif et fait saillir le caustique d'un demi-centimètre. Il est porté sur le col avec une pince qui saisit le bout fermé du tube.

La cautérisation avec le filhos n'est pas un attouchement superficiel et rapide, comme avec la teinture d'iode ou le chlorure de zinc. C'est un contact prolongé, qui doit faire une eschare profonde. Il faut appuyer et maintenir le caustique assez longtemps sur chaque partie du col, attendre que la muqueuse attaquée noircisse et devienne sanguinolente, le promener sur tous les points, l'arrêter davantage où la lésion est le plus accentuée, l'entrer à fond dans la cavité cervicale ; de temps à autre essuyer

---

[1] L. Gustave RICHELOT. *Comptes rendus des séances de la Société d'obst., de gyn. et de péd.*, 4 mai 1900.

l'extrémité du caustique, essuyer la bouillie qui couvre le col, et continuer jusqu'au moment où l'eschare noire est partout bien formée. L'opération dure de trois à cinq minutes. Pour tout pansement, un tampon d'iodoforme ou de salol est porté sur le museau de tanche.

La cautérisation est peu douloureuse ou ne l'est pas du tout; beaucoup de femmes ne sentent rien ou presque rien. Elle l'est un peu plus chez les nerveuses, quand l'utérus est très sensible au toucher ; mais la seconde l'est moins que la première, et il est rare que la sensibilité ne s'éteigne pas en trois ou quatre séances.

La femme peut rentrer chez elle, mais elle doit rester au repos toute la journée, étendue s'il est possible. Dès le lendemain, elle ôte le tampon et fait chaque jour une ou deux injections d'eau bouillie. En évitant les fatigues, elle peut vaquer toute la semaine à ses occupations ; quelques douleurs l'avertissent en cas d'imprudence.

La cautérisation est renouvelée chaque semaine; on peut la faire plus souvent, tous les cinq ou six jours, mais cela n'avance guère. Il faut plusieurs jours pour que l'eschare se détache, et il est bon qu'elle soit détachée avant d'exercer une action nouvelle.

Le nombre des cautérisations varie de huit à douze. La fin du traitement s'impose d'elle-même si, dans l'intervalle de deux séances, la plaie s'est cicatrisée, et si, en même temps, le volume est réduit et la forme satisfaisante. Mais si, avec une grande amélioration du volume et de la forme, la plaie est toujours vive, le traitement doit-il continuer ou finir ? Il faut savoir s'arrêter, et laisser la plaie achever sa réparation. De toutes façons, quand on a été jusqu'à douze, il est bon d'attendre les événements, quitte à faire, quelques semaines plus tard, une ou deux cautérisations supplémentaires, dans les cas les plus rebelles.

Il faut que les lésions du col soient bien étendues et bien profondes pour qu'on ne voie pas, dès la deuxième cautérisation, un notable changement d'aspect. Tout au moins dans les séances qui suivent, les surfaces bourgeonnantes et sanieuses ont fait place à une plaie rose de bon aloi. Il reste à la creuser davantage, à l'étendre vers les bords, vers les commissures ou vers le haut de la cavité cervicale, avec cet agent destructeur, maniable et sûr, qui ne fait jamais plus qu'on ne lui demande, jusqu'au jour où, la muqueuse ayant disparu avec ses glandes, les lèvres massives sont amincies, façonnées, sculptées, revenues sur elles-mêmes. Tant que dure ce travail, la leucorrhée purulente est plutôt augmentée, et les femmes se plaignent de ne pas voir diminuer leurs pertes blanches ; elles seront pleinement satisfaites un peu plus tard.

Quand on examine, deux ou trois semaines après la fin du traitement, on trouve un col nouveau, jeune, remis à neuf ; il a son volume normal ou peu s'en faut ; il a sa forme d'avant l'infection et les déchirures ; l'orifice externe est arrondi, facilement perméable ; aucun obstacle au cathétérisme. Fait remarquable, il n'y a jamais d'atrésie, jamais de bride cicatricielle ; chaque lèvre a subi une perte de substance profonde qui s'est réparée isolément et s'est refait un épithélium. Il y a des grossesses après l'usage du filhos ; nous en connaissons trois. Quand on songe qu'autrefois les médecins obtenaient des atrésies avec le nitrate d'argent, on a lieu d'être surpris de voir cet écueil évité à coup sûr par une cautérisation destructive. Quelle qu'en soit la raison, jamais d'atrésie ; la restitution de la forme et des fonctions est aussi sûre qu'après les opérations les mieux faites.

Nous ne voudrions pas jurer qu'une main lourde ne trouvera jamais le moyen d'oblitérer un col avec le caustique Filhos ou de lui donner une forme piteuse. Sans doute, on y arriverait en prolongeant les cautérisations au delà du terme nécessaire, et c'est là le seul point qui nous paraisse un peu délicat. Mais, en vérité, nous n'avons aucune précaution particulière à indiquer ; tout vient à point et s'arrange de soi-même, car il s'agit là, nous tenons à le répéter, d'un traitement qui n'offre aucune difficulté dans son application. Mais qu'on y fasse bien attention, il est efficace parce que la cautérisation est destructive ; on emporte les lésions avec le filhos comme on les emporte avec le bistouri, on le fait en sculptant les tissus peu à peu.

On guérit ainsi des infections cervicales récentes, et le filhos, en pareil cas, a une tout autre valeur que les topiques généralement employés, — qui peut le plus peut le moins, — mais il est surtout intéressant dans les cas invétérés. Seulement, la confiance qu'il doit inspirer n'exclut pas la recherche des indications ; elle ne dispense pas le chirurgien d'avoir l'œil ouvert sur les métrites chroniques peu anciennes, durant cette période où l'infection du corps peut n'être pas éteinte. Elle ne supprime pas la nécessité de faire un diagnostic et d'appliquer la médication intra-utérine toutes les fois qu'elle semble opportune ; de reconnaître un utérus atteint de sclérose, et de combattre les manifestations du neuro-arthritisme.

Il faut dire, cependant, que l'usage du filhos a une action certaine sur le corps de l'utérus. Pendant que dure le traitement, la sensibilité au palper bi-manuel diminue, et nous avons vu nettement la destruction des lésions glandulaires calmer l'éréthisme qu'elles entretiennent. On disait jadis que la plaie cervicale était comme un exutoire et diminuait « l'engorgement » de l'utérus. C'est bien possible, et nous admettons la bonne influence du traitement sur l'état congestif entretenu par la lésion du col.

Chez les femmes de tempérament neutre ou lymphatique, le traitement marche tout seul et sans encombre ; avec les lésions du col disparaissent les pesanteurs pelviennes, les maux de reins et la leucorrhée, cette leucorrhée fastidieuse qui est souvent le plus clair de leurs maux ; la guérison est parfaite. Chez les arthritiques nerveuses, il faut des ménagements, des sursis, des conseils et des prescriptions ; mais le col se refait aussi bien : à la sécrétion purulente survit un peu de mucus clair, la plus grande part des douleurs est supprimée. Les troubles généraux, la tristesse, les idées noires se dissipent, en tant qu'ils sont causés ou entretenus par la douleur et la congestion pelviennes. On arrive même à leur faire oublier leur petit bassin ; mais on ne peut les empêcher d'avoir des tendances congestives et de rester des arthritiques nerveuses.

Nous continuons à faire des opérations sur le col toutes les fois que nous pouvons, dans de bonnes conditions, donner à nos malades le bénéfice d'un traitement rapide ; mais, dans les conditions opposées, nous faisons du filhos un fréquent usage. Aussi n'avons-nous pas vu sans regret les lignes suivantes, écrites par Pozzi, trois mois après que nous avions dit, en nous appuyant sur des faits très nombreux, que le filhos est maniable et sûr, et qu'il ne donne jamais d'atrésie : « Je ne suis pas partisan de ces topiques destructeurs ; leur action est difficile ou plutôt impossible à limiter ; la plupart exposent à une cicatrice rétrac- tile, susceptible de produire une sténose de l'orifice cervical [1] .» Il faudrait au moins distinguer parmi « la plupart » de ces topiques. Le nitrate d'argent, qui n'est pas destructeur le moins du monde, produit des sténoses ; le filhos n'en produit jamais, et doit être considéré comme infiniment supérieur à tous les procédés non sanglants pour guérir la métrite du col.

Résections anaplastiques.

Les opérations sanglantes, par lesquelles on excise les tissus malades, ont l'avantage de détruire les lésions les plus rebelles et de le faire en une seule séance, avec des suites bénignes dont la durée n'excède pas quinze jours. Elles sont radicales et en même temps anaplastiques, c'est-à-dire qu'à la suppres- sion des parties infectées succède la réparation du col au moyen de la suture, la restitution des fonctions et, jusqu'à un certain point, de la forme.

C'est à LISFRANC[2] que revient le mérite d'avoir montré le parti que l'on peut tirer de l'amputation partielle du col dans le trai- tement de l'engorgement cervical chronique ; mais il eut le tort d'en abuser. Après lui, il faut citer MAYOR, LARREY, SÉDILLOT, HUGUIER. En 1864, BRAUN[3] (de Vienne) attira l'attention sur la régression atrophique du corps de l'utérus qui suit les résec- tions du segment cervical.

A partir de cette époque, les tentatives se multiplient et les procédés se perfectionnent : EMMET[4], SIMON, MARKWALD[5], SCHROE-

---

[1] Pozzi. *Revue de gyn. et de chir. abdom.*, septembre-octobre 1900.

[2] LISFRANC. *Mal. des femmes*, Paris, 1836.

[3] BRAUN. *Wiener med. Jahr.*, 1864.

[4] EMMET. *Pratique des mal. des femmes.* Paris, 1887, trad. Olivier.

[5] MARKWALD. *Arch. f. Gyn.*, 1875, t. VIII, p. 46.

DER[1] font connaître leurs procédés. Hégar, Sims, Bouilly proposent des variantes.

La résection est plus ou moins étendue, portant sur les commissures, sur le centre de chaque lèvre, sur la totalité de la muqueuse intra-cervicale, sacrifiant un peu de tissu musculaire ou toute l'épaisseur du parenchyme. En décrivant les procédés, nous chercherons à bien montrer dans quelle mesure ils font le nécessaire pour obtenir une guérison complète

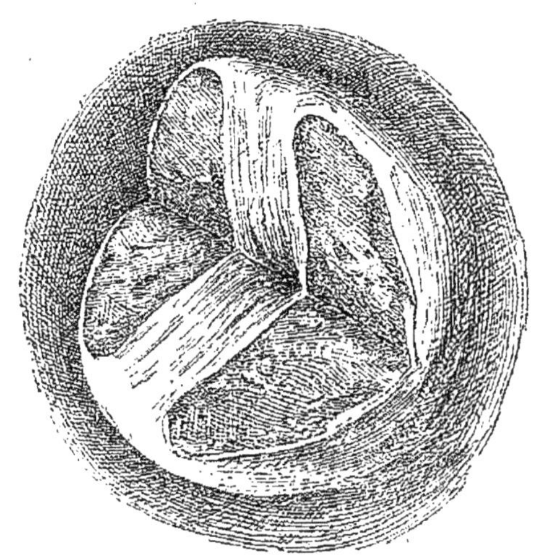

Fig. 14.
Trachélorrhaphie d'Emmet.

PROCÉDÉ D'EMMET. — Nous avons dit plus haut quelle importance Emmet attribuait aux déchirures latérales. Nous sommes revenus de cette opinion, que certains d'entre nous avaient un instant partagée, et la *trachélorrhaphie* a perdu presque toute faveur. Elle avait pour but de réparer les lacérations commissurales restées béantes, ou de réséquer, après leur réunion spontanée, la cheville cicatricielle (*cicatricial plug*). Mais elle a un grave défaut, c'est de méconnaître et de laisser persister les altérations glandulaires profondes répandues partout ailleurs qu'au niveau des commissures. Elle ne vise qu'un point spécial et accessoire, elle ne détruit pas l'ensemble des lésions ; elle est donc inférieure aux procédés de résection actuellement usités, et nous ne la décrirons que pour mémoire et à cause de son importance historique.

Après avoir fixé le col avec deux pinces-érignes appliquées sur chaque lèvre, on achève, en quelque sorte, les déchirures en débri-

[1] Schroeder. *Zeitsch. f. Geb. u. Gyn.*, 1878, t. III, p. 419.

dànt complètement jusqu'au niveau des culs-de-sac latéraux, puis on excise les deux bords de chaque déchirure de manière à enlever tout le tissu cicatriciel qui le constitue. L'avivement terminé, on réunit les commissures en commençant au niveau de l'angle et en prenant toute l'épaisseur du col. Trois ou quatre fils suffisent, en général, pour obtenir une bonne réunion (fig. 14 et 15). Les suites opératoires sont toujours simples; on renouvelle le

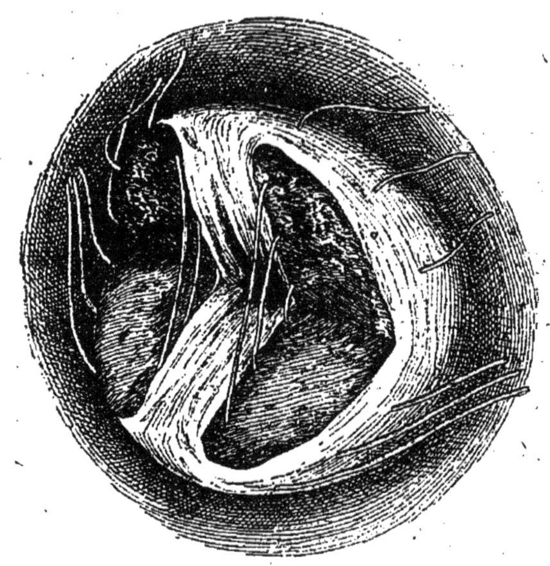

Fig. 15.
Trachélorrhaphie d'EMMET.

pansement au bout de cinq ou six jours, et la malade peut quitter le lit vers le dixième.

On a reproché à l'opération d'EMMET de rétrécir l'orifice externe, d'exposer à la stérilité et de compliquer le travail. Cette critique n'est, peut-être, fondée que pour les cas où l'affrontement a été mal fait et la réunion primitive compromise.

En 1888, FRITSCH et SÆNGER [1] ont proposé une modification ayant pour but de prévenir ces dangers. L'avivement de la

---

[1] SÆNGER. *Centralbl. f. Gyn.*, 1888, p. 770.

déchirure est fait en dédoublant ses deux lèvres par des incisions longitudinales qui vont de l'angle vers le sommet du col ; ainsi chaque lèvre est transformée en deux lambeaux qu'on écarte l'un de l'autre ; on achève l'opération en suturant, de chaque côté du col, la lèvre externe du dédoublement supérieur avec la lèvre externe de l'inférieur, sans toucher aux lèvres internes. Cette opération, à peine connue, ne semble pas supérieure à celle d'EMMET.

PROCÉDÉ DE SCHROEDER [1]. — Tout autre est l'opération de SCHROEDER pour abraser complètement les tissus malades. Aussi les chirurgiens l'ont-ils adoptée avec empressement et en ont-ils retiré de grands avantages ; il est même arrivé qu'on l'a faite sans grand discernement, sur des cols qui n'en avaient pas besoin, et qu'on l'a souvent mal faite, avec une technique

---

[1] Voici la technique adoptée par SCHROEDER et HOFMEIER : « J'opère de la façon suivante : je saisis avec les pinces de Museux la lèvre antérieure et la lèvre postérieure du col, j'attire la matrice en bas et je pratique de chaque côté, dans le col, une incision qui se prolonge jusqu'à l'insertion des culs-de-sac vaginaux. Il est facile alors d'écarter si bien les deux lèvres du col, que tout l'intérieur du canal cervical, jusqu'à l'orifice interne, devient accessible à la vue. J'enlève alors la muqueuse de la manière suivante : je pratique, aussi haut que possible, dans la muqueuse de l'une des lèvres du col, une incision transversale pénétrant jusque dans le parenchyme. Après cela, je plonge le bistouri dans le sommet de la lèvre et je le dirige vers la première incision, de façon à enlever ensuite, par des incisions latérales, toute la muqueuse malade et une partie des tissus sous-jacents. Il ne reste plus alors de la lèvre qu'un lambeau allongé, privé de muqueuse à sa surface interne. Je renverse ce lambeau en dedans, de manière à en mettre le sommet en contact avec la première incision. Après avoir suturé la plaie, en lui conservant ces rapports, je pratique la même opération sur la lèvre du col restée intacte. Je finis en réunissant, par quelques points de suture, ce qui reste des incisions latérales. Le col est alors recouvert dans toute son étendue par l'épithélium vaginal, qui ne présente pas la moindre disposition morbide. Quand les lèvres sont le siège d'une hypertrophie considérable, il est aisé de joindre à l'excision de la muqueuse l'amputation de fragments plus ou moins épais et allongés du parenchyme cervical. » (*Mal. des org. génit. de la femme*, trad. française de LAUWERS, Bruxelles, 1899, p. 214.)

défectueuse. Mais les abus et les mauvais résultats ne peuvent diminuer la valeur d'une opération qui reste le procédé par excellence pour triompher rapidement de la métrite cervicale.

C'est une amputation partielle à un lambeau, portant sur chacune des deux lèvres du col. Pour la décrire, nous ne vou-

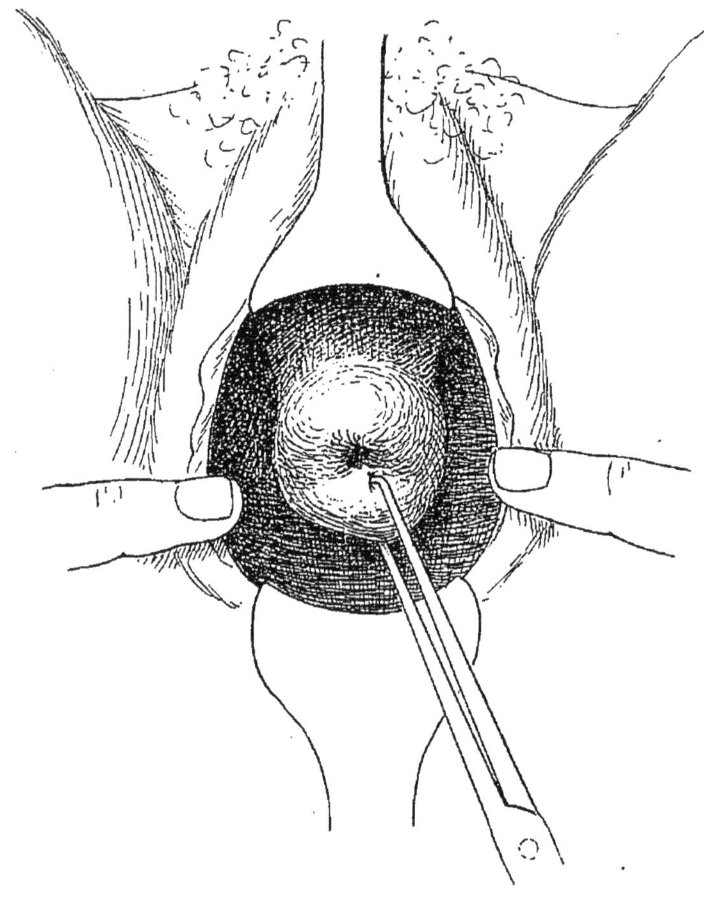

Fig. 16.
Procédé de Schroeder.

lons pas remonter aux descriptions allemandes ou à leurs traductions, ce serait le moyen de n'y rien comprendre, tant sont obscures, mêmes dans les meilleurs auteurs, les descriptions de procédés. Aussi bien, l'opération n'est pas tout à fait la même entre toutes les mains ; le manuel opératoire que nous donnons ici met en lumière les points essentiels.

La première précaution à prendre est de bien dilater le col avec des laminaires, pour deux raisons : faciliter le curettage qui doit précéder la réfection du col, faciliter le passage de l'aiguille et le placement des fils. Le curettage est fait pour attaquer dans la même séance la métrite du corps, si elle existe, ou pour s'assurer qu'elle n'existe pas ; nul besoin d'insister sur ce temps préliminaire.

L'utérus étant fixé par une pince-érigne (fig. 16), on débride les commissures avec des ciseaux jusqu'à l'insertion vaginale, de manière à diviser le col en deux valves (fig. 17 et 18) ; puis, l'utérus étant maintenu abaissé par l'érigne placée sur la

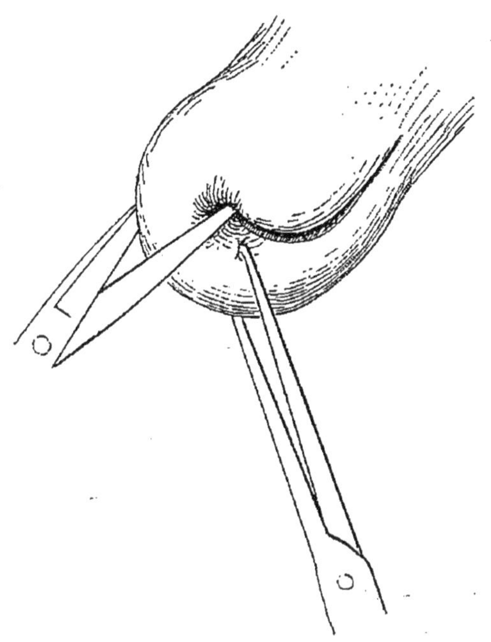

Fig. 17.

lèvre postérieure, on saisit avec une pince à disséquer la pointe de la lèvre antérieure, et on enfonce le bistouri tout près de la pince sur la ligne médiane. On l'enfonce jusqu'à la base du col, non pas obliquement vers la cavité cervicale, mais directement en haut, dans l'axe du corps de la femme ; la lame est tenue à plat, le tranchant vers le cul-de-sac latéral gauche (fig. 19). Un coup de bistouri est donné en sciant, vers la commissure gauche ; puis, revenant au point de départ, un coup de bistouri semblable est donné vers la droite. On a fait de la sorte : 1° un lambeau comprenant la muqueuse vaginale du col et un peu de paren-

chyme ; 2° un lambeau comprenant la muqueuse intra-cervicale
et beaucoup de parenchyme. Ce dernier est supprimé d'un coup
de ciseaux transversal, à la base du col, au-devant de l'isthme ;
il reste le lambeau vaginal flottant (fig. 20).

Aucun de ces détails n'est superflu, car il importe que le lam-

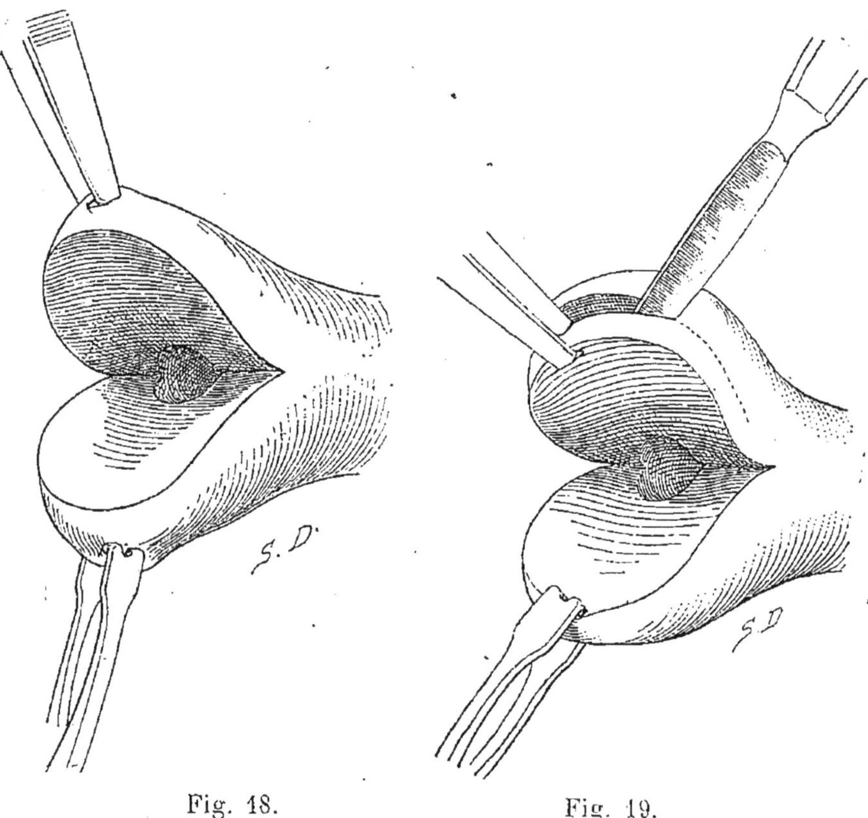

Fig. 18.   Fig. 19.

beau vaginal soit flottant et puisse être facilement rabattu vers
l'orifice utérin. Voilà pourquoi il faut diriger le bistouri de
manière à laisser peu de parenchyme dans ce lambeau, et beaucoup dans le fragment qu'on enlève. Ceci, d'ailleurs, a un autre
avantage, c'est de sacrifier non seulement la muqueuse malade,
mais une grande partie du parenchyme, qui contient les culs-de-
sac glandulaires profonds et les œufs de Naboth. L'opération se
rapproche ainsi d'une amputation-sous-vaginale complète, avec

un lambeau pour recouvrir le moignon et assurer la réunion
immédiate. Ainsi comprise, elle est un *bon Schrœder* ; les *mau
vais Schrœder* sont ceux dans lesquels le lambeau vaginal est
épais à sa base et se retourne difficilement.

Il faut maintenant réunir. Une aiguille courbe, solide, pénètre

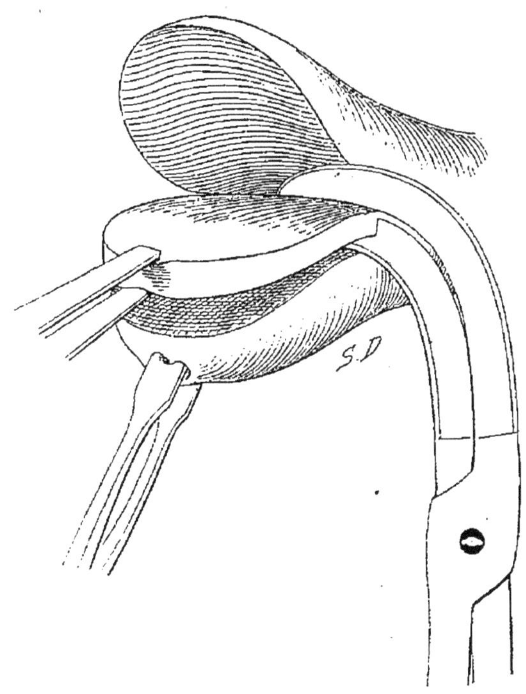

Fig. 20.

dans l'orifice utérin dilaté; prenant une faible épaisseur de
tissu musculaire, elle ressort presque aussitôt sur la tranche du
moignon et traverse, de la surface cruentée vers la muqueuse
vaginale, la pointe du lambeau qu'on amène à sa rencontre. Un
premier fil de catgut est ainsi placé sur la ligne médiane et,
quand il est noué, met le bord du lambeau en contact avec l'orifice utérin ; deux autres fils sont placés de même, à droite et à
gauche du premier (fig. 21 et 22). C'est ce qu'on appelle affronter
la muqueuse vaginale avec la muqueuse utérine ; mais cette réu-

nion de muqueuse à muqueuse n'est pas idéale, elle comporte la formation d'une cicatrice. Plus le lambeau est mobile et l'affrontement exact, moins il y a de tissu inodulaire, et, si la réunion se fait sans suppurer, l'orifice a toutes les chances de rester perméable et sans atrésie.

Le catgut est solide et commode; le fil d'argent, vestige du passé, le crin de Florence et la soie, qu'il faut se donner la

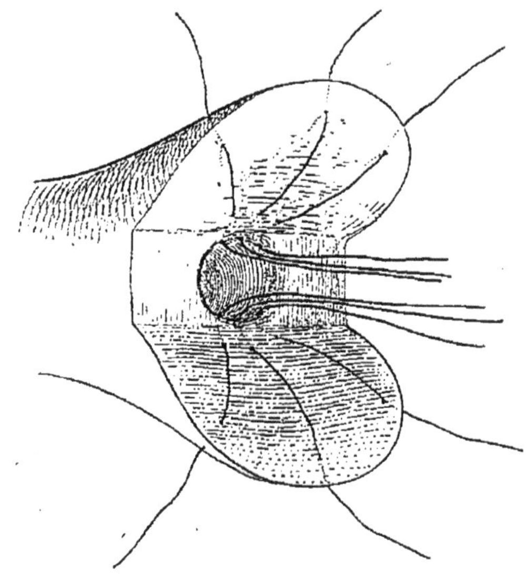

Fig. 21.

peine de retirer au bout de quelque temps, n'ont aucune raison d'être. Quant à la manière de passer les fils, nous n'insisterons pas sur quelques variantes; cependant, les sutures de JEANNEL [1] en oméga ou en bourse (fig. 23), sont intéressantes et méritent de fixer l'attention.

Quand l'opération est finie sur la lèvre antérieure, on la recommence, identique, sur la postérieure. Puis il reste à suturer les commissures, ce qu'on fait à l'aide de deux fils placés de chaque côté avec la même aiguille courbe. Le col est alors entiè-

[1] JEANNEL. *Arch. prov. de chirurgie*, t. IX, 1890.

rement reconstitué ; l'orifice externe se confond avec l'extrémité

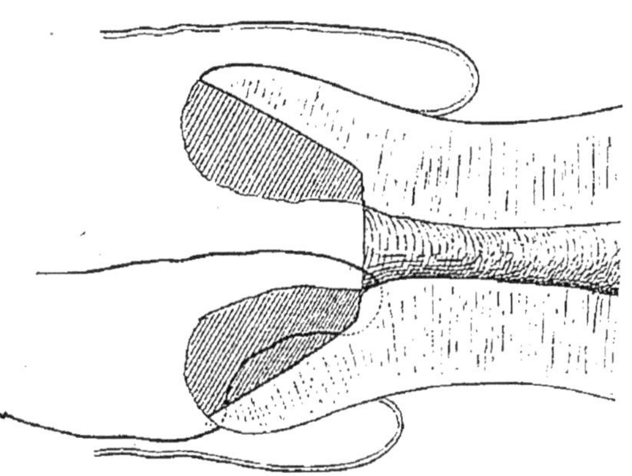

Fig. 22.

inférieure de l'isthme, le museau de tanche est tassé, raccourci, mais il fait encore une saillie au-devant des culs-de-sac. Pansement de la cavité avec un crayon d'iodoforme , pansement du vagin avec des tampons.

Les soins consécutifs sont très simples. La malade n'est pas assujettie à l'immobilité absolue dans le décubitus dorsal ; elle se lève au bout d'une quinzaine de jours. Les tampons d'iodoforme peuvent rester huit jours sans inconvénient, moins longtemps avec d'autres substances ; après leur ablation, quelques injections de sublimé.

Résultats thérapeutiques ; suites éloignées. — L'opération de SCHROEDER est excellente, à la condition d'être bien faite, et sous la protection d'une asepsie rigoureuse. Non seulement elle débarrasse l'utérus de tissus infectés, répare les lacérations et restitue à peu près

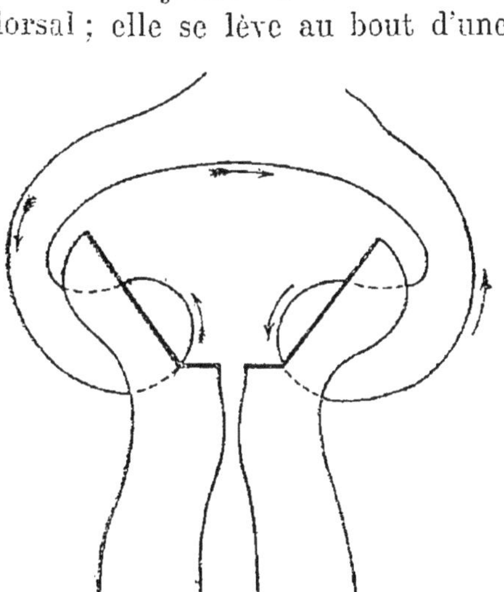

Fig. 23.
Procédé de JEANNEL.

la forme, mais encore, en supprimant l'épine irritative que représentent les lésions du col, elle agit indirectement sur le corps de l'organe et, comme l'a dit KARL BRAUN, y provoque un travail régressif, une décongestion fort utile.

Mais l'opération de Schroeder peut être mal faite. S'il y a mauvaise taille du lambeau et mauvais affrontement, s'il y a suppuration et réunion secondaire, la formation exagérée de tissu cicatriciel amène l'atrésie, la congestion douloureuse, la dysménorrhée. Un léger degré de rétrécissement peut se voir après des opérations bien exécutées, et cède facilement à la dilatation secondaire ; mais certains opérateurs ont sur la conscience de véritables ravages. C'est à eux que s'adressent les reproches qui ont été faits par les accoucheurs à la résection du col, lorsqu'ils l'ont accusée de produire la rigidité de l'orifice, de gêner la dilatation, de contribuer à la rupture prématurée des membranes.

Cette importante question a fait l'objet d'une récente discussion suscitée par Pinard [1] à la Société d'obstétrique et de gynécologie de Paris, à propos d'accidents observés chez des femmes qui avaient subi la résection du col. L'orateur signalait 16 grossesses dont 5 à terme et 11 avant terme (6 accouchements prématurés et 5 avortements). S'appuyant sur ces faits personnels et sur des cas analogues rapportés par Champetier de Ribes (1 cas), Porak (2 cas), Lepage (3 cas), Pinard attirait l'attention sur la relation évidente qui existait entre la mutilation infligée au col et les troubles fonctionnels observés à la fin de la grossesse.

Tout en admettant que la sclérose du col puisse gêner le travail de dilatation, le faire traîner en longueur, le rendre incomplet, Varnier ne comprend pas le mécanisme de la rupture prématurée des membranes ; il demande des observations plus démonstratives avant de proclamer la réalité des faits et d'en indiquer les causes.

Bouilly admet que les tissus pathologiques restaurés ne peuvent jouir d'une façon complète des propriétés anatomiques et physiologiques des tissus sains ; mais il fait, en même temps, observer que les lésions qui réclament des opérations sur le col sont par elles-mêmes capables de créer des conditions pathologiques mauvaises pour la grossesse et l'accouchement.

[1] *Bull. de la Soc. d'obst. de gyn. et de pédiatrie*, 1900.

Pour Pozzi, Doléris, Richelot, les accidents signalés sont en rapport non avec l'opération, mais avec la formation de tissu cicatriciel, de brides fibreuses inextensibles, en un mot avec une opération mal exécutée, avec des soins consécutifs défectueux ; c'est donc moins l'opération qu'il faut incriminer, que l'inexpérience et la négligence des chirurgiens. Nous pensons, en effet, que les opérations sur le col sont toujours d'une exécution fort délicate et demandent, pour réussir, beaucoup de soin et d'attention. Il faut distinguer deux mauvaises techniques : le *Schrœder-ébarbement*, dans lequel le chirurgien se contente d'abraser la pointe du museau de tanche et de retourner quelques millimètres de muqueuse ; le *Schrœder-délabrement*, dans lequel, emporté par son zèle, il ne laisse au fond du vagin qu'un moignon informe, une série de mamelons irréguliers séparés par des incisures et affleurant les culs-de-sac. Le premier type ne guérit pas la métrite, mais il a au moins le mérite d'être inoffensif ; le second est grave et risque de produire ces anneaux rigides qui, au moment de l'accouchement, ne se laissent pas dilater. Mauvaise technique, défaut d'asepsie, entraînant la réunion secondaire et la production excessive de tissu inodulaire, telles sont les vraies causes des accidents du travail qui ont été signalés. Sans doute, il ne faut pas abuser du Schroeder, mais il est juste de reconnaître qu'il constitue un excellent procédé, capable de rendre service non seulement aux femmes qui ont passé l'âge de la conception, mais encore aux femmes jeunes, et cela justement parce qu'elles sont jeunes et qu'il y a intérêt à ne pas leur laisser des germes d'infection secondaire et des causes de stérilité.

Doléris est aussi très favorable au procédé de Schroeder. « En ce qui concerne la conception, dit-il, une notable partie de mes opérées, nullipares ou demeurées longtemps stériles après un avortement ou un accouchement suivi de lésions utérines, ont pu devenir enceintes. En ce qui concerne la grossesse, je relève un cas d'accouchement prématuré avec enfant mort à huit mois (syphilis), 2 cas d'avortement à trois et à quatre mois (hystérie, vomissements incoercibles), 1 cas d'avortement à deux mois (annexite). En ce qui concerne l'accouchement, pas d'acci-

dents. En somme, 4 cas d'accidents pendant la grossesse sur
78 observations. L'opération doit viser la destruction intégrale
des tissus morbides dans le col utérin, aussi bien que l'esthétique de la forme au point de vue du fonctionnement physiologique ; elle doit être préférée à tout autre procédé analogue ;
mieux que tous, elle réalise le principe rationnel du traitement
de l'endo-cervicite. Bien exécutée, elle ne saurait compromettre
le fonctionnement ultérieur du col utérin pendant le travail. »

PROCÉDÉ DE SIMON-MARKWALD. — Au contraire de l'opération
de SCHROEDER, qui détruit en entier la muqueuse intra-cervicale,
celle de SIMON-MARKWALD
la respecte. Après avoir
débridé les commissures,
on emporte sur chacune
des lèvres un fragment
conique, dont la base ré-
pond au sommet du col
(fig. 24) ; chaque lèvre est
ainsi divisée en deux lambeaux, qu'on réunit au catgut, et on termine l'opé-
ration en suturant les
commissures.

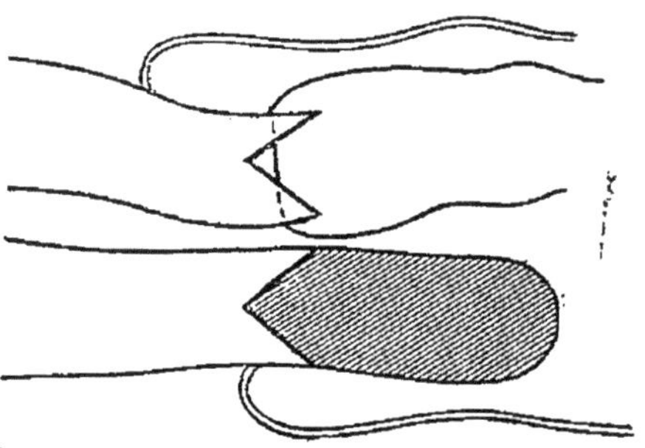

Fig. 24.

Procédé de SIMON-MARKWALD.

Ce procédé, par sa définition même, paraît moins rationnel
que l'autre. Cependant Pozzi, arguant de la difficulté qu'offrirait
l'opération de SCHROEDER — difficulté qui disparaît, selon nous,
quand on l'a bien comprise, — s'exprime ainsi[1] : « Je donne
la préférence à l'amputation biconique, mais en la modifiant
suivant les circonstances. S'agit-il d'une infection chronique de
la muqueuse cervicale, sans altération du parenchyme lui-
même ? Après la discision latérale, il sera facile de remonter
jusqu'au delà de la lésion pour tailler un petit lambeau *intérieur*, tandis que le lambeau pris à la surface du col sera

---

[1] Pozzi. *Revue de gyn. et de chir. abd.*, septembre-octobre 1900.

plus grand. S'agit-il d'une ulcération de l'orifice du col empiétant sur sa surface ? On pourra au contraire, pour dépasser ses limites, être réduit à un lambeau superficiel relativement petit. Enfin, est-ce le parenchyme du col qui est scléro-
kystique sans que les muqueuses de revêtement soient malades ?
On taillera profondément un cône assez épais de tissu pour
emporter toute l'induration. Celle-ci se prolonge-t-elle dans les
angles d'une déchirure ancienne, on aura soin de l'y poursuivre,
et il sera facile, en évidant convenablement et suturant les commissures, muqueuse externe à muqueuse interne, d'éviter toute
tendance au rétrécissement. »

Ces lignes, dans lesquelles nous distinguons l'utilité possible
de l'amputation biconique appliquée aux gros cols scléreux dont
les muqueuses de revêtement ne sont pas malades, c'est-à-dire
aux cas étrangers à la métrite, ne nous semblent pas suffisantes
pour déposséder l'opération de Schroeder de la place prépondérante que nous lui avons assignée.

Procédé de Bouilly[1]. — Celui-ci n'a pas la prétention de supplanter les résections étendues, nécessaires dans les métrites cervicales profondes et rebelles. Mais il est très bon dans les cas
moyens, dans les métrites peu anciennes ; il réduit au minimum
l'acte opératoire et le met à la portée des chirurgiens qui, pour
des causes diverses, craignent d'échouer dans une opération plus
délicate et plus complexe. Il a, sur ce terrain, rendu bien des
services, et pour notre part, nous le choisissons volontiers quand
il nous paraît suffisant.

Le procédé de Bouilly consiste à exciser, sur chacune des
lèvres, un lambeau de muqueuse doublé d'une épaisseur de
parenchyme variable au gré de l'opérateur, lambeau taillé verticalement au centre de la lèvre en respectant les commissures.
Nous commençons par la lèvre antérieure : la pointe de cette
lèvre étant saisie avec une pince à griffes, le bistouri est placé
dans la cavité cervicale, en dedans de la commissure gauche, le
tranchant dirigé en avant ; il entre dans la muqueuse, puis dans

<hr>

[1] Bouilly. *Bull. de la Soc. de chirurgie,* 1893, p. 112.

le parenchyme à la profondeur voulue, tourne à droite, passe transversalement derrière la muqueuse vaginale et derrière la pince à griffes, tourne encore et sort en dedans de la commissure droite, ayant circonscrit, par trois côtés, un bloc de tissus qui tient encore par sa partie supérieure, et qu'on détache d'un coup de ciseaux, plongés dans la cavité cervicale. Même manœuvre sur la lèvre postérieure. Chacune des deux lèvres est ainsi creusée d'une gouttière plus ou moins profonde et plus ou moins longue ; après leur cicatrisation, l'atrésie est prévenue par l'intégrité des commissures et de la bandelette de muqueuse qu'on a respectée à droite et à gauche.

Bouilly panse les deux plaies avec une mèche de gaze iodoformée imbibée de glycérine créosotée. Mais il y a des cas où l'écoulement sanguin est un peu vif ; aussi avons-nous l'habitude de fermer chacune des surfaces saignantes avec un fil de catgut passé transversalement dans toute l'épaisseur du col, ce qui ne modifie en rien les résultats.

Procédé de Sims. — On commence par diviser le col en deux valves, dont chacune est réséquée perpendiculairement avec le bistouri ou avec les ciseaux ; puis on suture au catgut la muqueuse vaginale de la lèvre antérieure avec celle de la lèvre postérieure, mais en ayant soin de laisser au milieu un espace libre, qui répond à l'orifice du canal cervical.

6° Procédé de Hégar. — Il ne diffère du précédent que par la manière de placer les sutures. Au lieu d'affronter la muqueuse vaginale antérieure à la muqueuse vaginale postérieure, sauf à ménager l'orifice comme nous l'avons dit, Hégar applique une couronne de points séparées qui réunissent la tranche circulaire du vagin à la tranche circulaire de la muqueuse endo-cervicale.

Le procédé de Sims et celui de Hégar ne sont plus guère employés aujourd'hui.

7° Quant à l'amputation sus-vaginale qui enlève tout le segment inférieur, la même que Schroeder appliquait au cancer, elle est douée, mieux que les résections partielles, d'un pouvoir incontestable pour amener la régression atrophique du corps de l'utérus. On pourrait donc l'utiliser contre une métrite cervicale invétérée, derrière laquelle on surprendrait un gros utérus atteint de sclérose mais qu'on ne voudrait pas enlever en totalité. Elle est, à proprement parler, un traitement de la sclérose utérine et, à ce titre, nous y reviendrons.

RÉSUMÉ

S'il nous fallait maintenant résumer le traitement de la métrite chronique et donner aux praticiens quelques règles de conduite, nous placerions dans l'ordre suivant, d'après leur importance et surtout d'après l'époque précise où ils doivent être employés, les procédés que nous avons mis en lumière.

Contre la métrite peu ancienne, encore voisine de l'état puerpéral, la médication intra-utérine s'impose. Le curettage, précédé de la dilatation et suivi ou non de pansements intra-utérins, d'instillations secondaires, est le remède héroïque. S'il faut un traitement qui ne soit pas une « opération », les injections intra-utérines de chlorure de zinc donneront d'excellents résultats. Elles nous paraissent plus efficaces et surtout plus expéditives que les tampons, les mèches et les attouchements de la cavité utérine avec des substances variées.

A cette période peu avancée, les lésions du col à peine ébauchées peuvent rétrocéder sans traitement direct, ou avec des pansements et des badigeonnages.

Un peu plus tard, pour une métrite du corps qui n'est pas éteinte et une métrite cervicale bien installée, la médication intra-utérine est encore de rigueur ; mais c'est une grande illusion de penser qu'elle doit suffire. Il faut y associer une intervention sur le col, proportionnée à l'âge, à l'étendue, à la profondeur des lésions. Les caustiques superficiels, l'imprégnation de la cavité cervicale par des modificateurs énergiques, peuvent réussir ; mais le moment est bien court, pendant lequel les altérations glandulaires de la région ne sont pas encore assez chroniques pour résister à ces divers agents. Bien vite il faut reconnaître que la suppression des tissus malades est la seule res-

source, par la résection limitée de BOUILLY ou l'excision large de
SCHRŒDER. Il va sans dire que, si on a choisi le curettage avec
anesthésie pour guérir le corps, l'opération anaplastique a dans
tous les cas l'énorme avantage de parfaire le traitement dans
la même séance.

Les cautérisations du col sont encore acceptables quand des
altérations glandulaires peu profondes coïncident avec l'intégrité du corps; telles sont les métrites cervicales blennorrhagiques à début insidieux, quand on les observe à temps. La
cautérisation a, chez les jeunes femmes, l'avantage de ne pas
mutiler; l'excision discrète de BOUILLY ne mutile pas non plus,
et détruit plus sûrement; mais de tous les procédés, le filhos
est le meilleur contre toute métrite, jeune ou vieille, limitée
au museau de tanche : il détruit parfaitement et restitue la
forme, il est l'agent le plus fidèle pour arrêter net l'infection et
l'empêcher de se propager au corps ou aux annexes.

Enfin, quand la métrite a une origine lointaine, quand elle
remonte à quelques années, la médication intra-utérine perd
ses droits, nous avons dit pour quelles raisons, et tout l'effort
de la thérapeutique doit être dirigé sur le col. C'est alors que
nitrate d'argent, acides, créosote, etc., sont de nul effet et laissent le mal s'éterniser; c'est alors que les opérations triomphent,
supprimant la métrite et réparant les tissus en quelques jours;
c'est alors que, chez les femmes qui ne peuvent être opérées,
le filhos arrive au même but en l'espace de deux mois.

Dans l'ordre des opérations, il ne s'agit plus de résections
limitées; il faut enlever largement la muqueuse, les glandes
altérées, le parenchyme sclérosé. La trachélorrhaphie d'EMMET
ne suffit pas; l'opération de SCHRŒDER tient le premier rang,
que lui dispute faiblement, selon nous, celle de SIMON-MARK-
WALD. Quel que soit le procédé choisi, on lui donne comme temps
préliminaires la dilatation et le curettage. La dilatation est
toujours utile, mais le curettage ne ramène rien que des débris
de muqueuse insignifiants, il explore la cavité et constate l'absence d'infection; il est une formalité, un pansement.

Quant au filhos, jusqu'ici méconnu, il est l'autre méthode
efficace pour guérir la métrite cervicale invétérée. C'est un

traitement facile, qui réussit toujours en suivant les indications et les règles que nous avons posées ; il détruit à coup sûr les tissus malades, restaure la forme et les fonctions et ne présente aucun danger.

Nous n'ajoutons rien sur le *traitement général*, ayant dit plus haut qu'il n'existe pas, et que toutes les médications inventées contre les « métrites chroniques » s'adressent en réalité à la congestion, à la sclérose, à la névralgie, à l'arthritisme.

CONGESTION ET SCLÉROSE

Définition, étiologie, discussion. — Les médecins d'autrefois décrivaient à part la congestion, l'engorgement, l'inflammation de l'utérus. L'histologie et la bactériologie leur manquaient, l'infection leur était inconnue, mais leur sens clinique n'était pas toujours en défaut. Aujourd'hui, la doctrine de l'infection a tout simplifié ; un chapitre unique, celui de la métrite, a remplacé tous les autres. Contre cette tendance, on l'a vu déjà, nous voulons réagir, en décrivant ici une *congestion primitive* de l'utérus, différente de la congestion qui suit les invasions microbiennes ; une *sclérose utérine*, en connexion étroite avec la congestion primitive, et comme elle provoquée par le « tempérament morbide ».

Avant d'aller plus loin, nous devons dire que ces mots, sclérose utérine, ont un double défaut et n'expriment pas toute la vérité. D'une part, les lésions hyperplastiques, non infectieuses, que nous allons décrire portent à la fois sur le tissu conjonctif et sur la fibre musculaire ; et le mot sclérose ne fait allusion qu'au tissu conjonctif. D'autre part, ces lésions nutritives ne sont pas bornées à l'utérus ; l'ovaire y est intéressé dès le début. Il faudrait dire *sclérose utéro-ovarienne* ou *sclérose génitale*, et c'est le titre imposé à notre ouvrage qui nous oblige à laisser de côté une étude plus approfondie de l'ovaire scléro-kystique. Mais celui-ci ne saurait être oublié, et plus d'une fois nous en tiendrons compte au cours de notre exposé. Nous donnons pour ce qu'ils valent les termes que nous avons choisis.

Une phrase de Bouchard nous servira d'épigraphe : « Ne voir que l'infection, c'est se condamner à une étroitesse de vue qui empêche de comprendre bien des accidents morbides et de les conjurer. »

Il y a des jeunes femmes chez lesquelles la congestion utérine, violente au moment des règles, ne cesse pas complètement ou se renouvelle à époques variables, sans autre motif plausible qu'une action nerveuse, et s'accompagne de douleurs survenant par crises et n'ayant pour prétexte aucune lésion provoquée. Ces femmes n'ont eu ni accouchements ni contagions suspectes, ou même elles sont vierges. Avec la congestion et la névralgie, marche de pair le catarrhe utérin, une leucorrhée abondante qui n'attend pas le nombre des années ni l'envahissement des glandes cervicales par le strepto ou le gonocoque. A ces symptômes répond l'expression impropre de « métrite virginale ». Si on examine, volume, coloration, orifice du col ne sont pas visiblement altérés, malgré l'abondante sécrétion muqueuse. Si on gratte l'endométrium, on ne ramène rien d'une cavité-utérine petite et saine ; l'effet thérapeutique est nul, et même les écorchures qu'on a pu faire à la muqueuse peuvent exaspérer la névralgie, et bien des femmes nous disent qu'elles souffrent surtout depuis qu'on les a grattées.

Quelles sont ces malades, et comment faut-il les interpréter ? La douleur et les pertes blanches, il n'en faut pas davantage pour qu'on les accuse de métrite ; la leucorrhée surtout entraîne la conviction. Et cependant, où sont les causes de métrite ? Ni blennorrhagie, ni infection puerpérale ; chez les vierges, aucune effraction. Sans doute, mais la bactériologie nous répond : à défaut des microbes à grande virulence, il y a les saprophytes qui sont toujours là et tantôt sommeillent, tantôt, quand on a besoin d'eux, provoquent une infection légère. La théorie est commode, et les saprophytes complaisants. Mais on ne nous dit pas pourquoi, dans quelles conditions ces microbes deviennent pathogènes, en dehors des milieux de culture que leur offre l'état puerpéral, et malgré l'innocence de leurs victimes ; pourquoi, en dépit de leur virulence atténuée, incapable de produire des lésions anatomiques sérieuses, ils s'accompagnent de si grandes douleurs, de phénomènes nerveux si rebelles, et poursuivent jusque dans leur âge mûr les femmes qui restent à l'abri des contagions plus graves ; pourquoi enfin, malgré leur banalité, puisqu'on les rencontre partout, ils ne rendent malades que les femmes d'un certain tempérament morbide. En effet, regardez-les bien, ces jeunes filles qui vous sont amenées par leur mère, elles se ressemblent toutes ; elles ont des règles difficiles, irrégulières, tantôt profuses, tantôt insignifiantes ; la congestion menstruelle les fait terriblement souffrir, et le flux catarrhal parait suppléer à la médiocrité de l'écoulement sanguin. Elles sont nerveuses, elles peuvent même avoir des attaques d'hystérie. N'empêche qu'elles se croient lymphatiques ; c'est l'opinion de leur mère, et même de leur médecin. C'est une vieille idée, que les écoulements sont signe de lymphatisme, une vieille idée qui n'est pas morte ; il y a encore des gynécologues pour appeler lymphatiques les jeunes filles qui ont de la « métrite » avec une leucorrhée abondante. Et les jeunes femmes que vous voyez après quelques mois de mariage ? Vous pensez naturellement au gonocoque, vous ne le trouvez pas ; mais elles vous disent qu'elles étaient mal réglées, avaient des pertes blanches et souffraient avant d'être mariées. Si vous poursuivez l'examen, vous découvrez en elles : dyspepsie, névralgies diverses, migraines, eczéma, douleurs articulaires ; elles sont d'une lignée rhumatismale ou goutteuse, et reproduisent fidèlement les troubles morbides reconnus chez leurs parents. Bref, ce sont des *arthritiques nerveuses*, chez lesquelles la nutrition altérée de l'utérus, la congestion, l'hypersécrétion glandulaire, la névralgie ont leurs racines dans l'organisme et ne sont pas des accidents.

A une période plus avancée, la femme a toujours des crises de douleurs, et aussi des pesanteurs pelviennes qui rendent la marche et la station assise très pénibles ; elle a des règles fréquentes, ménorrhagiques, ou des suintements sanguins irréguliers, des poussées leucorrhéiques inter-menstruelles. L'état congestif habituel, ou plutôt le grand dispensateur des lésions trophiques, le système nerveux, a provoqué dans le tissu utérin une hyperplasie qui se traduit par l'augmentation de volume de l'organe

et l'agrandissement de sa cavité. Quand on examine ces gros
utérus, le col est pâle, rose, violacé, dur, glaireux, mais il n'offre
ni déchirure, ni pseudo- ulcération, ni éversion de la muqueuse,
ni muco-pus. On croit bien faire en disant ces femmes atteintes
de « métrite douloureuse chronique », de « métrite parenchymateuse », de « métrite hémorrhagique ». Mais ici encore le
curettage est impuissant ; la muqueuse utérine, lisse et indemne
de toute sécrétion muco-purulente, est inutilement blessée ; après
deux et même trois curettages, qui trahissent l'obstination des
chirurgiens et la pauvreté de leur diagnostic, les douleurs et les
hémorrhagies continuent.

Telles que nous venons de les dépeindre, et à la condition de
ne pas ajouter de nouveaux traits au tableau — notamment, de
ne pas toucher au col — nous prétendons que ces femmes ne
sont pas infectées et n'ont pas de métrite. A l'appui de notre
manière de voir, nous pouvons citer des auteurs compétents,
TREUB, DŒDERLEIN, Paul PETIT, etc. qui nous apprennent que les
lésions hypertrophiques de l'utérus, qualifiées à tort d'endométrites, ont donné à l'examen bactériologique un résultat négatif, qu'elles ne sont pas d'origine inflammatoire, qu'on n'y trouve
pas d'infiltrations de leucocytes, ou que, s'il y a des globules
blancs à l'intérieur des glandes et à leur pourtour, ils sont généralement trop rares pour qu'il soit permis de conclure à l'inflammation ; qu'enfin les lésions interstitielles de la paroi, dans la
« métrite chronique parenchymateuse », peuvent très bien être
dues à des troubles neuro-vasculaires. En dehors même de ces
opinions d'auteurs, l'observation clinique nous suffit pour dire
que ces malades font suite aux jeunes femmes dont nous avons
parlé d'abord, sont de même espèce et ont les mêmes attributs
physiologiques. Seulement, pour être une arthritique nerveuse
on n'en est pas moins femme, c'est-à-dire exposée à la grossesse, à l'accouchement et aux contaminations diverses ; et il
arrive souvent qu'un utérus à tendances congestives et névralgiques, ou devenu scléreux à la longue, est en même temps
atteint de métrite ; une femme rhumatisante ou goutteuse a le
droit d'avoir un col érodé, lacéré, muco-purulent. Dans ces cas
d'étiologie complexe, il est difficile de faire la part du trouble

de nutrition d'origine diasthésique, celle de l'infection greffée
sur une hyperplasie primitive, parfois même difficile de se prononcer entre les deux états. N'est-ce pas l'infection toute seule
qui, à la suite d'accidents puerpéraux, a maintenu l'organe volumineux, en état de subinvolution, au lieu de s'éteindre et de
se réfugier dans le col? Ou bien, au contraire, sommes-nous
sûrs qu'il y ait métrite, et ce gros col un peu rouge, un peu violacé suffit-il — même en invoquant les saprophytes — pour mettre l'infection hors de doute? L'hésitation est permise; mais il
n'en reste pas moins établi qu'il y a des congestions, des hyperplasies et des névralgies utérines qui n'ont rien à voir avec la
métrite et ses causes diverses, de gros utérus scléreux qui représentent une lésion trophique indépendante des agressions du
dehors; qu'on peut en faire le diagnostic, en suivre l'évolution,
et déduire de leurs signes une thérapeutique raisonnée; enfin,
qu'il n'est pas d'un esprit médical de voir toujours et partout
l'infection.

Pour compléter notre aperçu, nous devons signaler la coïncidence fréquente de ces pseudo-métrites avec la rétrodéviation
et le prolapsus. Ne cherchez pas ces deux états morbides en dehors
de l'arthritisme, ils lui appartiennent en propre; à lui appartient le relâchement des tissus fibreux, d'où résultent l'insuffisance
des ligaments utérins, l'effondrement du périnée, les hernies intestinales, l'abaissement du rein et toutes les ptoses. Voilà une
vérité que nous ont apprise l'observation clinique et l'expérience; d'autres médecins l'ont vue[1]. Ce relâchement est primitif et diasthésique, car il survient de bonne heure, bien avant la
grossesse et l'accouchement, dont les distensions et les violences ne jouent d'autre rôle que celui d'une cause adjuvante. La
rétroversion est fréquente chez les très jeunes femmes, le prolapsus l'est moins, mais tous deux existent. Or, l'utérus dévié
est d'ordinaire un gros utérus congestionné et névralgique, alors
même qu'il n'est pas infecté; et le prolapsus s'accompagne
d'une hyperplasie quelquefois énorme. On a beaucoup discouru

---

[1] CAZALIS. *Contribution à la pathogénie de l'arthritisme*, Paris,
1895, O. Doin, éditeur.

sur les causes de cette hypertrophie sus-vaginale : traction mécanique par le vagin, processus inflammatoire, etc. A notre sens, cette hyperplasie, qui n'affecte pas seulement la portion sus-vaginale du col, mais qui peut agrandir démesurément le museau de tanche, la totalité du segment inférieur ou l'ensemble de l'organe, est une lésion nutritive qui se développe parallèlement à l'insuffisance et au relâchement des tissus fibreux, qui dépend des mêmes causes mais n'est pas sous sa dépendance.

On voit, en effet, ces utérus hypertrophiés en dehors des attitudes vicieuses et, toujours chez les arthritiques nerveuses, ils forment une série commençant au gros utérus habituellement congestionné, mais de moyen volume, et aboutissant aux degrés extrêmes du gigantisme utérin. Il n'y a qu'une nuance, une transition insensible entre toutes ces formes. Quelquefois, nous sommes conduits à enlever par l'hystérectomie vaginale un utérus qui, pendant des années, a paru atteint de métrite, qu'on a traité par tous les moyens connus, par un ou plusieurs curettages, qui malgré tout reste douloureux et rend la femme impotente ; il est simplement volumineux et dur. Nous avons pu supposer, à cause des pertes, qu'il recélait un ou deux petits fibromes ; mais, l'ablation faite, on n'en trouve pas trace. D'autres fois, il est d'un tel volume que nous croyons fermement aux fibromes, et l'opération nous montre un utérus gros comme deux ou trois poings, sans tumeur, tantôt ayant l'aspect d'un utérus normal, où la fibre musculaire domine, où les vaisseaux sont développés et saignent abondamment, tantôt blanc, lardacé, exsangue, par le développement exagéré du tissu interstitiel. Et la lésion est la même, l'évolution est identique, si par hasard on trouve isolés dans cette épaisse paroi deux ou trois petits lobules gros comme des noisettes ou des noix. Elle est encore la même quand la masse atteint les dimensions d'un « utérus géant », qui monte jusqu'à l'ombilic, et dont le tissu interstitiel constitue la majeure partie ; c'est un *utérus fibromateux sans fibromes*. Elle est la même, enfin, quand ce tissu prend la forme de corps fibreux séparés, quand l'organe devient bosselé, inégal, s'enclave dans le petit bassin ou se développe à l'infini vers l'abdo-

men. A côté des fibromes, on trouve la paroi utérine hypertrophiée, musculaire, vasculaire, ou au contraire scléreuse et lardacée ; on trouve la portion sus-vaginale du col envahie par la
tumeur et transformée en coque, ou massive sans tumeur, ou
allongée comme dans le prolapsus. Tous ces états sont les formes
diverses par lesquellse se manifeste une seule et même tendance
pathologique, appartenant à un seul et même tempérament
morbide.

On voit bien maintenant comment nous concevons les dystrophies utérines d'origine arthritique, débutant chez les jeunes filles
par la simple congestion, avec névralgie et catarrhe, et aboutissant un peu plus tard à la sclérose confirmée ; comment il faut
séparer de la métrite infectieuse les états morbides qui sont
généralement confondus avec elle ; comment l'hyperplasie de la
muqueuse et du parenchyme, observée en dehors de la contamination puerpérale ou blennorrhagique, est le plus souvent —
réserves faites en faveur de quelques autres causes d'infection,
moins fréquentes ou plus obscures — un trouble nutritif ayant
ses racines dans l'organisme ; comment l'utérus gobuleux,
encore peu développé des jeunes femmes dysménorrhéiques,
le gros utérus scléreux, lardacé ou vasculaire des femmes de
quarante ans, enfin l'utérus géant, fibromateux avec ou sans
fibromes, forment une série naturelle, une chaîne ininterrom-
pue.

Maurice HEPP [1] a repris ces idées sous notre inspiration et les
a développées dans une thèse excellente. Il y montre combien il
est arbitraire de rapporter tous les troubles de l'utérus à une
inflammation microbienne dont il n'y a souvent aucune trace, et
légitime de faire intervenir, chez certaines femmes, une dystrophie d'ordre vasculaire et nerveux. Il s'efforce de séparer du
groupe incohérent des métrites le type de la sclérose utérine qui,
en dehors de toute infection, évolue depuis l'âge de la puberté
chez les arthritiques nerveuses à tendances congestives, chez les
vierges qui n'ont pu être contaminées, chez les femmes qui ont
accouché normalement, sans trace d'accidents fébriles, chez

[1] Maurice HEPP. *Thèse de Paris,* 1899.

celles qui approchent de la ménopause et commencent à souffrir ou à saigner dix ans et plus après leurs dernières couches.
L'*étiologie* fait donc entrevoir une entité clinique nouvelle à côté
des métrites vraies. L'*anatomie pathologique* nous montre les
différences profondes qui séparent l'utérus infecté, avec tissus
ramollis et friables, muqueuse épaissie, granuleuse, épithélium
détruit, infiltration de tissu embryonnaire et de cellules migratrices, fibres musculaires atrophiées, et l'utérus scléreux, augmenté de volume, avec un gros col non ulcéré, de consistance
ligneuse, une muqueuse hypertrophiée mais saine, une paroi
dure, lardacée ou spongieuse, sans infiltration leucocytaire, une
hyperplasie conjonctive péri-vasculaire — angiosclérose de quelques auteurs — mêlée à l'hyperplasie des fibres lisses en proportions variables, enfin des altérations si analogues à celles des
utérus fibromateux, que VIRCHOW a pu décrire la métrite parenchymateuse avec les myomes dans un même chapitre de la
Pathologie des tumeurs. La *bactériologie* à son tour, interrogée
sans parti pris, nous apprend combien il est abusif d'attribuer
tous les états morbides de l'utérus à des microbes introuvables
ou à des espèces non pathogènes, de voir la métrite chez les
vierges, dans les utérus fibromateux, alors qu'un examen bien
conduit prouve la stérilité de la cavité utérine et de sa muqueuse ; combien, au milieu de la flore bactérienne du canal
génital, sont inoffensifs les microbes aérobies, et peu nuisibles
même les anaérobies, qui ont besoin pour s'éveiller d'un état
infectieux antérieur, d'une surface placentaire ; combien il est
facile de révéler le streptocoque chez les accouchées fébricitantes,
le gonocoque dans la blennorrhagie, combien difficile, au contraire, de comprendre l'infection utérine en dehors de ces deux
états. La *physiologie pathologique*, enfin, sépare absolument la
sclérose d'origine infectieuse et celle qui dépend d'une altération
nutritive. Dans la première, les cellules embryonnaires donnent
naissance à un tissu fibreux rétractile qui étouffe les éléments
normaux et atrophie l'organe ; la seconde est une sclérose
hypertrophique, évolutive qui, dans l'utérus, coïncide avec l'intégrité et même l'hyperplasie de la fibre musculaire.

Ainsi apparaît et se dégage de plus en plus le type de la sclé-

rose utérine telle que nous l'avons comprise ; mais, pour la voir
nettement, il faut absolument s'affranchir d'une idée obsédante,
celle de l'infection. Non certes que l'infection soit rare ni qu'on
doive chercher à diminuer son importance ; elle n'épargne personne, elle prospère sur tous les terrains, elle vient à chaque
instant brouiller les symptômes et troubler notre jugement ; mais
de ce qu'elle est fréquente, il ne résulte pas qu'elle soit la cause de
tout. Il y a bon nombre de ces utérus où l'on n'en voit aucune
trace, où la muqueuse est parfaitement saine, le péritoine lisse et
uni, avec un état scléreux prononcé du parenchyme et de ses
vaisseaux. Il est vraiment bien arbitraire d'admettre, comme on
l'a dit, que l'infection a traversé la muqueuse sans l'altérer visiblement, ou bien s'est cantonnée dans le parenchyme en y causant
des désordres progressifs, tandis que la muqueuse redevenait idéa-
lement saine et que le péritoine, de son côté, ne subissait aucune
atteinte de ce dangereux voisinage. Il y a plus : on a parlé d'une
« mésométrite » isolée, d'une infection apportée par le sang et
localisée dans le parenchyme utérin sous forme d'angiosclérose.
Nous voilà dans le champ des hypothèses et des termes impropres. N'est-il pas évident que le mot infection perd beaucoup de
sa valeur, s'il arrive à représenter vaguement toutes les modifications de la crase sanguine provoquées par l'hérédité nerveuse,
la nutrition viciée ou ralentie ? Et n'est-ce pas précisément notre
but, de séparer des invasions microbiennes et de leurs effets
les changements apportés dans nos tissus par ces troubles profonds et malheureusement plus obscurs dont l'organisme est le
siège ?

La doctrine que nous venons d'ébaucher a été entrevue. Doléris[1] à écrit des pages intéressantes sur les « troubles physiologiques non inflammatoires de l'utérus » et a parlé de sclérose
utérine dans la thèse de son élève Brioude. Paul Petit[2] a traité
des *angioscléroses de la matrice*, et a consigné, dans le *Traité
pratique de gynécologie* fait en collaboration avec Stéphane

---

[1] Doléris. *Nouvelles arch. de gyn. et d'obst.,* 1893. — Brioude.
Thèse de Paris, 1896.

[2] Paul Petit. *Journal de méd. de Paris,* janvier 1897.

BONNET, des aperçus très exacts sur les troubles nutritifs de l'utérus étrangers à l'infection. ARMAND SIREDEY[1], dans un travail remarquable, a raconté « la grandeur et la décadence de la congestion utérine », a montré que la congestion primitive existe, qu'elle est même fréquente et absolument indépendante des raptus congestifs secondaires aux inoculations de l'endomètre et aux maladies générales, enfin qu'elle est d'essence neuro-arthritique.

A l'étranger, nous avons cité DOEDERLEIN, PFANNENSTIEL, WINTER, etc. TREUB, de son côté, affirme que les lésions hyperplastiques de l'endomètre ne sont pas d'origine inflammatoire et sont des troubles purement trophiques. Au Congrès international de 1900, où s'agitait la question des métrites cervicales, MENDÈS DE LÉON admet une forme bactérienne et une forme non bactérienne, une endométrite catarrhale avec des leucocytes dans le stroma, et une pseudo-endométrite avec prolifération glandulaire exubérante, etc. DŒDERLEIN, à son tour, fait allusion aux « métrites cervicales non infectieuses ». Ainsi, les faits ont été vus ; seulement, la doctrine est absente et la terminologie défectueuse.

Nous avons provoqué, le 4 mai 1900, une discussion où nous avons cherché à mettre en lumière la congestion et la sclérose utérines d'origine arthritique[2]. Les orateurs qui nous ont répondu se sont élevés contre le fait lui-même ou contre l'extension que nous prétendions lui donner ; leurs arguments furent ceux que nous avions prévus.

Oubliant que, chez les arthritiques, le tissu conjonctif est un « tissu de moindre résistance » (HANOT), que les arthritiques font des scléroses dans tous les organes et que l'utérus est un organe comme un autre, on nous a dit que le tempérament seul ne saurait créer la sclérose utérine ; que l'arthritisme est une explication banale, qu'on peut invoquer chez tout le monde ; que ce n'est pas lui la cause des troubles de l'utérus, mais que c'est

[1] A. SIREDEY. *La gynécologie*, 1900, n° 1, p. 1.
[2] L. Gustave RICHELOT. *Soc. d'obst. de gyn. et de pédiatrie*, 4 mai, 1er juin, 6 juillet 1900.

au contraire l'affection utérine qui est « extrêmement neuras-
thénisante » (DELBET). Cependant, les arthritiques nerveuses forment, au milieu des types indécis créés par cent causes diverses,
par des maladies ou des tares héréditaires insaisissables, une des
familles pathologiques les mieux déterminées. Nous ignorons la
vraie nature de l'arthritisme et ses causes profondes, mais nous
le connaissons par ses stigmates et ses allures cliniques. Nous
savons comment chez nos malades se groupent ses manifestations,
dans quels termes et dans quelle mesure elles se transmettent
par l'hérédité ; nous savons quels organes il faut interroger,
quelles tendances morbides il faut craindre ; nous savons que
toutes ne sont pas très nerveuses, que beaucoup d'entre elles ont
une santé robuste, un esprit solide et maître de lui-même, et
qu'une simple métrite ne leur met pas toujours la tête à l'envers.
Sans doute, chez les plus névropathes, les douleurs utérines fournissent un appoint aux troubles généraux ; mais il faudrait fermer les yeux sur la complexité de leur état viscéral, il faudrait
oublier les mille détails de leur histoire, pour admettre que l'affection pelvienne soit la cause de leur neurasthénie. Bien souvent,
au contraire, le système nerveux s'autorise de quelques douleurs
insignifiantes pour créer de toutes pièces une affection pelvienne
imaginaire ; c'est la neurasthénie qui fait les « fausses utérines ».

Non, l'arthritisme n'est pas une explication banale et toujours
à notre portée, chacune de nos malades en offrant quelque vestige. Les femmes de tempérament lymphatique ne sont pas rares
dans notre domaine, et rien n'autorise le gynécologue à ignorer
leurs attributs, à loger toutes ses malades à la même enseigne.
Les lymphatiques sont, pour le gynécologue, un peu moins nombreuses que les autres, parce qu'elles n'ont pas les gros utérus
congestionnés sans motif apparent, les utérus géants, les fibromes ;
elles n'ont pas les petites lésions accompagnées de grandes douleurs. Mais toutes les infections peuvent les assaillir ; seulement,
leurs réactions sont discrètes et logiques, leurs douleurs sont en
rapport avec l'étendue et la gravité de leur mal, et ne sont jamais
soumises à l'influence d'un coefficient nerveux. Laissez-les s'épuiser avec leurs suppurations pelviennes, vous ferez d'elles des malades très affaiblies, vous n'en ferez pas des neurasthéniques.

Oui, l'arthritisme suffit à produire la sclérose utéro-ovarienne ; nous avons pris pour exemple et pour preuve ce qui advient chez les vierges qui, en dehors de toute contamination, souffrent de congestions pelviennes et de névralgies violentes. Et nous ne parlons pas ici des troubles physiologiques sans lésions, des irrégularités passagères qui accompagnent l'instauration des règles ; nous faisons allusion à des jeunes filles de vingt ans et plus, qui jouissent d'un tempérament nerveux accentué, dont la congestion pelvienne, le catarrhe, la dysménorrhée constituent un état morbide rebelle, et chez lesquelles une laparotomie — nous en avons tous fait dans ces conditions — montre les ovaires scléro-kystiques, souvent énormes, l'utérus globuleux, déjà gros et dur, et cela sans la plus petite adhérence ni le moindre vestige d'infection pelvienne. Si on veut qu'en dépit de ces apparences et malgré l'intégrité de l'hymen, il y ait infection, nous dirons qu'il ne faut pas mettre une complaisance curieuse à accepter des faits qui séduisent l'esprit justement parce qu'ils ont quelque chose d'inattendu, d'improbable, de paradoxal ; qu'il ne faut pas considérer les vagins des jeunes filles comme des lieux si malpropres ; que chez la femme normale et saine, — nous avons cité nos auteurs, — l'orifice externe du col marque la limite de la zone bactérifère ; qu'en dehors de l'état puerpéral et de la blennorrhagie, leurs examens n'ont révélé dans la flore bactérienne du canal génital que des microbes inoffensifs ; qu'il est arbitraire, enfin, d'admettre l'infection chez les vierges comme une vérité courante et qui satisfait l'esprit.

Pour diminuer le rôle de l'arthritisme et tout rapporter aux microbes, on nous a dit qu'il y a « des infections puerpérales qui tout d'abord ont passé inaperçues et sont la première cause des troubles trophiques ». Soit ; mais il est abusif de faire remonter à l'accouchement des troubles apparus dix ans plus tard. L'infection puerpérale peut évoluer insidieusement, rester apyrétique et déjouer l'observation ; mais il est inadmissible que sa période d'incubation dure plusieurs années ; c'est un « microbisme latent » qui passe les bornes. Les recherches de MENGE et de KROENIG contredisent ce fait improbable, et VARNIER se rallie à leurs conclusions. L'exemple cité par DELBET ne prouve donc absolument rien : une femme, dont les suites de couches ont été normales en apparence, est prise trois semaines plus tard d'une phlébite du membre inférieur. Les faits de ce genre ne sont pas rares ; mais comment pouvez-vous en déduire qu'une infection légère, passée inaperçue chez la jeune femme, soit responsable d'une « métrite hémorrhagique » ou d'une « métrite parenchymateuse » observée à quarante ans?

Aussi bien, nous n'avons pas besoin que l'infection passe inaperçue pour admettre qu'elle peut servir de point de départ à la dystrophie. Nous avons mentionné la métrite chez les arthritiques nerveuses, et supposé qu'elle joue un rôle dans le développement anormal de l'utérus, qu'elle éveille ses tendances pathologiques, appelle et entretient la congestion. DELBET, de son coté, veut bien « que certaines femmes, de par leur tempérament, soient plus que d'autres exposées à faire de la sclérose à la suite de l'infection ». Voilà, peut-être, un terrain de conciliation. D'une façon ou de l'autre, il faut bien croire à des lésions trophiques liées à l'arthritisme, et qui ne sont pas ou qui ne sont plus sous la dépendance de l'infection. Cette concession nous suffit pour arriver à nos conclusions thérapeutiques. Certes, au point de vue de la doctrine, nous soutenons que l'arthritisme est la « diathèse congestive » pour l'utérus comme pour tous les organes, que l'artério-sclérose et l'hyperplasie conjonctive peuvent se développer hors des influences microbiennes, et nous comprenons tout aussi bien, sinon mieux, le rôle de la dyscrasie et l'action du système nerveux que cette impulsion donnée par des microbes éphémères à la nutrition du parenchyme et se perpétuant lorsqu'ils ont disparu. Mais au point de vue pratique, il nous importe peu qu'il y ait eu à l'origine un microbe dont nous ne trouvons plus la trace, s'il est bien entendu que cette hypertrophie, cette sclérose évolutive est intimement liée au tempérament de la femme, et que l'infection primitive s'est effacée pour faire place à des troubles nutritifs d'ordre vasculaire et nerveux.

BOUILLY, sur ce terrain, ne nous accorde pas grand'chose, quand il dit : la lésion scléreuse appartient tout entière à l'infection, et le tempérament n'intervient que pour donner « la note symptomatique » ; le neuro-arthritisme fait « la douleur et l'hémorrhagie ». N'est-il pas un peu subtil de dissocier aussi complètement la lésion anatomique et les symptômes qui l'accompagnent, la précèdent ou la suivent, comme vous voudrez? N'est-il plus de connaissance banale que les arthritiques sont à la fois des congestifs et des scléreux?

Doléris est plus généreux quand il reconnaît que, pour aller de l'infection à la sclérose, il faut une prédisposition constitutionnelle, la tendance aux néoformations fibreuses, et quand il pose la question des « scléroses essentielles ». Il admet « des prédispositions très singulières à la sclérose utérine dérivant uniquement d'une tendance constitutionnelle » ; il évoque « ce gigantisme utérin, ces exemples singuliers d'allongement hypertrophique, ces proportions démesurées du museau de tanche dues à l'hyperplasie conjonctive autour des glandes et dans leurs parois, entre les faisceaux musculaires, le long des vaisseaux et dans leurs tuniques, lésions qu'on rencontre en même temps que des ectasies veineuses, des hémorrhoïdes, du varicocèle ovarien, parfois concurremment avec le prolapsus ou la rétroversion ». Tout y est ; Doléris connaît aussi bien que nous ce type de malades qui « donne l'idée de quelque chose de spécial », qui se voit tous les jours et qui doit frapper tout gynécologue attentif ; il connaît ces utérus de « dimensions exagérées » qui, alors même qu'on découvre une infection dans leur passé, alors même qu'ils sont infectés sous nos yeux, — car ils peuvent, cela va sans dire, s'infecter secondairement et nous donner des signes actuels de métrite, — évoluent en pleine indépendance et sont de la famille des utérus fibromateux. Alors, pourquoi trouve-t-il, en fin de compte, la sclérose utérine essentielle beaucoup plus rare que nous ne l'avons dit? Mais peu nous importe en ce moment la question de fréquence ; il nous suffit qu'une sclérose utérine soit *favorisée* dans son évolution par le tempérament morbide, que « l'organisme, comme dit Doléris, imprime sa marque signalétique à un processus qui, autrement, se fût éteint », que la « tare constitutionnelle éternise le processus », que « la constitution morbide fasse la chronicité ». Exprimez-vous dans les termes qui vous conviennent le mieux ; de toutes façons, ces lésions hypertrophiques de l'utérus ne sauraient exister sans l'in-

6.

fluence du tempérament, sans « la tendance aux néoformations fibreuses ». Nous n'en demandons pas davantage, car les déductions thérapeutiques ne sont pas niables.

Encore un mot sur l'étiologie. Certains auteurs concèdent que la congestion utérine et la métrorrhagie n'ont pas toujours pour cause une métrite, quand l'utérus est visiblement sain ; et cependant, ils veulent encore qu'il s'agisse là d'une infection. Comme s'ils regrettaient d'avoir reconnu que l'utérus d'une vierge peut, à la rigueur, n'être pas infecté par le dehors, bien vite ils avancent qu'il est infecté par le dedans. C'est la constipation qui est cause de tout le mal ; la coprostase produit la stagnation dans l'organisme de produits éminemment toxiques ; les ptomaïnes, tous les dérivés de la putréfaction, phénol, iodol, scatol, sont absorbés et produisent des accidents variables. Telle est la cause majeure de l'hémorrhagie — pourquoi ? — et la localisation fréquente à l'utérus est expliquée par la gêne mécanique. On dirait qu'ils ont vu tout ce qu'ils disent. Ils oublient que les arthritiques nerveuses sont très généralement constipées, alors même qu'elles n'ont pas de métrorrhagies. S'ingénier ainsi, arranger les choses comme il plaît à l'esprit, comme il semble qu'elles pourraient être, et les donner comme choses vérifiées, c'est l'excès d'une tendance légitime qui pousse actuellement nos esprits vers l'analyse pathogénique. Cette idée bizarre d'une auto-infection a cependant un mérite : elle éloigne le traitement de la métrite au profit de moyens d'un autre ordre.

Enfin, d'autres auteurs, tout en admettant l'influence du neuro-arthritisme sur l'hyperplasie utérine, admettent aussi « telle autre tare dégénérative », et disent qu' « on rencontre ces lésions chez les syphilitiques, les arthritiques, les nerveuses, les alcooliques, les obèses, etc. » (DOLÉRIS). Nous demandons la permission, tout d'abord, de réunir en une seule catégorie les arthritiques, les nerveuses et les obèses. Puis nous voulons bien que l'alcoolisme engendre des scléroses, mais nous ne connaissons pas encore de métrite alcoolique. Reste la syphilis, etc. Or, si nous décrivons la sclérose d'origine arthritique et si nous cherchons à la mettre en pleine lumière, c'est qu'elle est d'une fréquence extrême et que nous la voyons tous les jours ; mais nous n'avons nié, *a priori*, aucune autre cause de dystrophie utérine. Aussi accueillons-nous volontiers les conclusions qui se dégagent du travail de BARTHÉLEMY [1], et que nous donnerons plus loin dans un chapitre spécial. Pourquoi la syphilis, maladie sclérogène par excellence, épargnerait-elle l'utérus ? Comme « les lésions syphilitiques sont rarement douées de caractères spéciaux, et que la banalité habituelle des symptômes fait le plus souvent errer le diagnostic de la cause », il est possible que l'origine syphilitique de la sclérose utérine nous ait échappé plus d'une fois. Nous l'admettons, il faut y penser, il serait bon d'en faire le diagnostic : mais elle est infiniment plus rare que le type habituel qui nous occupe en ce moment. En tout cas, ainsi que nous l'avons dit en parlant de la métrite, la sclérose utérine tertiaire, bien qu'ayant pour cause lointaine une maladie infectieuse, n'est pas directement infectieuse ; elle est la conséquence tardive d'un trouble apporté aux centres nerveux et à la nutrition générale par l'inoculation syphilitique ; elle doit être classée parmi les dystrophies utérines, en dehors des vraies métrites.

Anatomie pathologique. — L'utérus que nous décrivons est toujours augmenté de volume, mais, entre l'utérus encore petit et globuleux des très jeunes femmes et l'utérus géant, il y a tous les intermédiaires ; l'organe atteint assez communément les dimensions du poing. La surface est régulière, tapissée par une séreuse lisse et polie, sans exsudats péritonéaux ni adhérences. Le col est gros, quelquefois énorme, rose ou un peu violacé, mais dépourvu d'érosions et de sécrétion purulente ; l'orifice laisse apparaître un peu de mucus clair. Il va sans dire qu'une infection peut se greffer sur ce terrain, et que le même utérus peut être adhérent au péritoine ou montrer les lésions de la cervicite chronique.

La cavité utérine est agrandie jusqu'à 8, 10, 12 centimètres. La muqueuse est épaisse, lisse, blanchâtre, résistante, semblable à celle des utérus fibromateux. Mais ici interviennent

[1] BARTHÉLEMY. *Syphilis tertiaire des organes génitaux de la femme*, Paris, 1900.

deux formes anatomiques spéciales : les *polypes muqueux* du col et les *fongosités bénignes* de l'utérus. Les polypes muqueux du col, appelés encore utéro-folliculaires, sont assez fréquents ; ce sont de petites tumeurs molles, arrondies ou allongées, rougeâtres, lisses ou grenues à leur surface, pédiculisées sur un point de la cavité cervicale, plus ou moins saillantes à travers l'orifice externe, et jouant le rôle d'un corps étranger qui appelle la congestion et l'hémorrhagie. Les fongosités bénignes sont de même nature que les polypes ; elles occupent la cavité utérine, et n'ont rien à voir avec les granulations inflammatoires que nous avons signalées dans la métrite du corps en pleine activité. Elles peuvent être fort nombreuses et bourrer la cavité ; elles aussi appellent la congestion et réalisent une des formes de la « métrite hémorrhagique », dont la curette triomphe le plus souvent. Nous allons les retrouver en décrivant les lésions histologiques de la muqueuse.

Muqueuse. — Elle est uniformément hypertrophiée et tapissée par un épithélium normal. Les glandes sont serrées, nombreuses, allongées, flexueuses, ramifiées, mais elles ne présentent pas d'altération structurale, et ce caractère, joint à l'intégrité du stroma, à l'absence d'infiltration leucocytaire dans les glandes ou autour d'elles, suffit à écarter l'idée d'une infection. On peut en dire autant des polypes muqueux et des fongosités bénignes, auxquels les auteurs attribuent sans preuve une origine inflammatoire (*métrite polypeuse*). Leur structure est celle de la muqueuse d'où ils proviennent ; ils contiennent les mêmes éléments, des glandes qui peuvent être kystiques, du tissu conjonctif qui peut devenir myxomateux (KESSLER), des vaisseaux qui acquièrent parfois un certain développement ; ils sont glandulaires, fibro-muqueux ou télangiectasiques. On a eu tort de les décrire à part ; polypes et fongosités ne représentent autre chose qu'une lésion hypertrophique de la muqueuse et, comme tels, se rattachent à l'histoire des utérus scléreux.

La vascularité de la muqueuse utérine est variable, tantôt à peine plus accentuée qu'à l'état normal, tantôt caractérisée par la présence de vaisseaux embryonnaires ayant pour paroi une seule couche de cellules endothéliales, tantôt par de nombreux vaisseaux bien organisés et pourvus d'un manchon fibreux.

QUÉNU a décrit à la Société de chirurgie un utérus où les altérations vasculaires atteignaient un haut degré, et son élève SCHMID [1] en a reproduit la description sous le nom de « métrite angiomateuse », de « transformation caverneuse de la muqueuse utérine. » QUÉNU pense qu'il s'agit d'une infection ; mais comme il n'y a aucune modification des glandes ni du tissu interstitiel, il faut admettre une « infection localisée d'emblée aux vaisseaux », ou restée dans les vaisseaux tandis que les autres parties de la muqueuse redevenaient saines « sous l'influence de curettages successifs ». Ces explications forcées montrent bien l'état d'esprit des auteurs qui voient l'infection partout. En réalité, l'utérus de QUÉNU, comme tant d'autres analogues, est un utérus augmenté de volume, à gros col, à cavité agrandie, à parenchyme épais et dur, à muqueuse lisse et unie, c'est-à-dire un utérus atteint d'hyperplasie et de sclérose, avec prédominance de l'élément vasculaire.

Parenchyme. — Sur une coupe de l'organe, on constate que la paroi musculaire a doublé ou triplé d'épaisseur. La section est lisse et homogène ; le tissu est dur, lardacé, exsangue, c'est *l'utérus blanc*, ou bien il est rougeâtre, mou et comme spongieux, sanguinolent. Sur quelques pièces on voit de petits noyaux fibreux, comme des pois ou des noisettes, enchâssés entre les faisceaux de fibres ; c'est comme de la graine de fibro-myomes.

Ces aspects variés du parenchyme correspondent à des variétés de structure. Tantôt c'est le tissu conjonctif, tantôt c'est la fibre musculaire qui domine; tantôt la vascularité est excessive, mais ce qu'il faut noter avant tout, c'est l'intégrité histologique des fibres musculaires. Elles ne sont pas dissociées ou interrompues par les travées fibreuses ; elles sont augmentées de volume, en longueur et en largeur, et peuvent être augmentées de nombre. Les travées fibreuses ne prennent pas la place des éléments nobles, n'amènent pas la diminution et l'atrophie de l'organe, comme le font les scléroses infectieuses.

On a noté la formation d'espaces lymphatiques, de tissu fibreux

[1] SCHMID. *Thèse de Paris,* 1896.

autour des vaisseaux ; mais cette angiosclérose, ces manchons fibreux péri-vasculaires ne ressemblent que de loin aux trainées de tissu conjonctif lâche, muqueux, parsemé d'hémorrhagies interstitielles et d'amas de cellules embryonnaires, qui dispersent et étouffent les faisceaux musculaires dans les utérus infectés.

Les caractères histologiques trouvés par CORNIL [1] sur deux utérus atteints de sclérose et enlevés par l'hystérectomie vaginale, serviront de résumé à notre description : épithélium de la muqueuse intact, glandes serrées et allongées, stroma sans altération ; parenchyme épaissi et dur, élément musculaire normal, un peu hypertrophié ; les faisceaux musculaires ne sont pas traversés par des bandes de tissu fibreux ; la scélrose est péri-vasculaire systématique. Il est difficile de dire si l'élément musculaire est augmenté de quantité, mais, sur la plupart des coupes, le rapport normal entre les tissus conjonctif et musculaire semble conservé.

Qu'on veuille bien se reporter maintenant à l'anatomie pathologique de la métrite vraie. Les auteurs pour qui la sclérose utérine est purement infectieuse, ou en relation constante avec une ancienne infection, n'ont certainement pas examiné les différences profondes que nous venons de signaler. Il ne suffit pas d'invoquer vaguement une sclérose qui serait toujours identique à elle-même, et dont, par suite, l'interprétation serait absolument facultative. Les lésions qui nous occupent ont une forme et une évolution déterminées. Il n'y a pas simple augmentation de volume, gonflement, infiltration ; il y a production nouvelle, hyperplasie portant sur des éléments nobles et sur des organites compliqués. Le tissu conjonctif, ce milieu intérieur (RENAUT), prolifère ici comme toujours ; à la moindre irritation, quelle que soit sa nature, invasion microbienne ou dyscrasie, il donne du tissu embryonnaire, puis des travées fibreuses nouvelles ; c'est son rôle, son habitude, aussi n'est-ce pas lui qui imprime aux lésions leur caractère. Mais le muscle et les glandes ? On voit bien une infection du dehors compromettre leur vitalité,

---

[1] HEPP. *Thèse de Paris*, 1899.

l'infiltration leucocytaire les envahir et les déformer, les travées fibreuses les disjoindre, les étouffer, les détruire, mais on ne conçoit pas cette infection donnant la vie, produisant une glande ou une fibre musculaire. Les auteurs se sont demandé. en présence de certaines préparations, s'il y avait seulement, dans la métrite, augmentation du volume des glandes, ou s'il y avait aussi augmentation de leur nombre; ils les ont vûes tantôt séparées par l'infiltration embryonnaire, espacées et rares, tantôt serrées les unes contre les autres. Leur hésitation vient de ce qu'ils ont toujours confondu les cas de métrite infectieuse avec ceux d'hyperplasie.

Dernier trait d'une grande importance, l'utérus scléreux est toujours accompagné d'ovaires scléreux. L'altération ovarienne est même précoce, elle peut exister tandis que l'utérus en est encore à la phase congestive, et on trouve les ovaires déjà très malades chez les jeunes filles qui perdent en abondance et douloureusement dès leur formation ; on les trouve chez des vierges de vingt ans dégénérés, énormes, polykystiques, ou massifs et presque entièrement fibreux, avec des kystes rares ; on les trouve mobiles, à côté d'une trompe saine, sans la moindre adhérence, sans aucun résidu inflammatoire. Pourquoi veut-on qu'il s'agisse d'une ovarite infectieuse ? Pourquoi BOUILLY [1], après s'être ingénié à prouver que tout ovaire scléro-kystique est un ovaire infecté, après avoir avoué, cependant, que dans certains cas on ne trouve aucune lésion de voisinage, ni arborisations, ni néo-membranes, ni douleurs, ni gêne, ni apparence d'infection utérine, et qu'enfin « la cause ne semble pas locale », pourquoi avance-t-il que ces cas sont exceptionnels et qu'en les examinant « on tombe dans le champ des hypothèses »? Oui, l'ovaire infecté est scléro-kystique, c'est sa manière d'exprimer son irritation ; avec son stroma et ses vésicules, il ne peut réagir autrement. Chaque tissu a ses procédés personnels et répond par un nombre de lésions très restreint à des causes pathogènes multiples. De ce que les ovaires infectés contiennent des kystes, on ne peut déduire que tous les ovaires kystiques soient infectés. Il est plus

---

[1] BOUILLY. *La gynécologie*, juin 1900.

logique de croire à l'absence d'infection quand on n'en voit aucune trace ; et ce n'est pas tomber dans d'obscures hypothèses que de noter la coïncidence habituelle de certaines lésions utérines avec des lésions identiques de l'ovaire, et d'édifier, par ce rapprochement, le type de la sclérose utéro-ovarienne.

Bactériologie. — Nous avons vu à propos de la métrite que, dans bon nombre de cas rangés sous cette rubrique, l'enquête bactériologique reste négative ; qu'on trouve des microbes dans l'état puerpéral, dans les traumatismes septiques, dans la blennorrhagie, mais qu'ils sont absents dans une foule d'exemples dénommés « endométrites chroniques », et notamment dans les formes hypertrophiques. Nous en avons déduit que, dans ces formes et dans ces exemples, l'infection n'était pas probable, et qu'en dehors des trois conditions précitées et reconnues très communes, elle devait être exceptionnelle.

On a bien fait intervenir d'inoffensives bactéries, hôtes habituels du canal génital, des saprophytes qui, sous des influences problématiques, deviendraient virulents et seraient la cause insidieuse, inaperçue de ces soi-disant métrites. Mais ces hypothèses ont été réduites à néant par les travaux de Krœnig, Menge, Hallé ; les espèces aérobies du canal génital sain ne sont pas pathogènes, et les anaérobies ne le deviennent que chez la femme déjà infectée ou présentant une plaie placentaire.

On a donné des arguments d'un autre ordre. « L'absence de microbes dans la cavité utérine, nous a dit Hartmann au cours de la discussion, ne suffit pas pour rejeter l'origine infectieuse de la lésion constatée. » C'est bien entendu ; les microbes disparaissent au bout de quelque temps, la lésion persiste et évolue. Mais la lésion qui persiste après la disparition des microbes est une lésion infectieuse, offrant certains caractères qui attestent son origine. Dans les métrites chroniques, telles que les décrivent Cornil et Sinéty, il est bien possible qu'à un moment donné on ne trouve plus l'agent virulent, mais on trouve l'épithélium altéré, les glandes déformées, les fibres musculaires interrompues, détruites, enfin ces infiltrations leucocytaires « qu'on s'accorde à considérer comme le signe anatomique rêvé.

lateur d'une inflammation due à l'action des micro-organismes » (MENGE) ; plus tard, on trouve des glandes atrophiées
dans un stroma sclérosé, un épithélium devenu pavimenteux ou
disparu par places, en un mot, l'atrophie comme dernier terme
de la prolifération interstitielle et du travail des bacilles (TREUB,
Paul PETIT). Si aucun de ces caractères n'existe, si les éléments
simplement hypertrophiés ont conservé leurs rapports normaux,
pourquoi parler d'infection et de microbes disparus?

Symptômes, évolution, formes cliniques. — On nous a
demandé, après avoir examiné les observations contenues dans
la thèse de HEPP, comment « cette sclérose utérine, entité morbide, peut donner soit un utérus normal ou petit, soit un utérus
gros, parfois même géant » (HARTMANN). Il est cependant naturel que l'utérus soit petit avant d'être gros, petit chez les jeunes filles au début de l'évolution, et plus ou moins volumineux
chez les femmes de trente-cinq ans.

On peut admettre, en effet, que la sclérose utérine évolue en
deux phases, sans qu'il soit possible d'établir entre elles une
ligne de démarcation. L'étude des symptômes ne peut nous
dire où s'arrête la *congestion simple*, où commence la période de
sclérose confirmée; mais il y a des nuances cliniques, en rapport
avec l'âge des femmes et la durée de leur mal.

Au début, c'est la « métrite virginale ». Presque toujours, ce
mot désigne un état congestif et nerveux des organes pelviens
qui précède la sclérose utérine ou marque le début de son évolution. Avec des règles violentes, ou presque nulles et remplacées par une hypersécrétion glandulaire abondante, coïncident
des douleurs quelquefois atroces ; névralgie pure, nous ne disons
pas *sine materia* comme l'entendaient les anciens. Lorsque nous
avons porté cette question des névralgies pelviennes à la Société
de Chirurgie[1], nous savions qu'il s'agissait d'arthritiques nerveuses, qu'elles avaient de la congestion et que leurs douleurs
étaient des névralgies, mais nous n'avions pas une vue nette et
précise de la sclérose utérine ou, pour mieux dire, utéro-ova-

---

[1] L. Gustave RICHELOT. *Bull. de la Soc. de chir.*, 9 novembre 1892.

rienne. Combien de laparotomies n'a-t-on pas faites pour des ovaires scléro-kystiques, seuls jugés responsables de la douleur, et combien de fois la douleur, après l'ablation des ovaires, n'a-t-elle pas continué ! Nous savons maintenant que les ovaires ainsi altérés ne sont que les compagnons fidèles de l'utérus congestionné, catarrheux et sensible des jeunes filles accusées de métrite.

Lorsqu'on interroge ces malades, on apprend qu'elles ont eu leurs premiers troubles au moment de l'apparition des règles, que leur menstruation s'est établie difficilement et qu'elle est toujours restée irrégulière, insuffisante ou profuse. Dans l'intervalle des époques elles ne sont, pour ainsi dire, jamais bien portantes ; elles se plaignent de pesanteurs, de fatigues, de douleurs sourdes ou lancinantes, irradiant au périnée, aux cuisses, à la région lombaire. Par l'exploration bi-manuelle, il n'est pas toujours facile d'apprécier le volume de l'utérus, mais on peut, avec de l'attention, constater qu'il est globuleux et dur ; à certains moments le toucher est extrêmement pénible, et tout l'appareil génital est d'une exquise sensibilité. Le col est tantôt rose et normal, tantôt violacé, turgescent ; ni érosions, ni ulcérations ; à l'orifice, une goutte de mucus clair. Parfois la congestion s'étend au vagin et à la vulve, dont les petites lèvres sont rouges, tuméfiées, luisantes. Mais le fait le plus intéressant, c'est l'époque d'apparition des poussées congestives : le plus souvent, c'est aux époques menstruelles ; mais elles viennent aussi dans l'intervalle, tantôt soudainement et par caprice, tantôt avec une véritable périodicité, au milieu de l'espace intermenstruel. Ce sont des règles de quinzaine, pour ainsi dire, sous la forme d'un écoulement sanguin pareil au flux normal, ou de quantité moindre et avec des douleurs égales ; ou bien l'hémorrhagie fait entièrement défaut, l'hypersécrétion glandulaire la remplace, et on observe une crise de névralgie accompagnée d'une abondante poussée leucorrhéique. Cette congestion périodique, cet acte morbide coordonné, ces fausses règles où apparaît si bien l'influence du système nerveux répartissant les troubles vasculaires et commandant le flux catarrhal, sont absolument caractéristiques de la dystrophie utérine et nous transportent à cent lieues de l'infection.

La « métrite hémorrhagique » apparaît dès la première période ; chez les très jeunes femmes, l'utérus qui sera un jour scléreux s'essaie déjà aux hémorrhagies profuses. Armand SIREDEY[1] a fort bien étudié ces troubles ménorrhagiques et montré qu'ils surviennent en l'absence de toute lésion infectieuse, que les mères ou les sœurs de ces malades offrent souvent des accidents pareils, qu'on trouve constamment dans leur famille les manifestations du neuro-arthritisme, qu'elles deviennent anémiques à la suite de leurs pertes, mais qu'il est absurde et dangereux d'attribuer leurs pertes à l'anémie, ce qui amène parents et médecins à les gorger de fer, de quinquina, de toniques variés qui exagèrent le mal ; que les médicaments ne valent rien, et qu'il faut orienter autrement la thérapeutique. Nous citons volontiers ces idées qui sont les nôtres, parce que ces deux mots, métrite et anémie, résument pour nous une série d'erreurs et d'interprétations banales que le public affectionne, dont les malades sont victimes et les médecins trop souvent complices.

BOUILLY[2] a décrit des faits de même ordre sous le nom de « métrorrhagies d'origine ovarienne ». Il ne voit et ne veut voir que l'ovaire dans ces pertes qui ont surtout « le caractère de ménorrhagies ». Il ne peut se défendre de l'idée que ces « ovarites chroniques » sont d'origine infectieuse, mais il est visiblement gêné par ce fait que souvent «la trompe reste saine indéfiniment à côté de l'ovaire kystique ». Hanté par la lésion ovarienne, il ne s'inquiète pas du tempérament de ses malades ; et cependant, il nous décrit fort bien le type clinique de l'arthritique nerveuse, dont les pertes sanguines exagérées commencent avec les premières menstruations, et s'accompagnent de douleurs qu'il indique sommairement sans s'y intéresser, parce qu'il suit une autre piste. Et l'utérus ? Il faut bien noter la « métrite parenchymateuse totale » et le « gigantisme utérin » ; il faut bien reconnaître que la cavité utérine mesure de 7 à 10 centimètres, que les parois vont jusqu'à 2 cent. 1/2 d'épaisseur, que « l'hypertrophie de l'utérus fait essentiellement partie de l'histoire des

[1] A. SIREDEY. *La gynécologie*, 1900, n° 1.
[2] BOUILLY. *La gynécologie*, février 1899.

ovarites scléro-kystiques » ; il faut bien se demander enfin — car telle est la force des choses — « si les lésions utérines sont primitives ou secondaires, si elles relèvent toujours d'une infection ou dépendent de troubles de nutrition liés à l'état nerveux ». En somme, la doctrine de BOUILLY est flottante et incertaine, mais les vrais éléments de la question ne pouvaient échapper à sa sagacité ; il lui manque de les avoir reliés entre eux, pour avoir une vue nette et compréhensive de la sclérose dystrophique de l'appareil génital.

Les malades observées par BOUILLY sont d'âges variables ; en effet, la pseudo-métrite hémorrhagique n'est pas l'apanage exclusif des jeunes femmes, elle appartient aussi à la période de sclérose confirmée. Nous devons ranger sous cette dénomination les gros utérus à muqueuse lisse, à grande cavité, à parois épaisses, qui saignent abondamment et qu'on s'obstine à gratter sans le moindre succès ; et les gros utérus remplis de fongosités qui ne sont pas des bourgeons charnus, mais des polypes muqueux, des fongosités néoplastiques bénignes, chez lesquels au contraire la curette fait merveille. Ces deux formes sont le dernier terme de l'évolution qui commence à la pseudo-métrite virginale, et se rencontrent chez des femmes de trente-cinq à quarante-cinq ans ; le dernier terme, sauf les cas d'hyperplasie excessive, aboutissant aux diverses variétés de l'utérus fibromateux.

Quand les pertes sanguines, peu marquées, cèdent le pas à la douleur et au nervosisme, on invoque la « métrite douloureuse chronique ». La pesanteur pelvienne est devenue constante, avec des paroxysmes qui rendent la marche et la position assise très pénibles. Seul, le décubitus dorsal amène du soulagement. Flux catarrhal continu, intermittent, périodique ; constipation habituelle, cystalgie et rectalgie. A l'examen, l'utérus est volumineux, le col gros et dur ; mobilité, souplesse des culs-de-sac. A cette forme de sclérose avec névralgie pelvienne se rattache la *pseudo-métrite exfoliatrice*, caractérisée par l'expulsion, au moment des règles, de la muqueuse utérine en tout ou en partie, sous la forme d'une membrane histologiquement reconnaissable, et avec des douleurs intenses. Nous décrirons plus loin cette « dysménorrhée membraneuse » (p. 467).

A force de souffrir, le système nerveux s'exaspère, les troubles gastro-intestinaux, l'état neurasthénique se prononcent. Qu'elle soit compromise par des pertes graves et une anémie profonde, ou seulement épuisée par l'intensité et la continuité de ses douleurs, la femme arrive à une situation telle que la thérapeutique la plus radicale devient légitime.

Entre temps, on lui a découvert de la rétroversion, du prolapsus, de l'hypertrophie sus-vaginale du col, des relâchements et des ptoses diverses. On l'a traitée et maltraitée; et toujours on a poursuivi, à travers sa vie pathologique accidentée, une métrite insaisissable.

Plus d'une est demeurée stérile; mais d'autres, qui sont devenues mères, font remonter à l'accouchement le début ou, tout au moins, un notable accroissement de leurs misères. Nous avons dit que la subinvolution, le défaut de retrait de l'utérus après l'accouchement, est d'ordinaire le résultat d'une infection; c'est vrai, mais ce n'est pas toute la vérité. Il y a certainement des cas où, sans aucune infection puerpérale, sans aucun signe ultérieur de métrite, l'utérus reste volumineux, en régression incomplète, en subinvolution aseptique, comme après certaines grossesses les ligaments restent lâches. Dans ces cas, où la parturition marque le début d'une rétrodéviation ou la recrudescence des congestions douloureuses, il semble que le surmenage de l'organe gestateur explique assez l'éclosion définitive de ses tendances morbides.

Jusqu'ici, nous avons supposé des troubles utérins qui s'annoncent de bonne heure et continuent, avec ou sans rémission, jusqu'à un âge avancé; c'est ainsi que nous avons tracé l'évolution complète de la congestion et de la sclérose utérine chez les arthritiques nerveuses. Mais ces troubles ne sont pas toujours aussi précoces; souvent la femme, après deux ou trois grossesses normales et sans suites mauvaises, n'a gardé le souvenir que d'irrégularités légères dans ses règles, de quelques malaises sans grande importance; elle était peut-être une prédisposée, elle n'était pas une malade. Et puis, vers l'âge de quarante ans, sans cause connue, cette femme arthritique, dyspeptique, plus ou moins obèse, se plaint de pesanteurs et de coliques utérines.

elle a des pertes glaireuses et des ménorrhagies. C'est alors que
les tampons, les cautérisations et les curettages vont leur train,
malgré l'intégrité de la muqueuse utérine et du museau de
tanche. A ces maux la ménopause peut mettre fin, ou bien au
contraire la situation s'éternise : à l'époque où les règles devraient cesser définitivement, les pertes de sang et la leucorrhée prennent une intensité nouvelle et les malades sont
menées, en fin de compte, à l'intervention chirurgicale, ou simplement étiquetées « métrite de la ménopause », « métrite
crépusculaire » (AUVARD).

La sclérose utérine, sauf les cas d'hémorrhagies graves et opi-
niâtres, ne menace pas directement la vie ; mais elle contribue à
rendre l'existence intolérable, chez ces arthritiques nerveuses qui
s'autorisent de tout pour souffrir. Elle a souvent une marche
capricieuse, avec de longues périodes de guérison apparente,
c'est-à-dire que, le substratum anatomique étant stationnaire ou
faisant de lents progrès, la congestion qui vient se greffer sur
lui peut subir des temps d'arrêt prolongés. Elle peut même se
laisser maîtriser par un traitement bien conduit, par le régime et
l'hygiène, par des interventions limitées ; avec de bons diagnostics et une méthode sage, on calme les douleurs, on conserve
les forces et on rétablit la santé.

Diagnostic. — Nous avons dit que l'infection n'épargne personne, qu'elle prospère sur tous les terrains, qu'elle vient à
chaque instant brouiller les symptômes et troubler notre jugement ; voilà pourquoi la sclérose utérine n'est pas toujours aisée
à reconnaître. A chacune des phases qu'elle traverse, il y a des
causes de conflit entre elle et les infections, des causes d'obscurité dans nos examens cliniques. Chez les jeunes filles, on
peut toujours concevoir une infection qui franchisse l'hymen
et atteigne l'utérus ; nous en avons tous vu des exemples, nous
avons même vu çà et là des jeunes filles dont le petit bassin
suppure. Un peu plus tard, en pleine période d'activité génitale, interviennent les accouchements, la blennorrhagie, d'autres
causes d'inoculation. Nul doute qu'un utérus contenant des débris placentaires, et dont la muqueuse infectée offre des végé-

tations formées de tissu embryonnaire, puisse donner des pertes sanguines ; nul doute qu'il s'agisse alors d'une métrite hémorrhagique, bien nommée et très différente des pseudo-métrites congestives et scléreuses. Plus tard encore, chez les femmes âgées, on rencontre des suppurations utérines, des pyométries provoquées par des causes diverses, atrésies, rétentions, polypes.

Il y a donc, en somme, de vraies métrites virginales, de vraies métrites hémorrhagiques, de vraies métrites voisines de la ménopause. Et, comme une arthritique nerveuse peut s'infecter aussi bien qu'une autre, il est souvent difficile, sur un utérus congestionné et douloureux, de faire la part du trouble trophique et celle de la métrite vraie. Or, s'il est déplorable de perpétuer et d'exaspérer les souffrances des malades qui n'ont pas de métrite en s'acharnant à cautériser, à dilater, à gratter leur utérus, s'il est utile, au milieu de l'évolution d'une métrite incontestable, d'isoler par la pensée le type de l'arthritique nerveuse pour expliquer des symptômes qui ne relèvent pas de l'infection et appellent d'autres moyens thérapeutiques, ce n'est pas une raison pour négliger le traitement local de la métrite quand il est opportun.

Mais il ne faut pas trop s'émouvoir de l'incertitude qui pèse encore sur ce diagnostic, car il suffit de connaître la question et d'y penser pour savoir se conduire avec prudence, traiter la métrite quand on la voit, ménager les utérus sensibles et ne pas s'acharner contre les lésions éteintes.

Le premier point du diagnostic, trop souvent négligé, c'est de regarder la femme, de s'enquérir de son tempérament morbide. Le second point, c'est de recueillir, autant que possible, des renseignements vrais sur son passé utérin, sur l'absence des accidents puerpéraux ou blennorrhagiques ; ici, on ne peut avoir souvent que des présomptions. Le troisième point, c'est de regarder l'utérus : pour le col, les lésions de la métrite, érosions, éversion, muco-pus, sont visibles et diffèrent assez des lésions scléreuses, gros col dur, muqueuse saine et mucus clair ; pour le corps, il faut tenir compte de l'évolution, chercher les dates, remonter à l'origine et, dans les cas douteux, explorer la cavité. Quels que soient le tempérament de la femme, le volume de l'utérus, les signes antérieurs de congestion primitive, les signes actuels de sclérose, toute lésion infectieuse, toute métrite reconnue appelle le traitement de la métrite; seulement, l'indication thérapeutique peut et doit varier avec le terrain, avec l'état général. Si au contraire l'infection est absente, le traitement de la métrite n'est pas seulement illusoire, il peut être funeste. Telle est l'importance du diagnostic entre *la sclérose utérine et la métrite vraie*.

Nous pourrions dire qu'il n'y a pas à faire de diagnostic entre *la sclérose utérine et le fibro-myome*. Un utérus scléreux de volume ordinaire peut contenir dans sa paroi de petits noyaux fibreux; ceux-ci n'ajoutent rien à l'affection, c'est toujours le même utérus donnant les mêmes symptômes. Un utérus géant peut être hypertrophié en masse, fibromateux sans fibromes, ou contenir des tumeurs; c'est toujours la sclérose et l'hyperplasie, et les indications thérapeutiques sont toujours fondées sur l'évolution, les douleurs, les hémorrhagies, les compressions.

Restent le *cancer du corps*, et plus rarement le *sarcome*. Rien à dire sur la période où le diagnostic est facile; il est trop tard. Ce qui est intéressant, c'est de déceler le cancer du corps près de son début. A ce moment, on n'a rien sous les yeux qu'un utérus scléreux, car la sclérose utérine est le terrain sur lequel se développe le cancer. Pour trouver celui-ci, il faut donc y penser et le chercher, par l'exploration de la cavité, le curettage, l'examen histologique; il ne faut jamais négliger cet examen approfondi, quand des douleurs ou simplement des pertes appellent l'attention sur l'utérus d'une femme au voisinage de la quarantaine, ou plus tard.

Traitement. — Les chirurgiens qui n'admettent pas volontiers les scléroses étrangères à l'infection, pensent qu'il est « hasardeux d'établir sur leur existence des règles de thérapeutiques » (DELBET). Nous voyons cependant d'utiles conclusions pratiques à tirer de ce fait, que des jeunes filles nerveuses, ayant de la congestion utérine, des douleurs pelviennes et de la leucorrhée, ne doivent subir ni le traitement local d'une métrite qui n'existe pas, ni le traitement général qui convient aux lymphatiques; dans cet autre fait, que des femmes d'un âge plus avancé, ayant un gros col non ulcéré, un mucus clair, une cavité lisse et un parenchyme scléreux, n'ont pas eu d'infection ou tout au moins n'en ont plus trace, et ne demandent ni badigeons antiseptiques, ni injections cautérisantes, ni grattage destructeur.

Certains types de malades, toujours les mêmes, en fournissent des exemples. Une jeune fille nous est présentée par sa mère, « elle est très anémique ; le docteur X. lui donne du fer, de la viande saignante, du vin de Bordeaux ; elle a une métrite, il la cautérise toutes les semaines avec le nitrate d'argent ; elle a des pertes blanches, des douleurs de plus en plus vives dans le bas-ventre, elle se sent faible, elle ne fait plus dix pas sans une extrême fatigue ». C'est toujours la même histoire : la jeune fille est nerveuse, de souche arthritique, elle a quelques points névralgiques et des pesanteurs pelviennes. Leucorrhée voulant dire métrite et anémie, on irrite son col avec le nitrate d'argent, on démolit son estomac avec le fer, on la tourmente, on la rend malade, on la plonge dans les idées noires. Nôtre rôle consiste à lui prouver qu'elle a le sang riche, qu'elle a des névralgies « rhumatismales », que c'est le moment d'arrêter les cautérisations, que les médicaments ne lui conviennent pas, qu'elle a besoin d'un régime doux, d'un peu d'eau de Vichy, de bains alcalins, etc. Entendant ainsi parler, la malade ouvre de grands yeux, reconnaît les sensations qu'elle éprouve, l'action des remèdes dont on la fatigue. « — Alors, je pourrais me marier... ? Je suis faite comme tout le monde ? » Et les deux femmes s'en vont étonnées, rassérénées. Nous avons vu ce tableau cent fois ; nous le reverrons encore.

Ailleurs, c'est une femme de vingt-cinq ans, de belle santé, de robuste apparence, mais fille d'arthritiques. Depuis nombre d'années, elle a des pertes de sang irrégulières, abondantes, douloureuses ; recrudescence depuis quelques mois, neurasthénie progressive, abandon forcé des exercices physiques, désespoir de perdre toujours et de n'avoir pas d'enfants. Elle a subi naguère un curettage à la suite duquel les pertes et les douleurs ont augmenté. Elle a un col petit, un utérus un peu gros, sensible au toucher; aucun signe d'infection utérine ou annexielle, souplesse et mobilité parfaites. Ne voyant aucun motif d'intervention locale sur cet utérus congestionné et tendant à la sclérose, nous conseillons le massage utérin. Au bout d'un ou deux mois, transformation complète : l'utérus est décongestionné, réduit de volume, il n'y a plus ni pertes ni douleurs, la malade a retrouvé ses forces et repris son activité.

Cette jeune femme n'a-t-elle pas quelque raison d'en vouloir au curettage, qui lui a si mal réussi? On a vu chez elle une « métrite hémorrhagique ». Mais son tempérament éclate aux yeux, elle a toujours eu les mêmes troubles utérins, elle n'a pas accouché, son col ne porte aucun vestige d'inoculation : où est la métrite? Pourquoi veut-on bien qu'une arthritique ait des névralgies dans la tête, entre les côtes ou sur le nerf sciatique, sans lui demander de les justifier davantage, tandis qu'on lui refuse le droit de souffrir de sa cavité pelvienne, sans une lésion inflammatoire qu'on puisse toucher du doigt? On s'ingénie à trouver les causes des nombreux insuccès du curettage : mauvaise technique, négligence du traitement consécutif, indocilité des malades. Il y en a une qui prime toutes les autres, c'est l'absence d'indication. Pourquoi la médication intra-utérine, quand il n'y a rien dans la cavité? Pourquoi la médication antiseptique, quand il n'y a pas d'infection?

Nous ne comptons plus les femmes qui viennent nous dire qu'elles ont subi un curettage, et que depuis ce moment leurs douleurs et leurs pertes sont devenues plus intenses. Tout au moins, le curettage n'a rien fait. Aussi l'expérience nous permet-elle d'affirmer que la connaissance des dystrophies utérines qui simulent plus ou moins la métrite, mais n'ont pas l'infection pour cause, nous met en garde contre les traitements empiriques et nous inspire une conduite plus utile aux malades.

Que faut-il donc faire pour venir à bout des pseudo-métrites? Les indications diffèrent, suivant qu'il s'agit de l'utérus congestif des vierges et des jeunes femmes, ou d'un organe déjà dur et hypertrophié.

Congestion utérine. — « Chez la jeune fille, dit Armand Sire-

DEY, le *repos au lit*, rigoureusement observé, constitue la base du traitement, dans tous les cas où il s'agit d'accidents aigus, tels que douleurs vives, hémorrhagies, etc. La congestion ménorrhagique guérit, dans l'immense majorité des cas, par le seul repos au lit, à condition de l'imposer régulièrement à chaque époque menstruelle, aussi longtemps que la perte de sang paraîtra excessive. Les jeunes filles devront garder le lit dès le premier jour de l'époque, et elles se lèveront seulement vingt-quatre heures après la disparition de tout écoulement sanguin. Dans l'intervalle des règles, il sera bon, tout en leur laissant une vie active, de leur interdire les exercices violents, et en particulier l'équitation, la bicyclette, l'abus de la danse. » Voilà qui contraste heureusement avec les mauvais conseils qu'on leur donne presque toujours; voilà qui les traite en congestives, et non plus en anémiques.

Les médicaments utérins, tels que l'*hydrastis canadensis*, le *viburnum prunifolium*, le *piscidia erythrina*, rendent en pareil cas des services; mais peut-être ne valent-ils pas le *sulfate de quinine*, donné à la dose de 1 gramme ou 1gr,50. Cet excellent vaso-contricteur a été recommandé par LANCEREAUX[1] contre les « hémorrhagies névropathiques », et antérieurement par N. GUENEAU DE MUSSY, HUCHARD, LIÉGOIS[2]. Il vaut infiniment mieux que l'ergot et l'ergotine, qu'on emploie d'une façon si banale, et qui, en dehors des accouchements, n'ont en général aucune efficacité.

S'agit-il d'une jeune femme, le besoin de repos est aussi formel, l'usage des médicaments utérins est aussi bien indiqué, mais on peut recourir en même temps à une médication locale plus active. Nous conseillons tout d'abord les *injections vaginales* d'eau bouillie, très abondantes et très chaudes, prises au lit, deux fois par jour, avec une canule spéciale qui permette de porter la température à 50° centigrades; de cinq à dix litres, injectés lentement sous une faible pression, font cesser la congestion, l'hémorrhagie, la douleur, ou tout au moins diminuent

---

[1] LANCEREAUX. *Acad. de méd.*, 1900.

[2] HUCHARD. *Journal des Praticiens*, 8 décembre 1900.

les symptômes dans les cas les plus rebelles. Les *lavements* laudanisés ou à l'antipyrine, les *suppositoires* belladonés ou morphinés sont aussi très utiles. Mais surtout il faut lutter contre la constipation, qui est de règle chez ces malades, et qui entretient la congestion pelvienne.

A côté des douches vaginales chaudes, il faut placer d'autres moyens locaux : les *tampons glycérinés*, l'*électricité*, le *massage*. L'application journalière, sur le col, de tampons d'ouate imbibée de glycérine simple, chloralée ou ichthyolée, détermine un flux séreux et dégorge les tissus ; elle est bonne dans les cas légers. Les courants électriques, employés avec discernement, peuvent avoir quelque utilité contre la douleur ou l'hémorrhagie, et doivent être jugés ici comme ils le seront plus loin, à l'occasion des fibromes. Quant au massage utérin, il mérite toute notre attention ; illusoire ou nuisible contre une métrite en activité, il est excellent pour les utérus congestionnés. Ce n'est pas un traitement banal, que tout le monde peut instituer ou subir ; c'est là son défaut. Mais quand il est exécuté avec tact et habileté, il devient, dans nombre de cas, un remède héroïque et bienfaisant.

Enfin, la médication intra-utérine. Contre certaines métrorrhagies rebelles, RICHET recommandait de cautériser la cavité au *nitrate d'argent ;* d'autres ont employé le crayon de *sulfate de cuivre*, etc. Ces moyens peuvent réussir, mais ils sont infidèles, ici comme dans la métrite ; au moins ne sont-ils pas dangereux comme le crayon de DUMONTPALLIER. En fait de cautérisation, les *injections de chlorure de zinc* nous paraissent tenir le premier rang. Nous en avons parlé à propos de la métrite infectieuse, et montré qu'elles y peuvent être excellentes, à la condition qu'on ne leur donne d'autre mission que de guérir la muqueuse du corps ; dans la congestion et la sclérose utérines, elles réussissent contre les formes hémorrhagiques, mais n'ont pas de valeur contre les formes simplement douloureuses, où elles n'ont rien à cautériser, où elles peuvent seulement exaspérer la douleur. Voilà pourquoi on les trouve surtout efficaces contre les « métrites hémorrhagiques », dénomination qui englobe à la fois certaines métrites infectieuses du corps et certaines formes de sclérose. Mais qu'on ne s'y trompe pas, c'est surtout dans les métrites vraies qu'elles réussissent franchement ; contre les hémorrhagies rebelles de la sclérose, elles peuvent donner des guérisons temporaires sur lesquelles on se fait illusion, quand on ne suit pas les malades assez longtemps.

Le traitement général a une grande importance. L'*hydrothérapie* : lotions froides, drap mouillé, douches froides pour les femmes apathiques et déprimées ; douches chaudes prolongées, douches écossaises pour les sensibles et les excitées. Les *cures thermales* : le choix de la station, comme le fait remarquer Armand SIREDEY, doit varier avec l'état des malades et les symptômes prédominants. Les eaux chaudes conviennent aux formes douloureuses ; à l'éréthisme nerveux, les stations de Néris, de Plombières, de Luxeuil ; aux complications veineuses, Bagnoles de l'Orne ; quand les troubles généraux de la nutrition l'emportent sur les déterminations locales, les eaux de Royat, de Châtel-Guyon, de Vichy, de Vittel. Le séjour aux bords de la mer réveille les poussées congestives. Aux malades qui ne peuvent se déplacer, il faut conseiller les bains alcalins, les frictions sèches, aromatiques, le massage général.

L'hygiène alimentaire a une influence puissante sur ces malades. Il faut éviter avec soin l'usage du vin, des boissons alcooliques, de la viande en excès ; proscrire tous les médicaments toniques et, en particulier, les préparations ferrugineuses qui ruinent l'estomac, favorisent la constipation et surexcitent les nerfs. C'est cependant cette médication que demandent les malades et que les médecins prescrivent d'emblée ou tout au moins pour combattre l'anémie causée par les pertes sanguines ; c'est elle qui entretient et exaspère un état morbide dont pourrait triompher une hygiène mieux comprise.

Sclérose utérine. — Il y a quelque chose d'artificiel dans cette division de la maladie et de son traitement en deux périodes. Nous retrouvons, en effet, parmi les moyens utiles contre la sclérose invétérée et les poussées congestives qui l'accompagnent, ceux dont nous avons fait état contre la congestion simple ou la sclérose au début de son évolution : régime et hygiène, médicaments utérins, médication locale décongestionnante, thérapeutique intra-utérine. A ces procédés divers, il convient d'ajouter une manœuvre simple, qu'on emploie comme préparation au curettage si souvent inopportun, et qui peut, à elle seule, faire céder la congestion : nous voulons parler de la *dilatation* par les laminaires (toujours supérieure à la divulsion brusque). Il suffit quelquefois d'ouvrir le col et de ramollir son tissu pour amener une détente salutaire et arrêter des hémorrhagies sérieuses.

Le *curettage* lui-même, dont nous repoussons l'emploi banal et systématique, a une indication précise : il réussit très bien dans la pseudo-métrite fongueuse, quand la cavité utérine est plus ou moins bourrée de ces végétations polypeuses bénignes que nous avons décrites et qui ne se voient que chez des femmes d'un certain âge. L'abrasion de ces productions muqueuses coupe court à l'hémorrhagie et donne des guérisons qui peuvent se maintenir. Mentionnons au passage le traitement fort expéditif des polypes muqueux du col, qu'on arrache par une simple traction ou en tordant leur pédicule.

Mais, en somme, les gros utérus scléreux, chez les femmes de trente-cinq à cinquante ans, sont souvent rebelles aux traitements les mieux dirigés, et tous les procédés que nous avons énumérés jusqu'ici ne sont pour eux que des palliatifs. C'est alors que la chirurgie entre en scène ; nous avons dit plus haut que la situation peut être assez grave pour légitimer des interventions radicales.

Il est, d'ailleurs, naturel de marcher avec prudence. A-t-on bien fait, par exemple, de traiter des utérus scléreux par l'*opération de Schroeder* ou celle de *Simon-Markwald* ? On a pratiqué généralement ces opérations pour guérir une soi-disant métrite cervicale — simple erreur d'interprétation — mais on y était autorisé par cette juste observation de Braun, que la résection du col amène la régression du corps. Et de fait, l'amincissement d'un gros col scléreux exerce une heureuse influence sur la congestion utérine, sinon sur une sclérose invétérée ; à ce titre, le Schroeder et le Simon-Markwald ne doivent pas être absolument discrédités. Mais ils sont d'ordinaire insuffisants, et sont très loin de donner les mêmes résultats que l'*amputation sus-vaginale* du col très complète et très élevée, la suppression totale du segment inférieur. L'opération ainsi comprise amène réellement, dans bon nombre de cas, une véritable atrophie du corps, qui reste à l'état de moignon inoffensif et ne fait plus parler de lui.

Si la résection partielle ne suffit pas, si les douleurs et les congestions continuent, ou si le cas est assez grave, assez ancien pour qu'on ne puisse avoir confiance dans une intervention aussi discrète, il faut faire plus encore. La *castration ovarienne* double? Elle a certainement donné des succès, mais ses revers ne se comptent plus. Très habituellement — non toujours — elle arrête les hémorrhagies; c'est déjà beaucoup. Mais très souvent aussi, en respectant un utérus congestionné et scléreux, qui est loin de s'atrophier toujours, comme on l'a prétendu, sous l'influence de la ménopause artificielle, elle laisse persister des douleurs pelviennes rebelles. La femme est conduite ainsi jusqu'à l'hystérectomie vaginale secondaire; et les succès définitifs que celle-ci nous a donnés sont une preuve, entre autres, que les ovaires scléreux ne sont pas la seule cause des névralgies pelviennes, mais que l'utérus y joue un grand rôle.

Voilà pourquoi, dans les cas qui en valent la peine, l'*hystérectomie vaginale* est le remède souverain, auquel il vaut mieux recourir d'emblée que d'exposer les femmes aux ennuis des améliorations passagères et des interventions successives.

DÉVIATIONS DE L'UTÉRUS

RÉTRODÉVIATION.

Définition. — On désigne ainsi le renversement de l'utérus en arrière, dû au relâchement, à l'insuffisance de ses moyens de fixité.

Étiologie et pathogénie. — Existe-il des cas authentiques de rétroversion *congénitale?* MARTIN (de Berlin) répond affirmativement, mais il n'en fournit aucune preuve. Pour quelques auteurs, au nombre desquels il faut citer SCHULTZE, c'est rétroversion *infantile* et non congénitale qu'il faudrait dire. La solution de ce problème n'ayant aucun intérêt pratique, nous nous abstiendrons de le discuter.

Les rétrodéviations dont s'occupe le chirurgien sont *acquises* ; on les observe à tout âge, pendant la période d'activité génitale, chez les filles très jeunes et les femmes très âgées.

La plupart des auteurs enseignent que la rétrodéviation est un accident, un aboutissant de la grossesse et de la puerpéralité. Sans nier tout à fait la prédisposition, ils accordent le premier rôle à l'infection et aux changements survenus dans la statique utérine au cours de l'état gravide (Pozzi, E. Martin, Fritsch). Aux yeux de Pozzi, l'attitude vicieuse est toujours « fonction » d'une lésion de l'utérus lui-même ou des organes voisins ; l'utérus est congestionné, alourdi par la métrite au point de se pencher en arrière ; l'infection des annexes et des ligaments, la déchirure et le relâchement du périnée sont les causes physiologiques ou mécaniques des changements qui surviennent dans les rapports des organes pelviens. Par suite, la « prétendue maladie » qui s'appelle rétroversion n'existe pas, il faut « la rayer du cadre nosologique » et donner toute son attention aux lésions concomitantes [1].

Cette manière de voir ne peut nous satisfaire ; on accorde, selon nous, beaucoup trop d'importance aux distensions mécaniques et à l'infection. Pour bien comprendre cet état morbide et saisir les indications qui en découlent, il faut absolument distinguer deux ordres de faits : le premier comprend les cas très nombreux où l'utérus est infecté et flanqué de lésions plus ou moins graves des annexes, salpingo-ovarites purulentes ou parenchymateuses, adhérences péritonéales. Il est possible alors que le renversement de l'utérus en arrière soit primitif, mais on n'en sait rien ; il est possible aussi qu'il soit secondaire, l'organe étant refoulé, déformé par les lésions voisines. En tout cas, ces lésions ovariennes et tubaires sont de beaucoup les plus importantes, elles dominent la symptomatologie et la thérapeutique, elles sont tout et la déviation n'est rien. Oui, dans ces cas-là, il ne faut s'occuper que des annexes et oublier l'attitude vicieuse.

[1] Pozzi. *Revue de gyn. et de chir. abdom.*, mai-juin 1897.

Mais il y a des rétrodéviations qui ont un sens tout différent, qui sont par elles-mêmes une maladie, une entité morbide. Certes, elles ne sont pas *sine materiá*, mais elles sont indépendantes de l'infection ; on y voit l'utérus congestionné et scléreux, — éventuellement, mais non toujours, atteint de métrite, — tomber en arrière par suite du relâchement de ses liens fibreux, sans qu'il y soit contraint par la moindre adhérence pelvienne ou la moindre lésion des annexes. Ces rétrodéviations proprement dites, simples, mobiles, peuvent exister sans que la femme soit devenue mère. Certaines femmes jeunes, jamais infectées, jamais accouchées, certaines vierges même, ont l'utérus renversé ; d'autres, qui ont eu douze enfants et des accidents puerpéraux, l'ont parfaitement droit. Il y a donc ici une prédisposition, un état diathésique, et les distensions produites par la grossesse ne sont que des causes adjuvantes. La condition immédiate et suffisante de la déviation de l'utérus, laxité des ligaments (rétroversion) et flaccidité de son tissu (rétroflexion), est le résultat d'un trouble nutritif qui domine tout et sans lequel les lésions mécaniques ne sont rien. Or, ce trouble de nutrition est le propre de l'arthritisme.

Il est assez d'usage, parmi les chirurgiens, d'ignorer l'arthritisme ou au moins d'en parler comme d'une chose très vague dont s'occupent seulement quelques médecins rêveurs. Certains de nos collègues reconnaissent que les femmes à déviation et à prolapsus ont un état particulier d'affaiblissement, de dégénérescence des tissus fibreux et musculaires ; ils en ont fait même une maladie spéciale ; ils ont la vision des phénomènes que produit l'arthritisme, et ils oublient ou refusent de prononcer le mot, parce qu'ils « ne savent pas ce que c'est ». Des maîtres éminents l'ont cependant enseigné, et nous ont appris à connaître une série de manifestations pathologiques qui forment un groupe naturel, se réunissent ou alternent suivant certaines lois chez le même individu, dans une même famille, se transmettent par l'hérédité, et ont avec les troubles névropathiques des relations telles que les deux séries sont comme deux branches issues du même tronc ou peuvent même être confondues sous le nom commun de neuro-arthritisme. Cherchez en conscience, et voyez si les femmes dont nous parlons ne sont pas toutes des arthritiques nerveuses, si elles n'ont pas entre elles des liens évidents de parenté, un même tempérament morbide ; si elles n'ont pas, à des degrés divers, migraines, eczéma, douleurs articulaires, points névralgiques, varices, constipation, troubles de l'estomac, neurasthénie ; si cette tendance au relâchement des tissus fibreux, qui est un de leurs attributs les plus nets, ne produit pas chez elles, à côté de la rétroversion, les « ptoses » diverses, le prolapsus vaginal, les hernies, l'abaissement du rein.

Voilà donc une lésion qui n'est pas un accident fortuit, qui est liée à la nature même de la femme, où les injures du dehors ne jouent aucun rôle, qu'on trouve chez la jeune fille ou la jeune femme seulement troublée par quelque névralgie pelvienne et en train d'ébaucher la série pathologique dont sa mère offre la synthèse. Cela étant, que dire des causes mécaniques banalement énumérées par les auteurs, bien qu'elles manquent dans une foule de cas, et qui sont toutes mises au même plan, tant elles paraissent ingénieusement trouvées : distension du rectum par la constipation, décubitus prolongé, inflammation ou rétraction cicatricielle attirant le col en avant, vessie habituellement remplie, etc. ? On veut bien ajouter que l'appareil ligamenteux de l'utérus ne remplit pas ses fonctions « parce qu'il a été distendu » ; la mécanique ne perd pas ses droits. Et ces fantômes étiologiques remplacent, dans beaucoup d'esprits, l'étude physiologique de la femme.

En somme, pour expliquer la rétrodéviation, nous faisons intervenir plusieurs facteurs de valeur très inégale. Le plus important est cette prédisposition née de l'arthritisme : elles sont exposées à des troubles circulatoires permanents, à des fluxions répétées au niveau de l'utérus et des annexes ; elles sont très sujettes aux poussées congestives ; leur tissu fibreux est de mauvaise qualité, dépourvu d'élasticité, leurs fibres lisses manquent de tonicité, leurs ligaments se relâchent avec une grande facilité sans qu'il soit nécessaire d'invoquer les causes banales, telles que la station, la marche, les efforts, les exercices prolongés. La grossesse n'est donc pas une condition indispensable ; quand elle survient chez une prédisposée, il est évident qu'elle contribue à faire perdre à l'utérus son équilibre physiologique, mais elle y contribue seulement.

Anatomie pathologique. — On voit quelle importance nous attachons à diviser les rétrodéviations en deux classes : 1° *Simples* ou *mobiles* ; 2° *complexes*, *adhérentes* ou *fixées*. Il y a là, si on veut faire une bonne thérapeutique, deux ordres d'idées entièrement distincts.

Déviations mobiles. — La matrice, tombée en arrière ou infléchie sur elle-même, conserve une mobilité parfaite. En la repoussant avec le doigt, on constate qu'elle est libre de toute connexion anormale avec les tissus voisins.

S'il y a simple renversement de l'utérus en arrière, sans aucun changement dans la direction de son axe, on dit qu'il y a *rétroversion* ; si l'organe est infléchi sur lui-même, s'il est coudé au niveau de l'isthme, on appelle cela une *rétroflexion*. Mais en vérité, quoi qu'en puissent dire les amateurs d'une séméiologie étroite et sans but pratique, ces nuances de direction n'ont qu'une très faible importance (fig. 25 et 26).

Nous avons vu que la déviation, même simple, ne va pas sans quelques troubles surajoutés à l'altération des ligaments. L'utérus est habituellement congestionné, et nous voulons bien que la congestion ait une part dans son renversement en arrière, car, si le massage bien dirigé en triomphe, fût-ce temporairement, l'utérus tend à se réduire. A la longue, elle devient sclérose, et quelques-uns l'appellent « métrite parenchymateuse », « métrite douloureuse chronique », mots sur lesquels nous avons déjà dit toute notre pensée.

Cet utérus en rétroversion primitive peut s'être infecté au moment de l'accouchement ou dans toute autre circonstance : il est donc éventuellement atteint de métrite, il a un gros col érodé ou déchiré, son péritoine peut être intéressé et quelques adhérences celluleuses le relier au Douglas et à l'intestin sans l'empêcher d'être mobile et d'obéir au doigt qui le soulève. Dans ces conditions, sans doute, nous verrons surgir quelques indications nouvelles ; cependant, il ne s'agit pas des altérations annexielles graves qui dominent la symptomatologie et la thérapeutique, et la rétrodéviation mobile ne perd pas ses caractères essentiels.

A côté de l'utérus dévié, les ovaires sont toujours scléreux et polykystiques, et cette altération n'a rien à voir avec les lésions annexielles concomitantes en faveur desquelles on nous demande

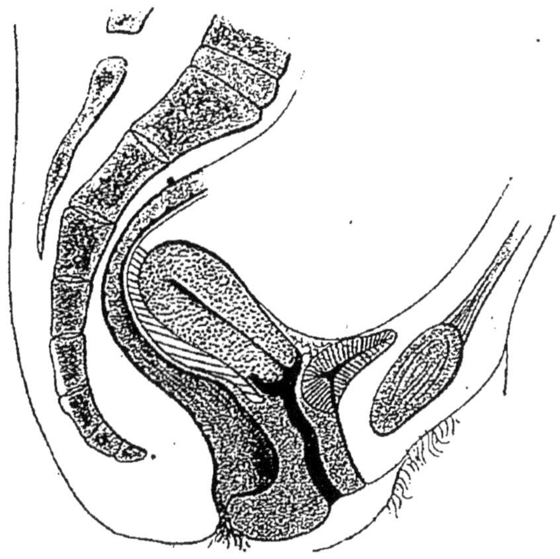

Fig. 25.
Rétroversion.

d'oublier la rétrodéviation. Elle n'est pas le résultat d'une infection génitale ; on la trouve chez les très jeunes femmes, chez les vierges ; elle est de même ordre que la congestion et la sclérose utérines d'origine arthritique ; elle est en relation étroite avec certaines névralgies pelviennes, mais elle ne fait pas toujours des ovaires douloureux, et souvent elle existe à côté d'un utérus dévié sans donner le moindre signe de sa présence.

Un fait important, c'est l'altération des ligaments utérins. On trouve les ligaments ronds allongés, amincis, étirés ; les ligaments larges sont relâchés, affaissés sur eux-mêmes, devenus inutiles.

Il ne faut pas dire que la cystocèle, la rectocèle, le relâche-

ment du périnée, le prolapsus utéro-vaginal sont des conditions
habituellement nécessaires pour que la déviation utérine se produise : ce serait voir les choses très faussement. La vérité est
que la déviation utérine se voit très souvent chez des femmes
qui ont un vagin normal et un périnée solide. D'autre part,

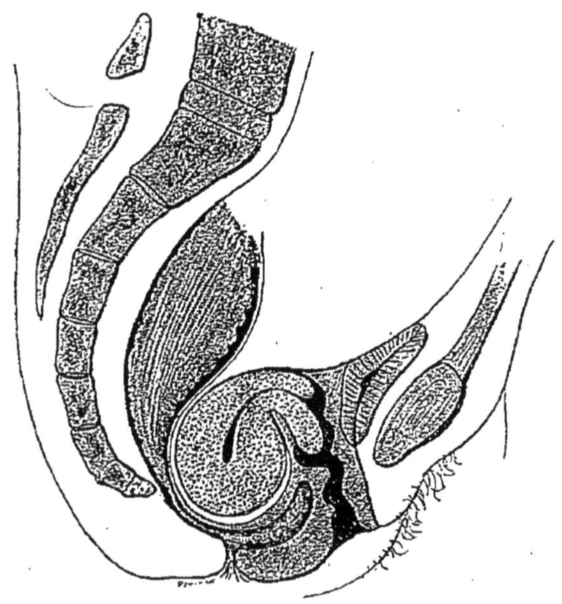

Fig. 26.
Rétroflexion.

lorsqu'il y a prolapsus partiel ou total du vagin, l'utérus est
presque toujours renversé en arrière ; déviation et prolapsus
sont deux produits du relâchement fibreux et peuvent coïncider.
Dans ces coïncidences, l'attitude vicieuse n'a plus grande valeur,
elle n'ajoute rien aux symptômes, et la chute des parois vaginales est la grosse affaire au point de vue du traitement.

Déviations fixées. — L'utérus est immobilisé dans son attitude
vicieuse par des exsudats péritonéaux consécutifs à la lymphangite pelvienne, partie du col ou de la cavité. Il est plongé par son
fond dans le cul-de-sac de Douglas ; il adhère au péritoine, à
l'intestin, par des brides lâches et celluleuses ou fibreuses et
résistantes. L'infection règne autour de lui, la trompe et l'ovaire

sont enflammés, épaissis ou transformés en poches purulentes-
fixées elles-mêmes à l'utérus et à l'enceinte pelvienne; l'infection règne dans sa muqueuse et dans son parenchyme. Devant
ces désordres, nous l'avons dit, la déviation s'efface et disparaît..

Symptômes et diagnostic. — On dit que l'utérus peut se
mettre en rétroposition d'une manière subite, à la suite d'un
effort (chute sur le siège, action de soulever un fardeau, accès
de toux, etc.) ; mais on n'en sait rien, si ce n'est que la femme
a souffert au moment de l'effort, et qu'en l'examinant on trouve
son utérus dévié. Presque toujours, les déviations qu'on observe
se sont installées sans rien dire et datent d'une époque indéterminée. La malade se croit atteinte de métrite, parce qu'elle a
de la leucorrhée, de la pesanteur hypogastrique et des tiraillements lombaires; l'examen local révèle l'attitude vicieuse.

S'il y a *rétroversion*, le doigt trouve le col dévié en avant et
en haut, masquant plus ou moins le cul-de-sac vaginal antérieur,
le corps affaissé en arrière et en bas, logé dans la cavité de Douglas et sensible au doigt qui explore le cul-de-sac postérieur. Par
la palpation bi-manuelle, il est facile de reconnaître que, si la
direction générale de l'organe se trouve modifiée, son grand axe
est resté normal. Dans la *rétroflexion*, au contraire, il s'est fait
une inflexion au niveau de l'isthme, le corps est tombé en arrière
et la direction du col n'a pas sensiblement changé. Peu importe,
encore une fois, cette nuance de forme. En tous cas, le doigt
sent en arrière une saillie qui occupe le Douglas ou même
l'efface, mobile ou fixée, lourde ou légère, dure, résistante ou
pâteuse, qu'il faut se garder de confondre avec une *hématocèle
rétro-utérine*, un *fibrome de la paroi postérieure*, une *tumeur de
l'ovaire ou de la trompe*, des *scybales* accumulées dans le rectum.

Il est important de noter avec soin les différences qu'on
observe dans la mobilité et dans la sensibilité de l'organe. Le
doigt, en agissant sur le col, imprime à l'utérus des mouvements d'ensemble, fait basculer le corps en avant, le redresse ;
ou bien, en repoussant le corps de bas en haut, il le réduit
momentanément, le fait ballotter dans le petit bassin. Il y a
ainsi des rétroversions franchement mobiles. D'autres fois,.

l'utérus n est que demi-mobile et se déplace à regret sous l'impulsion du doigt ; c'est qu'il est relié par des adhérences celluleuses aux organes voisins et qu'en se déplaçant il les entraîne avec lui. Enfin, il est totalement fixé, à peu près immobile, enclavé dans le petit bassin, quand des masses annexielles volumineuses, des épaisseurs de cellulite pelvienne, des exsudats péritonéaux l'emprisonnent.

La sensibilité varie, mais irrégulièrement, avec ces divers états. Laissons de côté, d'abord, les souffrances qui accompagnent nécessairement les graves lésions infectieuses, les masses inflammatoires remplissant l'excavation, et qui sont excitées naturellement par le toucher vaginal. Parlons seulement de la douleur dans la rétroversion mobile, celle qui nous intéresse particulièrement.

Il existe, à coup sûr, des rétroversions indolentes. Tous les chirurgiens en ont vu çà et là, chez des femmes qui viennent consulter pour de la leucorrhée, qui ne souffrent ni spontanément ni à l'examen, et chez lesquelles on découvre par hasard que l'utérus se tient mal. Il est alors petit, très mobile ; tout est souple dans le petit bassin, congestion et névralgie sont absentes. Ces faits-là ne sont pas fréquents, mais ils ne sont pas niables.

Le plus souvent, l'utérus dévié est douloureux. Il est douloureux, cela va sans dire, quand il est atteint de métrite, mais celle-ci n'est pas nécessaire ; il est douloureux parce qu'il est un utérus d'arthritique nerveuse, habituellement congestionné. Congestion et névralgie vont ensemble. Cette douleur a tous les caractères d'une névralgie, sans rapport exact avec le degré de la déviation et survenant par crises. C'est bien le tissu utérin qui souffre sous la pression du doigt explorant le cul-de-sac postérieur ; il est parfois d'une extrême sensibilité au contact, et représente une forme d' « utérus irritable ». Pour ôter à la déviation toute importance clinique, Pozzi[1] a soutenu qu'un utérus dévié mobile, sans infection et cependant douloureux, doit sa douleur non à la rétroversion, mais à la « mobilité exces-

---

[1] Pozzi. *Revue de gyn. et de chir. abd.*, mai-juin 1897.

sive ». Nous ne croyons pas à l'utilité de ce changement d'étiquette, car nous avons vu bien des utérus déviés, petits et très mobiles être fort bien supportés, et beaucoup de femmes souffrir horriblement d'utérus congestionnés, pesants dans le petit bassin et d'une mobilité restreinte.

Mais nous n'avons pas achevé le tableau des troubles fonctionnels qui accompagnent la rétrodéviation : douleurs dans le bas-ventre, pesanteur périnéale et péri-anale, tiraillements dans les aines et dans la région lombaire, constipation opiniâtre, défécation souvent pénible, menstruation abondante ou irrégulière, dysménorrhée. L'appétit est languissant, capricieux, parfois dépravé ; les digestions sont laborieuses et donnent lieu à des bouffées congestives du côté de la face. Les malades se plaignent de faiblesse générale, d'abattement ; elles sont tristes ou emportées, plus encore pendant la période menstruelle. Que veulent dire tous ces symptômes ? Pour VELPEAU et son école, la déviation utérine est responsable de tout, c'est elle qui est le centre, le point de départ de presque toute la pathologie féminine. A en juger par le grand attirail des traitements préconisés et toujours en vogue, il faudrait croire que la majorité des gynécologues de nos jours est encore de l'école de VELPEAU, avec l'audace opératoire qu'on n'avait pas de son temps. C'est apparemment cette multiplicité, ce désordre de la thérapeutique qui ont fait réagir quelques-uns de nos collègues, au point qu'ils vont maintenant à l'extrême opposé et refusent toute valeur pathogénique à l'attitude vicieuse. Nous les avons déjà cités ; pour eux, la rétroversion n'est cause de rien, tous les symptômes sont sous la dépense des lésions infectieuses qui l'accompagnent, en particulier des annexites. Pour nous, la question n'est pas si simple, et l'œuvre du clinicien consiste à discerner les symptômes que la femme présente en sa qualité de névropathe, qu'elle présenterait aussi bien si elle n'avait pas de rétroversion, et ceux que lui apporte en supplément l'attitude vicieuse, même très pure et sans complications infectieuses d'aucune sorte. Car il y a des rétroversions douloureuses pour leur propre compte, nous ne saurions trop le répéter et nous en verrons la preuve en étudiant les traitements ; la déviation est par elle-même une cause de souffrance et un appoint considérable aux troubles physiologiques.

Marche et pronostic. — La rétrodéviation de l'utérus, avec l'état congestif et scléreux qu'elle accompagne, entretient et augmente, n'a aucune tendance à la guérison spontanée. Aban-

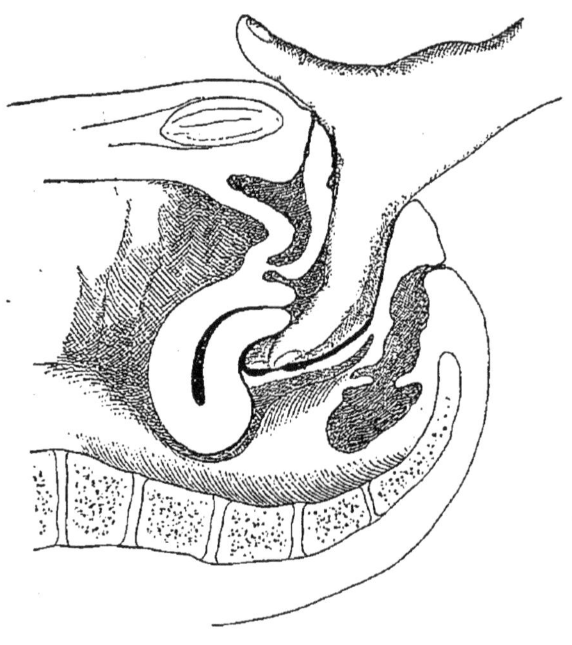

Fig 27.

donnée à elle-même, elle s'aggrave et devient une infirmité incompatible avec une vie active.

Au point de vue des fonctions génitales, le pronostic est aussi fâcheux : la plupart de ces malades sont frappées de stérilité, pour beaucoup d'entre elles, le coït est un devoir pénible, et s'il arrive une grossesse, elle peut être mauvaise et finir par un avortement (*rétroversion de l'utérus gravide*).

Traitement. — Toutes les inventions que nous allons décrire ont pour but de redresser l'utérus. Est-ce bien là le traitement des rétrodéviations ? La question n'est pas si simple, car l'attitude vicieuse n'est pas le seul fait dont nous ayons 'à tenir compte ; mais le redressement, tout au moins, entre pour une part dans la thérapeutique des utérus déviés, et pour une part plus large que ne le pensent aujourd'hui quelques gynécologues.

Nous classerons d'abord les méthodes et les procédés, en nous efforçant de les faire bien comprendre ; ensuite, nous en ferons

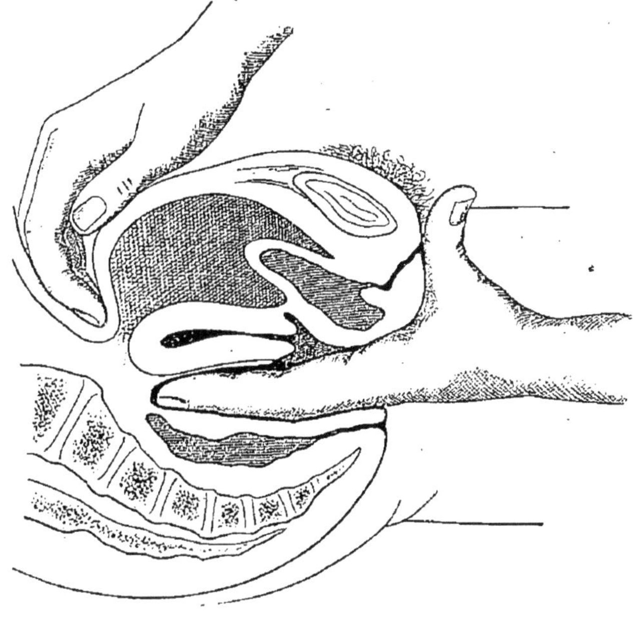

Fig. 28.

la critique et nous chercherons à nous tracer une ligne de conduite.

Méthodes non sanglantes. — Elles ont pour but de réduire la difformité utérine (redressement manuel ou instrumental) et de maintenir la correction obtenue par des *moyens prothétiques* (pessaires).

Avant de songer au redressement, nous conseillons de préparer la malade en la mettant au repos absolu et en lui prescrivant l'usage des laxatifs et des lavements, en vue de combattre la congestion pelvienne. S'il y a métrite, il faut la guérir avant de corriger la déviation ; et nous ne concevons pas une manœuvre de cette nature exercée sur un utérus qui souffre d'une métrite en activité, ou même de lésions chroniques limitées au col. Cela dit, passons en revue les méthodes de réduction.

La *position genu-pectorale*, répétée par la malade régulièrement tous les jours, a été conseillée par CAMPBELL, COURTY et

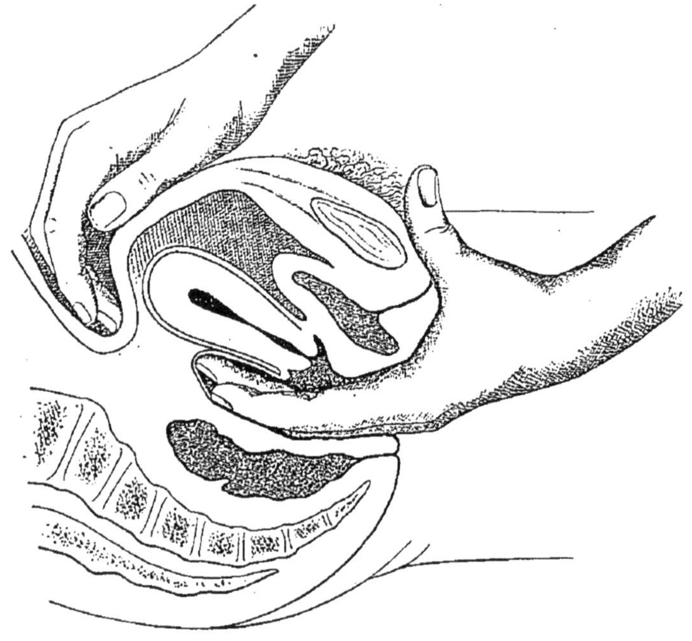

Fig. 29.

TARNIER. Elle paraît avoir donné d'assez bons résultats dans quelques cas de rétroversion simple et de date récente. Il n'y a aucun inconvénient à l'essayer ; mais, employée seule, elle nous semble positivement insuffisante. POZZI recommande aussi aux femmes de s'habituer à dormir sur le ventre ou en semi-pronation. En somme, il s'agit là de moyens simplement adjuvants.

La *réduction bi-manuelle* et la *réduction instrumentale* sont des méthodes beaucoup plus efficaces.

Pour faire la réduction bi-manuelle (fig. 27, 28, 29, 30), on commence par placer la malade dans la *position latérale de Sims* ou dans la *position genu-pectorale*. « On introduit dans le cul-de-sac postérieur ou dans le rectum deux ou trois doigts de la main gauche et on pousse le col en arrière, tandis que la main droite, déprimant les parois abdominales au-dessus du pubis,

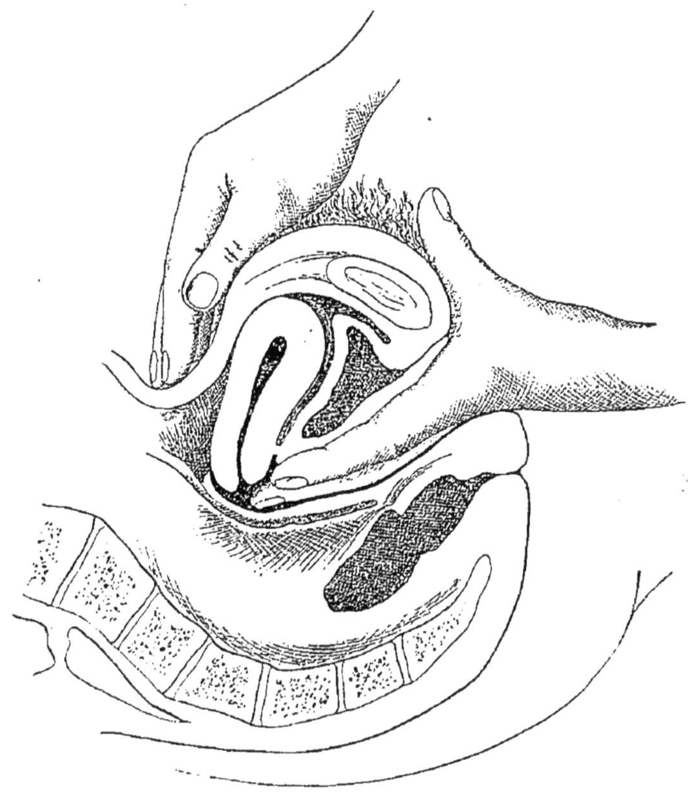

Fig. 30.

va saisir le corps et le ramène en avant, en antéversion. Il faut, en effet, exagérer la nouvelle position pour combattre efficace-ment la tendance de l'organe à la rétroflexion » (Pozzi). Ces manœuvres sont plus faciles à décrire qu'à exécuter, car il faut compter avec la résistance de la paroi abdominale et avec la susceptibilité des malades. Les premières tentatives sont géné-ralement mal supportées, parfois même infructueuses ; aussi peut-il être avantageux de recourir à l'anesthésie. C'est la conduite à tenir chez les femmes pusillanimes ou lorsque le canal vaginal est trop étroit. Cette précaution est souvent nécessaire pour la première séance de redressement, sans contredit la plus laborieuse pour le médecin et la plus pénible pour la malade. Dans la suite, on peut se passer du chloroforme.

La réduction instrumentale (fig. 31) s'effectue au moyen de la

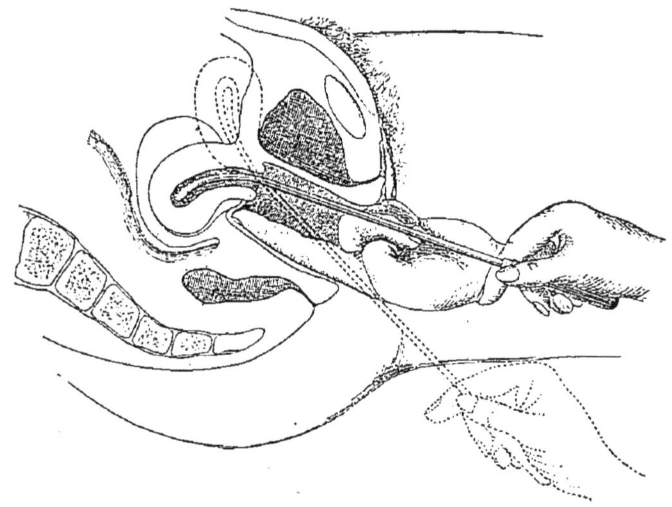

Fig. 31.

sonde, de l'*hystéromètre* ou du *redresseur*. On introduit dans l'utérus une sonde métallique, en dirigeant sa concavité dans le sens de la flexion; puis on lui fait décrire *in situ* un arc de cercle qui ramène la concavité en avant. Cette manœuvre suffit à corriger la rétroflexion; pour supprimer la version, il faut abaisser le manche de l'instrument vers la fourchette. Au lieu d'une sonde, on peut se servir de l'hystéromètre ordinaire. Quant au redresseur, il consiste en une sonde articulée dont la courbure peut être exagérée après son introduction dans l'utérus; le plus simple est celui de TRÉLAT.

Un point sur lequel on ne saurait trop insister, c'est la nécessité d'agir avec la plus grande douceur. Les manœuvres de redressement sont absolument contre-indiquées toutes les fois

que la mobilité de l'utérus est compromise par de solides adhérences.

La réduction étant obtenue, il s'agit de veiller à ce qu'elle se
maintienne. Le *pessaire* est toujours en vogue, et nous devons
reconnaître qu'il rend des services quand l'intervention sanglante est repoussée par les malades ou jugée inopportune.
BOUILLY, TREUB (d'Amsterdam) ont obtenu par ce moyen des améliorations durables, des guérisons définitives ; beaucoup d'auteurs le considèrent comme une ressource précieuse, et font
valoir que, grâce à lui. quelques femmes sont devenues enceintes.

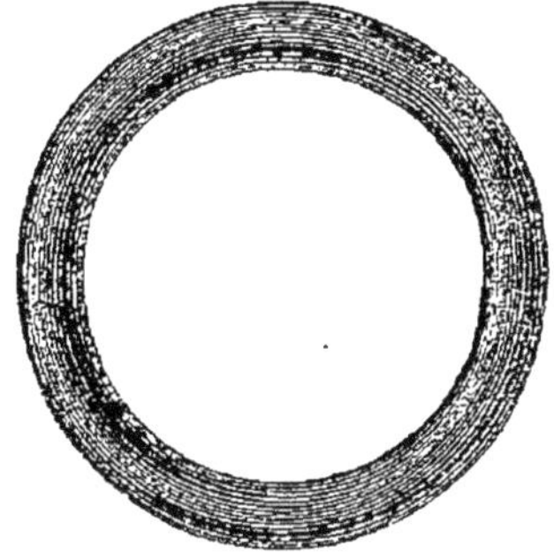

Fig. 32.

Pessaire de DUMONTPALLIER.

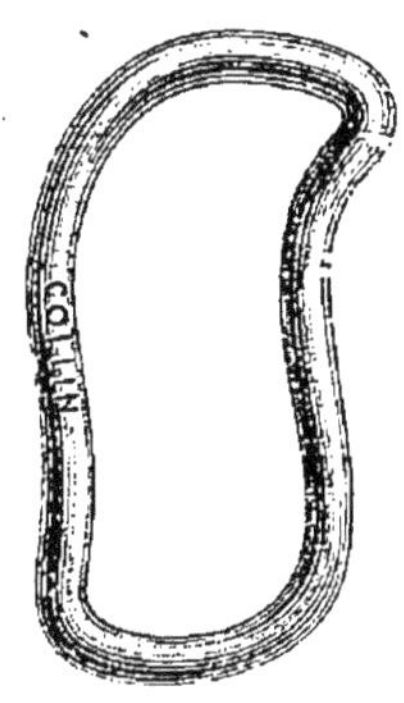

Fig. 33.

Pessaire de HODGE.

De tous les modèles préconisés, celui de DUMONTPALLIER et celui
de HODGE (fig. 32 et 33) paraissent être les plus efficaces, les mieux
tolérés par les malades. Il faut appliquer l'anneau méthodiquement, de manière à bien embrasser le col utérin, calculer les
dimensions pour qu'il reste en place et ne fasse pas souffrir, le
retirer souvent pour le nettoyer et l'appliquer de nouveau, ne pas
l'oublier dans le vagin comme on l'a vu faire à certaines femmes
qui l'ont gardé des mois et des années, au point qu'il ulcérait
les culs-de-sac, entretenait une suppuration infecte et amenait
finalement des accidents graves.

Nous dirons plus loin toute notre pensée au sujet du pessaire ;
bornons-nous ici à déclarer qu'il peut convenir aux cas faciles
et aux femmes tolérantes. Il n'y a pas jusqu'à la *ceinture abdo-*

minale qui n'ait quelque mérite, en soutenant la masse intestinale et en soulageant ainsi l'utérus.

Mais ces moyens précaires et infidèles cèdent le pas au *massage utérin*. Préconisé depuis longtemps par le suédois THURE-BRANDT, il est à peine acclimaté en France et paraît encore suspect à de bons esprits. Or, sans vouloir en décrire ici la technique, qu'on trouvera dans des livres spéciaux, nous tenons à

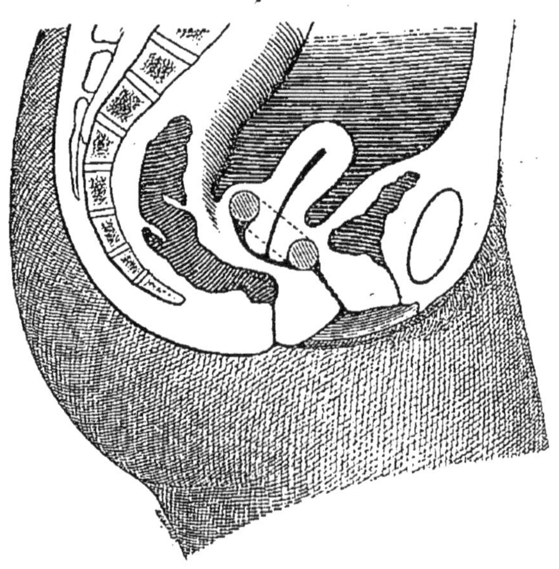

Fig. 34.

Pessaire de DUMONTPALLIER en place.

dire que le massage utérin, pratiqué avec méthode et circonspection, exerce une action puissante sur les éléments fibreux et musculaires; il combat la congestion et la stase sanguine dans les vaisseaux des organes pelviens; sous son influence, la circulation se régularise, les exsudats récents se résorbent, les tissus recouvrent leur souplesse et leur élasticité, et un jour vient où l'utérus décongestionné cesse de souffrir, se réduit spontanément ou se laisse réduire et conserve une meilleure attitude. Cette gymnastique utéro-ligamentaire n'est donc pas à dédaigner; il faut l'utiliser avec mesure, éviter les abus qui en ont été faits.

et ne lui demander que ce qu'elle peut donner. Quant à la *sismothérapie*[1], qu'on exécute à l'aide d'un vibrateur spécialement construit à cet effet, nous n'en avons pas l'expérience.

Méthodes sanglantes. — Le traitement chirurgical de la rétrodéviation consiste à redresser l'utérus et à le maintenir dans son attitude physiologique, ou à peu près, en l'attachant aux parties voisines.

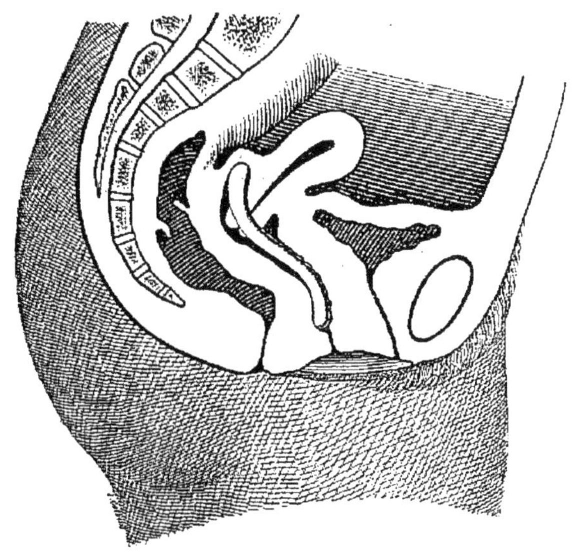

Fig. 35.
Pessaire de HOGDE en place.

L'utérus est mis en bonne position : 1° par *fixation directe*, en suturant sa paroi elle-même au point d'attache, en passant les fils dans le tissu utérin ; 2° par *fixation indirecte* ou *médiate*, en tirant sur lui par l'intermédiaire de ses ligaments.

Procédés de fixation directe.

La fixation de l'utérus s'appelle encore une *hystéropexie* ; elle peut se faire par les deux voies, abdominale ou vaginale.

[1] JAYLE. *Revue de gynécol. et de chir. abd.*, 1899, n° 4, p. 645.

Hystéropexie abdominale. — Synonymie : *ventro-fixation,
gastro-hystéropexie, gastro-hystérorrhaphie.* — Cette opération
paraît avoir été exécutée pour la première fois par Koeberlé (de
Strasbourg) en 1869. Immédiatement après lui, il faut citer les
noms de Sims (1875), de Schroeder (1879), de Lawson Tait (1880),
et surtout celui de Olshausen (de Berlin)[1], qui en a été le véritable initiateur. C'est, en effet, à partir de 1886 que l'hystéropexie abdominale est entrée dans le domaine de la gynécologie
courante.

Manuel opératoire. — La malade étant placée dans la position de Trendelenbourg, on pratique une incision médiane sous-
ombilicale, de dimensions restreintes. Après avoir assuré la
protection de l'intestin au moyen de compresses aseptiques, on
examine le petit bassin pour vérifier l'état des annexes, et on
leur applique séance tenante le traitement qui peut leur convenir,
rupture d'adhérences, résection partielle, ignipuncture, etc. Puis
on procède à la fixation (fig. 36 et 37).

Saisissant la face antérieure de l'utérus, on l'attire en haut vers
la plaie abdominale, au moyen d'une pince-érigne dont les deux
griffes doivent mordre le tissu au-dessous de la place réservée au
fil supérieur; ce détail n'est pas insignifiant, car la blessure du
tissu utérin par la pince-érigne peut saigner longuement, et il
est bon qu'elle soit faite sur un point qui va être mis au contact
de la paroi.

Contrairement à la conduite suivie par les premiers opérateurs, nous estimons que le point d'élection pour le passage des
fils est la partie de la face antérieure intermédiaire au fond et à
l'isthme. Ce mode de fixation permet à l'utérus gravide de se
développer librement dans la cavité abdominale, tandis que
l'immobilisation du fond prédispose aux mauvaises présentations, à la dystocie, et favorise l'accouchement prématuré.

On fixe l'utérus avec trois fils de catgut n° 2 ou 3, passés
transversalement dans l'épaisseur de la paroi utérine au moyen
d'une aiguille courbe. Celle-ci doit être enfoncée à bonne profondeur, mais de manière à ne pas intéresser la muqueuse. Les

---

[1] Olshausen. *Centralblatt für Gyn.*, 1886. p. 667.

trois fils sont placés en série verticale, le supérieur passant immédiatement au-dessous de l'insertion des trompes, l'inférieur au-dessus du niveau de l'isthme ; ils traversent, de chaque côté, toute la couche musculo-aponévrique de la paroi abdominale. On termine en les nouant sur la ligne médiane, ce qui fixe l'utérus à la paroi et ferme la plaie dans sa moitié ou ses deux

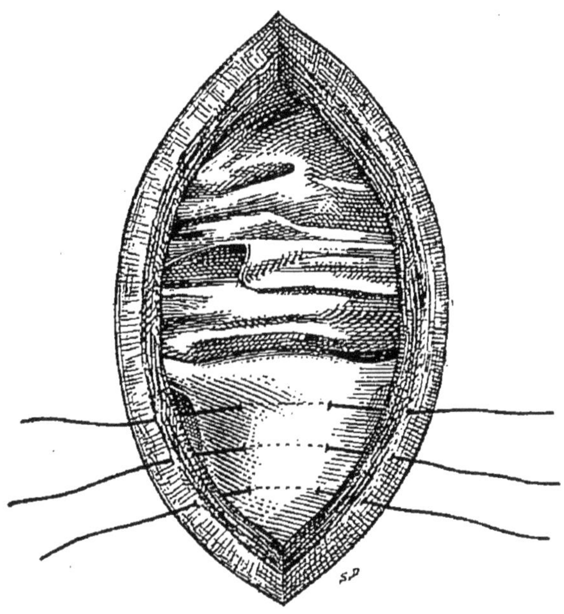

Fig. 36.

Hystéropexie abdominale (face).

tiers inférieurs. On achève comme à l'ordinaire la suture abdominale.

Telle est, dans toute sa simplicité, la technique de cette opération facile. Le procédé que nous venons de décrire diffère peu des autres. Cependant, LÉOPOLD et TERRIER[1] emploient des fils de soie passés en faufilé dans le tissu utérin ; POZZI[2] fait un surjet de catgut au lieu de points séparés ; OLSHAUSEN et SÆNGER[3]

[1] TERRIER. *Revue de chirurgie*, 1889, n° 3.
[2] POZZI. *Traité de gyn.*, 1897, p. 543.
[3] SÆNGER. *Centralb. f. Gyn.*, 1888, n° 2.

fixent l'utérus au niveau de ses bords avec du crin de Florence,
la face antérieure restant libre ; KELLY [1] attache les cornes au
péritoine pariétal, au niveau de l'insertion des ligaments ronds.
Nous n'aimons pas les gros fils de soie et les crins de Florence,
dont la solidité est ici bien superflue ; mais surtout, nous mettons en garde contre les procédés qui fixent l'utérus par son
fond, — LÉOPOLD, CZERNY et TERRIER, au moins dans leurs opé-

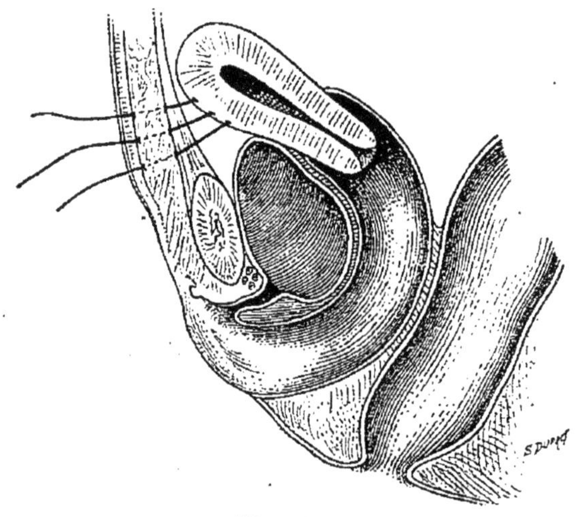

Fig. 37.
Hystéropexie abdominale (profil).

rations d'autrefois, — car c'est le fond de l'organe surtout qui
se développe pendant la grossesse.

Nous proscrivons absolument l'*hystéropexie extra-péritonéale*
ou fixation de l'utérus à la paroi sans ouvrir le péritoine. Les
uns, avec MARION SIMS (1850) et KELLY, embrochent l'utérus à
travers toute l'épaisseur de l'abdomen après l'avoir refoulé de
bas en haut par le vagin ; les autres, avec CANEVA (1882), inci-
sent la paroi abdominale jusqu'au péritoine exclusivement et
passent les fils dans l'utérus à travers la séreuse pariétale. Ces
procédés aveugles, inspirés par la crainte d'ouvrir le péritoine,
sont tombés aujourd'hui dans un oubli mérité.

[1] KELLY. *Am. journ. of med. sciences*, 1886, p. 460.

Pronostic. — On peut dire que la ventro-fixation est une laparotomie très bénigne. Le travail le plus récent, celui de KOET-SCHAU (1899), rapporte une série de 149 hystéropexies abdominales sans aucune mort. En 1897, ZANINI signalait 102 interventions toutes terminées par la guérison. Nous n'avons jamais vu, pour notre part, le moindre accident sérieux.

Résultats thérapeutiques. — C'est aussi une bonne opération ; cependant, il y a des réserves à faire au point de vue du résultat final, car toutes les opérées ne sont pas invariablement guéries. Et d'abord, que faut-il entendre par *non guérison ?* S'agit-il de la récidive, ou bien de la persistance des troubles fonctionnels malgré le maintien de la réduction ?

Le retour de l'utérus en rétroposition est la conséquence d'une technique défectueuse, d'une fixation mal faite. Nous ne l'avons jamais vu chez nos opérées, et nous prétendons qu'il est ordinairement facile de l'éviter. Cet accident, toutefois, peut survenir à la suite de l'accouchement ou par le fait d'un traumatisme.

Quant à la persistance des troubles fonctionnels chez les femmes qui conservent un utérus bien suspendu, on peut invoquer soit la présence d'une métrite méconnue ou insuffisamment traitée, de lésions tubo-ovariennes passées inaperçues, soit l'attitude forcée imposée à l'utérus par le fait même de la pexie, soit enfin les lésions trophiques de l'utérus, la sclérose trop avancée et la femme trop nerveuse pour que le redressement suffise à modérer les congestions et les douleurs.

On a vu aussi les adhérences de l'utérus à la paroi abdominale s'allonger peu à peu, s'étirer et former comme une bride charnue sous laquelle une anse intestinale peut s'engager et s'étrangler. Le fait de l'allongement n'est pas rare, l'accident intestinal est exceptionnel, mais on l'a observé et il faut en tenir compte.

Influence de l'hystéropexie sur la grossesse. — Souvent, le redressement de l'utérus est l'acte heureux qui met fin à la stérilité. Mais, quand surviendra la grossesse, comment va-t-elle se comporter ?

Pendant assez longtemps, chirurgiens et accoucheurs ont évité

de répondre à cette question, l'opération étant trop jeune pour
qu'il fût possible de formuler une opinion appuyée sur des faits.
Aujourd'hui, il n'en est plus de même : bien des statistiques
ont vu le jour, mais il faut reconnaître qu'elles se contredisent
souvent. Dans un grand nombre de cas, les femmes hystéro-
pexiées deviennent enceintes et parviennent sans encombre au
terme de leur grossesse. La statistique de KOETSCHAU (de Cologne)[1] fournit des chiffres intéressants. Il s'agit de 149 hystéropexies abdominales sans décès ni récidives : 25 de ces opérées
sont devenues enceintes et ont accouché normalement; il y a eu
3 avortements; dans un cas, il a fallu faire la version; chez
une dernière opérée, l'application du forceps au détroit supérieur ne put être évitée. Ces deux femmes ont eu des enfants
vivants.

D'autre part, les insuccès sont fréquents. GUBAROFF (1895),
POLTOWITZ (1895), NOBLE (1896), BIDONE (1897) ont publié des
résultats plutôt décourageants. Dans un récent travail, EVERKE
et SCHÜTTE[2] relatent 5 faits malheureux, où les accidents paraissent dus à des adhérences trop intimes entre la paroi abdominale et l'utérus.

Pour notre part, nous avons vu chez nos opérées : deux grossesses normales terminées par un accouchement régulier ; un
accouchement à six mois chez une éclamptique, ce qui n'est pas
notre faute; enfin, un cas plus fâcheux : la malade, opérée en
1897, a fait, depuis cette époque, deux fausses couches. Notre
élève le Dr PIRAS[3] a montré que les accidents sont d'ordinaire
le résultat d'une mauvaise technique. Très souvent l'utérus a été
fixé par son fond; or, le fond doit rester libre, les fils étant placés
sur la face antérieure, au-dessous de l'insertion des trompes. En
observant cette règle, on a beaucoup de chances pour ne pas
voir de grossesses interrompues, de présentations vicieuses, de
dystocies.

---

[1] KOETSCHAU. *Congrès des méd. et natural. all.*, 18-23 sept. 1899.

[2] SCHÜTTE. *Monatsschrift für Geb. u. Gyn.*, 1889, t. X, n° 4, p. 489.

[3] PIRAS. *Thèse de Paris*, 1896.

HYSTÉROPEXIE VAGINALE. — Synonymie : *vagino-fixation, colpo-hystéropexie*. — Pressentie par AMUSSAT (1856) et par RICHELOT père (1868), réalisée pour la première fois par RABENAU[1] (1886) qui en a été le véritable initiateur, la vagino-fixation de l'utérus a dû une grande faveur aux efforts tentés par MACKENRODT et par DÜHRSSEN pour la substituer à la gastro-hystéropexie et à l'opération d'ALEXANDER.

Manuel opératoire. — Indiquons d'abord les *procédés de Dührssen* et ceux de *Mackenrodt* ; celui que nous recommanderons ensuite en est un dérivé.

DÜHRSSEN[2] (1892-1893) aborde l'utérus par une colpotomie antérieure transversale et ouvre largement le cul-de-sac du péritoine. Après avoir abaissé le col avec une pince-érigne, il introduit dans l'utérus un hystéromètre pour le faire basculer en avant. Un fil de soie, passé transversalement dans la paroi utérine, sert à la maintenir abaissée pendant l'opération. Puis il enfonce de haut en bas, dans le bord supérieur de la plaie vaginale, trois fils qui suivent dans le fond même de l'utérus un trajet vertical. Ces fils utéro-vaginaux sont des fils perdus; en les nouant, on fixe la matrice. Il reste à suturer les deux lèvres de la plaie, après avoir retiré le fil abaisseur.

Le même auteur[3], conscient du danger qu'il y a, pour la grossesse, à unir trop étroitement l'utérus au vagin, et pensant que non seulement le fond de l'organe, mais aussi le segment inférieur doit être aussi libre que possible, a proposé plus récemment la modification suivante : il ouvre le cul-de-sac vaginal et le péritoine par une incision verticale, fixe l'utérus à l'angle supérieur de l'incision par un seul fil médian placé près du fond, puis suture le reste de la plaie et le péritoine qui la double isolément, c'est-à-dire sans prendre la paroi utérine. Il compte, pour maintenir la fixation, sur le fil unique et sur les adhérences celluleuses qui doivent se former entre la paroi utérine et la plaie vaginale suturée.

---

[1] RABENAU. *Berl. klin. Woch.*, 1886, n° 18.

[2] DÜHRSSEN. *Centralb. f. Gyn.*, 1892, n° 47.

[3] DÜHRSSEN. *Ann. de gyn. et d'obst.*, janvier 1899.

MACKENRODT [1], dans son premier procédé (1892), redresse l'utérus avec un hystéromètre, fait une incision transversale du cul-de-sac vaginal antérieur et une incision médiane de toute la paroi antérieure du vagin, de manière à obtenir deux larges lambeaux triangulaires. Il dissèque les lambeaux et sépare l'utérus de la vessie, sans ouvrir le cul-de-sac péritonéal. Puis la matrice, attirée en avant, est fixée par des crins de Florence passés transversalement et intéressant successivement le lambeau vaginal droit, la paroi utérine et le lambeau vaginal gauche. Les fils, étagés de haut en bas, traversent l'utérus au-dessus de la portion sus-vaginale du col ; en les nouant, on fixe l'organe et on affronte les lèvres de la plaie.

MACKENRODT a fait subir à son procédé primitif deux modifications. Persuadé que, pour éviter les récidives, il faut oblitérer le cul-de-sac vésico-utérin, il conseille (1894) [2] de passer transversalement à travers ce cul-de-sac, des fils de catgut pour accoler ses deux feuillets ; puis il réalise la fixation *ut suprà* à travers le cul-de-sac oblitéré. Plus tard (1895) [3], il se décide à ouvrir le péritoine, attire le fond de l'utérus hors de la séreuse et suture l'organe aux lambeaux vaginaux dans toute sa hauteur.

MACKENRODT ne s'en tint pas là. Dès 1895, il abandonna la vagino-fixation pour la *vésico-fixation* [4]. Après incision du vagin, on sépare la vessie de l'utérus et on ouvre la séreuse ; puis le péritoine qui tapisse la face postérieure de la vessie est isolé sur une certaine étendue et suturé au fond de la matrice. On termine en fixant la paroi vésicale au corps de l'utérus, par des fils étagés depuis le fond jusqu'au niveau de l'isthme, et en suturant la plaie vaginale au catgut.

Rapprochons de ce procédé la *péritonéo-fixation* récemment imaginée par GOTTSCHALK (de Berlin) [5]. Colpotomie antérieure ; ouverture du péritoine, qui fournit deux feuillets séreux, l'un

<hr>

[1] MACKENRODT. *Centralb. f, Gyn.*, 1892, p. 479.

[2] MACKENRODT. *Centralb. f. Gyn.*, 1894, n° 41.

[3] MACKENRODT. *Monatssch. f. Geb. u. Gyn.*, 1895, p. 96.

[4] MACKENRODT. *Zeitsch. für Geb. und Gyn.*, 1895, t. XXXIII.

[5] GOTTSCHALK. *Centralb. für Gyn.*, 1899, p. 97.

vésical et l'autre utérin ; redressement de l'utérus, qu'on attire
dans la plaie. Le bord libre du feuillet séro-vésical est suturé

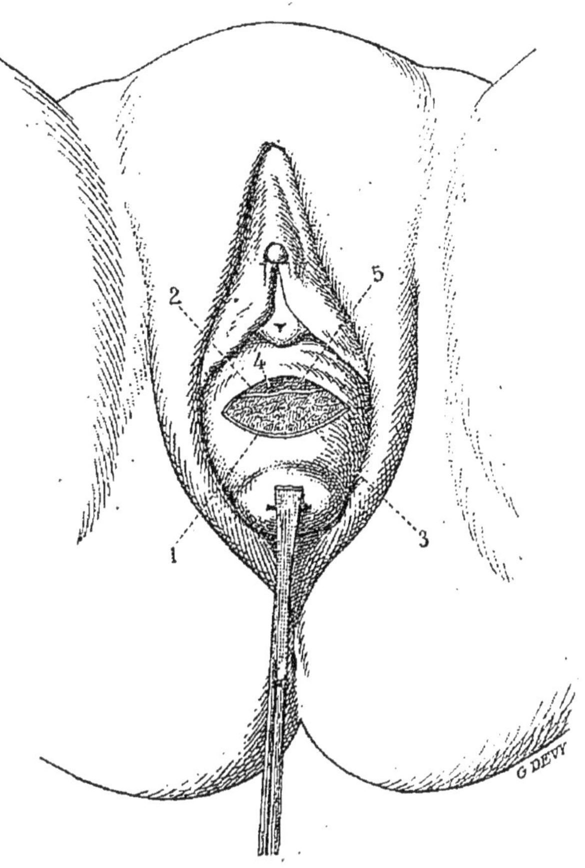

Fig. 38.

1, plaie vaginale, lèvre inférieure. — 2, plaie vaginale, lèvre supérieure. —
3, tissu paramétrique. — 4, surface péritonéale de l'utérus. — 5, plaie péritonéale,
lèvre inférieure.

par trois fils de catgut à la face antérieure de la matrice, à un
centimètre du fond ; puis on réunit le bord du feuillet séro-utérin
au feuillet séro-vésical, dans le voisinage des fils de fixation.
Fermeture de la plaie vaginale. On voit que l'utérus se trouve
suspendu au péritoine vésical seul, sans avoir aucune attache à
la vessie ni au vagin.

Voici maintenant l'hystéropexie vaginale telle que nous la pratiquons (*procédé de Richelot*) :

Le col est attiré à la vulve au moyen d'une pince à traction. Aucun instrument n'est poussé dans la cavité utérine. Le cul-de-

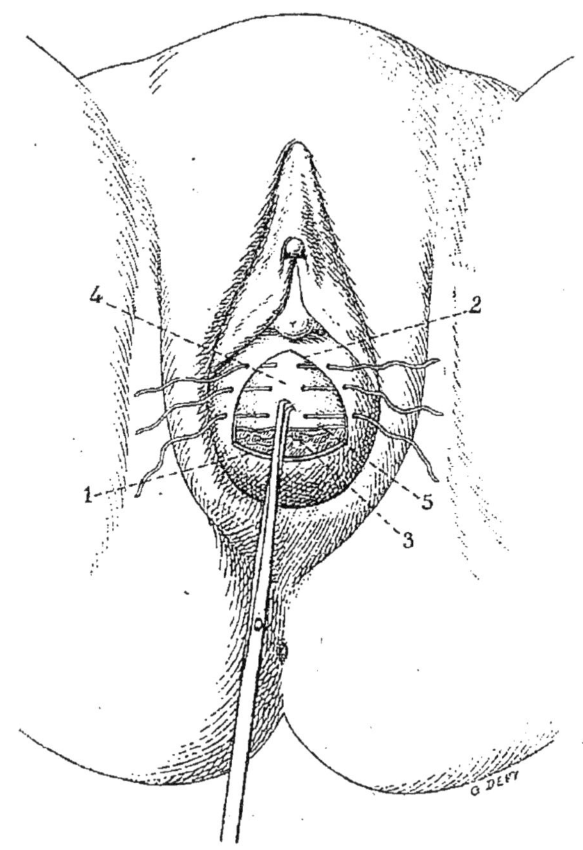

Fig. 39.

sac vaginal antérieur est incisé transversalement, et l'incision est prolongée vers les culs-de-sac latéraux. Les ciseaux détachent avec soin l'insertion vaginale, et on s'achemine avec précaution vers le cul-de sac péritonéal, qui à son tour est largement ouvert. Avant d'aller plus loin, on est libre d'explorer la cavité pelvienne, de contourner le fond de l'utérus pour détacher, s'il y a lieu, quelques adhérences, d'attirer même au dehors les annexes pour les examiner, ouvrir de petits kystes, faire de l'igni-puncture, etc. Puis les organes sont remis à leur place, et on procède à la fixation.

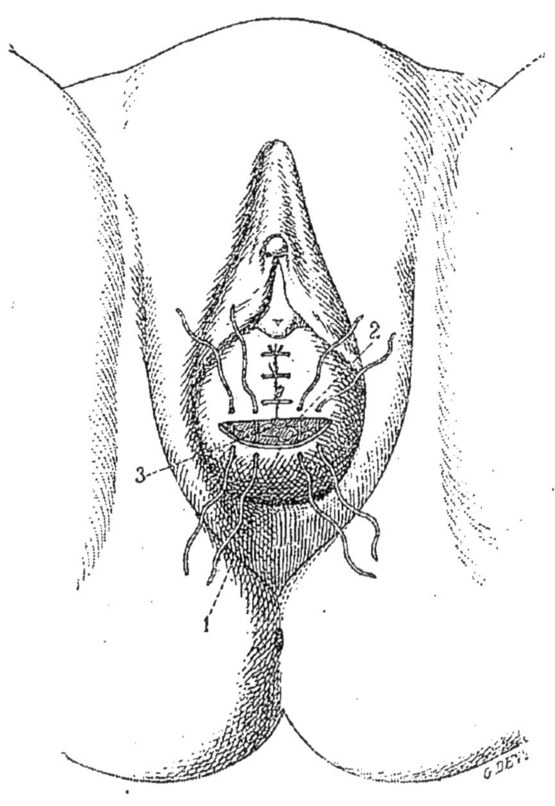

Fig. 40.

L'utérus, saisi avec une pince-érigne à deux centimètres au-dessus de l'isthme, est attiré en avant, tandis qu'on ôte la pince à traction pour laisser le col se porter en arrière. L'organe bascule et s'applique dans l'aire de la plaie vaginale, mais son fond reste caché. Il est bien entendu qu'on laisse le fond libre, qu'on ne l'insère pas dans la plaie, qu'on ne cherche plus à le voir. Alors, prenant dans une pince à disséquer la lèvre supérieure de l'incision dans sa moitié gauche (à droite de l'opérateur) et à quelque distance de la ligne médiane, on y enfonce l'aiguille courbe, on la fait cheminer transversalement dans la paroi antérieure de l'utérus, et sortir symétriquement dans la moitié droite de la même lèvre. Un premier fil est ainsi placé.

Le trajet intra-pariétal de l'aiguille doit être à bonne hauteur, c'est-à-dire au-dessous de la région des cornes utérines, de manière à laisser le fond libre tout en permettant d'échelonner

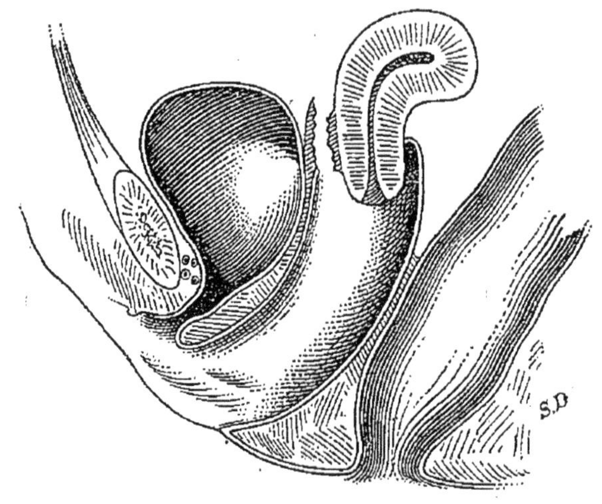

Fig. 41.

Hystéropxie vaginale. Procédé de Richelot (profil).

deux autres fils au-dessous du premier. Le second et le troisième sont placés de la même façon, au-dessus de l'isthme, bien entendu. En serrant les trois fils, on obtient une plaie verticale et médiane ; il reste à achever la réunion par quelques points de suture (fig. 38-42).

On voit que le cul-de-sac vésico-utérin est supprimé et que la surface utérine d'adhésion est unie au vagin lui-même dans toute sa hauteur. Elle n'est pas unie à la vessie et ne lui demande rien ; il ne s'agit, à aucun degré, d'une vésico-fixation. L'union est solide et durable, mais le fond n'est pas enclavé.

Résultats thérapeutiques et obstétricaux. — L'hystéropexie vaginale a donné de nombreux succès. Sans parler des statistiques de Dührssen (102 guérisons sur 114 opérées) et de Mackenrodt (22 succès sur 25), qui ont surpris beaucoup de monde, on peut citer les faits rapportés par Küstner et par Winter (1893-1896), dont beaucoup sont favorables au point de vue de la persistance de la guérison.

Quant à la grossesse et à l'accouchement, la lecture des observations et des statistiques (Küstner, Strassmann, Wertheim, etc.)

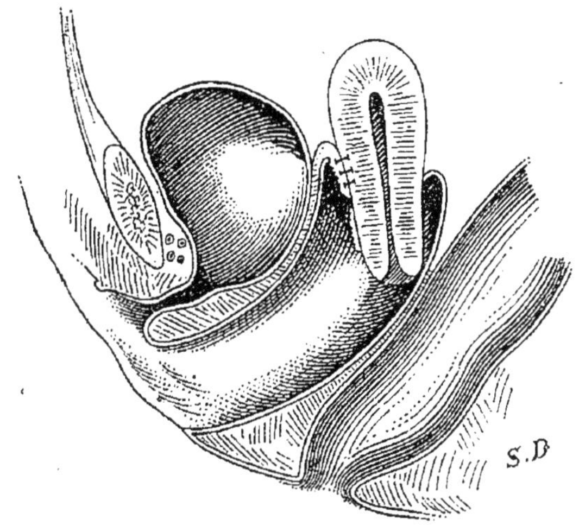

Fig. 42.

Hystéropexie vaginale. Procédé de Richelot (profil),

démontre que la vagino-fixation peut offrir de très sérieux inconvénients au point de vue obstétrical (avortement, accouchement prématuré). Nous pensons qu'il faut en attribuer la cause principale à un défaut de technique, à l'enclavement exagéré de l'utérus ; néanmoins, il faut éviter, autant que possible, la fixation vaginale chez les jeunes femmes, destinées à devenir mères.

L'existence d'une lésion annexielle (ovaires polykystiques, hydrosalpinx) n'est pas une contre-indication absolue à l'hystéropexie vaginale, car la brèche péritonéale permet d'explorer la cavité pelvienne, de décoller des adhérences, de faire une résection partielle, etc.

Procédés de fixation indirecte.

Quand le chirurgien veut redresser l'utérus en diminuant la longueur de ses liens fibreux, c'est presque toujours aux ligaments ronds qu'il s'adresse. Cette *hystéropexie médiate* peut se faire de trois manières : par la *voie inguinale* (opération d'ALEXANDER), la *voie abdominale* ou la *voie vaginale* (raccourcissement ou fixation des ligaments).

Quelques auteurs ont voulu se servir des ligaments larges. Leur raccourcissement a été conseillé par POLK[1], TAIT et IMLAK qui le pratiquaient par l'abdomen, KOCHS (de Bonn)[2] par le vagin ; leur fixation abdominale a été exécutée par WINIWARTER en 1886. Mais ces tentatives n'ont pas eu de succès, non plus que le raccourcissement des ligaments utéro-sacrés, proposé par KELLY en 1890.

RACCOURCISSEMENT INGUINAL DES LIGAMENTS RONDS. — L'idée de réduire l'utérus rétrodévié en agissant sur les ligaments ronds appartient à un français, ALQUIÉ (de Montpellier), qui, en 1840, adressa sur ce sujet un mémoire à l'Académie de médecine. La possibilité de cette opération fut niée par ARAN (1858), qui la jugea trop grave. DENEFFE (de Gand), le premier, essaya de l'exécuter sur le vivant, mais sa tentative n'eut aucun retentissement. Ce n'est qu'en 1881 qu'ALEXANDER (de Liverpool) fit la première application méthodique de ce procédé ; celle d'ADAMS (de Glascow) est postérieure de quelques mois.

Manuel opératoire. — Le raccourcissement des ligaments ronds a été imaginé par des chirurgiens qui n'osaient pas faire la laparotomie, et continué par d'autres qui voyaient des avantages à ne pas ouvrir le péritoine. Voilà ce qu'il faut bien comprendre. Voilà pourquoi les premiers ont choisi la voie inguinale. Puis, quand on s'est aperçu que les tractions sous-péritonéales exercées sur le ligament étaient insuffisantes, qu'il

---

[1] POLK. *Am. gyn. Soc.*, 1889, t. XIV.

[2] KOCHS. *Centralb. f. Gyn.*, 1896, n° 32,

9.

fallait le libérer entièrement, ouvrir la séreuse et aller le chercher plus loin dans sa partie résistante, on a continué à suivre la même voie par habitude et par imitation, mais l'opération, sans être encore pleinement satisfaisante, est devenue un peu moins aveugle.

L'opération d'ALEXANDER a de nombreuses variantes, des nuances, des procédés sans réel intérêt et que nous ne chercherons pas à décrire (KOCHER, DOLÉRIS, SEGOND, EDEBOLS, DURET, etc.). Avant de l'entreprendre, il faut examiner l'utérus avec soin, guérir d'abord la métrite si elle existe, s'assurer que la rétroversion est simple et sans adhérences, ce qui n'est pas toujours facile ; autrement, l'intervention serait de valeur nulle ou contestable. Puis on procède de la manière suivante :

Incision parallèle à l'arcade crurale, longue de 7 à 8 centimètres, et dont l'extrémité interne aboutit à l'épine du pubis ; la paroi antérieure et l'anneau superficiel du canal inguinal sont reconnus facilement. Après avoir débarrassé l'aponévrose du mince feuillet fibreux qui la recouvre, on fend cette paroi antérieure dans toute son étendue et on cherche le ligament rond ; recherche parfois difficile, mais qui se trouve singulièrement simplifiée si, à l'instar de KOCHER, on n'a pas hésité à débrider l'aponévrose du grand oblique sur toute la longueur du canal inguinal. On s'attache à dissocier avec les doigts et avec la sonde les éléments celluleux qui entourent le cordon et qui le masquent. La recherche doit porter, non du côté du pubis, mais en dehors, dans le voisinage de l'orifice profond du canal, car c'est en ce point que le ligament rond est cylindrique et ordinairement assez volumineux pour attirer l'attention. Le cordon une fois trouvé, on s'empresse de le saisir avec une pince, et on travaille à l'isoler aussi complètement que possible, en détachant avec les doigts ou avec une pince à disséquer les connexions cellulo-fibreuses jusqu'au niveau de l'orifice abdominal. Cette dissection terminée, on répète les mêmes manœuvres du côté opposé avant de passer au redressement de l'utérus.

Saisissant de chaque main un des cordons, on exerce sur eux des tractions douces et continues dans toutes les directions, tandis qu'un aide, avec deux doigts introduits dans le vagin, refoule le col en haut. La réduction de l'organe s'annonce par la cessation brusque de la résistance opposée au chirurgien qui tire, et par la sensation de recul que donne le col aux doigts de l'aide ; en même temps on constate, par la palpation hypogastrique, que le fond de l'utérus a repris sa place derrière le pubis.

Il reste à fixer chaque ligament rond par son segment le plus voisin de la corne utérine. On y arrive au moyen d'un surjet de catgut dont chaque point comprend, de haut en bas, le tendon conjoint, le ligament rond et l'arcade crurale. On achève l'opération en fermant de chaque côté la plaie abdominale par deux étages de sutures, un étage aponévrotique et un étage cutané.

La longueur de la portion réséquée varie de 6 à 10 centimètres. Si la recherche a été laborieuse, il peut être sage de drainer les plaies. Quelques auteurs conseillent de donner un soutien au col en bourrant le vagin avec de la gaze iodoformée ; cette précaution est surtout nécessaire si l'opération d'ALEXANDER a été précédée d'une amputation du col, d'un curettage ou d'une colporrhaphie.

Résultats thérapeutiques. — Après avoir été vantée d'une manière exagérée, puis décriée avec trop d'injustice, l'opération d'ALEXANDER semble, depuis trois ou quatre ans, avoir repris faveur.

SIEGFREID STOCKER [1] (de Lucerne), qui a pratiqué 37 fois cette opération, annonçait, en 1895, 22 succès complets sur 22 femmes atteintes de déviations mobiles ; 5 guérisons satisfaisantes sur 10 cas opérés pour déviations adhérentes ; 1 succès sur 2 cas de prolapsus, et 3 succès chez 3 femmes affligées de prolapsus et traitées en même temps par la colporrhaphie ; F. MUNDÉ [2] (de New-York) parle de 87 guérisons définitives sur 97 femmes opérées par lui (1896) ; HOWARD-KELLY [3] (de Baltimore) a pu réunir 200 cas sans une seule mort, et avec 4 insuccès ; BUSCHBECK [4] (1896) a fait l'ALEXANDER dans 51 cas, et n'a eu que

---

[1] STOCKER. *Corresp. für schweiz. Aerzte*, 1895, n° 20.

[2] MUNDÉ. *Med. Rep.*, mars 1896.

[3] H. KELLY. *Am. journ. of med. science*, 1895, p. 629.

[4] BUSCHBECK. *Arch. f. Gyn.* 1896, p. 453.

10 insuccès relatifs ; CALMANN [1] (de Breslau) cite 30 succès sur 32 opérations ; V. WAHL [2], 10 opérations et 10 succès ; SCHULTZ [3], 89 cas et 53 opérées revues et bien guéries ; GOLDSPOHN [4] (de Chicago), 100 observations inédites, avec de bons résultats ; RONCAGLIA (1899), d'excellents résultats dans une quarantaine de cas sur 58. Citons enfin la récente communication de KOETSCHAU (de Cologne) au Congrès des naturalistes et médecins allemands tenu à Munich en 1899 : sur 23 femmes traitées par l'opération d'ALEXANDER, cet auteur n'a observé que cinq fois la récidive.

Il faut cependant savoir que le raccourcissement inguinal des ligaments ronds n'a de vraies chances de succès que dans des conditions bien déterminées, quand l'utérus est parfaitement mobile, quand il n'y a pas d'adhérences pelviennes qui laisseront venir d'abord l'utérus pour le retirer ensuite et faire échouer le redressement, quand il n'y a pas de lésions annexielles dont la constatation et le traitement seraient impossibles par une brèche insuffisante. L'opération d'ALEXANDER est tenue en échec par la difficulté de faire à l'avance un diagnostic parfait. ASCH et FUCHS (de Breslau) [5] ont bien imaginé de faire précéder l'opération d'une colpotomie postérieure, à la faveur de laquelle on peut explorer le petit bassin, détruire les adhérences, traiter les annexes malades, etc. Mais il est certain qu'on peut agir plus simplement, et nous verrons tout à l'heure que c'est dans une autre voie qu'il faut chercher.

On a dit aussi que l'opération d'ALEXANDER affaiblissait la région et prédisposait aux hernies inguinales. L'accident, à coup sûr, s'est produit plus d'une fois ; on le prévient, en somme, presque toujours avec une suture bien faite et bien réussie, mais il peut survenir encore si le moindre point suppure.

Un point sur lequel on a beaucoup discouru, c'est le défaut de résistance des ligaments ronds chez certaines femmes. Quelque-

<hr>

[1] CALMANN. *Centralbl. für Gyn.*, 1897, p. 97.

[2] WAHL. *Monatssch. f. Geb. u. Gyn.*, 1898, n° 1, t. VIII.

[3] SCHULTZ. *Beilræge zur kl. Chirurgie*, 1899, t. XXXIII.

[4] GOLDSPOHN. *Am. journal of gyn. and obs.*, février 1898.

[5] OTTO FUCHS. *Monatsschrift f. Geb. u. Gyn.*, 1899, t. IX, n° 4 p. 474.

fois, en effet, ils sont très peu solides sur toute leur longueur, mais cette disposition est exceptionnelle. Ce qui arrive plus souvent, c'est de les trouver grêles et comme éparpillés dans leur partie inguinale, mais au voisinage de la corne utérine ils reprennent la forme d'un cordon ; aussi peuvent-ils servir de lien utile, à la condition d'aller chercher, comme nous l'avons dit, leur partie profonde.

Influence sur la grossesse. — A cet égard, l'opération d'ALEXANDER vaut mieux que les fixations immédiates ; elle rétablit l'utérus dans des conditions de stabilité plus voisines de l'état normal, et elle compromet moins le cours de la grossesse et la régularité de l'accouchement.

H. KELLY (1896) a vu 14 grossesses évoluer normalement. BUSCHBECK (1896) signale 9 accouchements normaux et 1 avortement sur 51 opérées. RONCAGLIA (1899) émet un avis dans le même sens. Il faut admettre que les ligaments ronds s'allongent pendant le développement de l'utérus gravide et subissent ensuite le phénomène de l'involution.

D'après SCHÜTTE [1] (assistant de EVERKE à Bochum), le raccourcissement extra-abdominal des ligaments ronds est l'opération idéale, car elle permet à l'utérus de conserver son attitude et ses rapports physiologiques ; chez les femmes qui l'ont subi, l'avortement est exceptionnel et les accidents du travail toujours évités. KOETSCHAU (de Cologne) n'est pas moins optimiste : sur 23 femmes traitées par l'ALEXANDER, 3 sont devenues enceintes et ont pu accoucher sans encombre (septembre 1899).

RACCOURCISSEMENT INTRA-ABDOMINAL DES LIGAMENTS RONDS. — Cette opération imaginée par WYLIE (de New-York) [2] a été pratiquée un certain nombre de fois par BODE, RUGGI et DUDLEY. Elle est très chaudement recommandée par FRANK, dont les résultats, d'ailleurs médiocres, ont été publiés en 1896. En France, elle est défendue par SEGOND [3].

---

[1] SCHÜTTE. *Monatsschrift für Geb. u. Gyn.*, 1899, t. X, p. 489.
[2] WYLIE. *Am. journal of obst.*, 1889, p. 478.
[3] SEGOND. *Soc. d'obst. et de gyg.*, 1900, p. 112.

Manuel opératoire. — Laparotomie médiane sous-ombilicale ; recherche des ligaments et avivement de leur bord interne sur une certaine longueur ; plicature, accolement du ligament à lui-même dans toute l'étendue de la surface cruentée, et fixation de cet accolement au moyen d'un surjet de catgut.

L'opération de WYLIE, quelle que soit sa destinée, a certainement une supériorité sur celle d'ALEXANDER, c'est d'être une laparotomie franche, qui permet d'explorer le petit bassin, de ne pas agir à l'aveugle, et de réduire l'utérus à bon escient. Elle a un défaut, c'est d'être un raccourcissement du ligament rond sur lui-même, sans modification de son point d'attache inguinal, qui est le point faible. C'est la partie inguinale du ligament qui est mince, effilée, incapable de résistance ; après la plicature, c'est encore elle qui a pour mission de maintenir l'utérus dans sa position nouvelle. Dans l'ALEXANDER, elle disparaît, l'insertion externe du ligament est changée ; l'insertion est changée, mieux encore, dans le procédé que nous allons décrire.

FIXATION ABDOMINALE DES LIGAMENTS RONDS. — Synonymie : *ligamentopexie abdominale, raccourcissement des ligaments ronds par inclusion pariétale.* — Bien supérieure, en effet, nous paraît être la fixation abdominale ; elle aussi est une laparotomie, et de plus, une intervention simple, efficace et rationnelle au premier chef.

Elle a été imaginée par CH. BECK (de New-York), qui en a exposé la technique au Congrès de Moscou de 1897. Ce n'est pas son procédé qui nous paraît le meilleur, mais c'est lui que nous donnerons en premier lieu.

Manuel opératoire. — Laparotomie médiane sous-ombilicale. On cherche un des ligaments ; par une incision longitudinale, on fait une boutonnière à la séreuse qui le recouvre ; par cette boutonnière, on l'attire au dehors de manière à former une anse qu'on maintient écartée avec un crochet mousse ou avec une pince ; on réunit les lèvres de la boutonnière péritonéale au-dessous de l'anse formée.

Le ligament rond est attiré dans l'ouverture abdominale, et on a soin de suturer au-dessous de lui le péritoine pariétal et la couche musculo-aponévrotique de la paroi, de sorte que l'anse formée par le cordon se trouve complètement exclue du ventre. Il reste à la fixer aux deux lèvres de la plaie cutanée ;

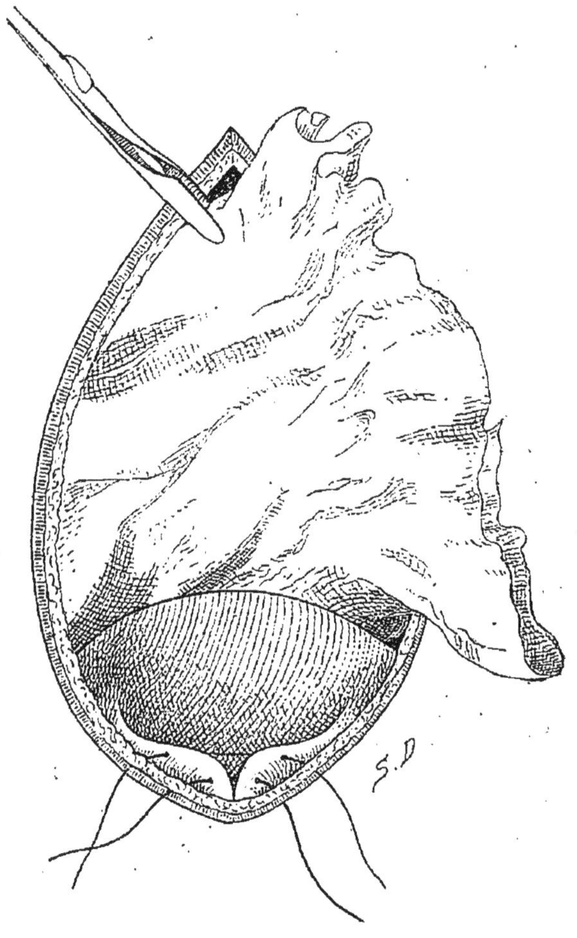

Fig. 43.
Fixation abdominale des ligaments ronds.
(Procédé de DOLÉRIS-RICHELOT.)

le ligament se trouve, en quelque sorte, inclus dans la peau. CH. BECK affirme que l'inclusion d'un seul ligament suffit à assurer le maintien de la réduction, mais la fixation des deux cordons offre des garanties plus sérieuses contre la récidive.

DOLÉRIS, de son côté, a préconisé le raccourcissement des ligaments ronds « par inclusion pariétale » (1898). Seulement, au lieu de les saisir dans la plaie cutanée, il préfère les fixer, par leur partie moyenne, aux piliers fibreux des muscles droits de l'abdomen.

C'est aussi notre avis, et DOLÉRIS nous a inspiré notre manière de faire, qui est d'une extrême simplicité. Il est bien inutile de dépouiller les ligaments de leur gaine séreuse. Nous nous bornons à faire une laparotomie médiane, à saisir chacun des ligaments à quelque distance des cornes utérines, dans leur portion toujours résistante et jamais éparpillée, et à les amener, en les coudant, à l'angle inférieur de la plaie pariétale, pour les y fixer par deux ou trois catguts. Il faut les insérer dans l'épaisseur du plan musculo-aponévrotique en prenant tout ce plan avec l'aiguille, car si les ligaments n'étaient suturés qu'au péritoine, la fixation n'aurait aucune valeur (fig. 43).

Nous avons pratiqué 26 fois cette opération. Les faits sont encore trop récents pour porter la conviction dans tous les esprits ; néanmoins, la réduction de l'utérus nous a toujours paru solide et durable, nous avons pu explorer le petit bassin, rompre des adhérences, traiter ou enlever des annexes que nous n'avions pas crues malades. Une de nos opérées est devenue enceinte et a conduit sa grossesse à terme dans les meilleures conditions. Nous ferons remarquer, en outre, que le ligament rond coudé, ramené vers la ligne médiane, mais non dépouillé de sa gaine séreuse, ne forme pas une bride sous laquelle puisse s'engager une anse intestinale.

Depuis que nous avons donné cette description, SPINELLI a revendiqué la priorité de la « gastro-hystéropexie médiate », pratiquée à l'aide des ligaments ronds. Mais le procédé du chirurgien de Naples, qui dépouille entièrement les ligaments, les coupe, les réunit en un seul cordon sur la ligne médiane, et s'en sert comme d'une amarre solide pour tirer sur l'utérus et l'accrocher très haut, n'a vraiment qu'un rapport éloigné avec l'opération que nous avons décrite, opération très simple et très apte à ramener en avant l'utérus rétrodévié, nullement à le suspendre et à lutter contre le prolapsus vaginal.

RACCOURCISSEMENT DES LIGAMENTS RONDS PAR LE VAGIN. — Plusieurs procédés, sur lesquels nous n'insisterons pas (BODE, WERTHEIM [1], SCHAUTA, GODINHO, 1896-1897), auraient sur le raccourcissement inguinal l'avantage de permettre l'exploration du petit bassin et des annexes ; mais ils n'ont, à cet égard, aucune supériorité sur le raccourcissement intra-abdominal.

On commence par une colpotomie antérieure, pour aborder le fond de l'utérus et reconnaître les ligaments ronds. Chacun d'eux étant saisi avec une pince, on en réduit la longueur d'environ 6 à 10 centimètres, en l'accolant à lui-même au moyen d'un surjet de catgut fin.

FIXATION VAGINALE DES LIGAMENTS RONDS. — Imaginée par SCHAUTA, exécutée pour la première fois par WERTHEIM, en 1896. Le premier temps est une colpotomie antérieure transversale, très large. On cherche l'origine des ligaments ronds, puis on place un fil de catgut tout près de la corne utérine ; ce fil traverse la paroi vaginale pour être noué avec celui du côté opposé. On termine en fermant la plaie vaginale, dans le sens vertical, par des points au catgut. .

Nous n'avons rien dit encore d'un procédé tout spécial qui n'a rien à voir avec les fixations : c'est la *cunéo-hystérotomie* imaginée par THIRIAR (de Bruxelles) en 1892, et que nous retrouverons plus loin dans l'histoire des antédéviations. Elle consiste à réséquer un lambeau cunéiforme sur la face antérieure de l'utérus et à rapprocher les surfaces cruentées par des sutures au catgut. Nous la comprenons, sans l'approuver, pour les utérus fléchis au niveau de l'isthme ; mais elle laisse de côté les ligaments et la rétroversion, c'est-à-dire l'essentiel.

Un procédé *d'hystérectomie cunéiforme longitudinale* a été employé tout récemment par MAUCLAIRE (communication orale). Chez une de ses malades, une antéflexion fut traitée « par l'hystérectomie longitudinale cunéiforme, superficielle, médiane, antérieure et postérieure, et l'affrontement des deux ligaments

[1] WERTHEIM. *Centralb. f. Gyn.*, 1896, p. 470.

utéro-sacrés avivés ». Chez une autre, une rétroflexion irréductible subit à la fois « l'hystérectomie cunéiforme, longitudinale, superficielle, antérieure et postérieure, l'affrontement des
deux ligaments utéro-sacrés avivés, la ligamentopexie intra-pa-
riétale médiane et entre-croisée des ligaments ronds ». Les
malades n'ont pas été revues longtemps. A quelles déviations
utérines peut bien convenir cette combinaison des procédés de
THIRIAR, de H. KELLY, de CH. BECK, tous laborieusement modifiés ?
Le seul titre des observations nous inspire la crainte que l'habile
chirurgien n'ait été trop ingénieux et n'ait un peu oublié, dans
la circonstance, que les opérations les plus simples sont souvent
les meilleures.

Indications. — Critique.

Il s'agit maintenant de choisir entre toutes ces inventions,
dont la liste n'est pas épuisée, et de trouver un fil conducteur
qui nous dirige dans le traitement de la rétroversion utérine.

Un point essentiel, sur lequel nous reviendrons encore plus
d'une fois, c'est la distinction qu'il faut établir entre la thérapeutique des déviations utérines et celle des prolapsus génitaux.
Beaucoup de chirurgiens les ont confondues et ont appliqué
l'ALEXANDER, par exemple, aux vagins exubérants et aux périnées
effondrés. Or, nous l'avons dit : quand il y a prolapsus, la
déviation passe au second rang ; les traitements qui conviennent
à la rétroversion et qui suffisent à redresser l'utérus, n'ont aucune valeur contre la procidence des parois vaginales avec un
utérus plus ou moins penché. Les méthodes que nous avons
décrites sont donc bonnes quand les parois vaginales sont à leur
place et le périnée à peu près normal ; elles s'adressent aux
rétroversions proprement dites, à celles qui ont par elles-mêmes
une histoire clinique et que nous avons cherché à bien définir.

Cela dit, et sachant bien sur quel terrain nous sommes, il
faut tout d'abord abandonner cette conception étroite et sim-
pliste qui voit dans tout utérus dévié un utérus à redresser de
force, qui poursuit son but sans regarder à droite ni à gauche,

qui, l'utérus se détachant volontiers, varie les procédés et multiplie les efforts pour l'attacher solidement, passe des fils dans toutes les directions, l'accroche par son fond, par ses faces, par son ligament rond, par ses annexes mêmes, l'enclave sous la vessie, le plie dans l'autre sens, fait tout et ne prévoit rien, pourvu qu'il ne puisse plus s'échapper. Cette débauche opératoire a fait ses preuves : position nouvelle plus anormale que la première, continuation des douleurs, grossesses interrompues, dystocie.

Il est constant que bien des utérus déviés ne provoquent ni douleurs ni troubles d'aucune sorte. Quel que soit leur nombre, — difficile à déterminer, — on ne peut mieux faire que de les laisser tranquilles.

Mais allons-nous tomber d'un excès dans l'autre, et ne tenir aucun compte de l'attitude vicieuse? En fait, le traitement d'une grosse métrite cervicale, la restauration d'un périnée affaibli, peuvent guérir la femme en laissant une rétroversion bénigne et facilement tolérée. L'ablation d'un pyosalpinx unilatéral ou d'un ovaire très malade peut arriver au même but, et l'utérus décongestionné, libéré de ses adhérences, reprend une direction normale, ou bien — pas toujours — garde sans grand dommage une position qui n'est pas irréprochable. Donc, l'intérêt des lésions concomitantes est certain; mais il y aurait excès à partir de là pour nier l'utilité du redressement. Relâchement fibreux, congestion et sclérose, névralgie affectant l'appareil utéro-ovarien dans toutes ses parties, forment un groupe, une association morbide qu'il est impossible de méconnaître chez certaines femmes, et qui nous autorise à dire que la rétrodéviation n'est pas un fait sans importance, une étiquette sans valeur. Si on nous objecte que la déviation n'est pas tout dans cet ensemble, et que la lésion du tissu musculaire, celle de la glande génitale n'ont pas un moindre intérêt, nous répondrons : oui, si on considère les cas anciens, les degrés avancés du mal, on trouve de vieux utérus rebelles à tout traitement palliatif, hémorrhagiques, intolérables, et qu'il vaut mieux enlever pour en finir, car ils resteraient aussi malades si on les accrochait ; la déviation est leur moindre défaut. Mais chez les femmes encore jeunes, quand la congestion peut céder, les exsudats se résorber, les tissus revenir à l'état normal, que ferez-vous ? A quel « facteur » vous attaquerez-vous ? Nous prétendons qu'alors la faiblesse des ligaments et l'affaissement de l'organe dominent la situation. Il n'y a pas d'infection puerpérale ou blennorrhagique, c'est bien entendu ; il n'y a pas de muqueuse cervicale à réséquer, pas de muqueuse utérine à gratter ; la curette a trouvé dans ces cas-là ses plus remarquables insuccès. La congestion est entretenue, sinon causée tout entière, par l'attitude vicieuse des ligaments et la gêne circulatoire ; la congestion, l'isthme fléchi provoquent la dysménorrhée ; les tiraillements, la compression exercée par le fond de l'utérus deviennent, pour leur part, des causes de douleur. Enfin la stérilité suffirait pour empêcher de considérer la rétrodéviation comme une quantité négligeable. Réduisez, corrigez l'attitude vicieuse, et les troubles disparaissent comme par enchantement; n'est-ce pas connu de tous, et faut-il s'attarder à démontrer que nombre de femmes sont soulagées, guéries par le redressement ? Il y a donc, en somme, des rétroversions qu'il faut réduire, et pour lesquelles un seul traitement est rationnel : fixer l'utérus en bonne position.

Passons maintenant des rétroversions simples et mobiles aux rétroversions complexes et adhérentes. Une infection venue du dehors s'ajoute à l'attitude vicieuse ; l'utérus, les annexes, le péritoine pelvien sont touchés. Nous sommes sur un terrain nouveau, celui des lésions inflammatoires de la cavité pelvienne ; la question n'est plus de savoir s'il faut redresser les organes malades, mais s'il faut les respecter ou les supprimer. Il y a plus : cet utérus fixé en mauvaise position, entre deux masses annexielles, n'est-il pas simplement refoulé, attiré, déplacé mécaniquement ? Il est gros, congestionné, douloureux parce qu'il est infecté ; ce refoulement n'est pas la déviation telle que nous l'avons comprise, cette congestion n'est pas celle que nous avons décrite, cette douleur n'est pas une pure névralgie. C'est bien ici que l'attitude vicieuse n'est plus rien, qu'elle n'a aucune valeur, aucun sens pathologique, et ne peut fournir aucune indication.

Revenons donc à la rétroversion proprement dite, à celle qui n'est pas un accident fortuit au milieu de lésions d'un autre ordre, à celle qui, par sa cause et son évolution, mérite de conserver sa place dans le cadre nosologique.

Nous avons dit qu'il fallait redresser l'utérus. Mais, avant de nous lancer, souvenons-nous bien qu'il ne s'agit pas d'une pure question de mécanique, et ne perdons jamais de vue la femme. La déviation est la marque de son tempérament nerveux ; et certaines nerveuses le sont à tel point qu'il est impossible de leur rien promettre, que les opérations les mieux réussies et les soins les plus attentifs ne leur donneront qu'un soulagement temporaire, si tant est qu'ils le donnent. D'autre part, il ne faut jamais perdre courage : si l'indication est bien nette, si la localisation pelvienne, la douleur spontanée et la sensibilité utérine au toucher paraissent dominer l'état névropathique général, on peut avoir un succès inespéré. Nous avons vu des femmes assez nerveuses pour n'inspirer aucune confiance, guérir simplement à la suite de l'hystéropexie, et nous annoncer, deux ou trois ans plus tard, la persistance de leur guérison. Aussi bien, réfléchissez qu'en dehors des méthodes de redressement, — sans oublier l'aide puissante que peuvent donner le régime, l'hygiène, l'hydrothérapie, — il n'y a plus, chez ces malades, qu'à faire l'hystérectomie pour « grandes névralgies pelviennes ».

La question ainsi posée, le traitement de la rétrodéviation se compose de trois termes : *a*) pessaire, *b*) massage utérin, *c*) hystéropexie.

Le pessaire est l'enfance de l'art. Nous voulons bien le subir comme un pis-aller, mais le vanter comme une méthode de choix, c'est vraiment excessif. On rencontre des femmes qui l'acceptent et même qui le demandent, il a donné maintes fois des soulagements et même des grossesses, il peut être porté sans que le mari ou l'amant s'en aperçoivent ; mais combien de fois l'avons-nous vu ne pas tenir en place ou augmenter les douleurs ! Même en l'absence de lésions annexielles qui en seraient exaspérées, il lui arrive d'exciter une vive sensibilité et d'être intolérable ; d'autres fois les femmes le portent avec persévérance, croyant bien faire, et quand on les examine, on trouve l'utérus renversé et l'anneau tout près de la vulve. Alors même qu'il atteint son but et soutient l'utérus, que de soins et d'ennuis ! Il faut l'appliquer avec méthode, par une manœuvre qui répugne à bien des femmes, il faut exercer une active surveillance, revoir souvent la malade pour l'ôter et le remettre ; et s'il y a des femmes qui le gardent avec insouciance, au risque de n'en tirer qu'un bénéfice illusoire, il y en a d'autres qui, malgré ses bons effets, s'en fatiguent. En résumé, le pessaire est un palliatif qui soulage mais ne guérit pas ; c'est un assujettissement, une infirmité nouvelle qui remplace l'autre, et il faut que la chirurgie soit bien timide ou bien mal outillée pour retenir ce moyen d'un autre âge.

Le massage utérin n'est pas, lui non plus, un traitement parfait, mais il rend de grands services. Il provoque dans le tissu utérin des modifications nutritives et peut aboutir à la décongestion et à la réduction parfois très complètes. Il réussit contre certaines rétroversions compliquées d'adhérences légères ; il fait d'abord le diagnostic de ces adhérences limitées qui n'empêchent pas le doigt de soulever l'utérus et la rétroversion d'être assez mobile, puis, par des manœuvres douces, il les fait céder et se résorber peu à peu.

Le revers de la médaille, c'est que le massage est un traitement long, dispendieux pour certaines malades, exigeant assiduité et persévérance ; qu'il faut, pour l'appliquer, une main délicate et intelligente, qui se plie à la sensibilité de la femme, évite la fatigue, procède par étapes souvent espacées ; que le résultat n'est pas toujours définitif, l'utérus pouvant retomber et subir de nouvelles poussées congestives. D'où il suit qu'une femme qui s'est bien trouvée du massage peut être obligée d'y revenir au bout de quelques mois et finalement mise en demeure de demander à la chirurgie d'achever l'œuvre du traitement palliatif.

Nous voici arrivés au traitement opératoire ; voyons un peu ce qu'il faut en penser. Si nous examinons d'abord les procédés de fixation directe ou immédiate, nous voyons bien que l'*hystéropexie abdominale* a donné des réductions solides et durables, que les accidents survenus dans la grossesse ou l'accouchement ont été le plus souvent causés par une mauvaise technique. Mais s'ensuit-il qu'en opérant bien, en usant du meilleur procédé connu, on soit à l'abri de tout mécompte ? Non, car de toutes façons, l'opération crée des adhérences, immobilise l'utérus et le place dans une position trop élevée ; nous ne sommes pas dans des conditions tout à fait rassurantes.

L'*hystéropexie vaginale*, à première vue, a le mérite de laisser l'utérus dans le petit bassin et dans ses rapports normaux. D'autre part, elle est d'une exécution beaucoup plus difficile ; c'est une infériorité. Nous la croyons utile au chirurgien qui n'est pas libre de faire une laparotomie ; celle-ci ne s'impose pas comme un purgatif, l'opération vaginale est plus facilement admise et, à ce titre, elle mérite encore de n'être pas oubliée. Malheureusement, ses méfaits obstétricaux sont encore plus graves que ceux de l'hystéropexie abdominale. Nous nous sommes efforcé, au Congrès de Marseille (1898), d'établir que c'est l'enclavement de l'utérus qui est surtout responsable et qu'il faut ici, comme dans l'opération sus-pubienne, laisser le fond libre si on veut de bonnes grossesses et des accouchements réguliers. Depuis cette époque, une de nos opérées est devenue enceinte et a conduit sa grossesse à terme ; néanmoins, nous ne devons pas nous faire d'illusion, et nous n'avons pas le droit d'affirmer qu'une bonne technique suffira toujours pour éviter les reproches des accoucheurs ; il reste une arrière-pensée.

Faut-il donc tourner nos regards de l'autre côté, vers l'ALEXANDER et les procédés aveugles ? Une opération qui prétend redresser l'utérus sans l'avoir ni vu ni touché, ne nous paraît pas vraiment chirurgicale ; nous avons toujours eu contre elle un préjugé invincible. A coup sûr, elle a donné des insuccès et des récidives ; mais il faut être juste, elle est plus rationnelle au point de vue obstétrical, elle donne à l'utérus plus de liberté, elle lui rend sa position physiologique. Si bien qu'entre nos préférences de chirurgien et les arguments très sérieux des accoucheurs, si les méthodes opératoires devaient en rester là, nous ne verrions pas de solution pleinement satisfaisante.

Heureusement, nous possédons aujourd'hui un procédé vraiment sûr, efficace pour le redressement, inoffensif pour les grossesses et les accouchements futurs, c'est le *raccourcissement des ligaments ronds par inclusion pariétale*. Quels sont les avantages qu'il nous offre ? Premier point : l'opération est d'une facilité et d'une bénignité absolues ; elle va chercher par le chemin le plus direct la meilleure partie de la corde ligamenteuse. Second point, et c'est là-dessus qu'il faut insister, elle réunit les avantages de l'hystéropexie, ceux de l'ALEXANDER et échappe à leurs défauts. Elle est une laparotomie qui permet d'achever le diagnostic et de faire dans le petit bassin toute manœuvre exigée par les circonstances ; d'autre part, elle fixe l'utérus dans sa position naturelle, voulue et constatée par le chirurgien, et cela sans molester son tissu, sans lui faire contracter d'adhérence anormale, sans que rien puisse le gêner dans son développement. Nous savons que l'ALEXANDER est bon pour l'avenir génital de la femme ; nous pouvons affirmer d'ores et déjà, par analogie et pour les mêmes raisons, que la fixation médiate par inclusion pariétale sera bonne. De plus, le ligament rond, simplement coudé et ramené vers la ligne médiane, sans aucune solution de continuité du péritoine, n'est jamais qu'un ligament rond normal ; il est moins relâché qu'avant, mais il ne forme ni bride ni pont sous lequel une anse intestinale puisse venir s'engager. Nous ne voyons pas d'où pourraient venir les accidents, ni quelle objection pourrait être faite à ce procédé.

Cela étant, que deviennent la réduction manuelle et le pessaire, encore si vivement préconisés par quelques-uns ? N'est-il pas vrai que les méthodes palliatives doivent être surtout réservées à cette catégorie de malades, d'ailleurs assez nombreuses, qui pour divers motifs ne peuvent être opérées ou ne veulent pas l'être ? Telle est notre conclusion sur le traitement des rétrodéviations, dans tous les cas où il est reconnu qu'on doit redresser l'utérus.

ANTÉDÉVIATION

Définition. — S'il est vrai qu'il y a des rétroversions qui n'ont pas grande importance et qu'il est inutile de redresser, il est encore plus vrai que, dans la grande majorité des cas, l'atti-

tude penchée en avant n'a aucune valeur clinique, ne produit
par elle-même aucun trouble et est tout à fait négligeable au
point de vue thérapeutique. Les livres classiques font trop
d'honneur à l'antédéviation quand ils lui décrivent des degrés,
des formes, de multiples symptômes et un traitement compliqué.

L'utérus est normalement penché en avant ; quand cette

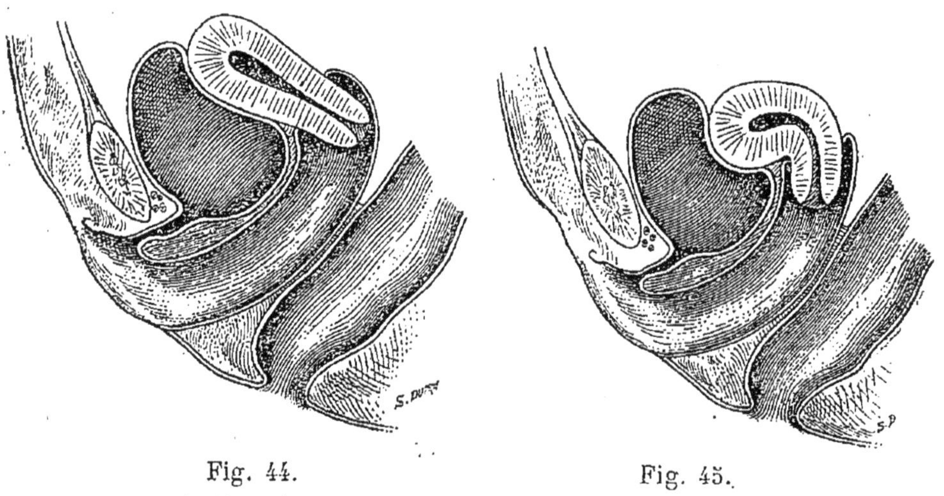

Fig. 44.
Antéversion.

Fig. 45.
Antéflexion.

direction est exagérée, on dit qu'il y a antédéviation, mais il
est impossible de dire où cesse l'attitude physiologique, où commence l'attitude vicieuse. On distingue l'*antéversion* (fig. 44)
et l'*antéflexion* (fig. 45), comme pour le renversement en arrière.
On distingue bien d'autres choses : le corps est fléchi sur le col,
le col est fléchi sur le corps, le corps et le col sont fléchis l'un
sur l'autre (flexion corporelle, cervicale, cervico-corporelle de
GAILLARD THOMAS) ; ce sont là des subtilités.

Étiologie. — La courbure de l'utérus en avant est exagérée
dans la première enfance. Que la paroi antérieure, disent les
livres, oublie de se développer au moment de la puberté, pendant que la postérieure grandit, on a l'*antéflexion congénitale*.

Que l'utérus se ramollisse chez la jeune fille à la suite de la
« métrite virginale » ou de la « masturbation », on a l'*antéflexion acquise*. Autre manière de l'acquérir : métrite puerpérale et défaut d'involution de la paroi postérieure seule. Si
c'était la paroi antérieure qui négligeait de revenir sur elle-
même, on aurait une rétroversion ; nous n'avons pas mentionné
cette cause dans l'histoire des déviations en arrière, parce qu'elle
nous a paru être une simple vue de l'esprit.

Il faut cependant admettre que l'utérus et les ligaments sont
troublés dans leur développement et diversement altérés dans
leur structure et leurs dimensions, pour expliquer les *antédéviations mobiles* et libres d'adhérences, qui persistent, plus ou
moins prononcées, quand la femme est couchée sur le dos ; seulement, n'ayons pas trop d'assurance en présence de faits si
obscurs. Quant aux *antédéviations fixées* ou *adhérentes*, elles
n'ont rien que de naturel : c'est une paramétrite postérieure qui
amène la rétraction des ligaments utéro-sacrés (Schultze[1]), ou
des adhérences de péri-salpingite qui tirent le fond en avant ;
surtout, il faut répéter ici ce que nous disions à propos des
rétroversions, c'est que les lésions de la lymphangite pelvienne,
les annexites plus ou moins graves relèguent au dernier plan
la déviation utérine et dominent la scène, symptomatologie et
traitement.

Anatomie pathologique. — L'utérus est « augmenté de
volume par un certain degré de métrite », « c'est la métrite qui
cause et entretient l'antéversion » [2]. Toujours la métrite ! En
réalité, bon nombre de ces utérus peuvent être infectés, c'est
leur droit, mais entre l'infection et la déviation nous ne voyons
pas une relation de cause à effet. On rencontre avec l'antédéviation, tantôt les diverses formes de la métrite, tantôt les lésions
infectieuses de la cavité pelvienne, plus souvent encore la congestion et la sclérose des arthritiques nerveuses.

---

[1] Schultze. *Trait. des déviations utérines,* trad. française, O. Doin,
tiédeur.

[2] Pozzi. *Traité de gyn.,* 1897, p. 490.

Symptômes et diagnostic. — Les symptômes se ressentent de cette diversité ; aucun, pour ainsi dire, n'est propre à la déviation. La femme souffre à des degrés divers, si elle est affectée de métrite ou de lésions tubo-ovariennes. Si l'utérus est scléreux, si la malade est une arthritique nerveuse, alors apparaît le « syndrome utérin » avec son cortège de douleurs, de troubles nerveux et psychiques. Si l'utérus appuie fortement sur la vessie, il peut y avoir du *ténesme ;* le col porté en arrière peut causer les mêmes phénomènes du côté du rectum ; mais combien de fois on les observe avec la simple métrite ou la congestion utérine ! La *dysménorrhée* est attribuée à la flexion et à l'obstacle qu'elle apporte à l'écoulement sanguin ; c'est bien possible, et nous ne voulons pas nier cette cause mécanique, mais combien de femmes nerveuses et congestives ont de la dysménorrhée, sans que leur utérus soit fléchi ! La *stérilité* est la conséquence naturelle d'une attitude vicieuse très prononcée.

Au milieu de cet ensemble, il reste peu de chose à la déviation. Retenons seulement qu'un utérus très gros et très penché gêne la vessie et la rend douloureuse. Encore peut-on prendre le change, dans des cas où les phénomènes de compression paraissent évidents : nous avons vu, chez une femme très nerveuse, un utérus absolument renversé, la tête en bas, et qui semblait être, en pesant sur la vessie, la seule cause d'une incontinence d'urine devenue insupportable. L'inefficacité certaine des pessaires, l'état de souffrance extrême et l'âge de la malade autorisèrent une hystérectomie vaginale, d'ailleurs très facile. Mais elle fut à peine soulagée pendant son séjour au lit ; reprise d'incontinence et de troubles nerveux, elle fut guérie quelques mois plus tard par un magnétiseur, mais guérie temporairement ; après une nouvelle récidive, elle devint tout à fait folle.

Par le toucher vaginal, par le palper bimanuel, on sent dans le cul-de-sac antérieur le fond de l'utérus basculé en avant, et le col, s'il y a simple version, très loin dans le cul-de-sac postérieur ; en cas de flexion, le museau de tanche est à peu près à sa place. Il faut étudier avec soin le volume et la forme du corps utérin, pour ne pas le confondre avec un fibrome de la paroi antérieure, ou avec un exsudat inflammatoire. Le cathétérisme n'est pas facile, surtout dans l'antéflexion ; il faut saisir le col avec une pince-érigne, l'attirer et le maintenir en avant, tandis qu'on introduit l'hystéromètre avec douceur. Mais les cas sont très rares, encore une fois, où la déviation paraît avoir quelque importance ; le plus souvent, chez une femme qui a des pesanteurs, des troubles menstruels, de la leucorrhée sans caractères spéciaux, on trouve que l'utérus est penché un peu plus que de raison, ou même on se demande s'il est plus incliné qu'il ne doit l'être, et, pour expliquer les symptômes, on cherche tout naturellement des causes plus valables : métrite, lésions annexielles, — on oublie trop souvent l'état nerveux et la sclérose utérine.

Traitement. — Ce qu'il faut traiter, la plupart du temps, ce sont les troubles utérins ou annexiels au milieu desquels la déviation joue le rôle d'un épiphénomène : interventions diverses contre la métrite, opérations sur le col, injections chaudes, massage, médicaments utérins, traitement général, — se défier des auteurs qui parlent d'anémie, de fer et de quinquina ; — traitement plus ou moins radical des annexes malades, telles sont les indications.

Outre l'utilité qu'elle peut avoir contre la métrite, la dilatation lente avec les tiges de laminaire, prolongée et entretenue par les bougie de Hégar, peut être efficace contre la stérilité, en ouvrant l'utérus et le redressant un peu ; contre la dysménorrhée, en amenant le relâchement du tissu et une détente salutaire.

Mais le traitement de la déviation elle-même n'a jamais rien valu. On a inventé bien des formes de pessaires, contre l'inclinaison ou la flexion en avant (Graily-Hewitt, G. Thomas, Galabin, etc.), pas une seule n'est efficace. Les pessaires indifférents (Dumontpallier) sont les moins prétentieux et les moins mauvais, mais ils ne réussissent pas comme dans certaines rétrodéviations, et c'est en vain qu'on s'ingénie à soutenir l'utérus rebelle.

Ce que voyant, des auteurs ont imaginé quelques opérations

bizarres. Thiriar [1] fait une laparotomie, attire l'utérus, enlève sur sa face postérieure un fragment cunéiforme au niveau de la courbure, et suture la plaie par deux ou trois fils qui, en rapprochant ses bords, redressent l'organe. Nourse [2], en 1896, après avoir débridé les deux commissures du museau de tanche, comme dans l'opération de Schroeder, redresse la flexion au moyen de l'hystéromètre ; puis, immobilisant le lambeau antérieur du col, il tire sur le lambeau postérieur de manière à les

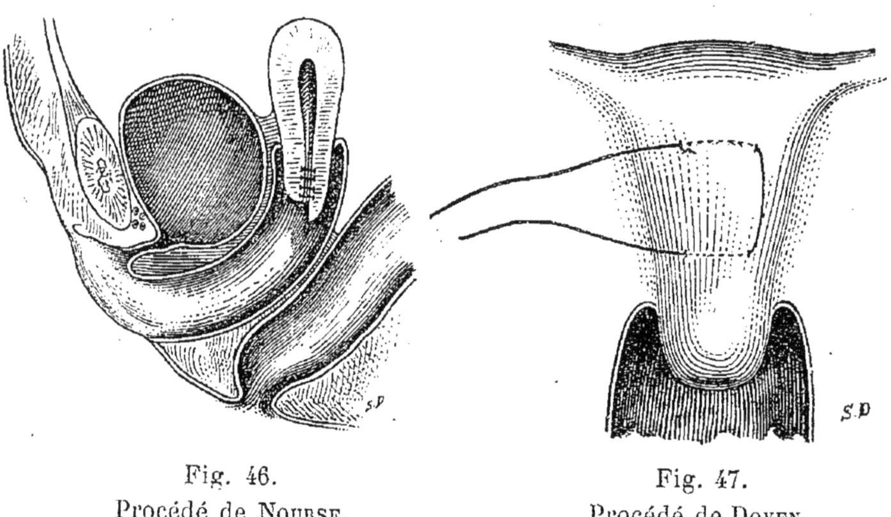

Fig. 46.
Procédé de Nourse.

Fig. 47.
Procédé de Doyen.

faire glisser l'un sur l'autre, et termine en fixant les deux lambeaux, avec du catgut fort, dans leur nouvelle position (fig. 46). Doyen, en 1897, fait une colpotomie postérieure, attire l'utérus dans l'aire de la plaie, enfonce dans sa paroi postérieure un fil qui décrit le trajet indiqué (fig. 47), et, en nouant les deux chefs de ce fil, obtient la réduction. Ces divers procédés sont à deux fins : en exécutant les mêmes manœuvres sur la paroi antérieure de l'utérus, on corrigerait les rétroversions. Mais il vaut encore mieux ne rien exécuter, ni en avant ni en arrière.

Cependant, le désir de redresser l'utérus n'est pas toujours

[1] .Thiriar. *Congrès de gyn. de Bruxelles*, 1892.

[2] Nourse. *Am. journ. of obst.*, 1896, p. 60.

10.

dénué de sens ; il est surtout légitime dans certaines antéflexions prononcées, plus fâcheuses que les versions simples. Si donc il paraissait utile, dans un cas donné, d'intervenir directement contre l'attitude vicieuse, pour atténuer la dysménorrhée, les troubles vésicaux ou rendre la grossesse possible, c'est à la *dilatation* avec les laminaires, entretenue et renouvelée comme nous l'avons dit, qu'il faudrait donner la préférence ; c'est le moyen qui nous paraît le plus physiologique et le plus rationnel. Nous conseillons toutefois de ne pas oublier l'*hystéropexie* (RICHELOT, LAROYENNE [1]), tout à fait indiquée dans les cas de ce genre ; nous l'avons faite une fois pour l'antédéviation, et il nous a paru qu'elle redressait la courbure en avant aussi bien que la courbure en arrière. Seulement, nous avons fait la ventro-fixation directe, qui n'est pas sans inconvénients ; nous ferions aujourd'hui l'inclusion pariétale des ligaments ronds.

On voit, en somme, que l'antédéviation de l'utérus a beaucoup moins d'importance que les déviations en arrière, et que, sauf des cas assez rares, il faut attacher peu de valeur à sa correction mécanique.

PROLAPSUS GÉNITAUX

Le prolapsus est une infirmité caractérisée par le relâchement des parois vaginales, leur descente progressive, leur tendance à faire saillie au dehors et à perdre finalement tout droit de domicile dans l'excavation pelvienne.

Quand les parois du vagin se déroulent à l'extérieur, elles entraînent l'utérus à leur suite : il s'agit d'un *prolapsus utéro-vaginal*. Quelquefois, c'est le fond de la matrice qui se retourne, fait saillie à travers le col et descend plus ou moins bas : cette *invagination utérine* est un prolapsus partiel.

---

[1] LAROYENNE. *Arch. de tocologie*, mai 1894. — DUDLEY. *Am. journ. of obst.*, 1891. — BRICAGE. *Thèse de Lyon*, 1894.

PROLAPSUS UTÉRO-VAGINAL

Définition. — C'est un cas particulier du relâchement des tissus fibreux qui caractérise le neuro-arthritisme. La « chute de l'utérus » par laxité des parois vaginales se place donc tout naturellement à côté de la rétrodéviation par laxité des ligaments. Les deux infirmités n'en font qu'une au point de vue nosologique ; mais au point de vue du traitement, il n'en va pas de même. Comme nous n'avons, malheureusement, aucune arme pour combattre efficacement la cause qui les produit, et que le traitement dont nous disposons est purement mécanique, il est facile de comprendre que les moyens destinés à soutenir l'utérus, à l'empêcher de tomber, ne sont pas les mêmes que les moyens propres à le faire basculer sur son axe. Et cependant les auteurs, entraînés par l'analogie des lésions anatomiques, ont trop facilement conclu à l'analogie des indications et confondu les méthodes opératoires. Nous montrerons qu'il faut une tout autre puissance pour replacer et maintenir les organes prolabés que pour modifier une inclinaison défectueuse, et que les procédés qui suffisent pour ramener l'utérus en avant n'ont plus qu'une valeur douteuse quand il s'agit de le retenir dans sa chute.

Étiologie et pathogénie — Le prolapsus peut être *congénital* et exister au moment de la naissance ; les faits publiés par HANSEN[1] et par REDWANSKY[2] en sont la preuve ; seulement, il s'agit là d'un vice de développement, et non d'un prolapsus tel que nous le concevons. La fillette observée par HANSEN était en même temps affligée d'un spina-bifida ; son utérus, rouge et tuméfié, dépassait la vulve de 3 à 4 centimètres ; l'enfant succomba le neuvième jour après sa naissance. Dans le cas de REDWANSKY, il s'agit d'une enfant qui, en dépit d'un prolapsus constaté le jour

---

[1] HANSEN. *Münch. med. Woch.*, 1897, p. 1040.

[2] REDWANSKY. *Ibid.*, 1898, n° 2.

même de sa naissance et complètement irréductible, était encore vivante après six mois[1].

Le prolapsus est fréquent chez la femme adulte, surtout après quarante ans et au delà, surtout chez les femmes qui ont eu des grossesses. Tout facteur étiologique capable d'augmenter la pression intra-abdominale, de distendre les ligaments et les parois fibro-musculaires, favorise et, au besoin, détermine la chute du vagin. Il faut donc admettre l'influence des grossesses répétées, et même y ajouter, si on le veut absolument, le surmenage physique, les efforts, la station debout prolongée, etc. Il faut y ajouter surtout les déchirures du périnée, car il semble évident que l'effondrement traumatique du plancher périnéal est un grand pas vers son effondrement physiologique. Mais tout cela n'est pas l'essentiel. L'origine du prolapsus doit être cherchée avant tout dans l'état diathésique de la femme[2]. Les distensions produites par la grossesse et l'accouchement sont le prétexte, la cause déterminante; mais elles n'agissent que chez les femmes prédisposées, et les prédisposées ont souvent leur prolapsus sans accouchement ni grossesse. Ce relâchement des tissus fibreux, des parois musculaires, cet effondrement du plancher périnéal, et d'autre part cette hyperplasie de l'utérus qu'on observe en même temps, cette exubérance de son col, sont le résultat d'un trouble de nutrition qui domine tout et sans lequel les lésions mécaniques ne sont rien ; si bien que certaines femmes peuvent avoir des déchirures complètes du périnée et les porter longtemps sans que jamais leur paroi vaginale se déplace. Au contraire, des jeunes filles vierges, n'ayant subi ni distension ni déchirures, peuvent avoir leur utérus entre les jambes. Le premier cas de prolapsus que nous ayons opéré était chez une jeune fille de dix-sept ans, et durait déjà depuis cinq années. Chez une autre, le début remontait à l'âge de quatorze ans ; elle avait à seize ans un prolapsus total, et il fallut pour la guérir trois colporrhaphies successives. Nous avons opéré à dix-huit, à dix-neuf ans ; entre vingt-trois et trente ans, les cas sont assez nombreux, et souvent sans

---

[1] ANDREWS. *Trans. of the obst. soc. of London*, 1900, t. XLII.

L.-G. RICHELOT. *Congrès français de chirugie*, 1896.

aucun surmenage de la région périnéo-vaginale. Il y a des femmes
ainsi faites ; elles ont une faculté de relâchement extraordinaire,
et ces « dégénérées du tissu musculaire » dont les auteurs décrivent la surcharge graisseuse, les vergetures, la flaccidité ligamentaire et pariétale, sont tout simplement des arthritiques. Car
elles n'ont rien de mystérieux, elles sont déjà classées ; pourquoi
ne pas les appeler par leur nom, comme si les chirurgiens avaient
honte de savoir un mot de pathologie générale ? Le public, et
même quelques médecins, les prennent pour des lymphatiques,
parce qu'ils font de ce terme un synonyme banal de toutes les
faiblesses, sans distinguer leurs causes et leurs variétés ; mais
c'est de l'autre tempérament qu'il s'agit, c'est lui qui se montre
chez ces malades avec son cortège de « ptoses » diverses, hernies,
abaissement du rein, troubles de l'estomac, neurasthénie. Notons
aussi que la migraine, l'eczéma, les douleurs articulaires, les
points névralgiques, les varices, la constipation, sont les petits
maux qui survivent à la guérison de leur infirmité, qui leur
donnent un air de famille et marquent leur tempérament.

Quant au mécanisme du prolapsus, il importe de savoir que
c'est le vagin qui descend, et non l'utérus qui pousse ; c'est la
paroi vaginale qui, manquant de soutien, fait saillie à la vulve
élargie et béante, et se déroule de bas en haut. L'utérus vient à
la suite, parce qu'il est faiblement suspendu ; mais s'il ne vient
pas, s'il est fixé par des adhérences, la paroi vaginale trop longue, trop large et trop molle, ne s'en déroule pas moins à l'extérieur. Le poids de l'organe, même hypertrophié, ne joue aucun
rôle ; après l'hystérectomie, le vagin se retourne encore. Nous
ne comprenons pas « la descente primitive de l'utérus avec intégrité du vagin et du périnée[1] », même à titre exceptionnel, même
dans les cas de « prolapsus aigu survenant chez des vierges et
des multipares comme des hernies de force ». Chez nos malades
les plus jeunes, toujours la descente a été progressive, par insuffisance du plancher périnéal ; seule, notre première opérée, celle
de dix-sept ans, l'a eue brusquement, dans un effort pour soulever un fardeau, mais nous ne croyons pas que son utérus soit

---

[1] BOUILLY. *Congrès français de chirurgie,* 1896.

sorti comme un boulet de canon, à travers un conduit vaginal intact. A coup sûr, cette propulsion était préparée, favorisée par la mollesse des tissus ; vulve et périnée, déjà entr'ouverts, ne demandaient qu'à se laisser vaincre par la pression abdominale ;

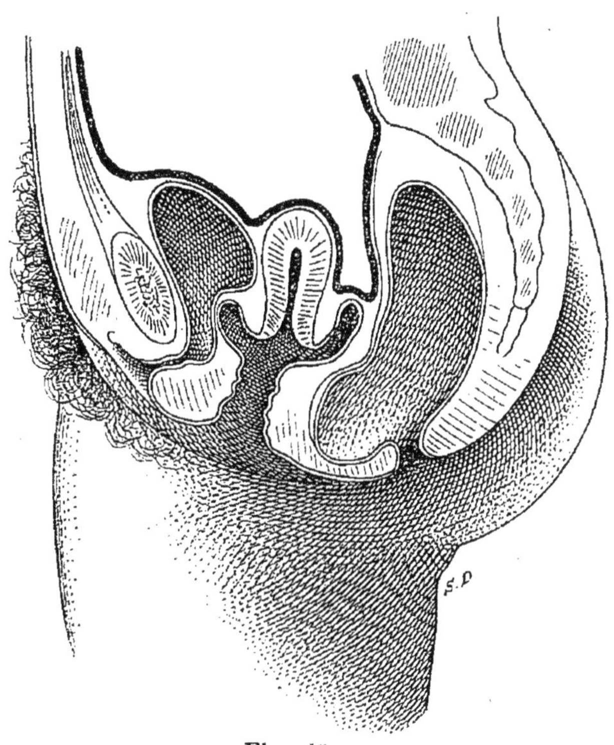

Fig. 48.
Prolapsus au début.

en somme, le déroulement s'est fait comme à l'ordinaire, mais plus vite.

Anatomie pathologique. — Les degrés admis par les auteurs n'ont pas grand intérêt. Pratiquement, nous diviserons les prolapsus en deux classes :

1° Prolapsus des parois vaginales, l'utérus restant caché (fig. 48). Cystocèle et rectocèle peuvent exister ensemble ou séparément.

2° Prolapsus utéro-vaginal, l'utérus faisant saillie à la vulve, ou même entièrement sorti avec un vagin retourné en doigt de gant (fig. 49, 50). L'allongement hypertrophique du col y est très ordinaire ; il peut y avoir des fibromes ou des lésions annexielles.

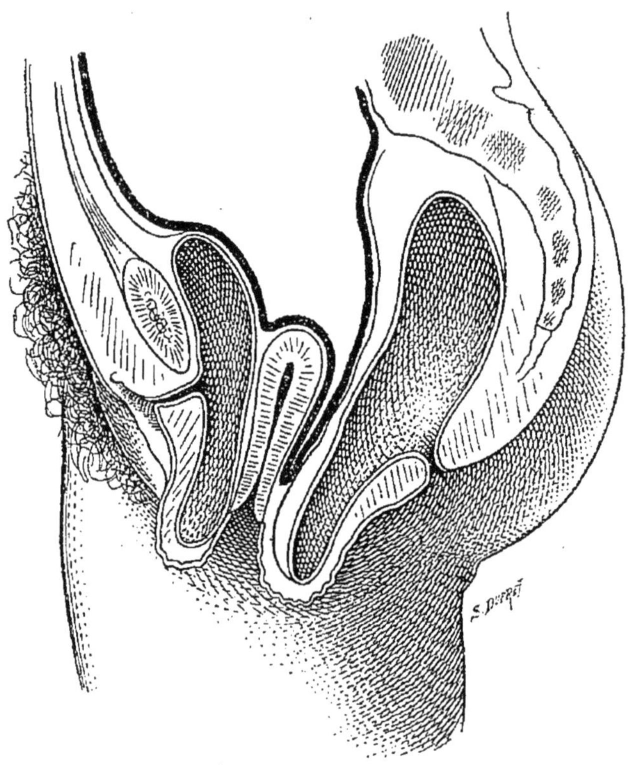

Fig. 49.
Prolapsus avec cystocèle et rectocèle.

Revenons sur quelques points. Tantôt la seule paroi antérieure du vagin se relâche, entraînant la vessie : on dit qu'il y a *cysto-cèle* ou *colpocèle antérieure*. Plus rarement, la paroi vaginale postérieure descend seule vers l'orifice vulvaire : *colpocèle postérieure* ou *rectocèle*. Très habituellement, les deux parois sont relâchées en même temps. Quand l'utérus, à son tour, fait saillie hors de la vulve, le museau de tanche apparaît, entouré des plis transversaux de la muqueuse vaginale. Celle-ci est épaissie et

rugueuse, et offre souvent, au pourtour du col, des excoriations
ou même de larges ulcères à surface luisante et sèche. L'utérus
est presque toujours augmenté de volume, la portion sous-vagi-

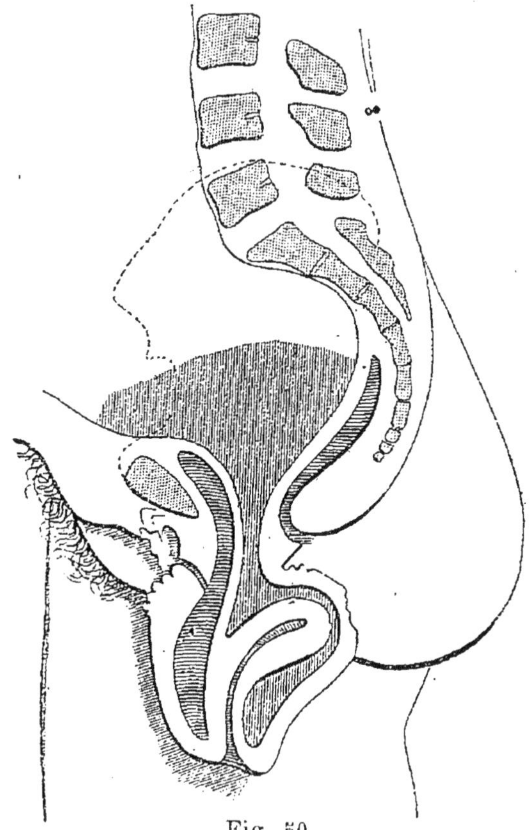

Fig. 50.

Prolapsus complet.

nale est grosse et scléreuse, mais c'est surtout la sus-vaginale qui
est le siège d'un *allongement hypertrophique* remarquable. Elle
est comme étirée verticalement, cylindrique, et fait suite à un
corps épaissi ou de volume ordinaire. D'autres fois, l'utérus tout
entier est le siège d'une hyperplasie considérable et le segment
inférieur est massif. Le cathétérisme révèle un allongement
considérable de la cavité utérine. Cette hypertrophie sus-vaginale

du col, bien étudiée par Huguier, lui a fait prendre le change sur
la véritable nature des prolapsus génitaux, comme nous le verrons plus loin (p. 216).

L'utérus prolabé est-il atteint de métrite? Celle-ci est loin

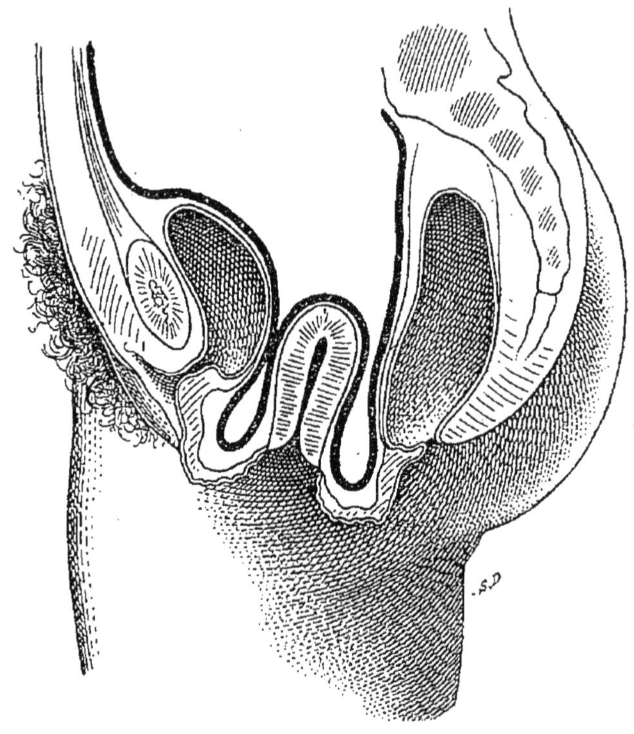

Fig. 51.
Prolapsus avec entérocèle antérieure et postérieure.

d'être la règle, bien que les auteurs la considèrent comme un
agent très efficace du prolapsus, à cause de la congestion passive
qu'elle déterminerait dans les organes du petit bassin. Ce qui
est beaucoup plus évident, c'est que l'utérus prolabé est toujours
atteint de sclérose. Sans doute, un utérus qui vient au dehors
peut s'infecter, et cela paraît si probable qu'on l'a admis comme
une vérité simple ; néanmoins, l'infection n'est ici qu'une éventualité, elle est loin d'être la règle, et ce qui nous étonne plutôt,
c'est de voir ces gros utérus qui pendent et qui s'exposent à des

contacts variés, avoir si habituellement un orifice intact et une cavité cervicale sèche ou sécrétant à peine un peu de mucus clair.

Les parois vaginales, en se déroulant, n'entraînent pas seulement la vessie et le rectum. Dans les cas avancés, chez les femmes à grands relâchements, les culs-de-sac péritonéaux descendent, formant des poches dans lesquelles peuvent venir se loger des anses intestinales ; on a affaire à de véritables *entérocèles vaginales* qui, suivant leur siège, portent le nom d'*entérocèle antérieure* ou *vésico-vaginale* et d'*entérocèle postérieure* ou *recto-vaginale*. Cette dernière variété est la moins rare (fig. 51).

Symptomatologie. — Exceptionnellement, la chute peut survenir brusquement à la suite d'un effort (*prolapsus aigu*). Mais elle est toujours préparée, comme nous l'avons dit, par l'état diathésique et le relâchement des tissus. Presque toujours elle s'installe lentement et progressivement : c'est d'abord la paroi vaginale antérieure qui s'affaisse, puis la postérieure, et enfin l'utérus tout entier. Il faut plusieurs mois et même plusieurs années pour que le déplacement s'effectue d'une manière complète.

La cystocèle isolée se caractérise par une saillie rosée, mollasse et munie de plis transversaux ; on la réduit facilement avec le doigt, mais elle se reproduit aussitôt. En introduisant une sonde dans la vessie, on constate que celle-ci a son point déclive dans la partie la plus saillante de la cystocèle. Si le bec de la sonde est perçu avec le doigt plus haut que d'habitude, on doit soupçonner la présence d'une *entérocèle antérieure*; mais cet accident est très rare.

La cystocèle isolée peut ne donner lieu à aucun trouble fonctionnel. Chez certaines femmes, elle trahit sa présence en causant un peu de gêne, en augmentant la fréquence des mictions, en créant un certain degré d'incontinence. En général, elle est compatible avec une vie active.

La rectocèle se présente sous l'aspect d'un bourrelet rosé, occupant la partie postérieure de l'orifice vulvaire, augmentant par l'effort, mais facilement réductible avec le doigt et sous l'influence du décubitus dorsal. Par le toucher rectal, on constate

que la tumeur est en grande partie formée par l'affaissement
de la paroi antérieure du rectum. Dans certains cas, très exceptionnels, la paroi intestinale est peu déplacée, et la saillie est
constituée par le vagin accompagné du cul-de-sac de Douglas
très allongé : il y a *entérocèle vaginale postérieure.*

Il est habituel de voir, avec la rectocèle, l'utérus penché en
arrière. Mais cette rétrodéviation, qui a tant d'importance
et peut être si douloureuse quand elle existe seule, avec des
parois vaginales toniques et normales, n'est ici qu'un épiphénomène qui n'ajoute rien aux symptômes, qui dans le traitement
du prolapsus peut être négligé ou n'occuper qu'une place secondaire.

Quand il y a à la fois cystocèle et rectocèle, l'orifice vaginal
offre deux saillies inégales, une antérieure plus considérable,
allongée verticalement, l'autre postérieure, nettement séparées
par un sillon transversal. Le doigt, pénétrant entre les deux
saillies, trouve le museau de tanche à une faible distance de
l'orifice vulvaire.

Quand la chute de l'utérus est complète, on observe une tumeur du volume du poing qui fait saillie hors de la vulve. Son
extrémité inférieure est élargie, son extrémité supérieure se
rétrécit pour s'attacher à l'orifice vulvo-vaginal. Quel que soit
son volume, il est presque toujours possible de la réduire en la
repoussant avec les doigts; quelquefois, cependant, elle se con-
gestionne, devient douloureuse et irréductible pendant quelques
heures ou quelques jours.

Les femmes atteintes de prolapsus se plaignent de pesanteur
dans le bas-ventre, dans les aines, de tiraillements dans la
région lombaire. Les troubles fonctionnels ne sont pas toujours
en rapport avec la gravité de la lésion; on voit des malades
obligées de garder le repos absolu pour une chute peu prononcée,
tandis que d'autres n'éprouvent qu'une gêne très supportable
avec un prolapsus arrivé à la dernière étape. Ordinairement les
troubles fonctionnels, peu accusés tant que la patiente observe
un repos relatif, s'exaspèrent sous l'influence de la station prolongée, de la marche, des travaux pénibles.

Les troubles urinaires sont à peu près constants (fréquence de la miction, dysurie, rétention), mais la cystite est rare. La constipation est opiniâtre ; il y a parfois de la rectite due à l'accumulation prolongée des matières dans le cul-de-sac formé par le rectum.

La menstruation ne subit d'ordinaire aucune perturbation. Le coït, la fécondation sont possibles. Pendant la grossesse, la réduction se maintient, grâce à l'accroissement des diamètres de la matrice ; mais, après l'accouchement, la difformité se reproduit.

Ces malades étant des neuro-arthritiques, il n'y a pas lieu de s'étonner si leur tube digestif fonctionne mal, si leur système nerveux est impressionnable à l'excès, si on observe chez elles tous les phénomènes de la neurasthénie et de l'entéroptose. Il y a plus : il peut arriver que le chirurgien, consulté pour la première fois, constate sans la moindre surprise les phénomènes susdits, et ne songe pas à noter les sensations bizarres, l'allure inusitée de certaines malades, les mots étranges dont elles se servent. Tout est mis sur le compte du prolapsus et de la neurasthénie. Puis, l'opération faite, les troubles nerveux s'accentuent au lieu de diminuer, les idées deviennent incohérentes, la femme est une aliénée. Il ne faut pas se presser, en pareil cas, de prononcer le mot « folie post-opératoire », car la femme était plus qu'une prédisposée, elle était déjà folle avant l'acte chirurgical. Nous avons montré [1] que ces ptosiques, ces dégénérées sont parmi celles qui donnent le plus fort contingent des troubles psychiques dont la chirurgie est abusivement rendue responsable.

Toutes les malades sont loin de souffrir au même degré de leur descente de matrice. Souvent, chez celles qui veulent et qui peuvent se soigner, la santé générale est à peine effleurée, et l'infirmité génitale est compatible avec une vie tranquille et entourée de bien-être. Dans les classes pauvres, au contraire, chez les femmes surmenées par le travail et vivant dans des conditions hygiéniques défectueuses, il n'est pas rare de voir survenir des complications quelquefois redoutables, cystite chronique, infection du rein, urémie. On a signalé l'étranglement et le sphacèle

1 L. G. RICHELOT. *Bull. de la Soc. de chir.*, 23 mars 1898,

de la tumeur utéro-vaginale devenue subitement irréductible[1].

Diagnostic. — Il est, en général, des plus simples. On reconnaît toujours très facilement l'orifice du museau de tanche, et il faudrait une bien grande inattention pour confondre la saillie formée par le prolapsus avec un polype utérin, avec une tumeur de la paroi vaginale, voire même avec une inversion de l'utérus.

Le cathétérisme de la vessie, le toucher rectal permettraient de reconnaître une entérocèle, antérieure ou postérieure; mais nous avons dit que c'étaient là des raretés.

Très rare aussi est l'*uréthrocèle*, qui pourrait être confondue avec la cystocèle, et dont nous donnerons ici les caractères. C'est une affection qu'on rencontre, une fois par hasard, chez les femmes âgées; LAWSON-TAIT la croyait d'origine congénitale, mais avec DUPLAY, qui l'a décrite en 1880, nous la rattachons aux prolapsus génitaux. C'est un affaissement de la paroi postérieure de l'urèthre, qui se dilate en forme de diverticule communiquant par un orifice avec le canal. La paroi de cette poche se compose de trois couches : muqueuse vaginale, couche musculaire parsemée de traînées fibreuses ou de veines dilatées, muqueuse uréthrale saine ou atrophiée. Son contenu est de l'urine claire ou purulente; il s'y forme quelquefois des calculs. Fréquence de la miction, cuissons, tiraillements, quelquefois même douleurs vives, tels sont les symptômes. A l'inspection, on trouve une saillie située en arrière du méat, molle, indolente, incomplètement réductible; au moyen d'une sonde qui pénètre d'abord dans la poche de l'uréthrocèle, puis dans la vessie, on reconnaît que celle-ci n'est pas déplacée et qu'il s'agit d'un diverticule uréthral. Disons, pour en finir, que le traitement est l'excision de la partie saillante, qui met à l'abri des récidives et des fistules. Après l'excision, on fait deux plans de sutures, l'un au catgut fin pour la muqueuse uréthrale, l'autre comprenant le reste de la paroi.

---

[1] BALDY. *Am. journ. of obst.*, 1898, t. XXXVI. — MONRO. *Obs. soc. of Edinburg*, 1835, t. III. — KÜSTNER. *Veit's Hand. der Gyn.* 1899, t. I.

Traitement. — Nous croyons utile de recommander aux nouvelles accouchées d'éviter les imprudences, les fatigues prématurées ; aux jeunes mères nous conseillons volontiers de porter une ceinture abdominale. Mais nous n'avons pas d'illusion sur ces précautions mécaniques, et nous ne croyons guère à la *prophylaxie*.

Il y a quelque chose de plus dans le *traitement palliatif*, qui atténue les troubles fonctionnels et lutte contre l'aggravation

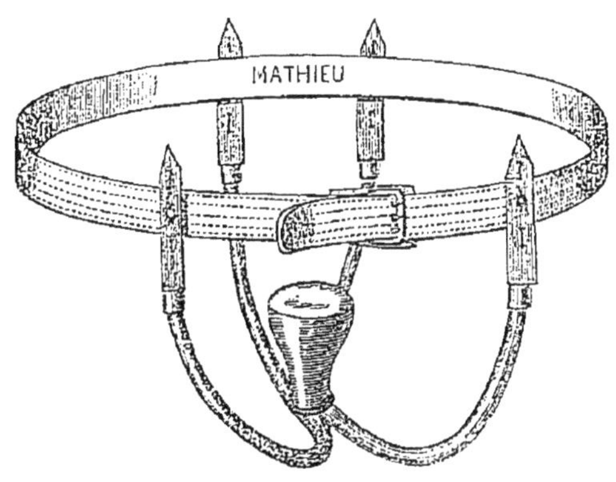

Fig. 52.
Hystérophore.

du mal. En donnant un soutien aux viscères, la *ceinture hypogastrique* empêche la masse intestinale de peser sur l'utérus ; elle diminue la pression intra-abdominale. La mieux tolérée, et partant la plus efficace, est souvent la simple bande en crépon, large et enroulée autour de l'abdomen. Quels que soient son tissu et sa confection, il va sans dire que la ceinture n'a de valeur que si le prolapsus est à l'état de menace, de tendance ; il y aurait folie à compter sur elle pour maintenir la réduction du prolapsus confirmé.

Même remarque, à peu de chose près, sur les *pessaires*, qui cependant ont la prétention de soutenir l'utérus en prenant leur point d'appui sur les parois vaginales. Mais quel point d'appui ! et comment se fier à des parois lâches qui, loin de résister à la pression de l'anneau, ne demandent qu'à céder et à sortir avec lui? Le fait est que le pessaire est complètement illusoire dans les chutes prononcées, et ne donne un peu de soulagement que dans celles qui commencent à peine.

Il faut faire une réserve en faveur des *hystérophores* ou pessaires à tige (fig. 52, 53). Assujettis à une ceinture abdominale

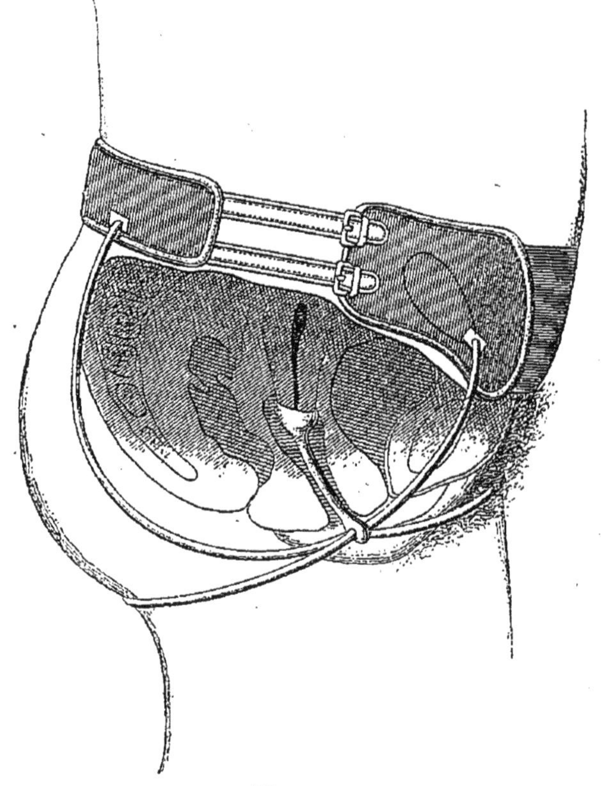

Fig. 53.
Hystérophore en place.

par une ou plusieurs tiges rigides, ces instruments peuvent offrir au col un soutien effectif et assurer le maintien de l'utérus réduit. On y doit recourir chez ces malheureuses dont le relâchement est tel que rien ne peut les guérir, et chez les femmes trop âgées ou trop infirmes pour subir sans danger une intervention sanglante.

On a préconisé outre mesure le *massage utérin*. Qu'est-ce que cela signifie ? Le massage peut décongestionner, favoriser la réduction, soulager les malades, faire du bien momentanément, mais guérir le prolapsus ? Dans certaines affirmations de ce genre, il y a des malentendus, des jeux de mots volontaires ou inconscients.

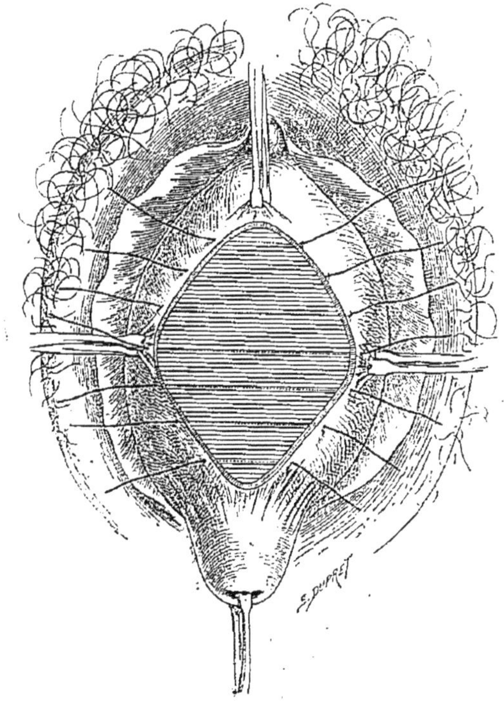

Fig. 54.
Colporrhaphie antérieure. (Procédé de HÉGAR.)

Autrement sérieux est le *traitement curatif* ou *chirurgical*. Nous connaissons les trois formes du prolapsus : cystocèle, rectocèle, prolapsus utéro-vaginal proprement dit, auxquels s'ajoute encore un autre élément, l'hypertrophie utérine. Nous décrirons d'abord les procédés, nous les jugerons ensuite.

COLPORRHAPHIE ANTÉRIEURE. — Recommandée par SIMS en 1865, la colporrhaphie antérieure s'applique à la cystocèle. Elle con-

siste à réséquer un lambeau de la paroi antérieure du vagin ;
en rapprochant et suturant, dans le sens vertical, les bords de
la surface cruentée, on obtient un rétrécissement plus ou moins
accusé du vagin, voire même un peu d'allongement de sa paroi
antérieure, et on soutient la vessie. Mais il importe de savoir
que la cystocèle est très difficile à guérir par la seule colporrha-

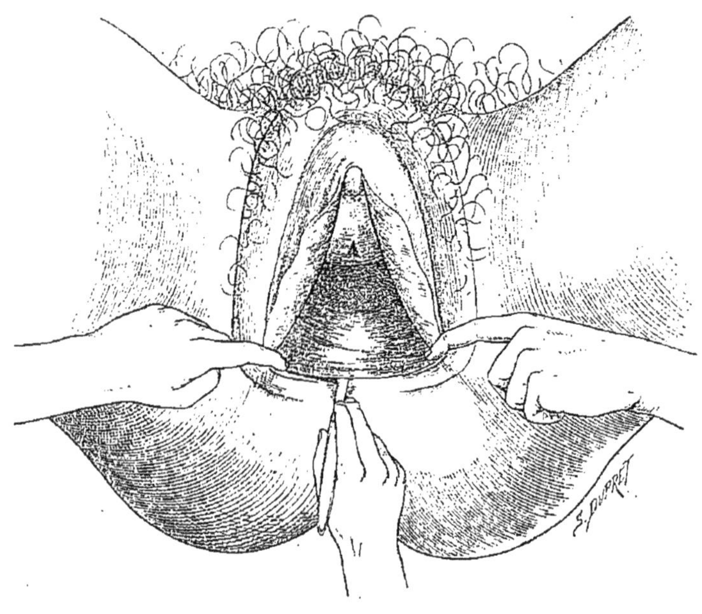

Fig. 55.
Colporrhaphie postérieure. (Procédé de Hégar.) — 1ᵉʳ temps.

phie, que la paroi rétrécie se relâche presque toujours dans une
certaine mesure, et que, même dans les cas où on obtient une
guérison fonctionnelle suffisante, la cystocèle n'est jamais absolument réduite.

La forme de la surface cruentée n'a pas grande importance ;
l'avivement oval ou elliptique, recommandé par Hégar, nous
paraît excellent (fig. 54).

Procédé de Hégar. — La malade étant placée dans la position
de la taille, on abaisse la paroi vaginale à l'aide d'une pince-
érigne appliquée sur la partie inférieure du bourrelet, près du

11.

col ; on fixe une autre pince-érigne un peu au-dessous du méat urinaire ; ces deux pinces sont confiées à un aide qui est chargé de les manœuvrer de façon à maintenir bien étalée la portion de paroi sur laquelle agit l'opérateur. Armé d'un bistouri et d'une pince à griffes, on trace une incision ovalaire qui circonscrit nettement le lambeau à sacrifier, et qui intéresse toute

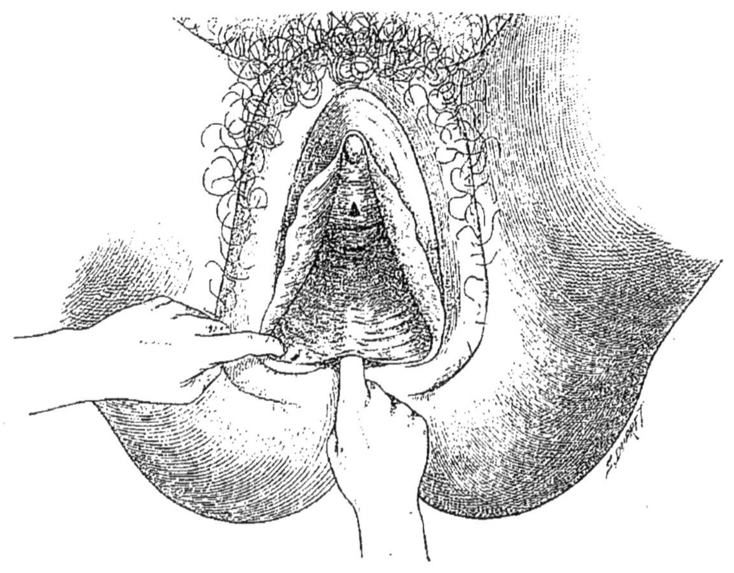

Fig. 56.

Colporrhaphie postérieure. — 2ᵉ temps.

l'épaisseur de la muqueuse vaginale. On commence par le bord supérieur de l'ovale ; on dissèque de haut en bas et de la périphérie vers le centre, avec la pointe du bistouri ; on tourne le tranchant de manière à ne pas blesser la vessie, mais sans y mettre une timidité excessive, car il y a une bonne épaisseur de tissus. On laisse le sang couler en nappe, il n'y a pas d'hémostase à faire.

Les auteurs se donnent trop de peine pour recommander la régularité absolue de la surface d'avivement et la symétrie parfaite de l'ovale. La réunion s'obtient, si on est aseptique, avec la plus grande facilité.

Les tissus sont trop serrés au-dessous de la vessie et surtout la paroi vésicale trop mince pour qu'il soit très sûr de décoller la paroi vaginale avec le doigt ou la spatule ; cependant DOLÉRIS a décrit cette manière de procéder. HÉGAR n'a pas craint de recommander l'usage d'un clamp saisissant la paroi vaginale en bloc, et au-dessous duquel on coupe le lambeau d'un seul trait ; il paraît qu'en procédant de la sorte on ne blesse pas

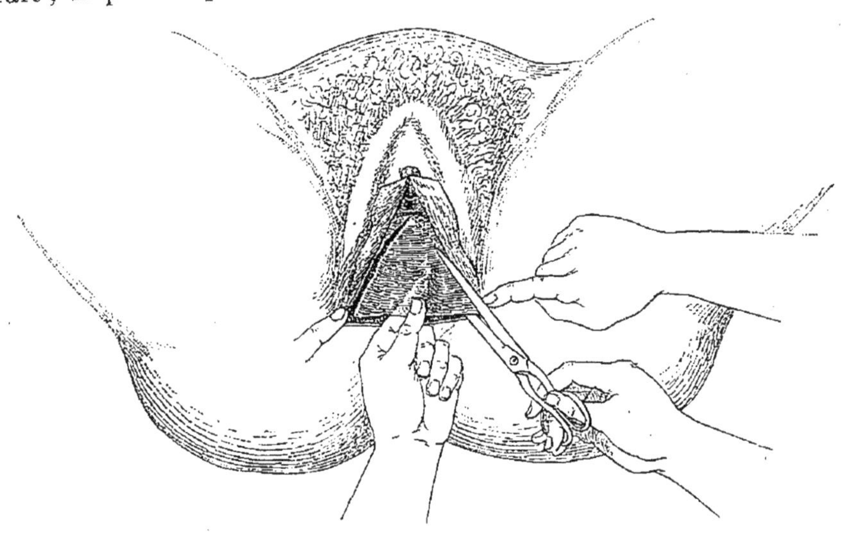

Fig. 57.
Colporrhaphie postérieure. — 3ᵉ temps.

forcément la vessie, mais c'est un peu effrayant et c'est bien inutile. Autant vaut y mettre un peu de patience et disséquer prudemment l'épaisseur suffisante.

Pour fermer l'ovale, le meilleur mode de suture est, à notre avis, un simple surjet de catgut. On commence par l'une ou l'autre extrémité de l'ovale, en enfonçant l'aiguille à un demi-centimètre du bord de la plaie. La suture finie, on bourre mollement la cavité vaginale avec des tampons iodoformés.

Tel est le procédé de colporrhaphie antérieure auquel nous donnons la préférence. Il y en a d'autres, car nulle histoire n'est plus fertile en inventions d'auteurs que celle du prolapsus utérin ; mais nous ne pouvons les décrire toutes.

COLPORRHÁPHIE POSTÉRIEURE. — De même pour la rectocèle ; les procédés sont nombreux, et le plus recommandable à nos yeux est encore celui de Hégar (fig. 55, 56, 57, 58).

Procédé de Hégar. — Il consiste à tailler sur la paroi postérieure exubérante un lambeau triangulaire dont la base est à la vulve et le sommet à peu de distance du col. Chacun taille

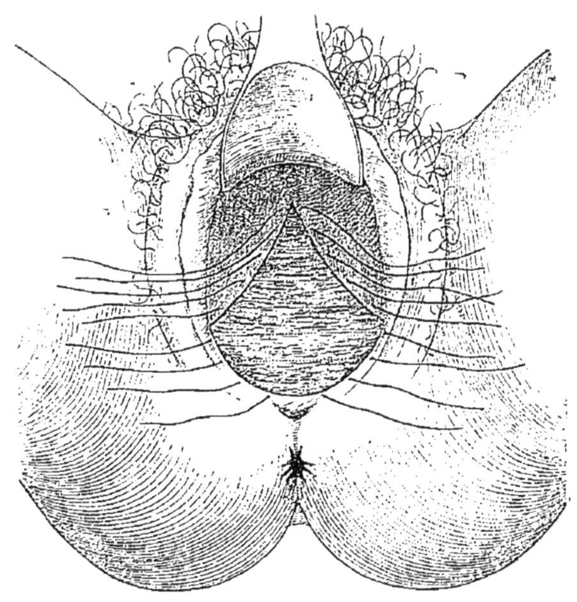

Fig. 58.
Colporrhaphie postérieure. — 4e temps.

ce lambeau comme il l'entend ; on peut le faire par dissection au bistouri ; nous procédons toujours par le dédoublement de la paroi recto-vaginale, de la façon suivante :

La commissure postérieure de la vulve, élargie et relâchée, est tendue transversalement par les doigts d'un aide. Le chirurgien trace avec le bistouri une incision courbe, à la limite qui sépare la peau de la muqueuse vaginale, et la fait remonter plus ou moins haut à droite et à gauche. La lèvre supérieure de cette incision est disséquée sur une étendue de 1 à 2 centimètres, puis le chirurgien laisse le bistouri, saisit le lambeau vaginal dans une pince à forcipressure et se met à dédoubler, avec l'index droit, la cloison recto-vaginale jusqu'au voisinage du col, en fouillant de bas en haut, à droite et à gauche. Le doigt appuie toujours vers la paroi vaginale qu'il soulève, et évite le rectum, car la blessure de l'intestin, sans être un accident des plus graves, peut donner lieu à une fistule difficile à guérir. Il évite aussi d'aller trop haut et d'ouvrir le cul-de-sac péritonéal, ce qui d'ailleurs n'est pas dangereux si on a les mains propres.

Le dédoublement terminé, on taille avec les ciseaux, par deux sections convergentes, un large lambeau à peu près triangulaire, à base périnéale ; une régularité parfaite n'est pas de rigueur. Puis on réunit les deux lèvres de la plaie de haut en bas, par un surjet ou par des points séparés. Il faut avoir soin de charger avec l'aiguille le tissu cellulaire prérectal, pour ne pas laisser d' « espaces morts » et pour bien ramasser les tissus qui doivent constituer un périnée nouveau. Il reste à placer des tampons vaginaux, à saupoudrer d'iodoforme la partie exposée de la suture, et à faire un pansement extérieur.

C'est un préjugé d'employer des fils d'argent ou des crins de Florence, pour avoir plus de solidité ; on est obligé de les enlever quand la réunion est faite, non sans peine et sans risquer d'en oublier quelques-uns. Nous mettions autrefois des crins de Florence ; puis nous avons mis des catguts dans la profondeur et des crins de Florence en approchant du périnée ; aujourd'hui, nous nous servons exclusivement du catgut n° 2 ou 3, en surjet, et le fil placé, nous n'y pensons plus. Avec des soins et de la propreté, la réunion est parfaite ; tout au plus voit-on — quel que soit le fil employé — un ou deux points s'écarter et se réunir secondairement. Les tampons iodoformés sont retirés quand on veut ; la malade peut aller à la selle sans inconvénient au bout de quelques jours ; elle se lève à la fin de la deuxième semaine.

On voit que ce procédé, dans lequel nous faisons la première incision courbe très bas, non sur la muqueuse vaginale mais à son union avec la peau, rétrécit le vagin dans une grande hauteur et refait en même temps le périnée ; c'est proprement une

colpo-périnéorrhaphie, dans laquelle il n'y a pas d'incision spéciale pour le périnée.

Citons encore le *procédé de Martin*, dans lequel la surface

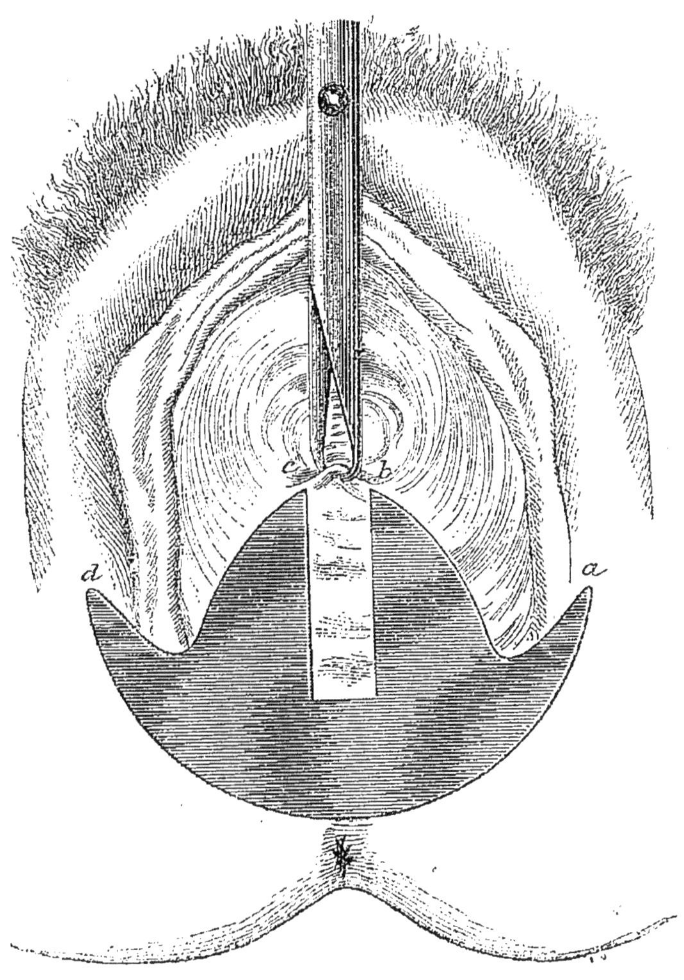

Fig. 59.

Colpo-périnéorrhaphie. (Procédé de MARTIN.)

d'avivement a une forme plus complexe (fig. 59), et qui a pour
principe — on ne sait trop pourquoi — de conserver la colonne
postérieure du vagin.

Mentionnons aussi le *procédé de Doléris*. Il commence par l'incision courbe et le dédoublement dans une hauteur restreinte. Puis trois fils — crins de Florence — sont passés avec une grande aiguille courbe, comme dans la périnéorrhaphie pour déchirure (p. 558) ; ils cheminent dans la cloison recto-vaginale au-dessus de la limite supérieure de l'avivement, et, quand on les serre, ils transforment l'incision courbe en une ligne de sutures verticale. Le lambeau vaginal, qu'on n'a pas encore réséqué, flotte au-dessus du périnée reconstitué ; on coupe sa partie exubérante, et ce qui en reste est suturé à la commissure nouvelle. Ce procédé, comme on le voit, refait le périnée et relève la commissure, mais il abaisse, il raccourcit la paroi postérieure et ne rétrécit pas le cylindre vaginal. C'est une périnéorrhaphie proprement dite; applicable à une ancienne déchirure incomplète, à un relâchement de la commissure, ce n'est pas une colpo-périnéorrhaphie capable de guérir le prolapsus confirmé.

Double colporrhaphie. — Il faut bien s'entendre, maintenant, sur la manière de guérir une chute réelle des parois vaginales, avec ou sans procidence de l'utérus. A elle seule, la colporrhaphie antérieure remédie tout au plus au relâchement isolé de la paroi vésicale ; mais quand le cylindre vaginal est affaissé tout entier, elle devient un utile auxiliaire de la colpo-périnéorrhaphie. Celle-ci est l'opération fondamentale, dirigée non seulement contre la rectocèle, mais contre le prolapsus total. En supprimant un large lambeau des tissus exubérants, elle rétrécit l'ensemble du conduit, attire ses parties latérales et bride la cystocèle ; de telle sorte qu'elle peut suffire pour assurer le maintien de la réduction, quand la chute de la vessie n'est pas excessive. Quand on juge, au contraire, qu'il y aurait imprudence à ne pas agir sur la paroi antérieure, alors la double colporrhaphie est l'opération complète à laquelle on peut se fier pour triompher des prolapsus rebelles. Mais nous reviendrons tout à l'heure sur la manière dont il faut la comprendre et l'exécuter pour qu'elle mérite cette confiance et nous donne des succès réguliers.

A la colporrhaphie se rattache un procédé que sa valeur historique nous empêche d'oublier, et un autre qui, ingénieux et moderne, mérite une citation.

Cloisonnement du vagin. — Le cloisonnement du vagin est le procédé de LE FORT [1]. Il consiste à attirer l'utérus hors de la vulve, et à faire sur chacune des parois vaginales retournées une surface cruentée de 4 à 5 centimètres de long sur 2 de large, le plus près possible de la vulve. On unit entre elles ces deux surfaces avec des fils d'argent, qu'on aura beaucoup de peine à retirer. Pour les unir, on suture l'un à l'autre leurs deux bords transversaux profonds, qui, en se rapprochant, refoulent le museau de tanche et le font disparaître. Puis on suture les bords latéraux et enfin les bords antérieurs, et, à mesure que s'adossent les surfaces, l'utérus remonte. Théoriquement, la chute nouvelle est prévenue par cette cloison médiane qui unit les deux parois, et qui n'empêche ni le coït dans un vagin transformé en deux conduits latéraux, ni la fécondation, ni l'accouchement, à condition de couper la bride au moment voulu, ni surtout la récidive du prolapsus.

Exclusion de l'utérus. — C'est le procédé de WORMSER [2], assistant de MÜLLER (de Berne). Après avoir attiré l'utérus au dehors, on trace sur les parois vaginales une incision de forme losangique, dont le grand axe est dirigé du méat au périnée et dont le centre est occupé par le col de l'utérus. Tout le lambeau circonscrit par le tracé de l'incision est disséqué avec soin et finalement enlevé. Il en résulte une vaste plaie au centre de laquelle se trouve la matrice qu'on repousse au fond du vagin, et au-devant de laquelle on réunit les bords du lambeau losangique à l'aide de sutures au catgut. L'utérus disparaît complètement, il est exclu de la cavité vaginale, et il en reste séparé par un diaphragme de tissu cicatriciel répondant à la ligne des sutures.

WORMSER a appliqué son procédé à des femmes âgées de cinquante-trois à soixante-dix ans ; toutes ont guéri sans compli-

[1] LE FORT. *Bull. de thérapeutique*, 30 avril 1877.

[2] WORMSER. *Monatssch. f. Geb. u. Gyn.*, 1898, p. 367.

cations, et la récidive, au moment où écrivait l'auteur, ne s'était pas produite.

PROCÉDÉS DE SUSPENSION. — Comme nous l'avons dit, il faut, pour accrocher l'utérus et l'empêcher d'obéir aux tractions qu'exerce la paroi vaginale procidente, une tout autre force que pour redresser son axe. Aussi les procédés de suspension n'ont-ils que peu de valeur si on les emploie seuls, sans y ajouter la colporrhaphie. Parmi eux, le meilleur serait l'hystéropexie abdominale proprement dite, la ventro-fixation directe ; mais, en admettant que l'utérus tînt solidement à la paroi sus-pubienne, le vagin exubérant se déroulerait encore. Et il ne tient pas, s'il n'est pas soutenu par le rétrécissement du cylindre vaginal ; la paroi abdominale est flasque, le péritoine glissant, les liens fibreux créés par le chirurgien s'allongent et s'effilent, et l'utérus retombe. Quant aux ligaments ronds, quel que soit le procédé qu'on emploie pour les raccourcir, il va sans dire que leur puissance est nulle dans la circonstance. Et de fait, les auteurs avisés ont toujours proposé d'associer la colporrhaphie à la suspension de l'utérus ; mais nous dirions volontiers qu'ils ont tort de penser d'abord à la suspension, et que c'est elle qui est un simple auxiliaire, moins encore pour venir en aide à la colporrhaphie que pour corriger la déviation en arrière et pour rendre à un utérus encore jeune son attitude physiologique.

Il y a des procédés de *cystopexie abdominale* (TUFFIER [1], DU-MORET, LAROYENNE), qui ont la prétention de suspendre la paroi vaginale par l'intermédiaire de la vessie, organe délicat et sensible, qui s'allonge et se déforme à volonté, qui peut devenir douloureux et troublé dans ses fonctions par suite de tiraillements et d'adhérences anormales. Il faut se faire une idée bien incomplète des conditions qui président au relâchement vaginal et le font se reproduire obstinément, pour s'arrêter à l'idée d'une vésico-fixation. Il y a cependant un procédé raisonnable et bien conçu, que vient de décrire Paul PETIT [2] sous le

---

[1] TUFFIER. *Annales de gyn. et d'obst.*, 1890, t. II, p. 24.
[2] Paul PETIT. *La gynécologie*, 15 août 1900.

nom de *cystopexie indirecte par raccourcissement de l'aponévrose
ombilico-pelvienne*. Cette aponévrose, qui est la condensation
du tissu cellulaire sous-péritonéal, et qui descend entre les deux
artères ombilicales pour se dédoubler au niveau de la vessie
et l'engainer entre ses deux feuillets, est mise à nu, isolée du
péritoine dans l'intervalle qui sépare les deux cordons artériels,
et transformée en un lambeau sur lequel on n'a pas besoin de
tirer beaucoup pour obtenir une bonne réduction de la cystocèle, « surtout quand on a fait, ce qui doit être la règle, une
colporrhaphie antérieure ». L'auteur nous démontre sans peine
que cette vésico-fixation indirecte « remet les organes en place
sans prendre un point d'appui anormal sur leur paroi », et que
cela vaut mieux que de passer les fils dans la paroi vésicale,
comme Tuffier, et de fourrer le doigt dans la vessie, comme
Laroyenne. Il ajoute en terminant : « Je n'ai encore expérimenté
que sur le cadavre le procédé que je propose, les colporrhaphies
bien serrées me donnant des résultats suffisants. Mais je le
recommande aux fervents de la cystopexie. » Ces quelques mots,
lus avec attention, contiennent la critique du procédé.

Nous n'avons aucune confiance dans la *trachélopexie ligamentaire* proposée par Jacobs (de Bruxelles). Elle consiste à faire,
par la voie sus-pubienne, une hystérectomie supra-vaginale, ce
qui est, dans l'espèce, une bien grosse affaire, et ne serait légi-
timée que par la certitude absolue du succès thérapeutique ; puis
à fermer le moignon utérin et à le fixer par la suture aux
pédicules des ligaments larges, ayant pour mission de le maintenir à bonne hauteur. Dans d'autres cas, au lieu du moignon
cervical, c'est la tranche vaginale elle-même que Jacobs fixait
aux ligaments ; il faisait alors une *colpopexie ligamentaire*.

La colpopexie abdominale de Byford [1] a été dernièrement tirée
de l'oubli par Goubaroff et par Delbet (1896). Imlack pratiqua
le *raccourcissement intra-abdominal des ligaments larges;* Kochs
(de Bonn) fit la même opération par le vagin ; Fehling [2] et Lon-

---

[1] Byford. *Am. journ. of obst.*, 1890, n° 2.
[2] Fehling. *Berl. klin. Woch.*, 1895.

GYEAR [1] essayèrent sans succès la *vagino-fixation*. Enfin, dans un récent travail, WERTHEIM [2] a proposé l'*utilisation plastique de l'utérus* : ouverture du cul-de-sac péritonéal vésico-utérin ; recherche du fond de l'utérus qu'on attire dans le vagin à travers la brèche ; avivement de sa face postérieure, et avivement ovalaire de la paroi vaginale antérieure non loin du méat ; affrontement des deux surfaces cruentées, utérine et vaginale, qui sont fixées l'une à l'autre par des sutures. Cette inflexion de la matrice en avant et sa tendance à reprendre sa position normale auraient pour résultat de contenir la cystocèle à l'instar d'une pelote herniaire, en agissant comme un ressort perpétuellement tendu. La face antérieure de l'organe est laissée nue, dans le vagin, elle bourgeonne et s'épidermise ; le col est tout en haut, l'antéversion est extrême. Quelle singulière conception ! Si les procédés qui fixent l'utérus ou le vagin à des parties plus élevées sont précaires, à cause de la flaccidité des points d'attache et du relâchement progressif des adhérences créées par le chirurgien, que dire de ceux qui fixent l'un à l'autre utérus et vagin, deux organes flottants et mobiles ? Il est vrai que WERTHEIM fait en même temps la colpo-périnéorrhaphie.

AMPUTATION DU COL. — Nous ne dirons rien du curettage et de l'opération de SCHRŒDER, qui peuvent être exigés par une métrite infectieuse en activité ; on les fait ici par la même occasion, et non comme une manœuvre auxiliaire de l'anaplastie. En dehors de ces cas, le museau de tanche peut avoir un aspect à peu près normal et n'exiger aucune intervention ; mais très souvent aussi, il est gros et scléreux. Faut-il faire alors le SCHRŒDER, le SIMON-MARKWALD ? Le plus souvent il faut faire davantage, car l'hypertrophie utérine porte sur tout le segment inférieur, sinon sur l'organe tout entier, et l'allongement de la portion sus-vaginale réclame une amputation très élevée. HUGUIER inventa l' « amputation conoïde » d'après une technique aujourd'hui

---

[1] LONGYEAR. *Am. journal o, obst.*, 1896, n° 4.
[2] WERTHEIM. *Centralbl. für Gyn.*, 1899, n° 14, p. 369.

abandonnée ; on fait maintenant la résection sus-vaginale après avoir incisé circulairement et refoulé la muqueuse, et on recouvre le moignon en suturant cette muqueuse au pourtour de l'orifice utérin (p. 250).

L'ablation du segment inférieur s'impose naturellement dans les cas où l'hypertrophie utérine est considérable et où le col

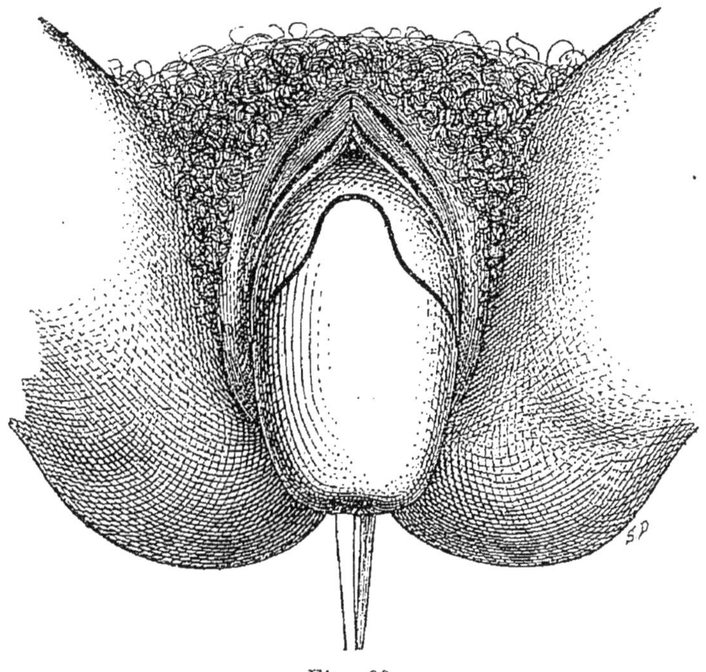

Fig. 60.
Procédé de Fritsch. — Tracé de l'incision antérieure.

atteint ou dépasse l'orifice vulvaire sans qu'il y ait une grande procidence des parois ; elle est même alors l'opération principale. Mais elle est utile également quand le prolapsus l'emporte sur l'allongement hypertrophique ; elle rend l'utérus plus léger, le raccourcit et laisse le champ libre à une colporrhaphie étendue.

Hystérectomie vaginale. — On a voulu guérir le prolapsus par l'hystérectomie ; la priorité de cette tentative paraît appartenir à Choppin (1867), mais c'est après la renaissance de l'hystérectomie vaginale, quand les chirurgiens furent en mesure de l'exécuter sans témérité et d'en chercher les indications diverses, que cette idée commença à se répandre. L'opération fut pratiquée en France par RICHELOT (25 juillet 1886), puis par TERRILLON, QUÉNU, ROUTIER, etc. ; en Allemagne par CORRADI, KALTENBACH, MÜLLER. Pour empêcher l'utérus de descendre, le plus

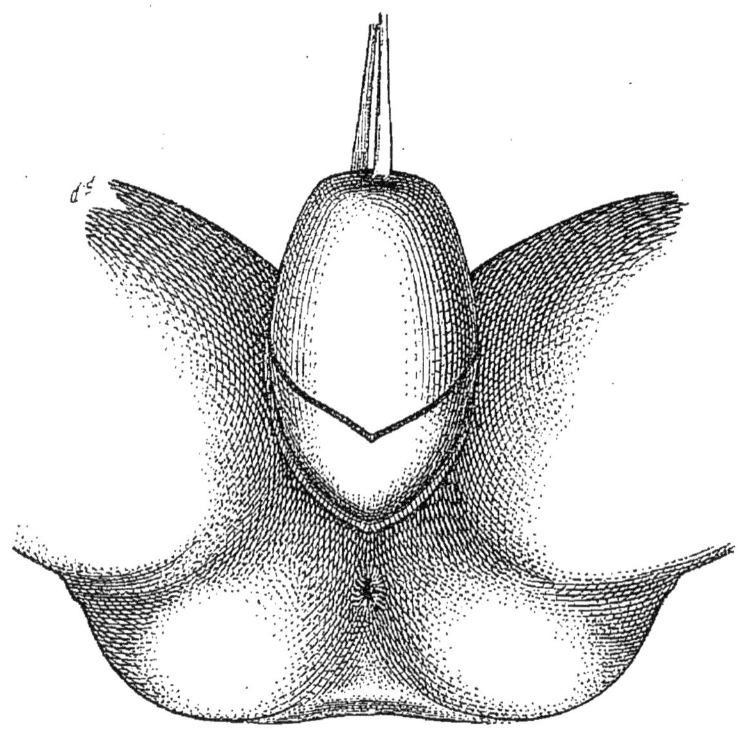

Fig. 64.

Procédé de FRITSCH. — Tracé de l'incision postérieure.

sûr moyen n'était-il pas de le supprimer? De cette idée simple et naïve, nous ferons bientôt la critique.

Il n'y a pas de manuel opératoire spécial pour enlever un utérus prolabé, si ce n'est qu'au lieu de l'abaisser à l'aide d'une pince à traction, on est plutôt obligé de le soutenir. On opère constamment au dehors de la vulve, on a toutes les parties sous les yeux, on pince ou on lie les vaisseaux *de visu*; c'est la plus simple des hystérectomies. Quand elle est terminée, que la plaie vaginale soit fermée par la suture ou que des pinces soient laissées à demeure, ou repousse le vagin, on le remet en place et on tamponne comme à l'ordinaire.

Nous décrirons l'hystérectomie vaginale à propos du cancer (p.255) ; mais c'est ici le lieu d'indiquer le procédé conseillé par FRITSCH pour la cure du prolapsus (fig. 60, 61).

Procédé de Fritsch. — L'utérus étant maintenu abaissé, on trace sur la paroi postérieure du vagin une incision en V, le sommet dirigé vers le cul-de-sac de DOUGLAS ; on approfondit l'incision, on ouvre le péritoine et on le suture à la lèvre postérieure de la tranche vaginale. Sur la paroi antérieure du vagin, on trace une autre incision en V dont le sommet très arrondi est dirigé du côté du méat ; les deux branches du V rejoignent de chaque côté l'incision postérieure. Le lambeau triangulaire circonscrit par elles étant disséqué et attentivement séparé de la vessie, on cherche le cul-de-sac anterieur du péritoine, on l'ouvre, et l'utérus est ainsi libéré sur ses deux faces ; puis il est enlevé après ligature des ligaments larges, emportant les deux lambeaux vaginaux triangulaires circonscrits par les incisions. Il reste à suturer le péritoine vésical à la tranche vaginale antérieure, et à fixer les moignons des ligaments larges à la plaie, qui reste ouverte et tamponnée avec de la gaze aseptique.

Le procédé de FRITSCH n'est pas d'une application très difficile, mais nous préférons opérer comme dans les cas d'utérus cancéreux, à la condition — nous dirons pourquoi tout à l'heure — de fermer les vaisseaux avec des ligatures à l'exclusion des pinces à demeure, de suturer la plaie vaginale, et de terminer l'opération par une double colporrhaphie. L'hystérectomie vaginale appliquée au prolapsus est, comme nous l'avons dit, la plus simple des hystérectomies ; elle est aussi la plus bénigne, et nous avons peine à comprendre le pessimisme de certains auteurs et les désastres signalés, hémorrhagies mortelles, septicémies, blessures de la vessie, pincement des uretères. Aussi bien, un travail de FUCHS [1] annonce 13 succès sur 13 opé-

---

[1] FUCHS. *Monals. f. Geb. u. Gyn.*, 1898, p. 533.

rations; von HERFF (de Halle), CODAVILLA[1] apportent aussi leur témoignage en faveur de la colpo-hystérectomie totale.

Dans cet exposé des traitements du prolapsus, nous avons oublié volontairement des procédés anciens, qui n'étaient pas rationnels et n'ont plus qu'un intérêt historique : l'*épisiorrhaphie* de FRICKE, celle de MALGAIGNE, l'*infibulation* de DOMNES, la *cautérisation* de JOBERT, etc. ; des procédés plus modernes, qui sont ingénieux, compliqués, sans répondre aux indications aussi bien qu'ils le prétendent : l'*hystéro-cysto-ventro-pexie* de KIRIAC (de Bucarest)[2]; d'autres bizarres, peu physiologiques : l'injection de sulfate de quinine dans la base des ligaments larges, proposée par J. INGLIS-PARSONS[3] pour y déterminer une cellulite aseptique et une sclérose immobilisant l'utérus, etc. Plutôt que de prolonger cette énumération, il vaut mieux chercher maintenant comment doit être comprise la thérapeutique du prolapsus.

Indications. — Critique.

Avant tout, nous tenons à revenir sur la confusion qui s'établit trop souvent entre les traitements du prolapsus et ceux de la rétrodéviation. Dans une leçon clinique récente sur les « rétrodéviations utérines », où il est tenu compte du renversement de l'utérus, de la congestion, de la dysménorrhée, de complications annexielles, un professeur de clinique annonce les difficultés de la question en invoquant « les différentes formes d'effondrement pelvien », le « prolapsus utérin » qui peut être seul ou accompagné de cystocèle et de rectocèle, la « déchirure du périnée » qui existe le plus souvent. De quoi s'agit-il, de déviation ou de prolapsus? Encore une fois, la déviation qui accompagne la chute n'est pas celle qui a une histoire clinique, une évolution, des symptômes, un traitement controversé (p. 123); elle peut seulement ajouter au traitement du prolapsus utérin,

----

[1] CODAVILLA. *Annali di ost. e gin.*, 1897, p. 281.

[2] KIRIAC. *Congrès intern. de Paris*, 1900.

[3] I. INGLIS-PARSONS. *The Lancet*, 1899, p. 692.

chez les femmes encore jeunes et capables d'avoir des enfants, une indication complémentaire.

Cela dit, laissons de côté les pessaires, un pis-aller qui rend à peine quelques services dans les cas de prolapsus commençant ; le massage, bien prétentieux pour avoir donné quelques améliorations symptomatiques, et arrivons d'emblée au traitement opératoire. Nous voulons surtout en poser nettement les principes, montrer toute la valeur de l'*acte fondamental* qui y répond, mettre à leur place et bien définir les *actes complémentaires*, qui lui viennent réellement en aide et méritent d'être conservés.

Les principes se résument en peu de mots : pour empêcher le déroulement des parois, il faut rétrécir le conduit et relever la commissure ; en d'autres termes, enlever l'étoffe exubérante et refaire le corps périnéal. Toute méthode qui n'est pas fondée sur le rétrécissement vaginal, tout procédé qui laisse le tissu en excès et le périnée démoli, donnent des résultats précaires.

Voilà pourquoi le cloisonnement de Le Fort, qui nous a paru autrefois séduisant, et qui peut réussir à la condition d'aviver de larges surfaces et d'oblitérer le vagin, ne mérite pas, même à ce prix, beaucoup de confiance. Nous avons vu la partie inférieure du conduit, toujours flasque et sans soutien, entraîner la cloison artificielle, qui sort tout entière, s'effile et s'atrophie comme si une force active exerçait des tractions pour la rompre.

Voilà aussi pourquoi les diverses méthodes de suspension du vagin et de l'utérus n'ont que peu de valeur quand on les emploie seules. Laissons de côté l'idée singulière qu'on a eue de soutenir le prolapsus par l'intermédiaire de la vessie ; ne parlons que de la fixation de l'utérus à l'abdomen, par ses ligaments ronds ou par son corps lui-même. Chez ces femmes relâchées, le péritoine pariétal ne demande qu'à glisser, l'adhérence utérine s'allonge en forme de bride, et l'abaissement se reproduit. Nous avons enlevé un utérus qu'un de nos collègues avait fixé pour corriger une rétroversion ; celle-ci n'existait plus, mais l'utérus était bas dans le vagin, et on le faisait sortir à volonté. Nous avons dû couper une longue bride charnue qui le reliait à la paroi, et nous avons conclu de ce fait que l'hystéropexie est un remède contre la déviation, mais non contre la chute.

Il faut en dire autant, *a priori*, de la « trachélopexie ligamentaire » de JACOBS. Ouvrir l'abdomen, enlever le corps de l'utérus, faire de son col un moignon fermé et le fixer aux moignons des ligaments larges, c'est se donner bien de la peine pour attacher ce col à des liens peu solides, en laissant persister les vraies causes du prolapsus : laxité vaginale et insuffisance du périnée. Vous voulez bien faire en même temps une périnéorrhaphie ? A la bonne heure ; mais, en faisant de la suspension l'essentiel, et de l'anaplastie l'accessoire, vous mettez la charrue avant les bœufs.

Il faut en dire autant de l'hystérectomie vaginale elle-même. Nous avons cru un jour que le prolapsus utérin serait guéri par la suppression de l'utérus. Mais notre illusion ne fut pas de longue durée, car il survint, chez deux opérées, une chute secondaire des parois vaginales. Quatre fois encore, nous fîmes l'hystérectomie, mais des lésions positives, grande hypertrophie utérine, fibromes hémorrhagiques, altérations bilatérales des annexes, avaient légitimé l'extirpation. Survint alors la discussion de la Société de chirurgie, où QUÉNU [1] soutint que la procidence utérine est justiciable de l'hystérectomie, sans le secours de l'anaplastie vaginale. Nous avions alors six observations, deux malades perdues de vue et quatre récidives, guéries ensuite par la colporrhaphie. Nous avions donc quelque raison pour ne pas partager la confiance de QUÉNU.

Il est vrai qu'il nous proposait d'ajouter à l'ablation de l'utérus un procédé ingénieux de fixation vaginale. Après avoir fait l'hémostase par des ligatures à l'exclusion des pinces à demeure, il réunit sur la ligne médiane les deux ligaments larges pour former une sangle, il suture la plaie vaginale à cette sangle et replace le tout dans le petit bassin. Puis il compare les ligaments larges à des lambeaux autoplastiques, admet qu'ils doivent se rétracter vers leur base, c'est-à-dire vers l'enceinte pelvienne, et compte sur eux pour suspendre le vagin.

Malheureusement, les ligaments larges ne sont pas des lambeaux autoplastiques ; ils sont flasques, obéissants, et se laissent

---

[1] *Bull. de la Soc. de chir.*, 9 décembre 1893.

attirer au dehors, par le vagin ou l'utérus, avec une docilité désespérante. Non, l'hystérectomie n'est à aucun titre, à aucun degré, le traitement du prolapsus. Il faut, pour réussir, attaquer franchement la lésion et reconstituer dans sa forme primitive, autant que faire se peut, la région périnéo-vaginale. Le moyen, c'est d'enlever du tissu et de rétrécir, et l'opération qui atteint ce but, c'est la colporrhaphie. C'est elle qui est la base du traitement, c'est elle qui, seule ou secondée, nous donne couramment aujourd'hui des guérisons durables. Mais elle n'a pas toujours réussi, parce qu'elle n'a pas toujours été bien faite, et c'est la méconnaissance de ses règles fondamentales qui a découragé beaucoup de chirurgiens et donné le jour à tant de procédés incomplets, stériles, par lesquels on s'est efforcé d'obtenir le rétrécissement du vagin : injections d'alcool dans l'épaisseur des parois, fils d'argent ou crins de Florence conduits sous la muqueuse et la plissant de façons diverses, « colpo-desmorrhaphie » de FREUND, « colpostricture » de JACOBS, transplantation de morceaux d'os décalcifié, etc. Le temps est passé de ces tâtonnements bizarres, de ces avivements en long et en travers, de ces combinaisons de lambeaux ; mais la colporrhaphie ne leur est supérieure, encore une fois, qu'à la condition d'être bien faite. Le meilleur procédé est celui de HÉGAR ; il vaut par sa simplicité autant que par ses résultats ; mais surtout : négligence voulue des procédés d'auteurs, des étages, des surjets compliqués ; aucune recherche de la régularité mathématique ; avant tout, supprimer assez d'étoffe et rétrécir autant qu'il le faut. L'avivement postérieur est une véritable résection comprenant toute l'épaisseur de la paroi vaginale ; ceux qui enlèvent superficiellement la muqueuse à petits coups de bistouri et froncent la paroi sans retrancher d'étoffe, laissent au vagin toute son ampleur et lui permettent de se relâcher bientôt. Le sommet de l'avivement triangulaire est placé très haut, près du col, et ses branches divergentes doivent s'écarter largement vers les parties latérales. Peu importe que l'espace cruenté ne soit pas d'une régularité parfaite ; peu importe que les lèvres de la plaie se retournent un peu et ne s'affrontent pas avec précision ; la réunion immédiate ne manque jamais. Mais ce qui importe au plus haut degré, c'est que la quantité de paroi vaginale réséquée soit suffisante, c'est-à-dire qu'elle paraisse au premier abord excessive, et cela même chez les femmes dont le vagin n'a pas dit son dernier mot ; c'est aussi que l'aiguille charge tous les tissus à droite, à gauche et au-devant du rectum, pour en faire une masse épaisse, un corps périnéal nouveau. Il faut que la paroi vaginale postérieure, à mesure que les points de suture la reconstituent, monte au-devant de la paroi antérieure ; que les derniers points aient quelque peine à rapprocher les bords de l'avivement, et ne puissent le faire qu'en relevant très haut la commissure.

En appliquant ces principes, nous avons eu 10 à 12 p. 100 de récidives ; encore la plupart de ces récidives — celles, du moins, que nous avons pu suivre — ont-elles été guéries par une col-porrhaphie secondaire, si bien qu'on peut dire aujourd'hui que les cas vraiment incurables — il faut toujours compter avec quelques femmes âgées, obèses, à grand relâchement et à flac-cidité désespérante — sont devenus tout à fait exceptionnels. Les malades que nous revoyons ont un périnée de plusieurs centimètres, une commissure élevée, une paroi postérieure con-cave et résistante. Chez plusieurs, la paroi vésico-vaginale est un peu saillante, l'utérus abaissé, mais rien ne sort. Elles vont et viennent, et travaillent sans fatigue. Ce qu'elles ont encore, et à cela nous ne pouvons rien, c'est l'arthritisme avec ses maux petits et grands.

Nous connaissons maintenant toute la valeur de l' « acte fon-damental » ; ce n'est pas une raison pour négliger les « actes complémentaires », qui peuvent être à leur tour une condition *sine qua non* de la réussite. Nous voulons parler surtout de l'am-putation sus-vaginale, appliquée à l'hypertrophie souvent énorme du segment inférieur. Comme cette augmentation de volume est un élément très ordinaire de la maladie, l'amputation du col est un côté essentiel de la réparation. L'utérus, quelquefois gigantesque et refoulé avec peine, est encombrant, gênerait la suture et appuierait sur les fils ; la résection donne de la place, favorise la réunion, amène l'atrophie du corps. Si bien que, dans presque tous les cas de prolapsus avancés, difficiles, cette inter-vention sur l'utérus anormal, combinée avec l'anaplastie vaginale bien exécutée, représente l'opération-type et donne des résultats que n'ont jamais dépassés ou même atteints les procédés complexes dont le nombre et l'ingéniosité nous fatiguent.

GMEINER (de Prague)[1] a publié une statistique comprenant 171 femmes, toutes opérées par la double colporrhaphie combinée avec l'amputation du col. Cent d'entre elles ont été revues; 89 étaient radicalement guéries; 6 avaient pu accoucher sans accident; 11 avaient une récidive, chez 3 d'entre elles la récidive était consécutive à l'accouchement.

Nous ne disons pas qu'en dehors de cette combinaison utile et suffisante, amputation sus-vaginale et colporrhaphie, il faille tout condamner. Les fixations diverses ne valent rien sans l'anaplastie, c'est bien entendu ; mais à titre auxiliaire elles peuvent rendre service, quand le relâchement est considérable. D'autre part, chez les femmes qui peuvent encore prétendre à la maternité, il est utile de redresser complètement l'utérus.

Et l'hystérectomie, a-t-elle sa place au nombre des moyens auxiliaires? Assurément, mais il faut bien s'entendre. Il est évident qu'elle a séduit les chirurgiens qui s'étaient habitués à la faire pour d'autres affections; ils ont cru voir en elle une solution commode et radicale des difficultés que nous donne le prolapsus, et, sans la résistance de deux ou trois d'entre nous, qui cependant comptent parmi ses chauds partisans, quelques-uns peut-être allaient se lancer et la vanter à l'excès. Aujourd'hui, la question doit être ainsi posée : vaut-il mieux, pour aider au succès de la colporrhaphie, enlever l'organe tout entier que d'enlever son segment inférieur? N'hésitons pas à répondre que, dans la grande majorité des cas, l'amputation partielle arrive exactement au même but. Cependant, si le volume excessif de l'utérus, l'exubérance et la laxité extrême du vagin font que les organes, quand on les réduit, sont immédiatement rejetés au dehors et semblent « avoir perdu droit de domicile », alors l'ablation totale peut faciliter la réduction et l'anaplastie. On peut même ajouter que, dans un cas douteux, un opérateur exercé à l'hystérectomie la trouve à peu près aussi bénigne et

---

[1] GMEINER. *Zeitschrift für Heilk.*, 1898, p. 113.

aussi expéditive qu'une amputation élevée du col. A coup sûr, enlever l'utérus quand on l'a ainsi dans la main n'est pas une opération difficile, malgré le soin qu'il faut apporter au décollement de la vessie ; nous avons peine à comprendre qu'on ait invoqué la difficulté de l'hémostase, et que les relevés signalent jusqu'à 10 p. 100 de mortalité. Par qui donc ces opérations ont-elles été faites ? Quoi qu'il en soit, il faudra encore, tout le monde en convient, faire attention à l'âge des malades, et n'opérer que les femmes dont l'utérus est devenu un meuble inutile.

En somme, à part les cas de volume excessif, l'hystérectomie n'a pas toute l'importance qu'on a voulu lui attribuer comme auxiliaire de la colporrhaphie. Elle ne devient nécessaire que dans les cas de fibromes, de cancer ou de maladies annexielles ; mais alors il s'agit de complications créant des indications nouvelles. On enlève l'utérus parce qu'il est malade, et non pour guérir la procidence.

Aussi, quand l'utérus est enlevé, faut-il bien se rappeler qu'on n'a encore rien fait contre la chute. Et, comme il est sage de ne pas obliger la malade à subir deux opérations. à quelques mois d'intervalle, il faut choisir un procédé d'hystérectomie qui permette de tout faire en une séance, c'est-à-dire assurer l'hémostase par des ligatures à l'exclusion des pinces afin d'avoir le champ libre, fermer la plaie vaginale et procéder ensuite à la colporrhaphie.

INVERSION UTÉRINE

Définition. — On dit qu'il y a inversion de l'utérus quand le fond de l'organe, déprimé, retourné en doigt de gant, s'invagine dans la cavité et traverse le col pour venir faire saillie dans le vagin.

Étiologie et pathogénie. — L'inversion utérine est un accident tout à fait rare, qui survient à la suite de l'accouchement, ou par la présence d'une tumeur fibreuse implantée sur le fond et poussant vers la cavité. Dans ces deux cas — l'inversion puerpérale est moins rare que l'autre — l'utérus étant hypertrophié

12.

et dilaté, une partie du corps devenue inerte peut donner prise aux contractions de la portion du muscle utérin située au-dessous d'elle ; il suffit d'une traction exercée sur le cordon ou sur le fibrome, d'une impulsion venue d'en haut à la suite d'un effort exagéré des parois abdominales, pour amener la dépression du fond, qui est « dégluti » par le segment sous-jacent, et l'invagination est constituée (SCHULTZE). La brièveté du cordon, les tractions intempestives s'ajoutant à l'inertie utérine, sont des causes déterminantes. L'inversion peut commencer de la sorte, rester d'abord inaperçue, s'accentuer progressivement et n'apparaître qu'un peu plus tard.

Nous ne dirons rien d'une forme *aiguë* du renversement de l'utérus, accident obstétrical qui survient au moment même de l'accouchement et peut amener la mort par hémorrhagie foudroyante. L'inversion puerpérale *récente* est celle qu'on observe quelques jours ou quelques semaines après la délivrance et avant l'involution complète de l'utérus ; celui-ci se modifie et la tumeur acquiert de nouveaux caractères, quand l'inversion est ancienne ou *chronique*.

Anatomie pathologique. — La division en trois degrés, admise par les auteurs, n'a pas grande importance (fig. 62). Quand le fond est simplement déprimé « en cul-de-bouteille » (MAURICEAU), personne ne s'en aperçoit. Quand il dépasse le col et forme une tumeur dans la cavité vaginale, l'inversion est constituée ; ce second degré est l'état dans lequel on la voit toujours, ou peu s'en faut. Le troisième degré est extrêmement rare, si tant est qu'il existe : c'est l'invagination complète, y compris le museau de tanche, la muqueuse du vagin et celle de l'utérus se continuant sans bourrelet interposé, sans ligne de démarcation.

Dans l'inversion récente, le fond de l'utérus, qui n'a pas complété son involution, est boursouflé, spongieux, vasculaire ; il peut être livide, avec des fragments de placenta adhérents, une caduque épaissie. Dans les cas plus anciens, il est plus dur et plus analogue à un polype fibreux ; la muqueuse utérine s'altère, s'amincit et s'ulcère en plusieurs points, l'épithélium cylindrique devient pavimenteux, l'appareil glandulaire disparaît plus ou moins.

Très rarement, l'inversion utérine se complique de prolapsus vaginal, la tumeur pend au dehors et montre des lésions ulcéreuses dues aux frottements. On a même cité des cas de sphacèle suivi de l'élimination de l'utérus.

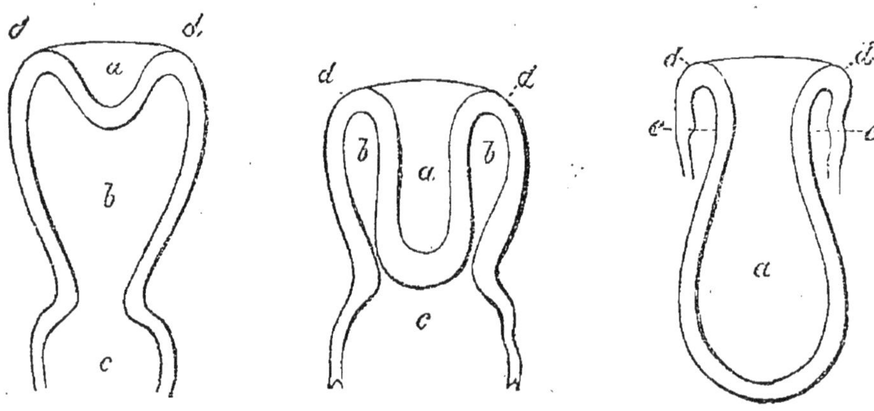

Fig. 62.

a, dépression du fond invaginé. — b, cavité utérine. — c, vagin.
d, bord de l'entonnoir.

Vue du côté de l'abdomen, l'inversion se présente sous l'aspect d'un entonnoir situé entre la vessie et le rectum, et dans lequel s'engagent les ligaments, les ovaires, les trompes, parfois même des anses intestinales ; mais l'entonnoir se rétrécit peu à peu et se transforme en une simple fente. A la longue, des adhérences solides entre les surfaces séreuses peuvent mettre obstacle à la réduction.

Symptômes. — L'inversion aiguë, au moment de l'accouchement, est facile à reconnaître et ne peut échapper à l'attention du médecin ; l'hémorrhagie qu'elle détermine constitue un grave danger.

Celle qui survient dans les semaines suivantes peut commencer brusquement avec une vive douleur. Quel que soit le mode de début, les douleurs sont à peu près constantes, hypogastriques

et lombaires, avec des troubles de compression du rectum et de
la vessie. Elles sont modérées quand le renversement s'établit
avec lenteur, et le tableau clinique diffère peu de celui du prolapsus utéro-vaginal. Mais il y a les hémorrhagies, qui sont tantôt
moyennes, tantôt graves et répétées, et commandent une intervention rapide.

Le toucher vaginal révèle la présence d'une saillie arrondie,
piriforme, ressemblant à un polype dont le pédicule est formé
par la paroi utérine étranglée et serti par le museau de tanche.
L'exploration bi-manuelle permet de constater que le fond de
l'utérus n'est plus derrière la symphyse pubienne. Si, par hasard,
l'inversion était au troisième degré, le doigt ne sentirait plus le
bourrelet cervical, et trouverait que la muqueuse vaginale et la
muqueuse utérine se continuent directement, sans interruption.

En examinant avec soin la partie la plus déclive de la tumeur,
on y découvre deux petites ouvertures latérales, très fines, dans
lesquelles on peut introduire une soie de sanglier : ce sont les
orifices des trompes.

Quand l'inversion est due à la présence d'un fibrome, on
observe une masse dure, adhérente au tissu utérin qu'elle a
entraîné et plus ou moins confondue avec lui.

Diagnostic. — Les signes caractéristiques de l'inversion
utérine sont : l'absence du corps utérin derrière le pubis, la présence du bourrelet circulaire formé par le col et l'impossibilité
d'enfoncer l'hystéromètre à toute profondeur autour du pédicule. Avec ces signes, auxquels on peut ajouter la recherche des
deux petits orifices tubaires, on évite de prendre une inversion
pour un *polype fibreux* ; on évite encore une erreur dangereuse :
méconnaître *l'inversion qui accompagne un fibrome*. Il serait
fâcheux de procéder à l'ablation du fibrome sans savoir que la
paroi utérine et le péritoine peuvent être intéressés. L'inversion
étant soupçonnée ou reconnue, il n'est pas toujours facile de
faire la distinction entre le tissu utérin et celui de la tumeur,
de reconnaître où finit l'un et où l'autre commence. On ne peut
se fier au signe indiqué par TILLAUX, GUÉNIOT et GOSSELIN : l'in-
sensibilité du corps fibreux comparée à la sensibilité de la mu-

queuse utérine ; on doit examiner avec attention la forme, la
couleur et la consistance des tissus, attaquer la tumeur avec précaution et considérer, après tout, qu'il n'est dangereux d'ouvrir
le péritoine que si on le fait inconsciemment.

À peine est-il besoin de mentionner le *prolapsus vaginal* comme
un diagnostic à faire : la forme du col et de son orifice, l'abaissement des culs-de-sac vaginaux, tout concourt à éviter l'erreur.

Pronostic. — L'inversion de l'utérus n'a aucune tendance à
la réduction spontanée. Celle-ci a été cependant signalée par
Spiegelberg, chez une femme dont l'utérus se remit en place
après deux semaines de décubitus dorsal ; mais c'est là une
éventualité sur laquelle on aurait tort de compter. L'inversion
est grave à cause des hémorrhagies, des douleurs et des complications septiques qui peuvent épuiser rapidement la femme.

Traitement. — Le traitement conservateur, qu'il faut naturellement préférer, comprend les procédés de *réduction ;* quand
l'inversion est rebelle et la réduction impossible, il faut en venir
à l'*extirpation.*

La première de ces deux méthodes comprend des « procédés
de force » et des « procédés de douceur ». Dans la seconde, on a
le choix entre la résection de la partie invaginée et l'hystérectomie totale.

Réduction manuelle extemporanée. — Elle peut être facile et se
faire sans violence, au moment où l'accident vient de se produire. L'introduction d'une main refoulant la paroi utérine,
tandis que l'autre déprime fortement l'abdomen, a quelquefois
réussi dans ces conditions favorables ; mais dans les cas plus
anciens, elle est assez brutale, peut amener des déchirures graves
et réussit difficilement. Nous en parlons sans la recommander :
elle consiste à fixer d'une main l'utérus à travers la paroi abdominale, tandis que trois doigts introduits dans le vagin com-
priment la tumeur et font le taxis. La malade est chloroformée.
Courty immobilisait le col à travers la paroi rectale avec deux
doigts recourbés ; quelquefois il débridait le museau de tanche
par deux ou trois incisions.

Nous citons pour mémoire le taxis instrumental avec certains « repoussoirs » absolument condamnés.

Réduction lente par pression continue. — Celle-ci est, au contraire, le procédé par excellence. Très peu d'inversions doivent résister à la pression continue. On la fait avec les *pessaires à air*, tels que celui de GARIEL. Les Allemands et les Anglais emploient le *colpeurynter*, qui est un sac de caoutchouc rempli d'eau. SCHROEDER le laissait à demeure dans le vagin, et tous les jours, pendant quelques heures, injectait dans le sac une quantité d'eau suffisante pour le gonfler au maximum ; il réduisit de la sorte une inversion de quatre mois et une de deux ans [1]. Le *tamponnement à la gaze iodoformée* est encore supérieur par son extrême simplicité ; HOFMEIER, BARSONY et KOCHS le recommandent. On tasse des bandelettes de gaze autour de la tumeur, on les renouvelle tous les deux ou trois jours, la malade reste couchée, et, comme moyens adjuvants, on prescrit les injections chaudes, les laxatifs, le cathétérisme si la vessie est gênée.

Réduction sanglante. — Ce que nous venons de dire de la pression continue et de son efficacité diminue l'importance des procédés sanglants destinés à obtenir la réduction immédiate. Quelques-uns, cependant, sont en honneur ; on les exécute par la *voie vaginale*. BARNES est partisan des débridements tels que les faisait COURTY. KÜSTNER [2] fait une seule incision longitudinale postérieure, après avoir ouvert le cul-de-sac de Douglas pour rompre les adhérences. Le procédé de KÜSTNER a été modifié par DURET et par KEHRER [3] : celui-ci incise le cul-de-sac vaginal antérieur, détache le col utérin de la vessie et ouvre le péritoine, puis prenant la lèvre antérieure avec deux pinces placées latéralement, il incise le col sur la ligne médiane jusqu'à l'orifice interne, et, au besoin, jusqu'au fond de l'utérus ; celui-ci étant repoussé dans le ventre et la réduction obtenue, la plaie est

---

[1] SCHROEDER et HOFMEIER. *Mal. des femmes,* trad. fr. de LAUWERS, 1899, Bruxelles, p. 277.

[2] KÜSTNER. *Centralbl. f. Gyn.,* 1893, p. 945.

[3] BOTTARO. *La gynécologie,* 15 janvier 1901.

suturée du fond vers le col. WESTERMARK (de Stockholm)[1] fait
une incision en **T** à la partie postérieure ; la branche horizontale du **T** est tracée au-dessus du bourrelet cervical, et la
branche verticale part du milieu de la première pour descendre
jusque près du fond. Cette double incision amène un tel relâchement des tissus qu'on n'a aucune peine à retourner l'utérus
comme un doigt de gant et à le réintégrer dans l'abdomen ;
la plaie opératoire est fermée par des sutures.

Si les procédés que nous venons de décrire sont valables en
cas d'insuccès de la réduction lente ou d'impatience de la malade,
nous n'en dirons pas autant de la réduction sanglante par la
voie abdominale. Celle-ci est périlleuse. Le procédé de GAILLARD
THOMAS[2] consiste à ouvrir le ventre, à dilater le bourrelet cervical avec un instrument analogue à celui qui sert pour élargir les
doigts de gant, puis à refouler le fond de l'utérus par le vagin ;
on obtient ainsi des perforations, des hémorrhagies et des périto-
nites. EVERKE[3] fit une fois la laparotomie et pratiqua sur le
bourrelet deux incisions médianes, antérieure et postérieure,
puis il refoula l'utérus par le vagin, ferma les deux plaies par
des sutures au catgut et fixa l'utérus à la paroi abdominale.
C'est peut-être mieux, mais nous pensons qu'il faut s'en tenir à
la voie basse.

Résection de la partie invaginée. — KALTENBACH a fait l'amputation de la tumeur au bistouri, après l'application d'une ligatu-
ture élastique provisoire. On a préconisé tour à tour l'amputation à l'aide de l'écraseur linéaire, la section à l'anse galvanique,
la ligature lente, etc. CH. PÉRIER[4] introduisit un sérieux perfectionnement, quand il décrivit la *ligature à traction élastique* à
l'aide d'un serre-nœud spécial à crémaillère. Mais tous ces procédés sont défectueux et cèdent le pas à l'extirpation totale.

Hystérectomie vaginale. — Celle-ci, en effet, doit occuper une

[1] WESTERMARK. *Centralbl. f. Gyn.*, 1899, p. 106.

[2] GAILLARD THOMAS. *Diseases of women*, 1872, p. 434.

[3] EVERKE. *Monatssch. f. Geb. u. Gyn.*, 1899, t. IX, p. 89.

[4] PÉRIER. *Bull. de la Société de chirurgie*, 1880.

des premières places dans la thérapeutique de l'inversion utérine. Mettons que la réduction lente n'ait pas réussi ; pour tenter la réduction opératoire, encore faut-il que la conservation de l'utérus ait quelque raison d'être. Si, par l'âge de la femme ou pour toute autre cause, il n'en est rien, les incisions diverses suivies de refoulement à travers la brèche péritonéale n'ont pas plus de valeur qu'une ablation franche ; elles sont aussi difficiles et plus aléatoires. Et si l'ablation est décidée, les résections partielles et timides sont inférieures à l'hystérectomie vaginale, opération bien réglée, assez facile dans l'espèce, et dont les résultats ne sont pas discutables.

En résumé, la réduction lente par pression continue et l'hystérectomie vaginale sont les deux points cardinaux du traitement, et laissent entre elles une place étroite pour quelques procédés de réduction opératoire.

HYPERTROPHIE. — ATROPHIE

Nos idées sur l'hypertrophie de l'utérus, totale ou partielle, sont exposées aux chapitres de la sclérose utérine, des prolapsus génitaux et des fibro-myomes. C'est donc pour nous conformer à l'usage que nous lui consacrons les lignes suivantes, et aussi pour achever certains traits de sa description.

Nous devons en rapprocher un autre vice de nutrition, dont les causes et les principaux caractères ne nous ont pas encore arrêtés, l'atrophie.

HYPERTROPHIE. — L'*hypertrophie totale* n'est autre que le gigantisme utérin, dont nous parlons en étudiant la sclérose, et dont l'histoire se rattache étroitement à celle des tumeurs fibreuses. L'*hypertrophie partielle* doit nous arrêter davantage ; avec les auteurs, nous en décrirons deux variétés.

Hypertrophie sus-vaginale. — Celle-ci affecte le col au-dessus de l'insertion du vagin ; le volume et la saillie du museau de tanche s'éloignent peu de l'état normal.

Huguier [1], dans un travail célèbre, a nié, pour ainsi dire, le prolapsus utérin et lui a substitué l'hypertrophie sus-vaginale. Il a prétendu que cette augmentation de volume, d'ordre congénital et évolutif, en faisant apparaître le museau de tanche à la vulve ou hors des voies génitales, simulait la chute de l'utérus. Or cette forme, indépendante de la chute ou accompagnée d'un faible relâchement, existe en effet ; c'est même, pour nous, une preuve entre autres qu'elle n'est pas la conséquence du prolapsus et qu'elle relève d'une autre cause. En pareil cas, l'utérus n'est pas déplacé, on sent son fond derrière la symphyse pubienne, et les culs-de-sac vaginaux gardent leur profondeur ; tout au plus remarque-t-on un peu d'abaissement' de ces culs-de-sac, par l'allongement progressif du col vers l'orifice vulvaire. Tel est bien le type décrit par Huguier.

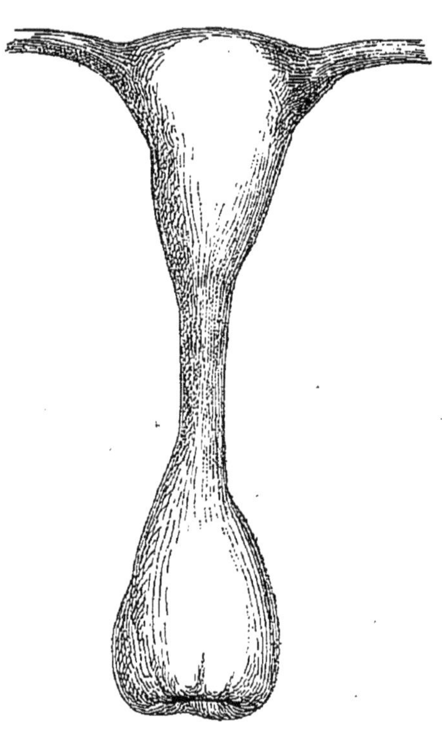

Fig. 63.
Hypertrophie sus-vaginale.

Mais, dans une foule d'autres cas, il y a prolapsus et hypertrophie tout ensemble, c'est-à-dire que les utérus dont les liens fibreux se relâchent sont très souvent des utérus atteints d'une hypertrophie qui porte sur l'ensemble de l'organe ou sur quelqu'une de ses parties. L'augmentation de volume est tantôt massive, tantôt en forme d'*allongement hypertrophique* plus ou moins mince. Au cours d'une hystérectomie vaginale commandée par un prolapsus irréductible chez une femme de soixante-huit

____

[1] Huguier. *Bull. de l'Acad. de méd.*, 1859, p. 279.

ans, nous avons observé un bel exemple de col aminci et comme étiré au niveau de la zone sus-vaginale (Barozzi); l'utérus, long d'au moins 12 centimètres, présentait deux parties renflées, le museau de tanche et le fond, reliées entre elles par une portion très rétrécie, longue de quatre centimètres. L'organe ainsi déformé rappelait assez bien la configuration d'un sablier (fig. 63).

Cette variété de l'hypertrophie sus-vaginale a donné lieu à des interprétations bizarres. On a cru voir le col allongé par les tractions que le cylindre vaginal affaissé exercerait sur lui. Ainsi pense Pozzi[1]; de leur côté, Schroeder et Hofmeier[2] s'expriment en ces termes :

« Le prolapsus du vagin exerce sur le col des tractions vers le bas, et y détermine une irritation sous l'influence de laquelle il s'allonge de plus en plus, jusqu'à la fente vulvaire. Ces hypertrophies du col sont parfois considérables ; mais pour se faire une idée juste de ses différents états, il convient de diviser la zone cervicale en trois parties. On tient alors compte de la différence de hauteur des insertions vaginales, dans les culs-de-sacs antérieur et postérieur. On appelle *supra-vaginale* la partie du col qui se trouve au-dessus de l'insertion du cul-de-sac postérieur ; la partie qui se trouve au-dessous est la *sous-vaginale* ; la partie intermédiaire aux deux précédentes est la *médiane*. Si la traction sur le col est due à la chute de la seule paroi antérieure, c'est la portion moyenne qui va s'allonger. Si les parois antérieure et postérieure sont à la fois prolabées, la portion supra-vaginale est sollicitée également et les deux culs-de-sac descendent ensemble. L'hypertrophie supra-vaginale est la plus fréquente. L'utérus, dont l'extrémité inférieure dépasse de beaucoup la vulve, se prolonge très haut, grâce à l'allongement du col et, dans la majorité des cas, du corps lui-même ; la longueur totale de l'organe peut-être de douze à dix-sept centimètres. Les parois du col hypertrophiées sont variables, tantôt considérablement épaissies, tantôt à peu près normales ; quelquefois, chez les femmes âgées, le col peut être aminci en s'étirant. »

---

[1] Pozzi. *Traité de gyn,,* p. 563.

[2] Schroeder et Hofmeier. *Loc. cit.,* article *Prolapsus, passim.*

La théorie subtile et détaillée des auteurs que nous venons de citer nous fait l'effet d'une simple vue de l'esprit. Cet allongement hypertrophique, on le voit bien souvent sur des utérus fibromateux, en dehors de tout prolapsus ; aussi l'interprétation mécanique ne peut-elle nous satisfaire.

Il en est de même d'une autre théorie, celle de la métrite. GALLARD, POZZI et bien d'autres appellent ces gros cols « métrite parenchymateuse » et invoquent l'infection. Mais d'infection il n'y a pas trace dans les hypertrophies sus-vaginales ; CORNIL, SYNÉTY, OLLIVIER ont vu la muqueuse et ses glandes, les fibres conjonctives et musculaires simplement hyperplasiées, sans aucun changement notable dans leurs rapports.

Il s'agit donc, en somme, d'un trouble nutritif du tissu utérin subordonné aux tendances pathologiques de la femme, et tout à fait semblable aux autres formes d'hypertrophie que nous étudions à leur place.

Avec ou sans prolapsus, le traitement de l'allongement hypertrophique est l'amputation sus-vaginale. Nous en avons discuté les indications au chapitre des prolapsus génitaux.

Hypertrophie sous-vaginale. — C'est la forme la moins fréquente. On admet qu'il s'agit d'un processus d'évolution se manifestant à l'époque de la puberté, susceptible de se prononcer plus ou moins dans la suite ; cette affection serait l'apanage exclusif des jeunes filles et des jeunes femmes nullipares. « C'est chez les nullipares, dit HOFMEIER [1], que l'on observe l'hypertrophie la plus considérable ; la partie vaginale est allongée de plusieurs pouces et se présente sous l'aspect d'un cylindre terminé en cône, qui peut dépasser la vulve et qui offre une certaine ressemblance avec une verge en érection ; elle est dure, ferme, tapissée par la muqueuse vaginale ; l'orifice externe est ordinairement plus étroit qu'à l'état normal. » Dans certains cas, il y a prédominance de l'hypertrophie au niveau de la lèvre antérieure, d'où la dénomination de *tapiroïde ;* chez quelques malades, enfin, le museau de tanche se renfle en *massue* ou en *battant de cloche.*

---

[1] SCHROEDER et HOFMEIER. *Loc. cit.,* p. 159.

L'hypertrophie de la portion sous-vaginale « se caractérise par l'hyperplasie simple des éléments normaux du col ; la muqueuse est saine ; il n'y a ni modifications glandulaires, ni inclusions septiques ; la proportion reste normale entre le tissu conjonctif et les fibres musculaires, seulement hyperplasiées et allongées (S. BONNET et Paul PETIT) ».

Cliniquement, l'hypertrophie du museau de tanche passe souvent inaperçue jusqu'aux premiers rapprochements sexuels ; elle peut alors apporter une gêne sérieuse à l'accomplissement du coït. Chez quelques femmes, ce sont les troubles dysménorrhéiques qui attirent l'attention. Lorsque la tumeur atteint ou dépasse la vulve, les malades éprouvent de la pesanteur hypogastrique, et parfois même de véritables douleurs qui s'exaspèrent par la marche, la station prolongée, etc. La leucorrhée est très fréquente. Les métrorrhagies ont été signalées par quelques auteurs (POZZI, BONNET et PETIT).

Par la palpation bi-manuelle, on constate que le corps de l'utérus n'est ni hypertrophié, ni déplacé. Le toucher vaginal, l'examen au spéculum, l'inspection de l'orifice vulvaire, l'hystérométrie confirment le diagnostic en montrant qu'il ne s'agit ni d'un prolapsus, ni d'une inversion, ni d'un polype.

L'hypertrophie congénitale du museau de tanche n'a aucune tendance à la régression spontanée : l'amputation est le seul traitement sur lequel on puisse compter. Le procédé bi-conique de SIMON-MARKWALD est indiqué s'il n'y a pas d'endométrite cervicale ; autrement, l'opération de SCHROEDER est préférable.

ATROPHIE. — Il existe deux variétés d'atrophie utérine : l'une est congénitale et son origine doit être cherchée dans une tare héréditaire du système nerveux et de la nutrition générale ; l'autre est acquise et reconnaît des causes variées.

Atrophie congénitale. — Elle accompagne d'ordinaire un développement incomplet de l'organisme. Les femmes frappées de cette infirmité sont des dégénérées ; chez elles, le bassin est étroit, le vagin court, la vulve peu développée. On observe les stigmates névropathiques, une intelligence débile. Toutefois, la règle n'est pas absolue : certaines femmes dont l'utérus est atro-

phié congénitalement sont d'une apparence, d'une santé, d'une
intelligence tout à fait normales.

Cette hypoplasie de la matrice (VIRCHOW), cet utérus nain ou
pubescent (PUECH) est petit dans son ensemble et de proportions
justes ; on l'appelle utérus *fœtal* quand il offre un col bien développé et un corps très petit.

L'atrophie de l'utérus entraîne ordinairement l'aménorrhée ;
dans quelques cas, cependant, la menstruation s'accomplit,
mais l'écoulement est peu abondant et accompagné de coliques
utérines intenses (dysménorrhée). Toutefois, il est à remarquer
que des femmes affligées d'un utérus atrophié congénitalement
peuvent être douées d'une constitution robuste à tous les autres
points de vue.

Le traitement de l'atrophie congénitale est purement symptomatique. Les auteurs conseillent d'employer les toniques, l'hydrothérapie, les courants continus. Pour des troubles dysménorrhéiques graves, l'hystérectomie vaginale pourrait être
indiquée.

Atrophie acquise. — Parmi les causes de la régression atrophique de l'utérus, il faut citer en premier lieu la ménopause.
Après la cessation des règles, la matrice diminue toujours de
volume, et cette décroissance aboutit quelquefois à une véritable
atrophie. Dans ce dernier cas, on trouve à la place de l'utérus
une sorte de nodosité à peine grosse comme une noix, très dure
et parfaitement indolente. C'est l'*atrophie sénile.*

Avant la ménopause, la régression de la matrice a été signalée
en pleine période d'activité génitale. Après certains accouchements (une fois sur cent?), il semble que l'involution dépasse le
but ; l'organe revient sur lui-même au-delà des limites normales,
il y a *superinvolution.* Ce retrait exagéré a encore été signalé à
la suite de causes débilitantes[1], telles que la lactation prolongée[2], l'infection puerpérale, les métrorrhagies post-puerpérales
excessives, la tuberculose, la syphilis, le diabète, la maladie
de Basedow.

---

[1] FROMMEL. *Zeit. f. Geb. u. Gyn.*, 1882, t. II, p. 305.
[2] SOKOLOFF. *Arch. f. Gyn.*, 1896, t. II, p. 285.

Ajoutons enfin que l'atrophie de l'utérus est produite artificiellement, non certes d'une façon constante et absolue, par l'ablation bilatérale des ovaires ou par l'amputation sus-vaginale du col. Certains utérus, après l'opération, restent gros, congestionnés, hémorrhagiques et douloureux, mais d'autres s'atrophient bien réellement et semblent passés à l'état de corps étrangers insignifiants dans le petit bassin.

La superinvolution à la suite de l'accouchement n'est pas toujours définitive ; on a vu l'organe, non encore sclérosé, reprendre ses dimensions et survenir une nouvelle grossesse. Ce retour à l'état normal peut être favorisé par certains traitements, hydrothérapie, massage, bains salés, électrisation.

TUMEURS DE L'UTÉRUS

CANCER

Le cancer de l'utérus, tumeur maligne d'origine épithéliale, n'a pas besoin d'être défini ; ici comme ailleurs, il se caractérise par sa tendance à se propager aux tissus voisins, à envahir le système lymphatique et à récidiver sur place ou à distance malgré une exérèse en apparence complète.

Il débute par le col ou par le corps de l'organe, et ces deux formes ont une allure tellement différente, qu'elles ont droit à une description séparée.

Cancer du col.

Étiologie. — Le cancer du col est d'une fréquence extrême : c'est peut-être le plus commun de tous les cancers (SIMPSON).

L'hérédité a été soutenue par PAGET[1], SHATTOK[2], MARSHALL[3],

---

[1] PAGET. *Brit. med. journal*, 1897, nov.

[2] SHATTOCK. *Trans. med. soc.*, 1888, t. XXXVIII.

[3] MARSHALL. *Lancet*, 21 nov. 1889, et 22 août 1891.

ESMARCH [1], BUTLIN [2], etc. Tout en l'admettant comme vraisemblable, GUSSEROW, FROMMEL, HOFMEIER et SCHROEDER objectent que le fait n'a jamais pu être démontré. Mais il suffit de regarder les malades, et nous avons vu trop de familles de cancéreuses pour avoir la moindre hésitation.

L'influence de l'âge est incontestable : avant vingt ans, cette maladie est tout à fait exceptionnelle, bien que BEIGÉL [3], GLATTER [4] et GANGHOFFER [5] en aient rapporté des observations concernant des filles de dix-neuf, dix-sept et même neuf ans. D'après la statistique récente de WINCKEL [6], sur un total de 678 femmes, la plus jeune avait vingt-quatre ans et la plus âgée soixante-treize : l'âge moyen oscillait autour de quarante-cinq ans. Il faut retenir que cette forme de cancer appartient souvent à la période d'activité génitale de la femme.

Quoi qu'on en ait dit, la grossesse ne semble jouer aucun rôle dans sa genèse ; si les nullipares en sont moins souvent atteintes, cela tient, sans doute, à la fréquence plus grande de la multiparité.

Quelques chirurgiens, RUGE [7], VEIT, LÉOPOLD [8], FREUND [9] entre autres, pensent que les lésions irritatives et infectieuses du col (déchirures obstétricales, érosions, ulcérations) peuvent favoriser le développement de l'épithéliome ; cette allégation un peu banale ne repose sur aucun fait. Mais ce qui nous paraît mieux démontré, c'est que les hyperplasies glandulaires qui accompagnent la sclérose utérine et auxquelles nous avons refusé le nom de « métrite », sont un premier pas vers la genèse de l'épithéliome ;

[1] ESMARCH. *Arch. f. kl. Chir.*, t. XXXIX, p. 1.

[2] BUTLIN. *Brit. med. journal*, 26 février 1887.

[3] GUSSEROW. *Handbuch der Frauenkrankheiten* de BILLROTH et LÜCKE, t. II, 1886, Stuttgart.

[4] GLATTER. *Deut. Vierteljah. f. œff. Gesund.*, 1870.

[5] GANGHOFFER. *Zeit. f. Heilkunde*, 1888, t. IX, nos 4 et 5.

[6] BLUMENFELD. *Münch. med. Woch.*, 1899, n° 13.

[7] RUGE. *Krebs der Gebaermutter*, 1881, Stuttgart.

[8] LÉOPOLD. *Centralbl. f. Gyn.*, 1896, p. 1121.

[9] FREUND. *Virchow's Arch.*, t. LXIV, p. 1.

nous l'avons déjà signalé (p. 37, 116), nous y reviendrons en traitant de l'adénome utérin (p. 428).

Anatomie pathologique. — A l'œil nu, le cancer du col revêt trois formes principales :

a) L'épithéliome *végétant, papillaire* ou *cancroïdal* (fig. 64)

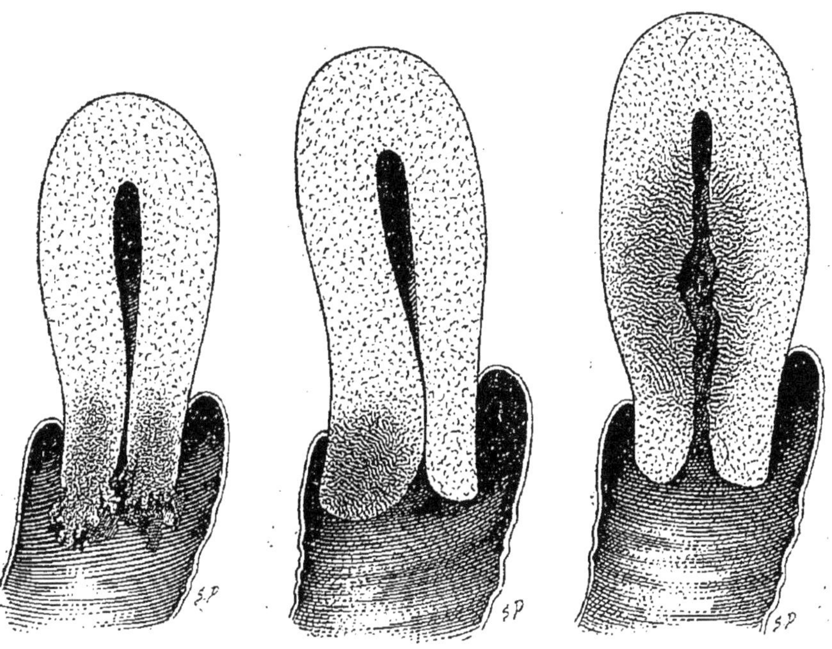

<table>
<tr><td>Fig. 64.</td><td>Fig. 65.</td><td>Fig. 66.</td></tr>
<tr><td>Épithéliome végétant
du col.</td><td>Épithéliome nodulaire
du col.</td><td>Épithéliome
cavitaire.</td></tr>
</table>

offre l'aspect d'un chou-fleur ordinairement sessile, implanté sur une des lèvres. Dans les cas plus avancés, la tumeur a déjà envahi les culs-de-sac, ou même une partie de la paroi vaginale antérieure ou postérieure. Ses bourgeons sont friables, ils se désagrègent avec facilité en donnant lieu à des pertes de sang d'abondance variable, mais rarement excessive.

b) Le cancer *infiltré* ou *nodulaire* (fig. 65) naît dans l'épaisseur même du col, en formant un noyau dur, à limites diffuses, qui finit par s'ouvrir tardivement du côté du vagin et détermine des ulcérations profondes.

c) La forme *cavitaire* (fig. 66) évolue du côté de la cavité cervicale en évidant les parois de l'organe. Il est fréquent de trouver

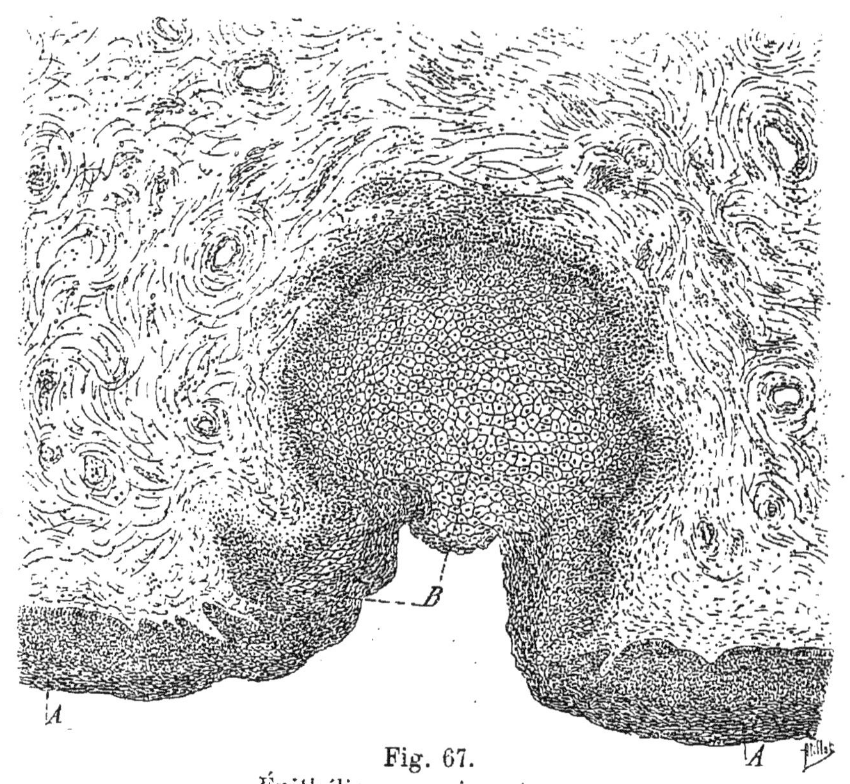

Fig. 67.
Épithéliome pavimenteux.
a, revêtement normal. — *b*, bourgeon épithéliomateux.

le col presque entièrement détruit et remplacé par un infundibulum à parois indurées. Parfois on découvre, autour de l'évidement cervical, des masses végétantes qui se diffusent du côté des culs-de-sac vaginaux.

Telles sont les trois formes que les auteurs décrivent; mais il s'en faut de beaucoup qu'elles se distinguent si nettement. Le col végétant est très habituellement infiltré; examiné un peu loin de son début, le cancer détruit les tissus irrégulièrement, et peu importe la façon dont il a commencé.

13.

Histologiquement, le cancer du col est une tumeur *épithéliale* qui évolue sous deux formes :

a) L'*épithéliome pavimenteux* (fig. 67) se développe aux dépens de la muqueuse externe du museau de tanche. Il est constitué par des trainées épithéliales anastomosées, qui prolifèrent en envoyant des boyaux pleins dans les couches sous-jacentes, entre

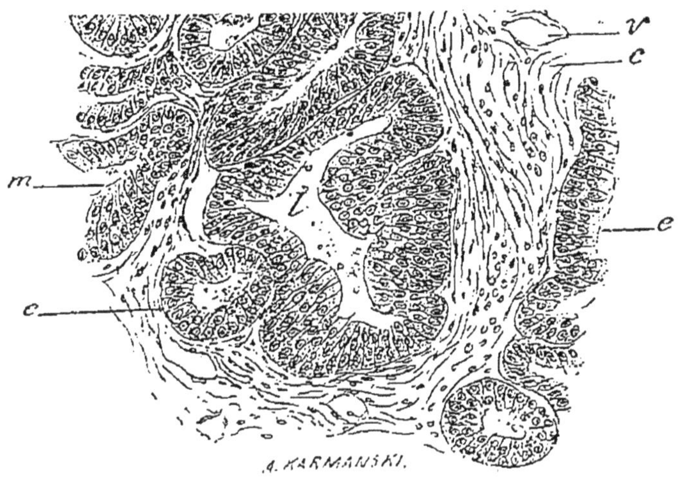

Fig. 68.

Épithéliome cylindrique.

m, e, glandes hypertrophiées. — *l*, cavité glandulaire agrandie. — *e*, paroi glandulaire avec plusieurs couches de cellules. — *v*, vaisseau. — *c*, tissu conjonctif.

les éléments fibro-musculaires. Il est *tubulé* ou *lobulé* : dans le premier cas, il est caractérisé par les trainées, boyaux ou tubes dont nous venons de parler ; dans le second, par des amas cellulaires qui s'insinuent entre les travées fibro-musculaires. La distinction entre ces deux formes manque souvent de netteté. Cliniquement, elles correspondent toutes les deux à la forme végétante et à la forme infiltrée ou nodulaire.

b) L'*épithéliome cylindrique* (fig. 68) est le cancer du col par excellence. Il débute généralement par les glandes du canal cervical ; c'est un cancer glandulaire (*adéno-carcinome*). Dans quelques cas, cependant, la tumeur prendrait naissance à la surface même de la muqueuse, entre les plis de l'arbre de vie. Quel qu'en soit le point de départ, on voit les cellules épithéliales proliférer sur plusieurs couches, s'altérer, devenir métatypiques ; les phénomènes de cytodiérèse sont à la fois exagérés et désorientés (Fabbe-Domergue), les tubes glandulaires sont oblitérés, déformés, rompus, enfin les trainées épithéliales se diffusent dans le tissu musculaire sous-jacent. L'épithéliome cylindrique correspond au type cavitaire.

Outre ces deux formes, quelques auteurs en admettent une troisième, le *carcinome* ou *épithéliome atypique*. En réalité, il s'agit là d'une simple modification du processus épithéliomateux, caractérisée par le polymorphisme des cellules et par leur disposition en amas contenus dans des alvéoles, dont les parois sont faites de travées conjonctives anastomosées.

Si on examine l'utérus au-dessus du col cancéreux, la muqueuse du corps est presque toujours le siège de modifications intéressantes. On trouve cette membrane hypertrophiée et pouvant mesurer jusqu'à 7 ou 8 millimètres d'épaisseur. Elle est tantôt lisse et unie, tantôt inégale et tomenteuse. Au microscope, on découvre parfois des lésions infectieuses, des infiltrations leucocytaires, une prolifération cellulaire banale ; mais on découvre toujours des lésions hyperplastiques du tissu conjonctif et des glandes, telles que nous les avons décrites dans les utérus scléreux. Abel et Landau[1] ont cru voir là du sarcome, d'où cette conclusion logique, mais inattendue, que le cancer du col s'accompagne presque toujours d'un sarcome de la muqueuse utérine. Cette question fut aussitôt reprise par Orthmann[2], E. Fraenkel[3], Léopold, Eckhardt[4], Bierfreund[5], qui n'eurent pas beaucoup de peine à réfuter l'opinion d'Abel et Landau.

---

[1] Abel et Landau. *Arch. f. Gyn.*, 1888, t. XXXVI, p. 271 ; 1889, t. XXXIV, p. 165 ; t. XXXV, p. 214. — *Centralbl. f. Gyn.*, 1890, p. 673-850.

[2] Orthmann. *Soc. de gyn. de Berlin*, 13 juillet 1888.

[3] Fraenkel. *Arch. f. Gyn.*, 1888, t. XXXIII.

[4] Eckhardt. 2e *Congrès all. de gyn.*, p. 295.

[5] Bierfreund. *Thèse de Kœnigsberg*, p. 25.

Leurs recherches portaient sur 170 utérus cancéreux avec des résultats constamment négatifs. Les lésions constatées ayant été proclamées de nature inflammatoire, quelques-uns en inférèrent que l'épithéliome du col n'allait pas sans une endométrite par infection secondaire (ORTHMANN, SAURENHAUS [1]).

Ces deux propositions nous paraissent également inacceptables. L'infection de la muqueuse utérine, dans le cancer du col, est chose possible, éventuelle ; mais on ne peut soutenir qu'elle soit la conséquence forcée du mal. La vérité, c'est que les utérus dans lesquels se développe le cancer sont toujours les utérus scléreux, hyperplasiés dont nous avons donné plus haut la définition. Ce n'est pas, comme le croit WINTER, l'épithéliome qui joue le rôle d'une épine irritative ; c'est la sclérose, l'hypertrophie, le trouble nutritif de la muqueuse utérine qui est le terrain favorable à l'éclosion de la tumeur maligne ; c'est la femme arthritique qui devient cancéreuse.

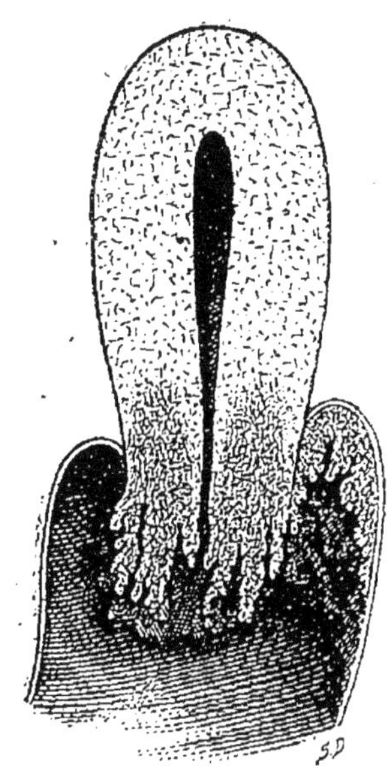

Fig. 69.

Cancer du col propagé au vagin.

Comme tous les cancers, celui du col affecte une marche progressive. L'extension du mal se fait par deux modes : *l'envahissement de proche en proche*, l'infection par continuité de tissus ; *l'invasion des lymphatiques* et le transport des cellules à distance. La *greffe directe* des cellules cancéreuses sur la muqueuse vaginale, sur le péritoine, sur une plaie créée par le chirurgien, est admise par les uns, rejetée par les autres ; elle doit être bien rare, car nous ne l'avons jamais vue [2].

---

[1] SAURENHAUS. *Zeit. f. Geb. und. Gyn.*, t. XVIII.
[2] WINTER. *Zeit. f. Geb. u. Gyn.*, t. XXVII.

Le vagin est rapidement contaminé dans le cancer à cellules plates (forme végétante) (fig. 69); de là, le processus gagne la vessie, qu'il perfore d'assez bonne heure. La propagation au rectum est moins fréquente et plus tardive (fig. 70, 71).

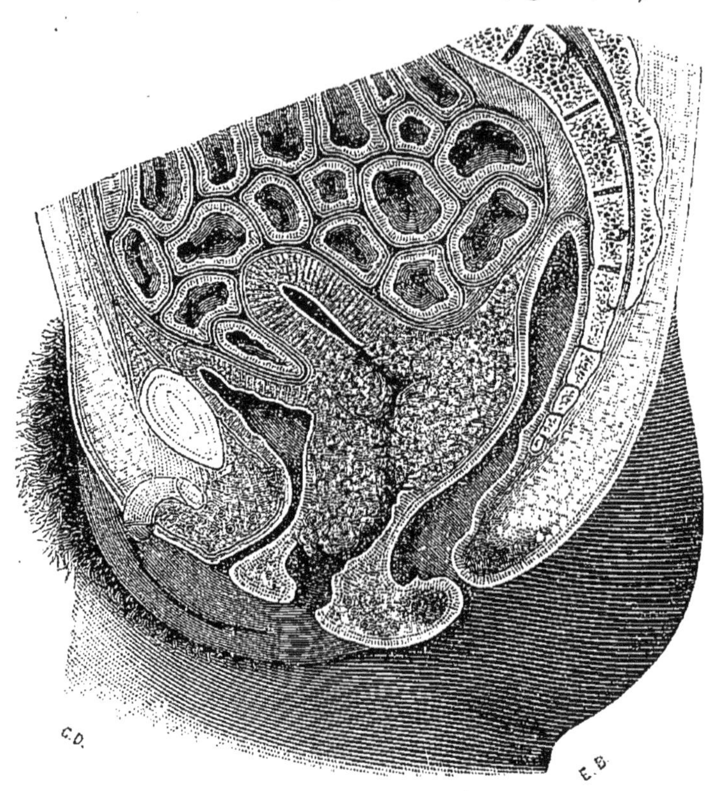

Fig. 70.
Cancer du col propagé à la vessie et au rectum.

Fait important, l'épithéliome pavimenteux a peu de tendance à infiltrer le corps de la matrice. WILLIAMS nie même que cette propagation ait jamais été observée; assertion téméraire. Mais ce qui n'est pas douteux, c'est l'envahissement constant du corps utérin dans les cas d'épithéliome cylindrique.

Après la paroi vaginale, le tissu cellulaire périmétrique est touché. A l'autopsie, on trouve l'utérus comme coulé au centre d'une gangue néoplastique, qui peut comprimer en même temps les vaisseaux (thromboses), les nerfs (névralgies) et les uretères (urémie).

Du côté du péritoine, l'envahissement est ordinairement tardif : le mal reste longtemps cantonné dans l'excavation pelvienne. Pour expliquer la lenteur de cette évolution, quelques auteurs admettent qu'il se forme au devant du cancer, et aux dépens du

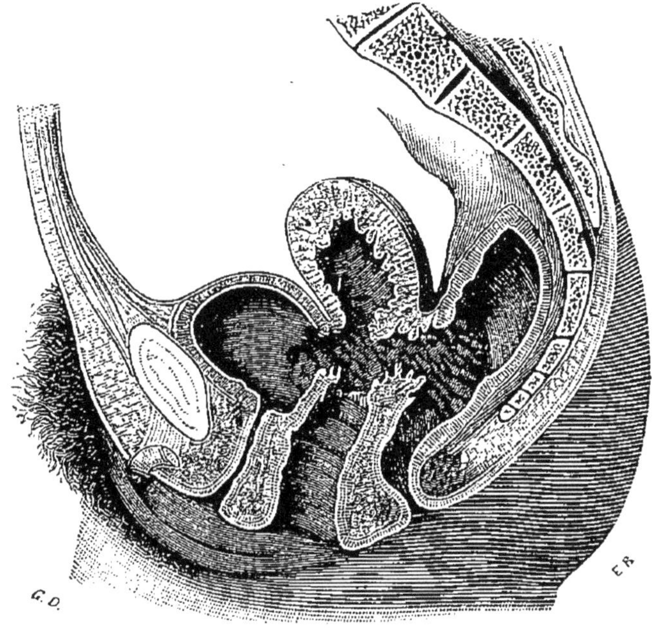

Fig. 71.
Cancer du col avec perforation de la vessie et du rectum.

péritoine, des adhérences protectrices capables d'entraver sa marche (SCHŒDER, POZZI, HOFMEIER). Cette proposition nous semble un peu hasardée. Que l'épithélioma, en abordant le péritoine, y provoque une inflammation adhésive, le fait n'est pas douteux ; mais il est peu vraisemblable que de simples néomembranes aient le pouvoir de protéger la séreuse. D'ailleurs, la carcinose généralisée du péritoine n'est pas exceptionnelle ; elle a été notée par BLAU[1] 7 fois sur 16 cas de cancer utérin

---

[1] BLAU. *Thèse de Berlin*, 1870.

propagé à la séreuse; dans les 9 autres cas, la cavité de Douglas était seule intéressée. D'après Winter, sur 93 autopsies de malades ayant succombé au cancer utérin, 19 se rapportaient à des morts par péritonite suppurée; dans d'autres cas, la terminaison fatale avait été la conséquence d'une perforation.

Le cancer envahit plus ou moins vite les *ganglions lymphatiques*. Vainement on a cherché à déterminer la fréquence de cette adénopathie et la date approximative de son éclosion. Tous les auteurs s'accordent à dire qu'elle est habituelle et précoce ; mais il y a certainement des variétés impossibles à prévoir. Les ganglions peuvent être pris et le sont trop souvent dès le début ; mais il y a des cas, malheureusement les plus rares, où l'évolution est lente, où l'envahissement a lieu surtout de proche en proche et où le transport des cellules par les voies lymphatiques est plus ou moins retardé. Les guérisons persistantes, après l'hystérectomie sans extirpation ganglionnaire, en sont la preuve.

Roger Williams a vu l'infection ganglionnaire 56 fois dans 78 autopsies. Peiser[1] affirme que les vaisseaux et les ganglions lymphatiques sont touchés dans 50 p. 100 des cas, au moment où la malade vient consulter le chirurgien. Ces chiffres nous paraissent plus beaux que nature ; ils nous donnent trop d'espoir de guérison.

Peiser admet en outre qu'il y a plusieurs étapes dans le processus à travers les voies lymphatiques. Les ganglions hypogastriques seraient pris les premiers, puis viendraient les ganglions iliaques externes, et enfin les ganglions lombaires. Mais, comme le disent Picqué et Mauclaire[2], « rien ne prouve qu'une de ces étapes ne puisse être brûlée par les greffes cancéreuses. »

Les *métastases viscérales* sont très rares ; elles sont tout à fait exceptionnelles dans l'épithéliome pavimenteux.

Symptômes. — Le cancer du col est un type de maladie insidieuse. Cliniquement, il débute en pleine santé, par un

---

[1] Peiser. *Zeit. für Geb. u·Gyn.*, 1898, t. XXXIX, p. 529.

[2] Picqué et Mauclaire. *Ann. de gyn. et d'obst.*, mai 1899.

suintement séro-sanguin peu abondant, qui préoccupe médiocrement la malade, car il ne s'accompagne en général d'aucune douleur, d'aucune altération de la santé. On comprend que le chirurgien soit rarement consulté à cette phase de l'affection; et cependant, le mal est déjà en pleine évolution, les lésions existent, elles imposent même le diagnostic toutes les fois qu'on a la chance d'examiner les femmes à cette période. Il suffit du toucher vaginal pour savoir à quoi s'en tenir sur la cause de l'écoulement. Cette exploration fournit un signe qui ne trompe, pour ainsi dire, jamais : c'est le changement de consistance perçu par le doigt au niveau du museau de tanche. Celui-ci est devenu dur, mais d'une dureté ligneuse, qui n'est ni celle de la sclérose, ni celle du noyau fibromateux. Cette surface indurée est en même temps inégale, plus ou moins bosselée ; elle donne plus souvent la sensation d'une infiltration diffuse que celle d'un noyau circonscrit (épithéliome nodulaire). Dans d'autres cas, au lieu de ce col induré, inégal, on rencontre une sorte de champignon friable, qui se laisse entamer avec l'ongle et qui saigne facilement sous le doigt (épithéliome végétant). Enfin, chez quelques malades, le museau de tanche est déformé par des ulcérations cratériformes à bords saillants.

Tant que le mal reste limité au col, la douleur spontanée fait *toujours* défaut, à moins de complications inflammatoires du côté des annexes ; le toucher vaginal lui-même est indolent. Cette particularité est importante, car elle explique l'insouciance des malades qui, ne souffrant pas, croient pouvoir se passer d'un avis médical.

Autre point digne d'être retenu, c'est l'absence de métrorrhagies proprement dites. Dans la majorité des cas, les pertes des malades ne sont que des suintements jaune-rougeâtre, d'une fétidité *sui generis* bien connue. Un écoulement franchement hémorrhagique est, à cette période, un phénomène exceptionnel. Nous devons noter aussi, comme très rare, l'absence de tout suintement.

Dans la plupart des cas, lorsque les malades viennent nous consulter, les lésions sont déjà propagées aux parties voisines, les phénomènes douloureux existent. *La douleur spontanée est un signe d'envahissement*. Il s'agit d'une pesanteur hypogastrique associée à des tiraillements lombaires. Les malades se plaignent d'un endolorissement permanent, entrecoupé de véritables accès de névralgie pelvienne. Le suintement modéré du début a fait place à des pertes d'*eau rousse* très fétide, parfois même à de véritables métrorrhagies, moins profuses que dans le fibro-myome.

Enfin, la santé générale s'altère, l'appétit diminue, les digestions se font mal, l'amaigrissement, la pâleur des téguments, la teinte jaune paille des cancéreuses s'accusent tous les jours, et la malade finit par succomber dans d'affreuses douleurs ou bien à la suite d'une complication.

Marche et complications. — Les quatre étapes que décrivent les auteurs, période latente, début, envahissement, cachexie, sont artificielles. Pour qui veut comprendre l'évolution du cancer cervical et avoir un guide dans la thérapeutique, il n'y a que deux périodes.

Dans la première, le mal est circonscrit au col ; les culs-de-sac vaginaux, les ligaments larges sont indemnes. Il n'y a aucune douleur, même à l'occasion du toucher. Le suintement fétide est le seul signe qui attire l'attention, et encore ne se montre-t-il pas forcément dès le début. Quand elles existent, ce qui est assez rare, les pertes sanguines sont insignifiantes ; l'état général n'est pas compromis. C'est le moment opportun pour intervenir, si quelque signe avertit la malade, et si, par bonheur, elle s'en inquiète assez pour demander conseil.

La seconde période se caractérise par l'extension du cancer aux tissus voisins, culs-de-sac vaginaux, base des ligaments larges, etc. Tant que l'envahissement est discret, la situation peut rester la même, et souvent, malgré les progrès du mal, la douleur n'existe pas encore. Mais bientôt les signes physiques et les troubles fonctionnels sont plus accusés. La douleur, les pertes de sang, l'altération de la santé augmentent progressivement, pour aboutir à la cachexie et à la mort.

La plupart des malades que nous opérons — et qui nous paraissent opérables — viennent à nous quand l'envahissement est déjà commencé ; mais il est invisible, intangible, et une infiltration légère du paramétrium nous échappe forcément. Voilà pourquoi nos résultats opératoires sont si rarement durables.

Le cancer cervical tue ordinairement par épuisement et par dégénérescence viscérale. Mais nous voyons aussi des malades succomber à des complications intercurrentes. Les plus fréquentes sont l'*urémie* par compression des uretères, la *péritonite perforante*, l'*embolie* suite de *phlegmatia alba dolens*, l'*infection ascendante* de l'appareil urinaire, etc.

La *grossesse*, survenant dans un utérus cancéreux, peut aussi passer pour une complication souvent grave. D'abord, elle paraît activer la marche du cancer, tel est du moins l'avis général ; ensuite, l'avortement au troisième mois survient assez souvent, et peut entraîner la mort par hémorrhagie incoercible ou par infection. Cependant, il n'est pas exceptionnel de voir la grossesse se terminer heureusement. Il peut même arriver qu'elle se prolonge au delà de l'échéance physiologique. CHANTREUIL a désigné ces anomalies sous le nom de *grossesses prolongées des cancéreuses;* l'accouchement s'effectue alors dans des conditions déplorables et peut même déterminer la rupture de l'utérus ; dans la moitié des cas, la mort de la mère ou celle de l'enfant terminent la scène.

Pronostic. — Abandonné à lui-même, le cancer du col se termine toujours par la mort, après une durée qu'on évalue de quinze mois à deux ou trois ans. On aurait vu des épithéliomes évoluer en quatre ou cinq mois. Il est exceptionnel d'observer des survies de cinq à huit ans ; elles ont été cependant signalées (COURTY, EMMET, BARKERS).

En somme, nous ne pouvons estimer exactement la durée du cancer, puisque le début nous échappe. Sa marche est d'autant plus rapide que la femme est plus jeune. Cette règle est admise, et elle est vraie ; mais il y a des exceptions. Nous tenons même à attirer l'attention sur la manière très différente dont se comportent, chez des femmes de même âge, des cancers en apparence identiques au point de vue de leur structure histologique et de

leur siège. On opère des épithéliomes du col intéressant à peine
le tiers ou la moitié d'une des lèvres, et le mal se reproduit à
bref délai, preuve que les cellules cancéreuses étaient déjà infiltrées hors de l'utérus. D'autres, qui ont presque détruit le museau de tanche, donnent des succès inespérés ; donc, malgré
l'étendue et la profondeur de l'ulcération, l'envahissement n'était
pas commencé, ou l'était à peine.

Diagnostic. — Il n'est pas d'affection plus facile à reconnaître que le cancer du col parvenu à la période d'envahissement. Les renseignements fournis par le toucher vaginal sont
alors trop certains pour ne pas entraîner la conviction ; l'examen au spéculum n'y ajoute rien. Toutefois, le *polype fibreux
sphacélé* peut, par sa friabilité au doigt et par sa fétidité, faire
naître quelque hésitation ; il suffit de contourner la tumeur
avec le doigt et de suivre son pédicule dans la cavité utérine
pour rectifier le diagnostic.

Rappelons ici la formule que nous avons donnée en faisant le
diagnostic de la métrite (p. 39) : « Pour le cancer, le toucher
vaginal est tout, le spéculum n'est rien ; pour la métrite, le
toucher est peu de chose, le spéculum est presque tout. » N'empêche que, si l'épithéliome est limité aux lèvres de museau de
tanche, on peut avoir quelque peine à le distinguer de certaines
métrites glandulaires. Il s'agit alors d'un nodule cancéreux observé au début de son évolution. La lésion est tellement circonscrite qu'il est difficile au doigt d'apprécier les caractères
de l'induration. L'inspection directe ne renseigne pas mieux ;
elle montre une ulcération minuscule ou bien une apparence
d'érosion que rien ne permet de séparer d'une érosion métri-
tique ou d'un ectropion. L'examen histologique d'un fragment
détaché du col devient nécessaire, mais sa réponse n'est pas
toujours catégorique : on cite, en effet, des observations de
cancer pris pour une métrite, et réciproquement.

Ces réserves faites, on peut avancer que le diagnostic du
cancer utérin, observé non loin de son début, est presque toujours possible. Sa dureté est ligneuse, caractéristique ; l'ulcération est irrégulière, à bords épais, très durs ; elle repose sur

une base diffuse, elle saigne facilement, la surface est friable.
Au contraire, l'ulcération de la métrite est superficielle, d'un
rouge plus vif, plus franc, sa consistance est ferme sans être
dure ; elle saigne moins volontiers par le seul toucher vaginal.

Dans quelques cas très rares, un *noyau fibromateux* inclus dans
l'épaisseur d'une lèvre du col peut, au premier abord, en imposer
pour une infiltration épithéliomateuse non encore ulcérée. Avec
un peu d'attention, on reconnaît que le noyau est nettement
limité et dépourvu d'adhérence avec la muqueuse. Il n'en reste
pas moins que l'appréciation de ces nuances est assez délicate.

Il y a d'autres causes d'erreurs, mais presque toutes peuvent être évitées. Le *chancre* du col utérin n'entre guère en ligne
de compte, à cause de son extrême rareté. Nous avons observé,
en 1894, une *tuberculose* du col ; elle ressemblait à une métrite
banale, nullement à un épithéliome. VITRAC a publié un cas de
« tuberculose végétante du col utérin simulant le cancer » ; mais
la description ne répond pas au titre, car « la consistance de la
tumeur était élastique, souple, donnant au doigt explorateur la
sensation d'une surface mûriforme et veloutée » ; l'examen a
montré les tubercules et aucune erreur n'a été commise.

Certaines *tumeurs bénignes*, qui sont des raretés, pourraient
donner le change. Pozzi[1] a fait l'hystérectomie vaginale à une
jeune fille, pour un « polype racémeux » du museau de tanche,
qui avait la structure d'un adénome. Une « hypertrophie glandulaire utéro-vaginale simulant une tumeur maligne » est décrite
par SINÉTY ; « la consistance fait penser à un amas d'œufs de
Naboth, l'aspect des kystes multiples constituant la tumeur,
leur couleur blanc grisâtre, leur transparence, ne laissent aucun
doute sur la nature de la lésion » ; l'erreur n'a donc pas été
faite, et ne devait pas l'être.

Signalons enfin certains productions *sarcomateuses* ou *myxo-
mateuses* du col, tout aussi exceptionnelles, observées par SPIE-

---

[1] Pozzi. *Traité de gyn.*, 1897, 3° éd., p. 415.

Gelberg[1], Pernice[2], Munde[3], Rein[4], Winckel[5]. La plupart étaient des tumeurs en grappes et implantées sur le col ; elles se comportèrent comme des tumeurs malignes récidivantes, ce qui diminue l'importance du diagnostic différentiel.

Chez les femmes qui ont dépassé la ménopause, il est un signe, d'ailleurs classique, qui permet d'affirmer l'existence de l'épithéliome : ce sont des pertes de sang, quelquefois mêlées d'eau rousse fétide, survenant d'une manière inopinée, et que les malades prennent pour le rétablissement de la menstruation. *Le retour du sang, plusieurs mois ou plusieurs années après la ménopause, est un signe de cancer.* Une seule réserve doit être faite en faveur de certains exemples rares d'épistaxis utérines survenant au cours des maladies du cœur, du foie, etc.

Dans certains cas à évolution sournoise, le cancer s'annonce par une attaque soudaine d'urémie. Si la malade a en même temps des pertes, si elle accuse des douleurs dans le bas ventre, le toucher met sur la voie du diagnostic. En effet, on trouve le canal vaginal déjà envahi par le néoplasme et l'utérus complètement fixé par des adhérences dans le petit bassin. Il est évident que la crise urémique est due à la compression des uretères.

Quelquefois, l'évolution du mal est encore plus insidieuse. La crise d'urémie éclate chez une femme qui n'a ni métrorrhagies, ni suintement fétide. On est fort embarrassé pour émettre une opinion, si on oublie le toucher vaginal. Ces *formes sèches* du cancer utérin sont rares, néanmoins il faut y penser.

Le diagnostic d'épithéliome étant posé, il reste à déterminer le stade auquel il est parvenu. La tumeur est-elle encore circonscrite, ou déjà envahissante ? Nous devons insister de nouveau sur l'importance du phénomène douleur : quand l'épithéliome est limité à l'utérus, la femme ne souffre pas ; après le

---

[1] Spiegelberg. *Arch. für Gyn.*, 1872, t. III.

[2] Pernice. *Virchow's Archiv.*, juillet 1888.

[3] Munde. *Am. journal of obst.*, février 1889.

[4] Rein. *Arch. für Gyn.*, 1870, t. XV.

[5] Winckel. *Lehrbuch der Frauenkrankheiten*, 1886.

début de l'envahissement, elle peut encore ne pas souffrir; mais quand elle souffre, l'envahissement est certain.

Tant que le tissu morbide n'a pas franchi le tissu utérin, la mobilité de l'organe est parfaite. Souvent, il est à peu près mobile, mais une induration légère dans un cul-de-sac, une sorte de bride allant du col à la base du ligament large, indiquent un début d'infiltration. D'autres fois, un ou deux culs-de-sac sont largement intéressés ; un empâtement profond immobilise tout l'organe.

Il est très difficile, souvent même impossible, d'apprécier l'étendue de la propagation cancéreuse à la cavité pelvienne. Chez quelques malades, le col, entièrement ou presque entièrement détruit par la tumeur, est remplacé par un large bourrelet, un *grand cercle* de tissu cancéreux qui occupe le fond du vagin, et en dehors duquel le doigt trouve non plus un cul-de-sac vaginal profond et souple, mais un sinus étroit et rigide limité d'un côté par le bourrelet, de l'autre par la paroi vaginale, rigide elle-même et déjà infiltrée. Le médecin inexpérimenté peut prendre ce bourrelet pour le col et ce sinus pour le cul-de-sac ; en réalité, cette forme clinique dénote une infiltration étendue et défiant toute intervention radicale.

Cancer du corps.

Étiologie. — Le cancer du corps de l'utérus est infiniment plus rare. D'après la statistique de WINCKEL, déjà citée, sur 678 femmes atteintes d'épithéliome utérin, 661 avaient un cancer du col et 17 seulement un cancer du corps.

HOFMEIER estime que la moyenne de l'âge est de cinquante-quatre ans ; WINCKEL, quarante-neuf. On l'a observé beaucoup plus tard, jusqu'à soixante et même soixante-quinze ans.

Quelques auteurs le dénomment *cancer de la ménopause ;* mais on le voit bien avant, et longtemps après cet âge. Ce qu'il faut retenir, c'est qu'il est beaucoup plus tardif que celui du col, et qu'on ne le rencontre pas chez les très jeunes femmes.

Anatomie pathologique. — Les cancers du corps de l'uté-

rus sont des *épithéliomes cylindriques* en tout semblables à ceux
du col. L'épithéliome pavimenteux est ici une véritable rareté;
il a été nié par quelques auteurs, mais observé d'une manière
authentique par GEBHARD [1], PIERING [2] et ZELLER.

Il semble que l'analyse histologique ne devrait jamais laisser
d'hésitation sur l'existence d'un can-
cer. Cependant, l'examen de la muqueuse utérine s'est trouvé quelquefois en défaut. On a pris certains
épithéliomes pour de la « métrite »,
et l'erreur a été prouvée par la récidive; l'erreur inverse a été commise, et certains cancers non réci-
divés ont pu laisser des doutes sur
leur véritable nature. C'est qu'apparemment l'histologie peut avoir quelque peine à se prononcer entre l'é-
pithéliome proprement dit, surtout
dans les premiers stades, et certaines
proliférations glandulaires typiques :
c'est qu'aussi il n'est pas toujours
facile de faire les distinctions nécessaires sur les petits fragments de
muqueuse enlevés par le râclage.

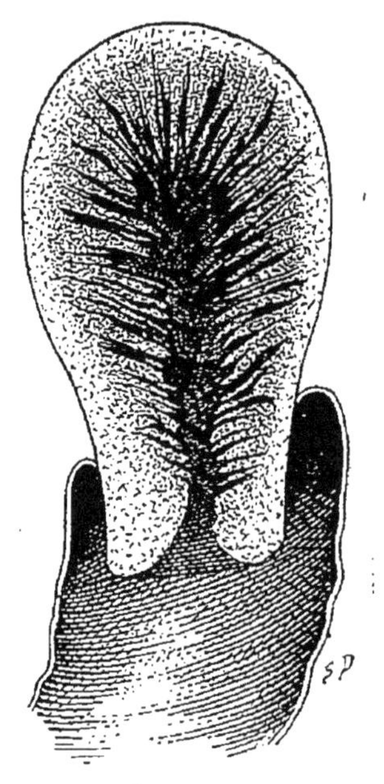

Fig. 72.
Cancer du corps de l'u-
térus.

A l'œil nu, le cancer du corps se
présente sous deux aspects différents.
Il est souvent constitué par une masse fongueuse, bien séparée
du reste de la paroi ; c'est la forme *circonscrite*. Dans d'autres
cas, on se trouve en présence d'une infiltration *diffuse*, occupant
une grande partie du parenchyme (fig. 72).

Contrairement à l'épithéliome du col, celui du corps peut
rester très longtemps cantonné dans la matrice, avant de se
propager aux organes voisins. Celle-ci augmente progressivement de volume, et forme par ses couches superficielles une

[1] GEBHARD. *Zeit. f. Geb. u. Gyn.*, 1892, t. XXIV, p. 1.
[2] PIERING. *Zeit. f. Heilkunde*, t. VIII, p. 4.

sorte de coque autour des parties dégénérées. D'après HOFMEIER, il est assez fréquent de voir des adhérences péritonéales transformer lentement le petit bassin en une sorte de cavité complètement séparée du reste de l'abdomen, et dans laquelle se trouvent logés l'utérus et les tissus déjà infiltrés.

A la longue, le mal finit par gagner les annexes, la vessie, l'intestin et, en dernier lieu, le col. La perforation utérine avec péritonite mortelle est une complication rare et tardive.

Les métastases ont été signalées un peu partout, dans le poumon, le foie, le rein, le tissu cellulaire, etc., mais elles ne sont pas plus fréquentes ici que dans le cancer du col.

Un fait sur lequel on ne saurait trop insister, c'est *l'époque tardive de l'envahissement ganglionnaire*. Cette particularité, très nettement établie, rend le pronostic opératoire infiniment plus favorable que dans le cancer du col. Pour WINTER[1], l'engorgement ganglionnaire serait non seulement plus tardif, mais moins constant.

Symptômes. — L'évolution clinique du cancer du corps ne rappelle que de loin celle de l'épithéliome cervical. Elle se caractérise, avant tout, par deux signes importants : la douleur et l'augmentation de volume de l'organe.

La douleur est ici un phénomène *précoce* et qui n'implique nullement l'idée d'envahissement ; elle affecte la forme de crises névralgiques souvent très intenses, localisées au niveau de la matrice, mais envoyant aussi des irradiations dans tout le petit bassin, aux aines et surtout dans la région lombaire. Ce sont des douleurs de contractions utérines ou de névrites par propagation. Elles peuvent, toutefois, manquer pendant longtemps, ou se réduire à des sensations de pesanteur, à des tiraillements.

Le toucher vaginal seul ne saurait fournir aucun renseignement utile, puisque la conformation du col n'est pas altérée. Néanmoins, l'orifice peut donner un suffisant accès pour soupçonner le diagnostic, si le doigt peut atteindre, dans la cavité

---

[1] WINTER. *Veit's Handb. der. Gyn.*, t. III, p. 243.

utérine agrandie, des masses fongueuses et friables qui se désagrègent.

La palpation bi-manuelle est un mode d'examen beaucoup
plus précieux : elle révèle immédiatement l'accroissement de
volume. Cette hypertrophie de l'organe est ordinairement régulière, quelquefois inégale et bosselée. L'exploration éveille souvent de la douleur.

Pendant longtemps, la matrice conserve toute sa mobilité.
Dans les cas très avancés, cette mobilité diminue et finit par
disparaître ; à la place de l'utérus, on perçoit une masse diffuse
qui semble faire corps avec le petit bassin.

Les pertes de sang ne sont pas constantes ; elles sont surtout variables comme abondance. Certaines femmes ont de
véritables métrorrhagies ; mais, chez la plupart, on ne constate
qu'un écoulement aqueux ou puriforme fétide, qui alterne avec
un suintement sanguin discret. Dans certains cas, les pertes font
complètement défaut.

La marche du cancer du corps est beaucoup plus lente que
celle de l'épithéliome cervical. Pendant longtemps, les malades
conservent toutes les apparences de la santé. La durée de la
maladie peut être de cinq, six et même huit ans. Mais on connaît des cas plus rapides, qui se terminent par la mort dans l'espace de deux ou trois ans.

Le pronostic est fatal ; les malades succombent à la cachexie
ou à une complication intercurrente, telle que la *phlébite*, la
péritonite par perforation, l'*hémorrhagie*, la *septicémie*, etc.
Cependant, les chances de survie post-opératoire, ou même de
guérison définitive, sont plus sérieuses que dans le cancer du
col ; les résultats de l'exérèse, d'après D. DE OTT [1], seraient ici
deux fois plus favorables.

Diagnostic. — En principe, il se fonde sur l'hypertrophie de
la matrice, les crises douloureuses paroxystiques et les caractères de l'écoulement. Malheureusement, ces trois signes ne se
trouvent pas toujours au complet ; les douleurs peuvent être

---

[1] D. DE OTT. *Monats. f. Geb. u. Gyn.*, 1900, t. XII, n° 3.

modérées ou faire défaut, l'écoulement consister en pertes aqueuses sans fétidité pathognomonique. Dans ces conditions, l'examen histologique est nécessaire : à l'aide d'une curette introduite dans la cavité utérine, on ramène quelques débris dont la nature est décelée par le microscope. Tel est, du moins, le procédé le plus simple et le plus courant ; mais, si on veut se mettre à l'abri de toute erreur et ne pas laisser échapper un cancer limité à quelque point de la paroi ou se cachant vers la corne utérine, il vaut mieux dilater, pratiquer le toucher intra-utérin et un curettage méthodique de toute la muqueuse.

Les affections qui peuvent donner prise à l'erreur sont : la *sclérose utérine*, le *fibro-myome*, le *sarcome* et le *déciduome malin*.

Dans la première, l'écoulement est plus franchement métror-rhagique, et les pertes n'ont pas la fétidité *sui generis* de l'épi-théliome ; mais on ne peut dire, d'une façon absolue, que les douleurs soient plus rares ou plus modérées, l'organe moins volu-mineux ou moins dur. Et c'est souvent un problème clinique des plus ardus, en présence d'une femme dont la santé périclite, et chez laquelle on trouve un gros utérus scléreux, de dire la vraie nature de ces troubles, et s'il faut oser l'ablation d'un utérus dont la dégénérescence ou les tendances néoplastiques sont seulement soupçonnées.

Le fibrome se distingue aussi par des hémorrhagies plus franches, plus abondantes, jamais fétides, sauf le cas de spha-cèle de la tumeur ; les douleurs sont plus rarement intenses.

Le diagnostic avec le sarcome du corps est embarrassant et exige presque toujours le secours du microscope. Quant au déciduome, on aura quelque raison d'y songer, s'il y a eu par-turition, avortement et surtout grossesse molaire.

Traitement du cancer de l'utérus. — Faut-il parler d'un *traitement prophylactique?* Il nous semble qu'il s'agit là d'une utopie pure et simple. Nous citerons seulement, comme curio-sité, celui qu'a imaginé SNEGUIREFF (de Moscou), et que DÜHRS-SEN[1] a cru devoir recommander dans une récente publication.

---

[1] DÜHRSSEN. *Deut. med. Woch.*, 1899, n° 4.

Il consiste à pratiquer des *injections intra-utérines de vapeur d'eau surchauffée* pour agir contre la « métrite chronique » de la ménopause qui, d'après l'auteur russe, prédispose à l'épithéliome.

Traitement palliatif. — Toutes les fois que le cancer a franchi les limites de l'utérus, que l'exérèse totale des tissus infiltrés est impossible, il faut recourir à une thérapeutique palliative.

Si les lésions sont très étendues, si le vagin est pris dans une grande hauteur, les applications locales se réduisent à des soins de propreté et à des injections de liquides antiseptiques. On peut employer indifféremment le sublimé, le permanganate de potasse, le thymol, le formol, etc. Ces lavages doivent être faits avec beaucoup de douceur et répétés tous les jours plusieurs fois, suivant l'abondance des pertes.

Dans les cas moins avancés, on peut intervenir d'une manière plus active et plus efficace. Le procédé de choix consiste à détruire les masses exubérantes du cancer au moyen de la cuiller tranchante. Ce *curettage* du cancer inopérable est aujourd'hui préconisé par la plupart des chirurgiens : c'est le meilleur moyen que nous ayons pour déterger momentanément le foyer du mal, tarir le suintement fétide et arrêter les hémorrhagies.

L'anesthésie générale est nécessaire pour mener à bien cette opération. Après avoir désinfecté le vagin, on râcle avec la curette, doucement et progressivement, tous les bourgeons qui s'effritent, et on s'arrête sur les tissus résistants. C'est affaire de tact de ne pas aller trop loin ; la plus grande prudence est nécessaire, surtout en avant, pour épargner la vessie ; en arrière, un coup de curette brutal pourrait déterminer l'ouverture de la cavité de Douglas et la déchirure du rectum. Si pareil accident survenait, il faudrait placer dans la perforation une mèche de gaze iodoformée ou aseptique ; l'infection du péritoine peut être ainsi prévenue. Le curettage terminé et le vagin débarrassé des caillots qui l'encombrent, on a devant les yeux une sorte d'entonnoir cruenté qui saigne en nappe. On achève l'opération en promenant la grosse tige du thermocautère sur tous les points avivés par la curette, à deux ou trois reprises, rapidement et sans appuyer trop fort, pour éviter de blesser la vessie ou d'ouvrir le péritoine. Pansement avec des lanières de gaze.

Nous employons volontiers cette méthode, recommandée par KOEBERLÉ, BAKER, SCHROEDER, etc. Au lieu de recourir à la cautérisation ignée, d'autres chirurgiens préfèrent s'adresser aux caustiques chimiques, parmi lesquels le *chlorure de zinc* figure au premier rang. Utilisé pour la première fois contre le cancer inopérable par DEMARQUAY et DENONVILLIERS, il fut recommandé par MARION SIMS, par FRÆNKEL et surtout par VAN DE WARKER [1], qui lui attribuait une action spécifique sur la cellule cancéreuse, hypothèse dont EHLERS a facilement démontré l'erreur. Le sel s'emploie en solutions aqueuses concentrées (1 p. 20 et même 1 p. 5) ; on en imbibe des tampons d'ouate hydrophile qu'on place au fond de l'entonnoir creusé par la curette. Pour garantir les parties saines contre l'action corrosive du liquide, il est bon d'appliquer sur les parois du vagin une épaisse couche de vaseline, à l'aide de mèches aseptiques. Le tout est laissé vingt-quatre heures, puis les tampons sont enlevés et remplacés par des mèches de gaze ; une application nouvelle de chlorure de zinc est faite au bout de quelque temps.

Sans doute, le chlorure de zinc demande à être manié avec prudence, car il a donné lieu à des accidents graves (perforations de la vessie, du cul-de-sac de Douglas, du rectum); cependant, nous en avons tiré profit et nous croyons que, par un emploi judicieux, on peut en obtenir de meilleurs résultats que du fer rouge. Il assèche mieux le foyer morbide, il paraît enrayer le mal et calmer temporairement les douleurs.

Parmi les autres applications caustiques préconisées contre le cancer, on peut citer : le *perchlorure de fer* (SNOW), l'*acide acétique pur* (CURIE), la *potasse caustique* (GUSSEROW), l'*acide chromique* (BETZ), l'*acide nitrique fumant* (CHROBAK), la *solution alcoolique de brome* (à 1 p. 10), etc. Mentionnons aussi les applications d'extrait de *condurango* vantées par DRZEWSKI [2],

---

[1] VAN DE WARKER, *Am. journ. of obst.*, t. XVII.

[2] DRZEWSKI. *St-Petersb. med. Woch.*, 1882, n° 13.

les badigeonnages de *teinture d'iode* conseillés par OLSHAUSEN, les lavages à l'*eau oxygénée* très recommandés par A. MARTIN. Tous ces topiques doivent être appliqués après curettage des végétations néoplastiques.

Des *injections interstitielles* de liquides antiseptiques ont été faites dans l'épaisseur des tissus fraîchement avivés par la curette. THIERSCH aurait obtenu des résultats satisfaisants avec la *solution concentrée de nitrate d'argent*; SCHRAMM accorde la préférence à la *liqueur de van Swieten*; MOSÈTIG-MOORHOF et SCHULTZ [1] affirment avoir observé des améliorations remarquables en injectant, le premier de la *pyoktanine* et le second de l'*alcool absolu*. Toutes ces pratiques sont à peu près oubliées.

A. GUINARD [2] a fait quelque bien aux malades en utilisant les propriétés du *carbure de calcium*. Il conseille d'introduire dans le vagin, sans curettage préalable, de petits fragments de carbure gros comme des noisettes, qu'on maintient en place avec un tampon de gaze. Très rapidement, sous l'influence des liquides, le carbure se dédouble en acétylène et oxyde de calcium. Au bout de deux ou trois jours, on enlève les tampons pour donner une injection d'eau tiède; les parties malades ont pris une teinte grisâtre, les bourgeons se sont affaissés et la fétidité a disparu; la douleur elle-même s'amenderait le plus souvent. En Allemagne, ce traitement semble avoir donné, entre les mains de VON HERFF (1899), des résultats satisfaisants. Il a l'inconvénient d'être assez mal supporté : pendant les premières heures qui suivent l'application des fragments de carbure, la plupart des malades accusent une sensation de brûlure intense, qui peut devenir intolérable; de plus, à mesure qu'il se dégage, l'acétylène répand une odeur extrêmement pénible pour la malade elle-même et pour son entourage.

Il nous reste à dire un mot des *ligatures atrophiantes* des artères utérines et hypogastriques, pratiquées en vue de retarder la marche du néoplasme. H. KELLY paraît avoir été le premier à employer ce moyen contre le cancer inopérable de

---

[1] SCHULTZ. *Centralbl. f. Gyn.*, 1892, p. 258.
[2] GUINARD. *Acad. de méd.*, 7 avril 1896.

l'utérus (1893). Le résultat de sa première tentative fut excellent : la tumeur commença à rétrocéder et les métrorrhagies s'arrétèrent. Il y avait là de quoi tenter les chirurgiens malheureusement, l'illusion fut de courte durée. POLK (1896) et PRYOR (1897), ayant répété cette opération, n'obtinrent que des améliorations très passagères ; mêmes insuccès pour les opérées de ROUX (de Lausanne) et de HARTMANN (de Paris), en 1898. Aujourd'hui, cette méthode semble abandonnée ; l'acte opératoire est, d'ailleurs, d'une exécution difficile et comporte un pronostic réservé [1].

De tous les traitements que nous venons de passer en revue, le plus efficace est le curettage des fongosités suivi de la cautérisation ignée, ou mieux, des applications de chlorure de zinc. C'est lui qui a fourni les résultats les meilleurs : les hémorrhagies, le suintement, la fétidité se trouvent sinon supprimés, au moins sérieusement atténués pendant un laps de temps qui varie de plusieurs semaines à quelques mois; à titre exceptionnel, pendant deux et même trois ans. L'appétit, le sommeil renaissent, la douleur elle-même s'amende. Cette amélioration est positive, et exerce la plus heureuse influence sur le moral de ces malheureuses qu'on traite, en général, un peu trop tôt comme des moribondes.

Voici quelques chiffres recueillis à la clinique d'Erlangen [2] sur les résultats de l'intervention chirurgicale palliative. Sur 120 cas de cancer inopérable traité par le curettage, 85 se rapportaient à des femmes atteintes d'épithéliome intra-cervical, 27 à des cancers superficiels du museau de tanche, 3 à des cancers du corps, 2 à des cancers du corps et du col, enfin 3 concernaient des lésions à point de départ indéterminé. La moyenne de la survie a été de deux cent vingt-trois jours; neuf de ces opérées ont survécu plus de deux ans.

GEBAUER (thèse de Halle, 1896) mentionne 7 survies de six mois, 19 de six mois à un an, 25 de un à deux ans, 5 de deux à trois ans, 1 de quatre ans, 1 de quatre ans et demi.

---

[1] FREDET. *Thèse de Paris*, 1897. —TROTTIN. *Thèse de Paris*, 1898.
[2] GENFNER. *Veit's Handb. der Gyn.*, 1899, t. III, p. 481.

Les soins donnés à l'état général ont aussi une grande importance. La première indication est de soulager les malades. Les purgatifs, les laxatifs répétés, les grands lavements tièdes combattent efficacement la congestion du petit bassin et la constipation toujours si pénible. Les petits lavements à l'antipyrine, au laudanum, les suppositoires morphinés et belladonés rendent aussi des services contre la douleur. On réveille l'appétit par des préparations amères (gentiane, quassia amara, noix vomique), on stimule la nutrition par l'administration des arsénicaux (liq. de Fowler, arséniate de soude).

Vient enfin la période où il faut recourir à la morphine, seul remède efficace contre les douleurs qui torturent ces malheureuses, efficace tout d'abord au point de leur donner le bien-être et l'espoir, de rendre l'alimentation possible et de ramener une apparence de vigueur, mais bientôt vaincu à son tour et ne servant plus qu'à engourdir les malades, par l'augmentation progressive des doses.

Malgré leur prétention à être curatifs, c'est ici que nous citerons, pour mémoire, certains spécifiques jadis en honneur, mais dont le temps a fait justice : la *ciguë*, le *condurango*, la *térébentine de Chio*, l'extrait de *grande chélidoine*, etc. Ici encore, nous donnerons une mention aux *sérums anti-cancéreux*, dont quelques-uns ont à peine occupé l'opinion pendant quelques jours, dont plusieurs sont encore à l'étude et font parler d'eux. Tous aspirent à guérir le cancer ; tous ont pour origine la théorie microbienne des tumeurs malignes, sur laquelle nous reviendrons tout à l'heure ; tous ont échoué sur ce terrain et démontré leur impuissance. Mais presque tous, et c'est là un fait curieux, donnent aux malades un regain de santé, d'appétit, de confiance ; ils paraissent enrayer, pour un instant, les symptômes les plus graves, au point que leurs inventeurs ont pu être de bonne foi en les préconisant.

Traitement curatif. — La guérison du cancer utérin ne peut être espérée que s'il est nettement circonscrit, et si tous les points envahis peuvent être atteints et extirpés. Encore ne s'agit-il ordinairement que d'une guérison temporaire.

Pour réaliser cette exérèse, on a imaginé un grand nombre

d'interventions, de valeur très inégale. Nous avons à décrire :
les *amputations du col*, ou excisions partielles de l'utérus; les
hystérectomies, vaginale et abdominale, ou excisions complètes.

L'opinion actuelle des chirurgiens est toute aux excisions complètes. La discussion ne porte que sur la meilleure voie à choisir pour donner aux malades les plus grandes chances de survie ;
de là le soin que nous mettrons à comparer entre elles, au
double point de vue de leur gravité et de leurs résultats éloignés,
les deux méthodes d'extirpation par le vagin et par la voie sus-
pubienne.

Nous ajouterons quelques mots sur des procédés où s'est
exercée l'ingéniosité de certains chirurgiens, mais qui ont à peine
vu le jour ou sont tombés en désuétude, et n'ont droit qu'à une
description sommaire.

Amputation du col.

HISTORIQUE. — D'après FROMMEL [1], qui s'est livré à d'intéressantes recherches, l'amputation du col cancéreux aurait été
pratiquée un assez grand nombre de fois dès les dernières années
du xvie siècle. C'est, du moins, ce qui paraît ressortir d'un travail publié en 1600 par SCHENK [2] (de Grafenbourg), où il est
question d'excisions partielles de la matrice chez des femmes
atteintes de cancroïdes cervicaux ; mais il est vraisemblable que
ces malades n'étaient pas toutes des cancéreuses.

Deux faits plus récents ont été relatés par MARSCHALL [3] en
1796, et par OSIANDER [4] en 1803.

La technique employée à cette époque était rudimentaire : on
se bornait à évider le col au bistouri ou aux ciseaux, puis on cau-
térisait la surface cruentée, soit avec une tige de fer rougie au
feu, soit avec des caustiques chimiques. Ce procédé était encore
employé, il y a quinze ans, par KŒBERLÉ (de Strasbourg) ; il pra-

---

[1] FROMMEL. *Veil's Hand. der Gyn.*, 1899, t. III, p. 319.

[2] SCHENK. *Obs. med.*, t. IV, Francfort, 1600.

[3] MARSCHALL. *Med. chir. salzb. Zeit.*, 1796, t. I.

[4] OSIANDER. *F. B. Reichsanzeig.*, 1803, n° 300.

tiquait l'évidement conoïde au bistouri et rôtissait le moignon au thermocautère[1].

En France, DUPUYTREN, BLANDIN, LISFRANC recouraient aussi à des procédés analogues. Malheureusement, la plupart des opérées succombaient à l'hémorrhagie ou à l'infection[2]. Il faut arriver beaucoup plus près de nous pour constater des modifications sensibles dans le manuel de l'hystérectomie partielle.

En 1879, SCHROEDER[3] décrivit son procédé d'*amputation supra-vaginale*, que nous étudions plus loin. Un peu plus tard, C. BRAUN[4], puis PAWLIK[5] publièrent les résultats de leurs amputations pratiquées au moyen de l'anse galvanique, méthode déjà adoptée à la clinique de Vienne depuis plusieurs années. Enfin VERNEUIL[6], en 1884, proposa la résection du col avec la chaîne d'écraseur. Au cours d'un long débat survenu à la Société de chirurgie[7], il n'hésita pas, encouragé par quelques succès personnels, à faire le procès de l'hystérectomie en lui opposant l'amputation sous-vaginale, méthode « plus facile, plus efficace et moins dangereuse. » Plusieurs membres de l'assemblée approuvèrent à cette manière de voir ; d'autres, parmi lesquels RICHELOT, BOUILLY et POZZI, protestèrent. La question resta en suspens jusqu'au jour où les perfectionnements de la technique et l'expérience acquise vinrent restituer à l'hystérectomie totale la place indûment occupée par l'exérèse incomplète.

MANUEL OPÉRATOIRE. — L'opération est faite soit au-dessous des insertions du vagin, soit au-dessus.

Amputation sous-vaginale. — C'est l'excision pure et simple

[1] KOEBERLÉ. *Gazette hebd. de Paris*, 1886, p. 139.

[2] KILIAN. *Operationslehre für Geb.*, 1835, Bonn.

[3] SCHROEDER. *Zeitschrift für Geb. und Gyn.*, 1879, t. III, p. 419, et *ibid.*, 1891, t. VI, p. 213.

[4] BRAUN. *Handbuch der Gyn.*, 1881, Vienne.

[5] PAWLIK. *Wiener Klinik*, 1882, t. III, p. 400.

[6] VERNEUIL. *Arch. gén. de médecine*, janvier et février 1884.

[7] VERNEUIL. *Bull. de la Soc. de chirurgie*, octobre 1888, p. 717-926.

de la partie du col qui fait saillie dans le vagin. VERNEUIL, au lieu de se servir du couteau, des ciseaux et de l'anse galvanique, comme le faisaient KOEBERLÉ, BRAUN, etc., pratiquait l'amputation avec la chaîne de l'écraseur linéaire appliquée à la base du museau de tanche. Par ce moyen, il ne pouvait supprimer que la portion visible du col ; ne jugeant pas nécessaire de désinsérer le vagin, l'excision était aussi limitée que possible.

Amputation sus-vaginale. — Par celle-ci, on enlève la totalité du col jusqu'à l'isthme. Il faut désinsérer le vagin : BYRNE le détache circulairement avec la pointe du couteau galvanique, puis il attaque le tissu utérin avec le même instrument, mais en remontant vers le corps. HÉGAR [1] incise circulairement au bistouri et excise le plus haut possible; il coupe obliquement, de bas en haut, de façon à détacher un fragment en forme de cône, dont le sommet répond à la région de l'isthme. Ce procédé ne diffère pas sensiblement de celui d'HUGUIER pour l'allongement hypertrophique du col.

La meilleure technique est celle de SCHROEDER, que chacun, bien entendu, modifie à sa guise. Nous décrirons la sus-vaginale que nous avons l'habitude de faire — jamais contre le cancer utérin.

La malade est placée dans la position dorso-sacrée et les parois vaginales sont écartées au moyen de valves. Après avoir râclé les fongosités, les parties ramollies du néoplasme avec la curette tranchante, on abaisse le col au moyen d'une pince à traction, puis on détache les insertions vaginales par une incision circulaire dont le tracé doit être à 2 centimètres au moins des tissus malades.

Avec le doigt, on décolle la paroi vaginale dans tous les sens, en ayant soin de ménager la vessie et le rectum. Ce premier temps de l'opération est le même que dans l'hystérectomie totale; il a pour but de dégager le segment inférieur et de découvrir les utérines.

Dès que la libération du col est jugée suffisante, on va à la

---

[1] HÉGAR et KALTENBACH. *Operative Gynækologie*, 1897, 4° édition.

recherche des artères. Pour découvrir celle de gauche, on tire sur le col en l'inclinant à droite, et on pousse l'index dans le cul-de-sac correspondant, en pleine base du ligament large.

Si les battements sont perçus par le doigt, on charge le vaisseau sur une aiguille courbe, en rasant le tissu utérin pour ne pas blesser l'uretère. Mais il importe peu de sentir les battements et de charger le vaisseau lui-même ; il suffit de serrer dans un bon catgut les tissus et les artérioles au-dessous de l'utérine. Puis, d'un coup de ciseau donné au ras du col, on sépare le pédicule vasculaire, et on répète la manœuvre du côté droit.

L'excision du col est pratiquée haut, tout près de l'isthme, pour être une vraie sus-vaginale ; mais il faut éviter d'ouvrir les culs-de-sac péritonéaux, car on aurait la peine de les recoudre. En avant, c'est facile : on taille obliquement, d'avant en arrière et de bas en haut, pour faire une tranche un peu concave, le tissu utérin ayant tendance à ressortir et à devenir convexe. Arrivé sur le canal cervical, on s'arrête et on reprend en arrière de la même façon, c'est-à-dire qu'on taille obliquement de bas en haut et d'arrière en avant ; c'est le bon moyen d'avoir une tranche égale et d'éviter le péritoine. On peut aussi diviser le col en deux valves, en coupant les commissures jusqu'au voisinage de l'isthme, et les abattre l'une après l'autre. Ensuite, on n'a plus qu'à suturer les bords de la plaie vaginale à l'orifice utérin, en disposant les fils comme dans l'opération de SCHROEDER pour la métrite cervicale (p. 74).

L'opération terminée, nous mettons un crayon d'iodoforme dans la cavité utérine, quelques tampons dans le vagin, et la malade reste couchée une quinzaine de jours.

RÉSULTATS. — INDICATIONS. — Le pronostic opératoire de l'amputation sous-vaginale du col était, pour l'époque, d'une bénignité remarquable : VERNEUIL a rapporté 22 observations avec un seul décès ; MARCHAND a perdu une opérée sur 12 ; les opérées de TERRILLON ont toutes guéri.

Le pronostic de l'amputation supra-vaginale était aussi très rassurant. La statistique de la clinique de Berlin (SCHROEDER et

HOFMEIER), publiée par WINTER[1], comprend 155 cas avec 10 morts, celle de KRUKENBERG[2] 44 cas sans une seule mort. REAMY[3] a enregistré 2 morts sur 57, SPENCER WELLS[4] 1 sur 6, WALLACE[5] 2 sur 10 ; enfin BACKER (de Boston)[6] a opéré 26 malades sans en perdre une seule. L'ensemble de ces cas additionnés donne une mortalité générale de 7 p. 100 environ.

Quant aux résultats éloignés, quelle est la valeur de l'hystérectomie partielle ? Est-elle capable de donner des survies prolongées, des guérisons dites définitives ? Assure-t-elle aux survivantes une prolongation égale à celle que fournit l'ablation complète, et doit-on la préférer à celle-ci ?

En appliquant son procédé, VERNEUIL déclare avoir obtenu : 1 guérison datant de sept ans, 1 autre de cinq ans, et 1 dernière de trois ans. POLAILLON, MARCHAND citent 4 malades guéries depuis cinq et sept ans, SCHWARTZ une opérée sans récidive depuis 4 ans.

Les observations publiées à l'étranger méritent aussi d'être signalées. Si nous en croyons PAWLIK, 30 femmes opérées à la clinique de BRAUN sont restées indemnes pendant un an, et 26 pendant plus de deux ans. Il cite 2 opérées exemptes de repullulation depuis douze et dix-neuf ans !

Il est vrai que la série enregistrée par MARTIN (de Berlin)[7] est loin d'être brillante : sur 28 opérées, 2 seulement restèrent plus d'un an sans récidive. Mais les chiffres de KRUKENBERG[8], ceux de WINTER et HOFMEIER sont en faveur de l'excision partielle. Des malades de HOFMEIER « 38 p. 100 étaient sans récidive deux ans après l'opération. » Ces résultats, dit-il, sont plus favorables que ceux fournis par n'importe quelle autre opération de can-

---

[1] WINTER. *Zeitsch. f. Geb. u. Gyn.*, 1891, p. 196.

[2] KRUKENBERG. *Zeil. f. Geb. und Gyn.*, t. XXIII, p. 94.

[3] REAMY. *Am. journ. of obs.*, 1888, p. 1028.

[4] SP. WELLS. *Brit. med. journ.*, 1888, p. 1267.

[5] WALLACE. *Ibid*, sept. 1883.

[6] BAKER. *New-York med. journ.*, 1891, p. 54.

[7] MARTIN. *Therapie der Frauenkrankheiten*, 3e édition.

[8] KRUKENBERG. *Loco cit.*

cer. Ils prouvent : 1° que le cancer du col est une affection locale, qu'une opération peut enlever radicalement ; 2° qu'après une année, les récidives locales sont relativement rares, et que les opérées encore bien portantes après une année sont presque constamment guéries pour toujours ; 3° que l'amputation supra-vaginale suffit, dans certains cas, à l'extirpation radicale du cancer du col[1]. »

Voilà d'étranges propositions ; mais KRUKENBERG est encore plus paradoxal lorsqu'il affirme que l'excision partielle donne des survies plus longues que l'ablation totale.

L'engouement éphémère de certains opérateurs pour l'exérèse partielle s'explique, après tout, si on veut bien se reporter à quinze ou vingt ans en arrière, et songer à la gravité qu'avait alors l'hystérectomie totale. Il y avait aussi l'inexpérience du diagnostic ; en ce temps-là, on connaissait mal certaines formes de métrite cervicale, ces gros cols déchirés, fongueux, à muqueuse renversée en dehors, qui nous paraissent aujourd'hui très faciles à distinguer du cancer. L'histologie n'était pas toujours consultée ; aussi, bien des faits de cette époque n'ont-ils pas la valeur démonstrative que VERNEUIL et d'autres leur attribuaient[2]

Pozzi[3] professe, lui aussi, quelque scepticisme à l'égard des résultats proclamés par les défenseurs de l'hystérectomie incomplète : « En réunissant, dit-il, les statistiques de HOFMEIER et de BAKER, on a une série de guérisons après deux ans, qui dépasse 50 p. 100. Je trouve, avec BARRAUD[4], que cette proportion est vraiment trop belle, et qu'elle est en désaccord complet avec le pronostic général des cancers. C'est, me semble-t-il, la meilleure démonstration des nombreuses erreurs de diagnostic que doivent receler ces séries extraordinaires. »

Il semble qu'à l'étranger l'excision partielle ait conservé des

---

[1] SCHROEDER et HOFMEIER. *Mal. des femmes*, trad. française de LAUWERS (de Bruxelles), 1899, p. 367.

[2] L.-G. RICHELOT. *L'hyst. vaginale*, 1894, p. 2, Paris, Doin, édit.

[3] POZZI. *Traité de gyn.*, 3° édition, 1897, p. 424.

[4] BARRAUD. *Thèse de Paris*, 1889.

défenseurs plus longtemps que parmi nous. On a déjà vu ce que
Schroeder et Hofmeier en pensent. Pour Chrobak [1], elle est
meilleure que l'ablation totale parce que, dans celle-ci, l'étendue
de la surface d'absorption augmente les risques d'inoculation
opératoire ; simple hypothèse ! Tout en reconnaissant la supériorité de l'exérèse complète, Frommel [2] soutient que l'amputation supra-vaginale trouve encore des indications : il lui
réserve les cas les plus favorables, les épithéliomes au début de
leur évolution, ces cancroïdes du museau de tanche dont Schroeder a voulu faire une classe à part, une maladie locale ayant
peu de tendance à la propagation ; enfin, il essaye de faire pré-
valoir un autre argument, la conservation d'un corps utérin
susceptible de devenir gravide. Le fait est exact : Breisky,
Simpson, Byrne, Schoenberg ont rapporté des exemples d'opérées devenues enceintes et ayant eu des accouchements plus ou
moins heureux. Frommel paraît y attacher une certaine importance ; mais cette éventualité fort problématique ne nous
semble pas une compensation aux chances mauvaises que donne
l'opération incomplète.

Les amputations partielles sont donc à rejeter, ou peu s'en
faut, de la thérapeutique des cancers. Si bien limitée qu'elle
paraisse, la tumeur peut avoir des ramifications qui remontent
très haut dans le corps de l'utérus : Terrier, Fenger, Ruge,
Vulliet, Richelot en ont rapporté des exemples. Presque toujours, sur les cols amputés qu'on lui soumet, le microscope
découvre des boyaux de cellules épithéliales interrompus au
niveau de la section, preuve que le chirurgien a laissé du cancer
dans la plaie. On a prétendu, il est vrai, que l'épithéliome pavimenteux, le « cancroïde » du museau de tanche ne se diffusait
jamais du côté de l'isthme utérin ; mais on ne saurait compter sur l'immuabilité de cette loi. Contre le cancer, il n'y a
chance de salut que dans une exérèse aussi large que possible ;
telle est pour le chirurgien l'indication formelle.

Toutefois, nous reconnaissons qu'il serait injuste d'assimiler

<hr>

[1] Chrobak. *Wiener med. Woch.*, 1887, p. 44.

[2] Frommel. *Veit's Handb. der Gyn.*, t. III, p. 381.

l'une à l'autre les deux amputations partielles, car elles diffèrent profondément. L'opération de VERNEUIL est à peine un palliatif : aucun moyen ne peut faire que la chaîne de l'écraseur, le bistouri ou l'anse galvanique dépasse les cancers affleurant l'isthme. Au contraire, dans des cas bien limités, la sus-vaginale peut réaliser l'excision large du tissu infiltré. Mais encore faut-il faire une vraie sus-vaginale, décoller la vessie, éviter le Douglas, le recoudre si on l'a ouvert, lier les utérines, etc. ; la manœuvre est aussi délicate que celle d'une ablation totale. Quant à l'opération sommaire que font sous ce titre beaucoup d'auteurs, en refoulant de quelques millimètres l'insertion du vagin et coupant à peine plus haut, elle est sans doute fort simple, mais c'est se faire une singulière illusion que de la comparer aux amputations larges.

En somme, tout ce que nous pouvons faire aujourd'hui pour la sus-vaginale de SCHROEDER, c'est de la retenir, avec FORGUE et RECLUS [1], pour des indications très rares, « lésions simplement suspectes du museau de tanche, formes débutantes bien limitées, chez des malades réfractaires à l'idée d'une large opération... ».

Hystérectomie vaginale.

HISTORIQUE. — L'ablation complète de l'utérus par le vagin fut réalisée pour la première fois, en 1822, par SAUTER (de Constance). Il s'agissait d'une femme atteinte de cancer. Après incision circulaire du col, isolement de la vessie et ouverture du cul-de-sac péritonéal antérieur, SAUTER fit basculer l'organe en avant, puis il coupa les ligaments larges au ras du tissu utérin. Pour toute hémostase, il se contenta de bourrer le vagin avec de la charpie. L'opérée eut la chance de guérir.

SIEBOLD et HOLCHER imitèrent la technique de SAUTER, mais, moins heureux que lui, ils perdirent leurs trois malades d'hémorrhagie.

Six ans plus tard, en 1828, BLUNDELL fit, en Angleterre, la

---

[1] FORGUE et RECLUS. *Thérapeutique chirurgicale*, t. II, p. 1146, 2e édition, 1898. Paris, Masson, éditeur.

première hystérectomie vaginale, sans se préoccuper davantage de l'hémostase. De ses quatre opérées, trois succombèrent à l'hémorrhagie.

RÉCAMIER fut le premier à proclamer, en 1829, la nécessité absolue de faire l'hémostase systématique des ligaments larges ; encore ne liait-il que les artères utérines, estimant sans doute que le tronc de l'utéro-ovarienne était trop grêle pour amener des pertes de sang dangereuses. La méthode fut accueillie avec enthousiasme ; mais sa vogue fut de courte durée, car les imitateurs n'enregistrèrent que des revers, dus à l'hémorrhagie ou à la septicémie (DIEFFENBACH, LANGENBECK, DELPECH, etc.). L'hystérectomie vaginale tomba dans le plus complet discrédit, d'où elle ne fut tirée que longtemps après, en 1878, par CZERNY (de Heidelberg).

C'est donc à CZERNY que revient l'honneur d'avoir ouvert la période moderne, caractérisée par les soins donnés à l'hémostase et par l'application des principes de l'antisepsie. Ce chirurgien recommandait la ligature méthodique de tous les pédicules vasculaires de la matrice. Son exemple fut suivi par un grand nombre d'opérateurs : BILLROTH, SCHROEDER, MARTIN, SÆNGER, MÜLLER, OLSHAUSEN en Allemagne ; POLK, ANDERSON, FENGER en Amérique ; BOTTINI, CECCHERELLI en Italie, etc.

En France, l'ablation de l'utérus cancéreux par le vagin fut réhabilitée par PÉAN (1882) et par DEMONS (de Bordeaux), dont l'intervention est postérieure de quinze jours. Bientôt, l'opération nouvelle eut les honneurs d'une première discussion à la Société de chirurgie, le 4 juin 1884, discussion qui fut reprise en 1885 et en 1886. Attaquée par POLAILLON, par TILLAUX et surtout par VERNEUIL, qui lui opposait l'amputation partielle, elle eut pour défenseurs TERRIER, MARCHAND, TRÉLAT et surtout RICHELOT.

L'hémostase était le problème à résoudre pour assurer l'avenir de la méthode. C'est alors que RICHELOT [1] fit faire un grand pas à la question en proposant de substituer les pinces à demeure aux ligatures (11 novembre 1885). Ce projet fut mis à exécu-

---

[1] L.-G. RICHELOT. *Bull. de la Soc. de chirurgie*, 1885, p. 749.

tion le 28 avril 1886, et dès ce moment, l'hystérectomie vaginale
entra dans la phase des perfectionnements définitifs.

« C'est à RICHELOT, dit LONGUET [1], que revient l'honneur d'avoir
proposé et réalisé l'application systématique de l'hémostase par
pinces à demeure, d'en avoir fait comprendre toute la valeur et,
par ce fait, d'avoir amené un immense progrès dans la technique de l'hystérectomie vaginale. Cette priorité lui est acquise
par la date du 11 novembre 1885 et celle du 13 juillet 1886. A
cette époque, non seulement il conseilla ce *modus faciendi*,
mais il avait lui-même mis son projet à exécution.

« Est-il permis de lui contester cette priorité ? Non, pour les
raisons suivantes. On a dit que RÉCAMIER, dès 1829, avait songé
à embrasser le ligament coupé avec une lame de plomb recourbée,
qu'il aurait serrée et laissée en place. Il y a là une idée dont
l'auteur n'a guère entrevu la valeur, puisqu'il n'a jamais cru
devoir la réaliser. Bien longtemps après, SPENCER WELLS, en
1882, proposa d'appliquer de longues pinces et de les laisser à
demeure sur les ligaments larges pendant deux ou trois jours,
mais l'auteur n'a jamais mis cette idée en pratique. Ce que ne
firent ni RÉCAMIER, ni WELLS, BOECKEL le réalisa, mais ce fut par
nécessité. De même, LE DENTU a bien exécuté l'hémostase préventive à l'aide d'une pince qu'il avait fait construire; mais,
s'il a pratiqué cette manœuvre, il n'a pas tenté de la systématiser. JENNINGS, élève de WELLS, laissa dans un cas des pinces
à demeure, mais ce fut encore par nécessité.

« C'est PÉAN qui, en 1886, revendiqua le plus bruyamment cette
technique. A plusieurs reprises, il formula ses revendications,
notamment au Congrès de 1886; mais, à ce propos, il détourna
la discussion sur l'hémostase préventive en général, dont il
réclama la paternité. Du reste, il est trop facile d'opposer à
PÉAN, PÉAN lui-même. C'est ainsi que, dans la même communication, il dit : *les pinces qui ont servi à l'hémostase préventive
permettent, si le cas est simple, d'abaisser à volonté, avec facilité,
les ligaments larges, de bien voir au fond du vagin et de lier sépa-*

---

[1] LONGUET. *Technique de l'hyst. vaginale*, etc., 1899, p. 53. F. Alcan,
éditeur.

rément ; preuve que l'auteur ne fait pas de la pince à demeure une technique systématique. D'autre part, son élève GOMET écrit que, dans une hystérectomie faite le 19 juin 1885, PÉAN, éprouvant de la difficulté à lier la partie supérieure des ligaments larges, laissa des pinces à demeure, moyen qui n'est qu'une application particulière de la forcipressure, mais PÉAN *ne la conseille pas comme règle de conduite.*

« De cet exposé, il résulte que RICHELOT est bien le promoteur de l'hémostase par pinces à demeure dans l'hystérectomie vaginale, personne n'ayant des titres suffisants pour lui contester cette priorité. »

PÉAN fut le premier à conseiller et à pratiquer le morcellement dans l'ablation de l'utérus cancéreux. Cette méthode consistait à enlever l'organe par fragments successifs, en allant du col vers le fond. Après avoir isolé le col et ouvert les culs-de-sac péritonéaux, PÉAN plaçait sur chaque base des ligaments larges une pince longuette et coupait les tissus entre l'utérus et la pince. Le col, ainsi libéré sur les côtés, était divisé avec les ciseaux en deux valves, une antérieure et une postérieure. Résection des valves par le bistouri. Cela fait, PÉAN tirait fortement sur l'utérus et plaçait de chaque côté, sur les parties restantes des ligaments, deux autres pinces ; nouvelle section entre ces pinces et les bords utérins, puis nouvelles incisions latérales pour transformer la partie isolée en deux valves. Il continuait ainsi jusqu'à l'ablation totale, et terminait en substituant des ligatures aux pinces.

En 1891, SEGOND adopta le procédé de PÉAN, mais lui fit subir des modifications importantes. Au lieu de morceler l'utérus de bas en haut dans sa totalité, ce chirurgien, après avoir réséqué le col et pincé préventivement les artères utérines, pratiquait l'*évidement conoïde* de la paroi antérieure ; il obtenait ainsi l'abaissement de l'organe, et terminait en assurant l'hémostase par deux pinces longuettes placées de haut en bas sur les ligaments larges, et allant à la rencontre des pinces déjà appliquées sur les utérines. Aujourd'hui, SEGOND a renoncé à l'évidement conoïde pour adopter l'hémisection médiane antérieure.

En 1886, Richelot [1] conseillait le manuel opératoire suivant : après avoir isolé le col et ouvert les culs-de-sac péritonéaux antérieur et postérieur, il introduisait l'index gauche en avant de l'utérus et accrochait le bord supérieur du ligament large ; puis, prenant une pince longue et courbe sur le champ, il plaçait un mors dans la déchirure postérieure du péritoine, et l'autre dans la déchirure antérieure. Le ligament se trouvait ainsi embrassé. Après avoir serré au dernier cran, il coupait au ras de l'utérus et attirait l'organe au dehors. Le pincement et la section de l'autre ligament se faisaient à ciel ouvert.

En 1893, Richelot modifia sa manière de faire en préconisant la bascule en arrière et le dégagement en rétroversion. Mais depuis 1895, il a abandonné ces deux techniques, pour adopter celle que nous décrivons au chapitre du manuel opératoire.

S'inspirant de Müller, Quénu propose de systématiser la section médiane complète de l'utérus et sa division en deux moitiés égales (1892). Un peu plus tard, Doyen supprime l'hémostase préventive défendue par Péan, et imagine très heureusement l'*hémisection médiane antérieure* (1896).

Depuis quelques années, de nouveaux perfectionnements ont été proposés en vue de supprimer la forcipressure elle-même. C'est ainsi que Doyen a tenté de réaliser une hémostase idéale, sans pinces à demeure et sans ligatures, en broyant les pédicules vasculaires au moyen d'un écraseur spécial désigné sous le nom de *vasotribe*. L'hystérectomie vaginale avec *vasotripsie* — les mots *angiotribe* et *angiotripsie*, proposés par Tuffier, sont plus corrects — a fait l'objet d'une communication au congrès de Moscou en 1897.

Citons enfin un dernier procédé d'hémostase, que Jacobs [2] nous a fait récemment connaître, mais dont la paternité revient à Skene (de Brooklyn) : l'*électro-hémostase*. Elle consiste à obtenir l'occlusion définitive des vaisseaux au moyen du courant galvanique.

[1] L.-G. Richelot. *Comm. à l'Acad. de méd.*, 13 juillet 1886.

[2] Jacobs. *Bull. de la soc. belge de gyn.*, 1899, p. 169.

MANUEL OPÉRATOIRE. — Tous les procédés d'hystérectomie vaginale — puisque la manière de fermer les vaisseaux domine, comme nous l'avons dit, la technique — se groupent autour des deux méthodes principales d'hémostase : les *ligatures* et les *pinces à demeure*. Quant à l'angiotripsie et à l'électro-hémostase, nous doutons qu'elles aient un grand avenir ; mais quel que soit leur mérite, elles ne peuvent se hausser jusqu'au rang de

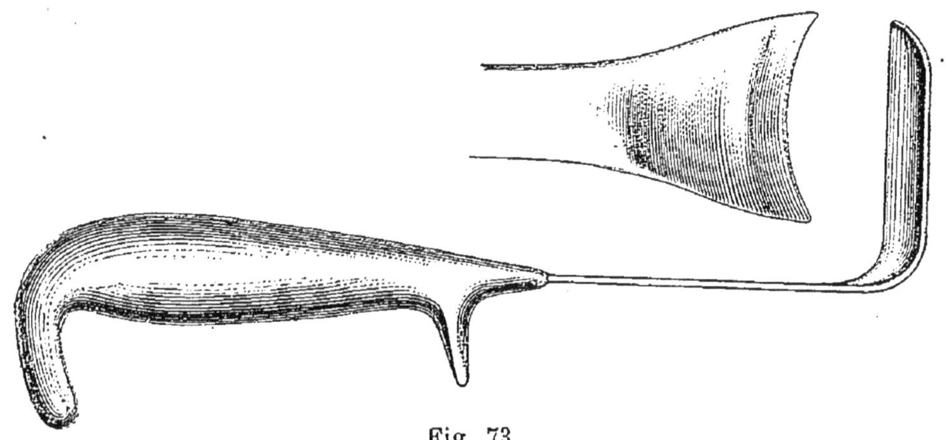

Fig. 73.
Valve postérieure, face et profil.

méthodes, car elles ne sont que des variantes du pincement des vaisseaux.

Nous décrirons d'abord les procédés avec pinces, qui ont droit encore, selon nous, à la première place.

Procédé de Richelot. — La malade étant placée dans la position dorso-sacrée, et la vessie vidée par le cathétérisme, on confie à des aides le soin de maintenir le vagin béant [1] au moyen

---

[1] Pour vaincre l'étroitesse et la rigidité exceptionnelles du vagin de certaines malades, OLSHAUSEN a proposé le débridement vulvo-vaginal. Dans un cas, WINCKEL dut recourir à cette ressource, et il n'hésita pas à fendre toute la cloison vaginale, depuis l'anneau vulvaire jusqu'au cul-de-sac postérieur. DÜHRSSEN est beaucoup plus radical ; il conseille une incision latérale droite, profonde de 6 à 7 centimètres et intéressant toutes les parties molles jusque dans le creux ischio-rectal (*Zeit. f. Geb. u. Gyn.*, t. XXII, p. 303, et

d'une valve postérieure courte et large (fig. 73) et d'un écar
teur antérieur un peu plus long et assez étroit (fig. 74). Avant de

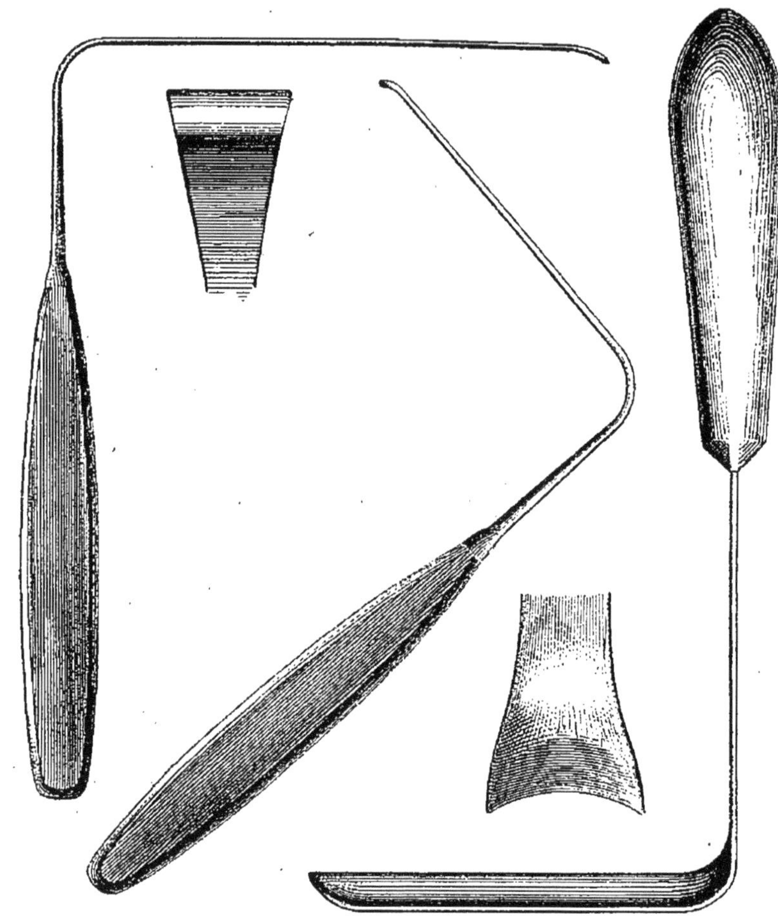

Fig. 74.

Ecarteurs antérieurs de longueurs diverses.

saisir le col, il peut être avantageux de racler avec la curette
les parties fongueuses et ramollies du néoplasme.

Arch. f. Gyn., t. XLIX, p. 324). SCHUCHHARDT a, lui aussi, préconisé
une technique analogue dont nous parlerons plus loin (voy. *Hystérectomie para-vaginale*).

En France, le débridement vulvo-vaginal a trouvé un défenseur

15.

Le col étant saisi par sa lèvre antérieure avec une pince à traction et abaissé au maximum, on trace, avec la pointe des ciseaux courbes [1], une incision circulaire [2] sur l'insertion vaginale, à peu de distance de la pointe du col, pour ne pas risquer de blesser la vessie. Il semble qu'on fasse ainsi une plaie vaginale étroite, mais elle est toujours très large après la désinsertion.

Cette incision basse est bonne pour les cancers intra-cavitaires. Mais si le néoplasme envahit la surface du museau de tanche, il faut la porter plus haut, pour bien dépasser les limites du mal. On peut réséquer assez largement les culs-de-sac vaginaux, surtout en arrière et sur les côtés, en disséquant avec prudence du côté de la vessie [3].

Il faut maintenant creuser l'incision jusqu'au tissu utérin ; puis, pour dégager la face antérieure de l'organe, on refoule avec le doigt la section vaginale, mais doucement, sans violence, et, comme elle résiste, on reprend les ciseaux pour couper les faisceaux musculaires qui vont du vagin à l'utérus et empêchent le premier de se décoller complètement. Quand toute

en Chaput (*Soc. d'obstétrique de Paris*, 1891, p. 289) ; mais la plupart des opérateurs le condamnent. Nous le réprouvons aussi, estimant qu'on peut très bien opérer dans un vagin étroit. Lorsqu'il y a inextensibilité vraiment exceptionnelle, c'est la voie haute qui devient la meilleure ressource.

[1] Landau emploie aussi les ciseaux ; mais beaucoup de chirurgiens préfèrent se servir d'un long bistouri à lame coudée. Il est curieux de voir les auteurs s'ingénier à créer des formes instrumentales pour ce premier temps de l'opération, qui s'exécute si simplement avec les ciseaux courbes. Anderson, Simpson et Zweifel font cette incision avec le thermocautère, ce qui nous paraît bien inutile.

[2] Leopold et Landau recommandent, nous ne savons pourquoi, une incision elliptique empiétant sur le cul-de-sac postérieur.

[3] Mackenrodt conseille de disséquer un lambeau vaginal circulaire, qu'il rabat de haut en bas sur le museau de tanche, et dont il fixe les lèvres par des sutures, de manière à coiffer complètement la surface néoplastique. Pawlik (*Centralbl. für Gyn.*, 1890, p. 22) résèque les culs-de-sac vaginaux et une partie du paramétrium, après avoir placé des sondes dans les uretères pour éviter de les blesser.

bride a lâché, le doigt pénètre et chemine facilement dans le tissu cellulaire ; la vessie est sauvée.

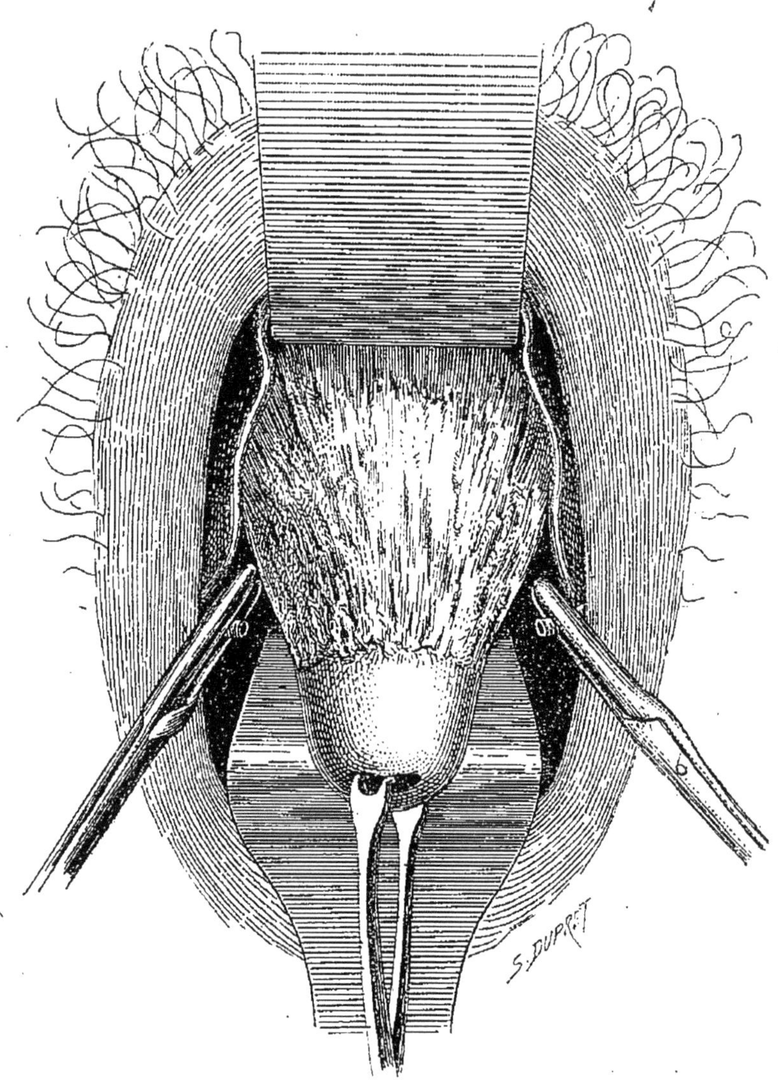

Fig. 75.

En arrière, le décollement doit se faire de la même façon, mais il est plus facile, car le rectum est assez loin, et l'index a bientôt fait de pénétrer jusqu'au niveau du cul-de-sac de DOUGLAS,

Sur les côtés, il faut aussi creuser l'incision et libérer avec le doigt, qui bientôt s'enfonce en pleine base des ligaments larges, sépare les feuillets séreux et isole le faisceau vasculaire. Le doigt cherche les battements de l'utérine, et guide la pince longuette pour la placer sur le vaisseau, la pointe dirigée

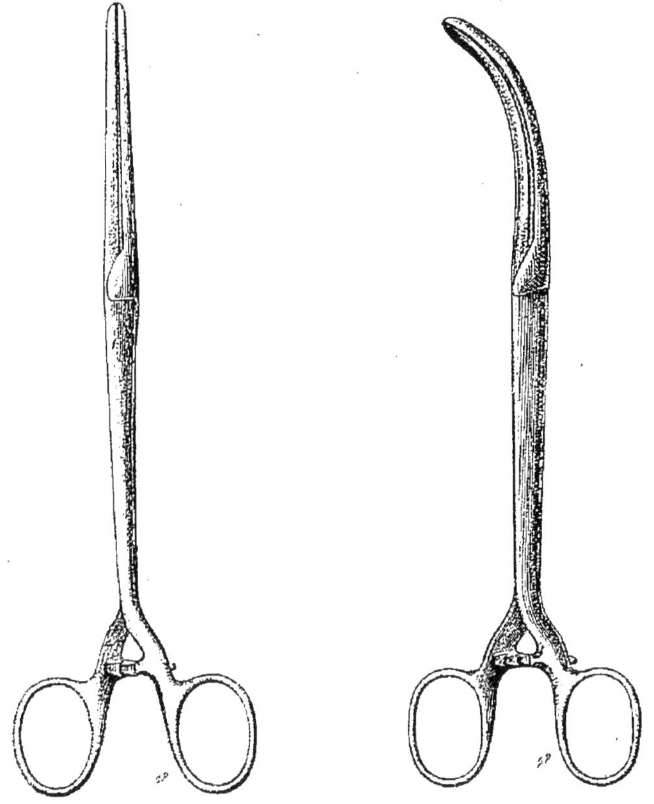

Fig. 76.

Pinces à longs mors, droite et courbe.

du côté de l'utérus, afin de ne pas blesser l'uretère. Les deux utérines étant pincées, on achève le dégagement du col en coupant de chaque côté entre la pince et le tissu utérin (fig. 75).

Contrairement à l'ancien procédé (fig. 76), les pinces maintenant usitées ont des mors courts (fig. 77); elles donnent des prises

solides, et servent au besoin d'instruments de traction pour
abaisser, écarter, explorer les parties.

Le segment inférieur dégagé, par deux incisions commissu-

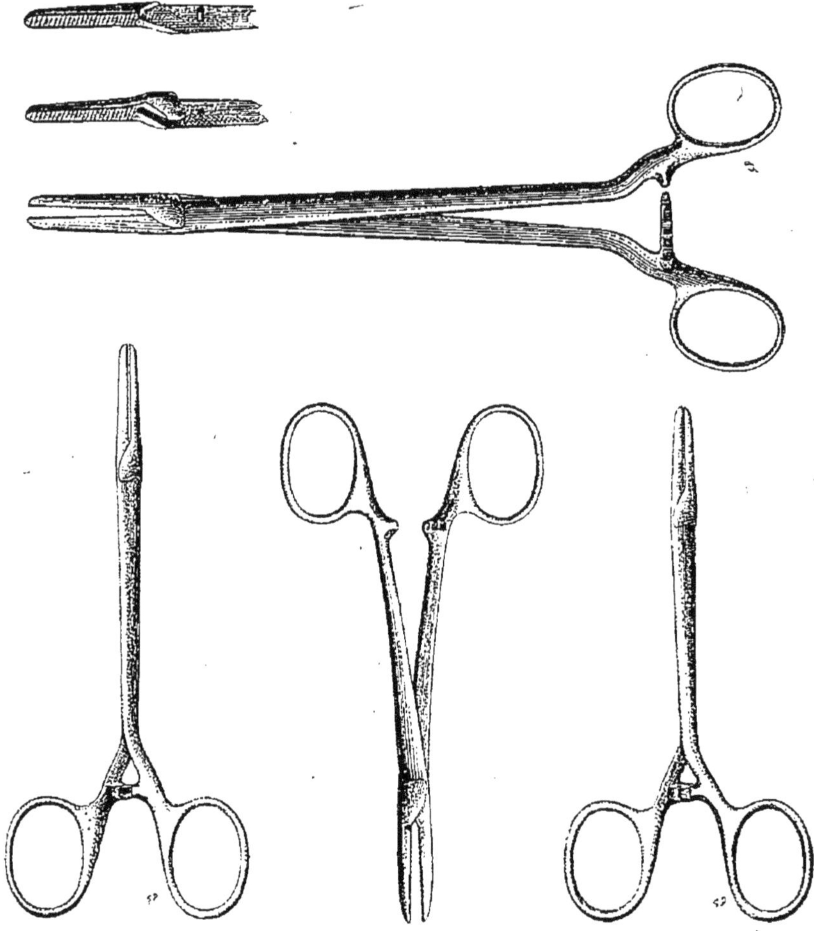

Fig. 77.
Pinces longuettes à mors courts.

rales on divise le col en deux valves, une antérieure et une postérieure, qui sont abattues avec les ciseaux tandis que des
pinces à traction retiennent le moignon et l'empêchent de
remonter. Nous avons conservé l'habitude de nous débarrasser

du col, dont la suppression donne du jour ; nous ne voyons pas bien l'utilité de le conserver pour tirer sur l'utérus, car de deux

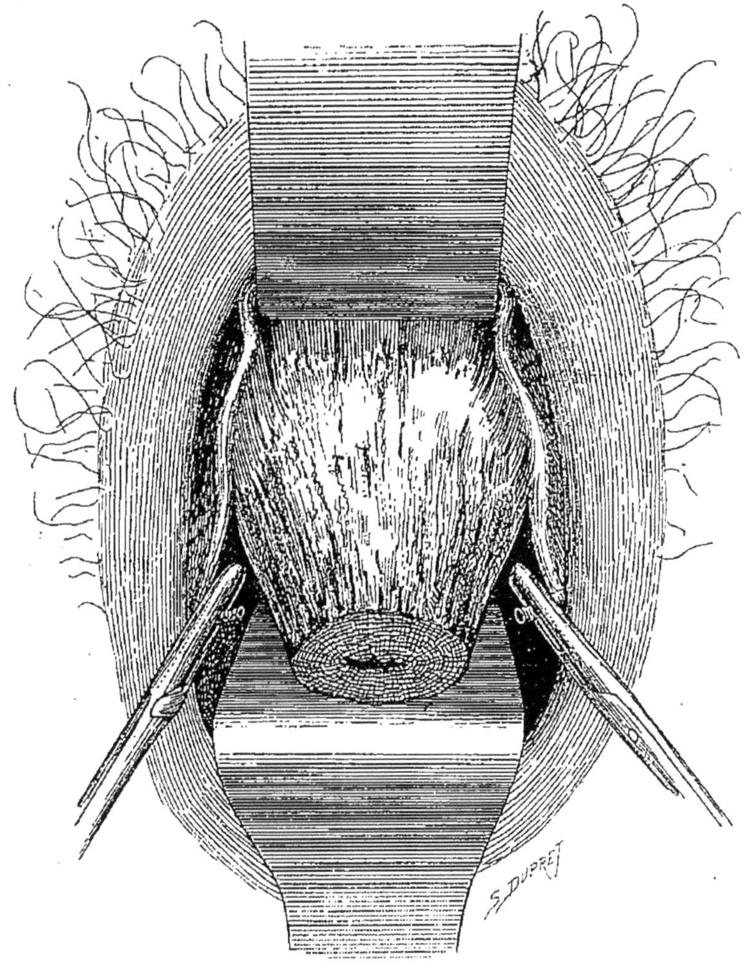

Fig. 78.

choses l'une, ou le tissu est friable et ce point d'appui est illusoire, ou le tissu est solide et les prises sur le moignon valent autant (fig. 78).

Tandis que l'aide expérimenté qui tient l'écarteur antérieur refoule la tranche vaginale en appuyant obliquement sur l'utérus,

l'abaissement progressif du corps utérin attire le cul-de-sac péritonéal, qui se présente sous l'aspect d'un mince feuillet blanchâtre. On l'ouvre avec les ciseaux (fig. 79), et dans la brèche

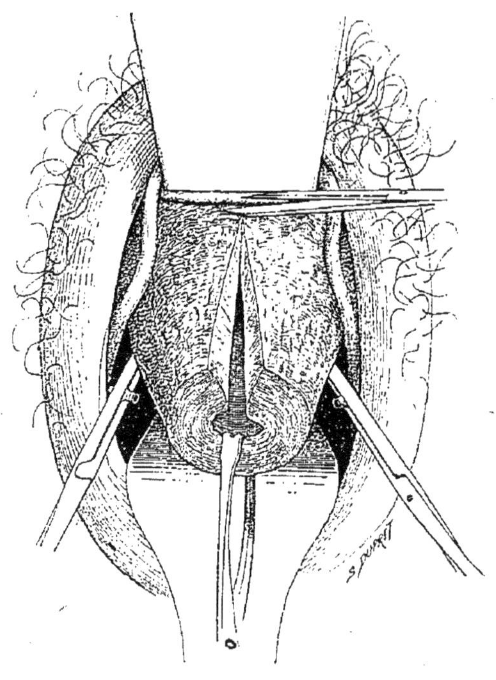

Fig. 79.

on introduit l'écarteur (fig. 80). La vessie se trouve ainsi protégée jusqu'à la fin de l'opération.

Si le cul-de-sac péritonéal tarde à se présenter, on n'en a
cure ; il apparaîtra au cours de l'hémisection médiane antérieure. Celle-ci commence après la suppression du col (fig. 79) :
les ciseaux font, sur la paroi antérieure de l'utérus, une section
verticale, et deux pinces à traction placées sur chacune des
lèvres de la plaie attirent l'organe en bas (fig. 80). A mesure que
celui-ci descend, on poursuit l'incision, les deux pinces sont
portées plus haut sur ses lèvres, et ainsi de suite ; bientôt le
fond de la matrice paraît sous l'écarteur antérieur et bascule
en avant, entraînant avec lui les bords supérieurs des liga-

ments larges. Nous avons coutume de poursuivre la section médiane sur le fond, puis sur la face postérieure de l'organe.

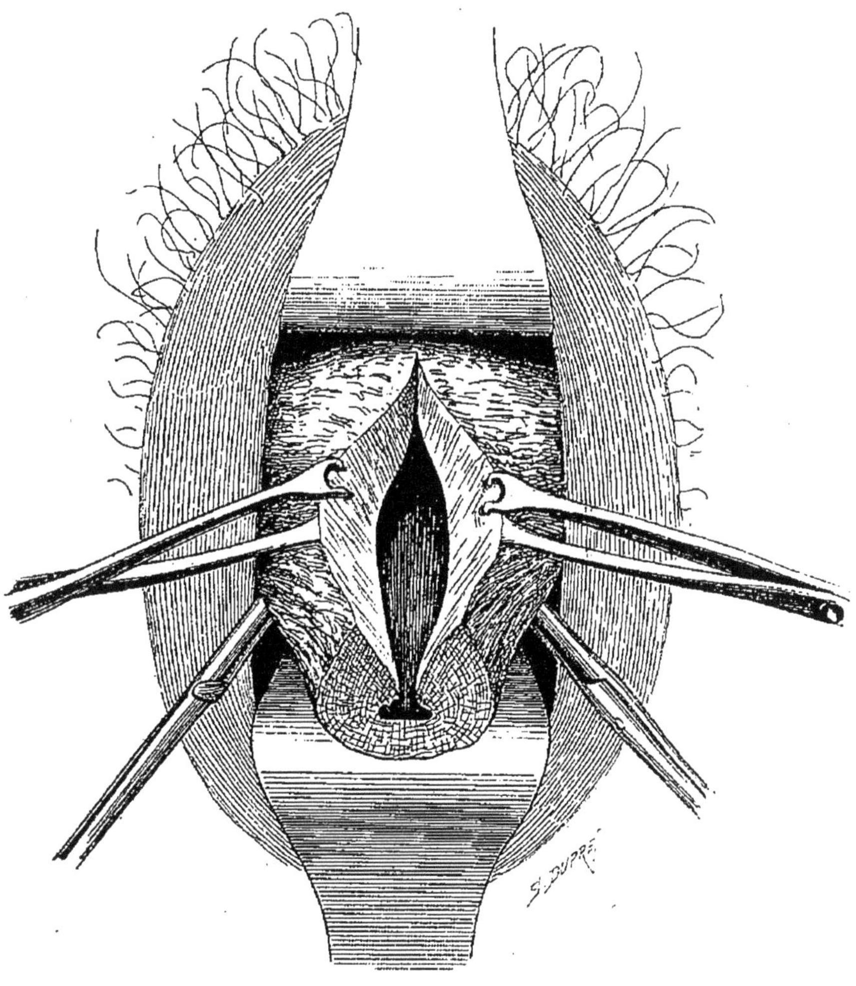

Fig. 80.

jusqu'à l'hémisection complète. Une compresse est introduite et maintient l'intestin, s'il tend à descendre (fig. 81).

C'est le moment de procéder à l'hémostase (fig. 82). Attirant le bord supérieur d'un ligament large, on y applique une pince longuette en dehors ou en dedans des annexes, et on coupe les tissus

en dedans de la prise. La pince qu'on vient de placer de haut en
bas rencontre par son bec celle qui étreint l'artère utérine cor-

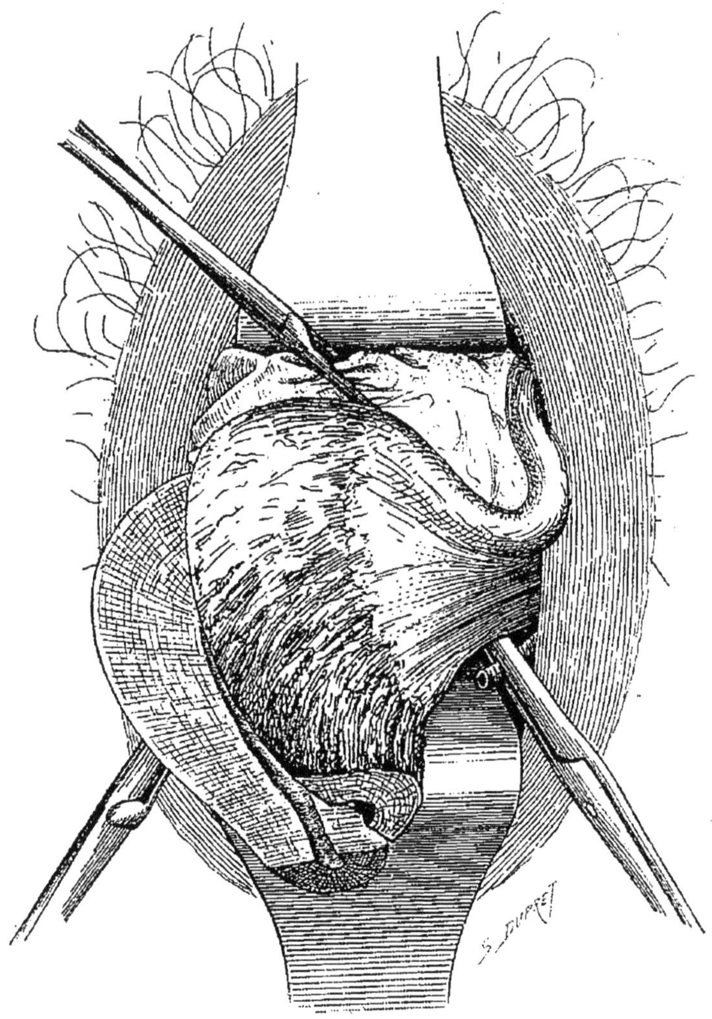

Fig. 81.

respondante, et l'hémostase est complète ; ou bien il reste, entre
les deux becs, un sinus où quelques rameaux artériels non saisis
réclament une ou deux pinces de plus. Quelquefois, l'utérine a
échappé à la première prise au début de l'opération, et c'est le

tronc même de l'artère qui donne du sang dès que le ligament large a été sectionné ; il faut se hâter de la prendre à son tour.

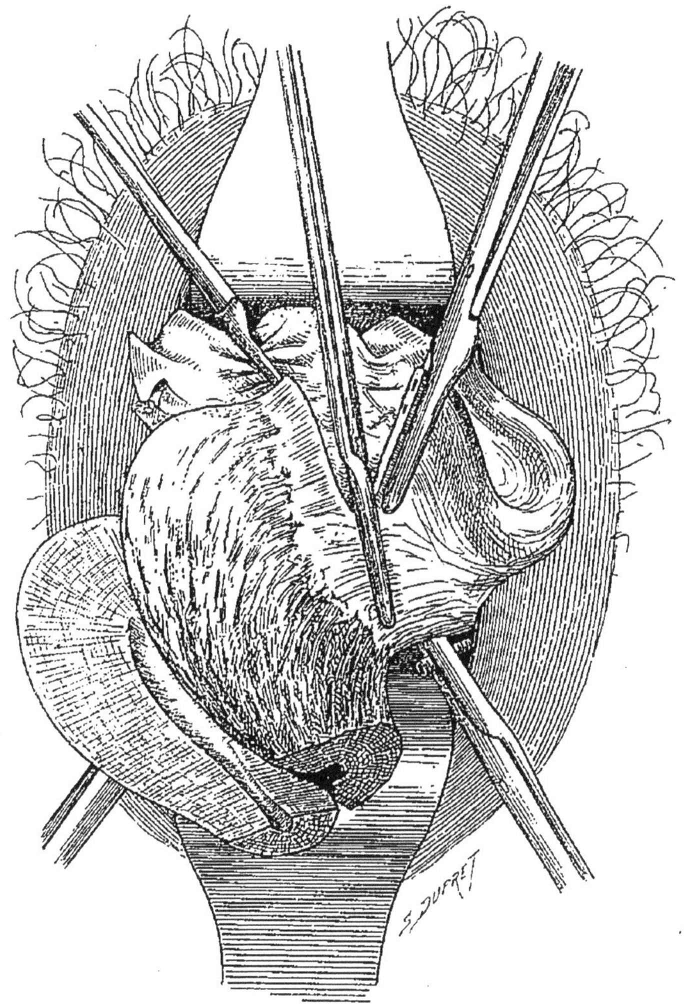

Fig. 82.

Une moitié de l'utérus étant supprimée, on répète les mêmes manœuvres du côté opposé. Puis c'est le tour des annexes, dont l'ablation ne s'impose pas d'une manière absolue, mais est conseillée par beaucoup d'auteurs parce qu'il s'agit de cancer et qu'il faut toujours enlever largement. On va à leur recherche avec l'index et le médius introduits en crochets derrière le ligament large, et on en fait la résection au-devant d'une pince ; souvent cette manœuvre est inutile, les annexes non adhérentes ayant été entraînées à la vulve au moment où le fond de la matrice a basculé.

L'ablation de l'utérus ne marque pas la fin de l'opération. Avant d'appliquer le pansement, il est essentiel de vérifier l'hémostase, de pincer encore s'il le faut, de ne jamais passer outre au plus léger suintement. Quand tout est bien sec à droite et à gauche, on s'occupe de la tranche vaginale postérieure, qui saigne presque toujours. Deux ou trois pinces hémostatiques suffisent ; elles ferment le tissu pré-rectal en bordant la section du vagin avec celle du péritoine, quand celle-ci peut être atteinte et ramenée en avant. Faute d'avoir pris cette précaution, on a vu se produire des suintements intra-pelviens capables de donner des phénomènes infectieux, parfois même des hémorrhagies assez abondantes pour compromettre le succès de l'intervention.

Le pansement a une importance sur laquelle nous ne saurions trop insister. Nous employons toujours les tampons. Ils faut qu'ils occupent le canal artificiel formé par la plaie du vagin et la section des ligaments larges, de manière à couvrir les parties cruentées ; mais ils doivent s'arrêter aux bords du péritoine sain et ne pas aller trop loin, parce qu'ils seraient difficiles à retirer, douloureux, laisseraient des lambeaux dans la plaie en voie de rétraction, finiraient par se salir et par infecter autour d'eux. Ces tampons sont en coton hydrophile iodoformé ; rien ne peut être, encore aujourd'hui, comparé à l'iodoforme pour maintenir le vagin aseptique. Ils sont gros comme des noix, et surtout très lâches ; ils se moulent sur les tissus et sur les pinces, comblent les interstices et tamponnent exactement, solidement, sans faire de compression exagérée. Sans doute, on peut faire aussi bien avec la gaze, mais il faut alors que le tamponnement ne soit pas fait d'un seul bloc, et que la partie supérieure, disposée méthodiquement, puisse rester en place, pendant que la partie inférieure se salit et, au besoin, se renouvelle.

En France, la plupart des chirurgiens laissent, comme nous, le péritoine ouvert, protégé par le pansement. En Allemagne, SAENGER a cité des exemples d'infection péritonéale secondaire, à point de départ vaginal, et les partisans mêmes de la forcipressure ferment la plaie, dans l'intervalle des pinces, avec des points de suture ; en Belgique, ROUFFART affronte les deux tranches vaginales au moyen de pinces laissées à demeure. Nous avouons ne pas comprendre l'utilité de cette fermeture médiane, l'infection pouvant aussi bien se propager le long des pinces ; mais nous croyons surtout que le danger vient des pansements faits « à la diable ». Pour nous, *le péril vaginal n'existe pas*.

La malade est remise dans son lit, le faisceau de pinces doucement soutenu par une épaisse couche d'ouate placée au-dessous, les jambes légèrement fléchies. Pendant deux jours, on la sonde régulièrement, à moins qu'on ne préfère le cathétérisme à demeure. Quelques piqûres de morphine font aisément tolérer la douleur du pincement.

LANDAU et SELIGMANN ne craignent pas d'enlever les pinces après vingt-quatre heures ; c'est bien peu. ZWEIFEL, qui a observé des accidents, conseille de les laisser trois jours pleins ; c'est beaucoup, il en résulte des eschares étendues, de l'infection, une fatigue inutile. Le meilleur terme est quarante-huit heures.

Cette ablation peut s'accompagner, très rarement il est vrai, d'une hémorrhagie inquiétante. Il faut alors, sans perdre de temps, coucher la malade en travers, enlever les tampons, placer des écarteurs, reprendre les tissus qui saignent. Avec une pince-érigne, on retrouve toujours la section vaginale et la base du ligament large ; peu à peu, chaque partie de la plaie se montre, les jets artériels apparaissent et quelques longuettes sont encore laissées à demeure.

L'ablation des pinces doit être faite avec beaucoup de douceur. Chacune est déclenchée avec précaution, bien ouverte pour que les mors se décollent, puis tirée au dehors sans déranger les tampons. Nous considérons comme une faute grave d'enlever ceux-ci le même jour que les pinces ; les profonds, tout au moins, doivent rester en place jusqu'au jour où le péritoine est certainement protégé par des adhérences. Six à sept jours suffisent, huit jours valent encore mieux pour mettre l'opérée à l'abri de tout accident.

Faut-il donner la première injection vaginale le jour même de l'ablation des tampons ? Elle est le plus souvent inutile, et quelquefois elle cause dans tout l'abdomen une douleur vive, angoissante, durant quelques minutes ou quelques heures ; il vaut mieux la remettre au lendemain, et on doit la faire avec de l'eau bouillie simple, qu'on injecte doucement et sans pression. Les lavages au sublimé ne doivent venir que deux ou trois jours plus tard, alors qu'en l'absence des tampons la plaie s'est rétractée et que les adhérences, devenues solides, ont créé une barrière entre le vagin et la cavité péritonéale. Pour avoir négligé toutes ces précautions, on a vu l'injection pénétrer dans le ventre et causer des accidents mortels.

Quant à l'époque à laquelle les opérées doivent quitter le lit et marcher, elle est assez variable ; mais nous pensons qu'on peut la fixer entre le quinzième et le vingtième jour de l'intervention. Quelques opérateurs les font lever plus tôt, mais nous n'y trouvons que des inconvénients. Bien vite elles sont sur pieds, vont et viennent, mais de petites eschares peuvent se détacher avec une certaine lenteur, et il faut deux mois environ pour que la plaie vaginale soit entièrement cicatrisée.

On voit, par cette longue description, l'importance des *soins consécutifs ;* aucun des détails qui précèdent n'est à mépriser, car ils donnent, dans une large mesure, les moyens de réussir une hystérectomie vaginale.

Procédé de Segond. — Il incise le col circulairement et ajoute deux incisions latérales, longues de 2 centimètres, afin de donner plus de jour et d'éviter plus sûrement l'uretère.

Après avoir décollé les tissus paramétriques et isolé la vessie avec le doigt, il effondre le cul-de-sac postérieur. Deux pinces longuettes sont alors placées sur les artères utérines, à la base des ligaments larges. Le col est divisé en deux valves, une antérieure et une postérieure, qui sont excisées.

Avant d'avoir adopté l'hémisection médiane, SEGOND prati-

quait l'*évidement conoïde*. Cette manœuvre consiste à détruire la
paroi antérieure de l'utérus en la morcellant peu à peu en
excisant des tranches de tissu de forme conoïde à base périphérique. Bientôt la matrice, diminuée de volume, s'abaisse
sous l'influence des tractions exercée par les pinces, l'organe
bascule en avant, le fond apparaît, entraînant après lui les
bords supérieurs des ligaments larges. L'hémostase est complétée par deux pinces longuettes placées de chaque côté, de haut
en bas, sur les ligaments larges à la rencontre des pinces déjà
appliquées à leur base.

L'utérus enlevé est un utérus sans col et sans paroi antérieure :
la paroi postérieure seule est généralement respectée, mais,
dans le cas d'adhérences entre cette paroi et le Douglas, SEGOND
l'évide comme la précédente et réduit l'utérus à ses deux angles
tubaires.

Procédé de Doyen. — DOYEN rejette la résection du col et le
pincement préventif des utérines. Sa manière de faire l'hémostase lui est personnelle.

Le col est saisi, à droite et à gauche, avec deux pinces à traction qui restent en place jusqu'à la fin de l'opération. On
incise circulairement le vagin avec les ciseaux, on détache les
tissus paramétriques avec le doigt, on ne s'inquiète pas d'ouvrir le cul-de-sac péritonéal vésico-utérin, cette ouverture pouvant se faire au cours de l'hémisection.

Dès que la libération du col est jugée suffisante, on pratique
l'*hémisection médiane antérieure* (fig. 79, 80), c'est-à-dire qu'on
incise avec de forts ciseaux la paroi antérieure seule, sur la ligne
médiane, la vessie étant protégée par une large valve. Les deux
lèvres de l'incision étant saisies avec des pinces à traction, l'organe est attiré en bas. La section médiane est continuée sur la
face antérieure de la matrice, et aussitôt deux nouvelles pinces
sont placées, une sur chaque lèvre, au-dessus des premières. A
mesure que la section de la paroi antérieure se complète et que
les pinces sont portées plus haut, l'utérus, attiré par cette manœuvre, glisse au-dessous de la valve antérieure et le fond de
l'organe bascule en avant.

Le moment de faire l'hémostase est arrivé. DOYEN saisit le

bord supérieur du ligament large entre le pouce et l'index et, de haut en bas, il place le long de l'utérus sa longue pince cintrée (de 30 centimètres), dont les mors doivent dépasser la base du ligament. Cette pince est serrée à bloc, et une deuxième, moins forte et moins longue, dite pince de sûreté, est appliquée en dehors de la première. Les mêmes manœuvres sont exécutées du côté opposé, et l'utérus est détaché avec les ciseaux.

On voit que le procédé de DOYEN, exécuté purement, assure l'hémostase au moyen de quatre pinces.

Procédé de Müller-Quénu. — L'idée de couper l'utérus en deux parties égales par hémisection médiane complète, pour en faciliter l'abaissement, appartient à MÜLLER ; mais c'est QUÉNU qui a érigé cette manière de faire en procédé systématique (1892). Voici la description qu'en donne LONGUET, son élève.

a) *Premier temps : incision circulaire du col.* — Après curettage ou excision des bourgeons cancéreux, le col ou ce qui en reste est abaissé par deux pinces de Museux placées aux commissures latérales. Puis une incision est faite circulairement au bistouri, à distance de l'orifice externe du col, afin de toujours tailler loin du mal, en tissu sain.

b) *Deuxième temps : décollement des tissus paramétriques.* — Les doigts ou les ciseaux servent à ce décollement, qui rase le col. Le cul-de-sac péritonéal antérieur est incisé, s'il se présente, mais on ne s'en préoccupe pas s'il n'est pas accessible maintenant. Dès que la vessie est libérée, on la soulève avec une valve, qui l'éloigne du champ opératoire en même temps que les uretères.

c) *Troisième temps : hystérotomie médiane totale et dégagement de l'utérus en deux valves par endoversion, ou manœuvre de Quénu.* — La totalité de l'utérus, à partir du col jusqu'au fond, est progressivement sectionnée de bas en haut avec des ciseaux, sur la ligne médiane, *zone avasculaire.* Des pinces à traction sont alternativement plantées sur les lèvres droite et gauche, abaissant progressivement l'utérus, qui descend en endoversion à mesure qu'il s'ouvre en deux valves latérales. L'abaissement se fait facilement, grâce à cette section médiane, et, lorsqu'on arrive au dôme utérin, l'organe, séparé en deux moitiés, se dégage dans l'axe, sans anté ni rétroversion, mais en endoversion.

d) *Quatrième temps : hémostase dernière ; excision bifragmentée de l'utérus.* — La section médiane totale, qui a été précieuse pour l'abaissement, ne l'est pas moins pour le placement des pinces, car chaque pédicule latéral utéro-ligamentaire, bien individualisé, peut être pris isolément dans la main pendant le placement des pinces. Celles-ci sont mises de haut en bas, du bord supérieur vers la base de chaque ligament large. Deux pinces, l'une doublant l'autre, suffisent de chaque côté. On termine l'opération en détachant avec les ciseaux chaque moitié d'utérus en dedans des pinces.

En somme, on voit que tous les procédés actuels ont pour origine le morcellement inauguré par PÉAN. L'évidement conoïde de SEGOND, l'hémisection complète de QUÉNU, l'hémisection médiane antérieure de DOYEN n'en sont que des cas particuliers et des perfectionnements.

Les auteurs varient sur l'hémostase. PÉAN, SEGOND, RICHELOT font l'hémostase préventive des utérines, DOYEN et QUÉNU la négligent.

Quel que soit le procédé, le *pincement des vaisseaux* règne en maître. Mais il n'est pas entré dans la pratique sans soulever une vive opposition; et les partisans de l'autre méthode ont formulé contre lui des griefs nombreux. Ils lui reprochent : 1° d'entretenir, pendant quarante-huit heures, des douleurs épuisantes — mais les douleurs vives s'observent dans les cas d'hystérectomie pour lésions inflammatoires des annexes, elles ne sont pas constantes, et il est toujours possible de soulager les opérées par des piqûres de morphine; 2° de favoriser le météorisme abdominal — par quel mécanisme, on oublie de nous le dire ; si les malades sont infectées, les pinces n'en sont pas responsables ; 3° d'exposer la malade au pincement de l'intestin — à moins de procéder avec une maladresse invraisemblable, ce qui d'ailleurs est arrivé plus d'une fois, nous ne concevons pas comment un pareil accident peut se produire au moment de l'opération, et plus tard, l'intestin ne peut être offensé par le bec de la pince, puisqu'elle est placée de haut en bas sur le ligament large; 4° de provoquer des pertes de sang, parfois inquiétantes, le jour de l'ablation des pinces — il suffit de considérer cette ablation comme une manœuvre délicate et d'en surveiller l'exécution; sur 800 cas personnels, RICHELOT l'a observé sept fois; deux de ces opérées, laissées sans surveillance, ont succombé à l'hémorrhagie pour n'avoir pas été secourues à temps; pour s'éviter de pareils déboires, le chirurgien doit rester auprès de sa malade au moins une demi-heure après l'ablation des pinces; nous avons dit plus haut la manière de procéder si quelque alerte survient; 5° de laisser la cavité péritonéale largement ouverte, à la merci d'une infection ascendante partie du vagin — nous avons dit là-dessus notre manière de voir, et nous pensons qu'en évitant de fermer le péritoine on réalise un utile drainage du champ opératoire. Enfin, il faut ajouter, en faveur des pinces, qu'elles ne sont pas seulement des instruments d'hémostase, mais des instruments de traction et d'utiles auxiliaires au cours des manœuvres.

Autrefois seule employée, la méthode des *ligatures* ne compte plus, en France, que de rares partisans; mais à l'étranger, et surtout en Allemagne, nombre de chirurgiens lui restent encore fidèlement attachés.

Parmi les défenseurs irréductibles de l'hystérectomie avec ligatures, il faut citer : FRITSCH, OLSHAUSEN, FROMMEL, MARTIN, CZERNY, SCHAUTA, LÉOPOLD, tandis que LANDAU, ABEL, SCHRAMM, ZWEIFEL, DOEDERLEIN, ont adopté la méthode créée par RICHE-LOT [1].

POLK [2], EASTMAN [3], CARSTENS [4] en Amérique ; INVERSEN [5]

[1] VEIT. *Handbuch der Gyn.*, t. III, 1899. Wiesbaden.
[2] POLK. *Am. journ. of obs.*, 1888, p. 302.
[3] EASTMAN. *Am. journal of obs.*, 1892, p. 918.
[4] CARSTENS. *Med. News of Philad.*, 1891, p. 114.
[5] INVERSEN. *Deut. med. Woch.*, 1892, n° 40.

en Danemark ; Treub[1] en Hollande ; Jacobs[2], Rouffart[3], Debaisieux[4] en Belgique; Bastianelli[5], Mangiagalli[6], Ruggi[7] en Italie, se sont aussi déclarés en faveur des pinces à demeure.

Il y a plusieurs manières d'appliquer les ligatures. Quelques chirurgiens, parmi lesquels Jacobs, procèdent en deux temps : ils commencent par assurer l'hémostase au moyen de la forci-pressure, puis, l'utérus enlevé, ils substituent aux pinces des ligatures en chaînes. Les opérateurs allemands trouvent plus avantageux de lier les vaisseaux à mesure qu'ils les découvrent. Le procédé de Martin (de Berlin) peut servir de type à cet égard.

Procédé de A. Martin. — On commence par porter le col très fortement en avant, de manière à tendre le cul-de-sac postérieur, qui est incisé dans toute sa largeur jusqu'au péritoine.

L'index gauche est introduit dans cette boutonnière et, avec une aiguille fortement recourbée, on place une série de points de sutures le long de l'incision vaginale, en comprenant toute l'épaisseur des tissus jusqu'au péritoine inclusivement. On obtient ainsi une hémostase parfaite de la tranche vaginale.

Le chirurgien place, de chaque côté de la boutonnière, deux points de suture prenant en masse la partie postérieure des culs-de-sac vaginaux latéraux et allant profondément saisir, à la base des ligaments larges, les branches inférieures de l'artère utérine, sinon le tronc même de ce vaisseau. On passe ensuite un ou deux autres points de suture de chaque côté, en avant du premier et plus près du col; de cette façon, tous les vaisseaux se trouvent oblitérés du côté du vagin.

Le col de l'utérus est alors porté en arrière, de façon à tendre le cul-de-sac antérieur. On complète l'incision vaginale circulaire; puis, avec le doigt, on procède au décollement de la vessie,

---

[1] Treub. *Diss. de Leyden,* 1892.

[2] Jacobs. *Presse med. belge,* t. XLVII, p. 31.

[3] Rouffart. *Journ. de med. et de ch. belge,* 1899, p. 166.

[4] Debaisieux. *Presse med. belge,* 1891, p. 766.

[5] Bastianelli. *Rif. medica,* 1892, n° 208.

[6] Mangiagalli. *Congrès de Bruxelles,* 1894.

[7] Ruggi. *Bull. des sc. méd. de Bologne,* 1893, t. IV.

et l'on ouvre le cul-de-sac péritonéal antérieur, en ayant soin de suturer la tranche vaginale antérieure au feuillet péritonéal correspondant.

Avec une pince de Museux, le fond de l'utérus est saisi à travers le Douglas et bascule en arrière. Dès qu'il est renversé, le bord supérieur des ligaments larges devient inférieur. On fait la ligature de ces ligaments en trois paquets, sans qu'il soit besoin d'entre-croiser les fils par une suture en chaîne[1]. Section du ligament en dedans des sutures, d'abord à gauche, puis à droite.

On rétrécit la plaie vaginale par un fil appliqué à chaque commissure. Drainage avec un tube de caoutchouc disposé en croix. Pansement du vagin avec la gaze iodoformée.

Schroeder[2] et Schauta[3] ont adopté une manière de faire très analogue à celle de Martin : ils renversent aussi l'utérus en arrière et l'attirent dans la plaie à travers le Douglas. Czerny[4], Zweifel[5] et Küstner ouvrent le cul-de-sac péritonéal antérieur et attirent l'utérus en avant. Fritsch[6] ouvre d'abord les culs-de-sac latéraux, dédouble les ligaments larges de bas en haut en liant les vaisseaux au fur et à mesure de leur découverte ; après avoir ainsi libéré l'utérus de ses attaches latérales, il décolle la vessie, ouvre le cul-de-sac antérieur du péritoine,

---

[1] La plupart des chirurgiens allemands font des ligatures en masse. En Amérique, au contraire, beaucoup d'opérateurs, parmi lesquels Edebohls et Goffe, préconisent la technique de Bratt, qui consiste à lier les vaisseaux individuellement, pour éviter la production d'eschares trop volumineuses et pouvant s'infecter (*N.-York medical Record*, 1894, p. 691).

On peut employer le catgut ou la soie. Frommel, Küstner, Thorn recommandent le très gros catgut ; Pozzi, Hégar préfèrent la soie ; Olshausen s'est servi pendant quelque temps de la ligature élastique, mais il n'a pas tardé à l'abandonner pour recourir au catgut. Celui-ci, bien manié, répond à toutes les indications.

[2] Schroeder. *Congrès des nat. et méd. allem.*, Dantzig, 1890.

[3] Schauta. *Prager med. Wochenschrift*, 1887, n° 28.

[4] Czerny. *Wien med. Woch.*, 1879, n° 45, et *Berl. klin Woch.*, 1882, p 257.

[5] Zweifel. *Centralb. f. Gyn.*, 1884, n° 26.

[6] Fritsch. *Centralb. f. Gyn.*, 1883, p. 585.

fait basculer l'organe en avant, et termine l'opération par l'ouverture du cul-de-sac postérieur.

OLSHAUSEN [1] ne renverse jamais l'utérus ni en avant ni en arrière ; il l'attire directement en bas, dans le sens de son grand axe (*in situ*, disent les Allemands), tandis qu'il lie les vaisseaux de bas en haut, au fur et à mesure de leur découverte. Ce mode d'isolement et d'abaissement risque fort d'être laborieux.

JONES [2] et BYFORD [3] en Amérique, FROMMEL [4] en Allemagne ont préconisé l'emploi simultané des ligatures et des pinces ; ils ne mettent les pinces à demeure que sur les points où il est impossible de lier les vaisseaux à cause de leur profondeur.

Enfin, dans l'espoir de prévenir les récidives, MACKENRODT [5] a eu l'idée d'utiliser l'anse galvanique pour détacher l'utérus du vagin et des ligaments larges. Il recommande aussi de réséquer à l'anse la plus grande partie de ce canal. Sa technique a été imitée par ROSNER [6], JORDEN, BYRNE, WINTER ; elle a été rejetée par SCHROEDER et par OLSHAUSEN.

Nous ne citerons que pour mémoire l'*énucléation sous-péritonéale* de l'utérus imaginée par LANGENBECK et répétée par CZERNY, OLSHAUSEN, FRANK [7], LANE [8], etc. Ce procédé, plus théorique que réel, est aujourd'hui abandonné.

L'*angiotripsie* appartient à DOYEN, qui en a donné la première description au Congrès de Moscou de 1897.

Elle a pour but d'assurer l'hémostase définitive des ligaments larges en broyant les pédicules vasculaires de l'utérus au moyen

[1] OLSHAUSEN. *Berl. klin Woch.*, 1896, n° 23.

[2] JONES. *Am. journ. of obst.*, 1893, p. 525.

[3] BYFORD. *J. am. Ass.* Chicago, 1893, p. 337.

[4] FROMMEL. *Veil's Handbuch der Gyn.*, 1899, t. III, p. 413. Wiesbaden.

[5] MACKENRODT. *Centralbl. f. Gyn.*, 1895, t. XIX, n° 24.

[6] ROSNER. *Centr. für Gyn.*, 1895, t. XIX, n° 21,

[7] FRANK. *Arch. f. Gyn.*, t. XXX, n° 1.

[8] LANE. *San-Francisc. Pacif. m. a. surg. journal*, avril 1880.

d'une énorme pince. Après l'application et le retrait de l'instrument, les tissus écrasés se trouvent réduits à une lame mince comme une feuille de papier. On obtient ainsi l'occlusion complète et soi-disant définitive de la lumière vasculaire par l'accolement permanent des parois. Mais, peu confiant dans la solidité de cet accolement, Doyen[1] lui-même achève l'opération en plaçant sur les principaux vaisseaux des ligatures avec de la soie très fine.

En 1898, Tuffier[2] a imité le procédé de Doyen, en changeant *vaso* pour *angio*, et un double levier pour une vis munie d'un volant. Tuffier pratique le « laminage » des pédicules vasculaires sans recourir aux ligatures de sûreté.

A l'étranger, l'angiotripsie a reçu sa première application dans le service de Landau (de Berlin). Elle a été réalisée par L. Thumim[3], son assistant, au moyen d'une pince construite sur ses indications, et qu'il appelle *pince à levier*. Cet instrument paraît doué d'une puissance encore supérieure à celle des pinces de Doyen et de Tuffier ; il a des mors longs de 8 centimètres et demi, capables d'écraser d'une seule prise le ligament large dans toute sa hauteur ; il est muni d'une sorte de levier destiné à augmenter encore la pression exercée par la main de l'opérateur.

L. Thumim n'emploie jamais les ligatures de sûreté ; mais quand il voit saigner la tranche vaginale postérieure, il y applique une ou deux pinces à artères, ou bien encore, il réunit cette tranche au péritoine par un surjet de catgut.

L'angiotripsie est-elle appelée à rendre des services? Il ne faut pas le nier, mais la démonstration est loin d'être faite. Doyen affirme que ses opérées n'ont jamais présenté d'hémorrhagie secondaire ; soit, mais il faut se rappeler qu'il prend la précaution de lier les gros vaisseaux.

---

[1] Doyen. *Technique chirurgicale*, Paris, 1897, p. 200 ; et *Revue de gynécologie et de chir. abd.*, 1898, n° 5.

[2] Tuffier. *Soc. de chirurgie*, 1897 et 1898, et *Revue de gynécologie et de chir. abd.*, 1898, n° 4.

[3] Thumim. *Centralblatt für Gyn.*, 1899, p. 129.

Les observations de Tuffier sont loin d'être rassurantes ; il suffit de lire la thèse de son élève Tessier [1] pour ne conserver aucun doute à cet égard. La plupart de ses opérées ont présenté un suintement persistant, et quelques-unes ont eu de véritables hémorrhagies. D'autres sont mortes d'infection ou, présentant des accidents graves, ont dû subir le lendemain une laparotomie ; sans doute, les pédicules s'étaient rétractés dans le ventre, n'étant pas maintenus dans la plaie par des ligatures ou des pinces à demeure.

Les tentatives faites en Allemagne paraissent avoir été plus heureuses. Thumim [2] rapporte 99 cas avec 5 morts opératoires, dont aucune ne serait due à l'hémorrhagie. Sept de ces femmes ont été opérées pour cancer, une seule a succombé à l'infection. Dans aucun cas, l'auteur n'a dû intervenir pour arrêter des pertes de sang consécutives à l'opération, et cependant, jamais il ne lie les vaisseaux après leur broiement.

Amann (de Munich) [3] a employé l'angiotripsie dans 18 cas d'hystérectomie vaginale, dont 7 fois pour cancer ; il a appliqué la technique de Thumim. Ses malades ont guéri sans incident, sauf deux qui ont eu des pertes.

Enfin, Doederlein (de Tübingue) [4] l'a d'abord employée avec succès dans 12 cas ; mais dans un travail plus récent, publié par son élève Winternitz [5], il avoue plusieurs accidents mortels.

Manuel opératoire. — Quel que soit le procédé employé pour amener l'utérus à la vulve, il faut attendre que l'organe ait basculé pour appliquer l'angiotribe. La technique est assez simple : on fait comme s'il s'agissait de placer une pince à demeure, mais avec cette différence, que l'instrument est enlevé après l'écrasement du pédicule vasculaire.

Après avoir pratiqué l'hémisection médiane, on commence par le bord supérieur d'un ligament large, en manœuvrant

---

[1] Tessier. *Thèse de Paris*, 1898.
[2] Thumim. *Centralblatt für Gyn.*, 1899, p. 773.
[3] Amann. *Monatsschrift f. Geb. u. Gyn.*, 1899, p. 59.
[4] Doederlein. *Beitræge zur Geb. u. Gyn.*, 1899, t. II, p. 1.
[5] Winternitz. *Münch. med. Woch.*, 1900, n° 51.

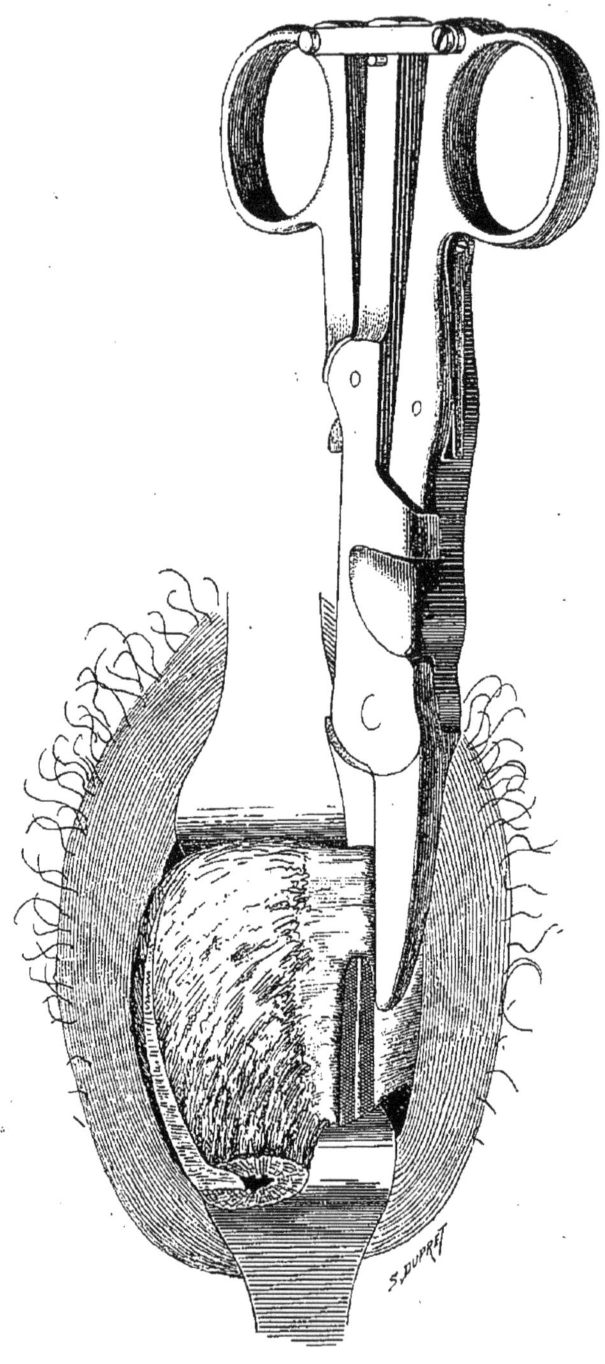

Fig. 83.
Application de l'angiotribe.

l'écraseur comme une pince longuette ordinaire (fig. 83, 84) ;
on continue en coupant de haut en bas, après chaque prise, sur
toute l'étendue des mors, et on fait de même du côté opposé.

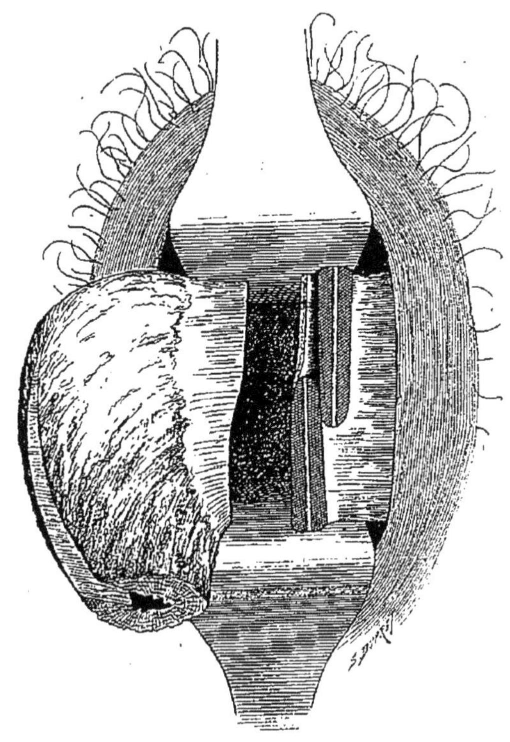

Fig. 84.
Empreintes laissées par l'angiotribe.

Si l'hystérectomie présente des difficultés et qu'il faille pratiquer l'extirpation par morcellement, Tuffier conseille d'assurer
l'hémostase à l'aide de pinces ordinaires ; puis, quand l'opération
est terminée, on les enlève une à une, en broyant chaque fois,
entre les mors de l'instrument, la portion du ligament large
ainsi libérée.

Nous avons dit que Doyen place, dans le sillon creusé par les
mors de l'angiotribe, une ligature de soie fine sur les gros troncs
vasculaires. De plus, il fixe l'une à l'autre les ligatures de l'uté-

rine et de l'utéro-ovarienne de chaque côté, et souvent il ferme
au-dessus d'elles le péritoine par un fil en cordon de bourse.
Les pédicules sont maintenus dans la vagin. Si l'application
des ligatures est difficile, on peut se contenter de saisir les pédicules avec deux pinces à demeure. Comme on le voit, le procédé
est bien près de devenir une illusion.

L. Thumim, qui a étudié au microscope des portions de ligaments larges écrasées à l'aide de son instrument, a trouvé qu'il
y avait simple compression des tissus, accolement intime de
l'endothélium des parois, et enfin, coagulation du sang dans
l'intérieur des vaisseaux près des points écrasés.

L'*électro-hémostase* a été imaginée par Skene (de Brooklyn).
Jacobs (de Bruxelles)[1] en a donné une description très complète
que nous allons reproduire en partie.

« L'instrument employé est une pince à forcipressure ordinaire, dont l'une des branches a subi la transformation suivante. Le mors est évidé ; à l'intérieur de la petite chambre
ainsi formée court un fil de platine complètement isolé par une
matière incombustible. L'une des extrémités du fil est reliée au
mors lui-même, l'autre à un fil de cuivre isolé qui court le long
de la branche jusqu'à un petit bloc de métal. Le fil de cuivre
le traverse, tout à fait isolé, et se termine environ à 2 centimètres de lui. Un second fil, non isolé, est directement attaché
au petit bloc métallique (fig. 85).

« Le courant électrique passe par la terminaison isolée du fil de
cuivre et arrive par le fil de platine à l'extrémité du mors ; l'instrument lui-même sert de voie de retour. Lorsque le courant
passe, la partie inférieure de la branche s'échauffe peu ; toute
la chaleur se concentre dans la chambre du mors de l'instrument, car le fil de platine est mauvais conducteur de l'électricité.

« La source d'électricité peut être donnée par des piles ou par
le courant de la ville. »

Le but qu'on se propose est d'arriver à la *dessiccation* com-

<hr>

[1] Jacobs. *Bull. de la soc. belge de gyn.*, 1899, p. 169.

plète du segment vasculaire qu'on a saisi. La température nécessaire pour obtenir ce résultat est d'environ 80° à 90°. Au

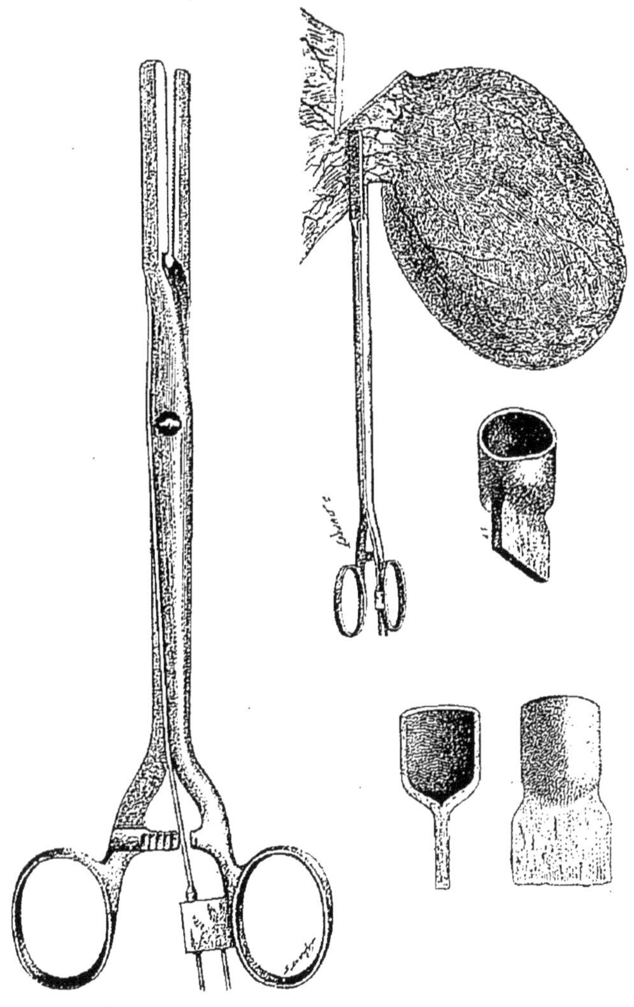

Fig. 85.
Electro-hémostase.

bout de une minute et demie à deux minutes la dessiccation est suffisante; la masse de tissu ainsi traitée ressemble à du parchemin.

ACCIDENTS ET COMPLICATIONS. — Il est tout à fait inouï de perdre une malade d'*hémorrhagie primitive*, à moins d'opérer maladroitement ou de s'attaquer à des cas réellement trop avancés. On a cependant signalé des accidents graves dus au glissement d'une ligature, au déclenchement ou même à la rupture d'une pince, survenant quelques heures après l'opération. Il y a donc intérêt à vérifier la solidité des longuettes, le fonctionnement des articulations et des crans d'arrêt, avant de laisser les instruments à demeure. Mêmes recommandations pour les fils destinés aux ligatures.

L'enlèvement des pinces, au bout des 48 heures réglementaires, peut donner lieu à des pertes de sang dangereuses ; le fait est très rare, mais il a été signalé par tous les chirurgiens. Avec du sang-froid et de la méthode, il est toujours possible d'en conjurer les suites, nous l'avons dit plus haut.

Les *hémorrhagies tardives*, très rares également, sont celles qui surviennent le 10ᵉ ou le 15ᵉ jour. Elles sont dues à la chute d'escharres ; elles peuvent être sérieuses, mais elles ne sont jamais graves si la malade est surveillée, car à cette époque le péritoine est solidement protégé, et il suffit de bourrer le vagin avec de la gaze pour arrêter l'écoulement.

Les blessures de la vessie, autrefois dues à l'inexpérience des opérateurs, ne s'observent plus guère que si le néoplasme empiète largement sur le cul-de-sac antérieur du vagin. Elles doivent être fermées séance tenante par une suture à plusieurs étages. Mais il est rare que cette réparation réussisse d'emblée. D'autres fois, la perforation n'est pas le fait du chirurgien ; elle est secondaire et succède, au bout d'une huitaine de jours, à la chute d'une petite eschare du bas-fond de la vessie.

Ces deux formes de perforation donnent lieu à des fistulettes vésico-vaginales rebelles, pénibles pour les malades, qu'il faut guérir ensuite méthodiquement. On perd son temps à vouloir les fermer trop tôt ; il faut attendre que les tissus soient réparés au maximum, avant d'entreprendre une opération anaplastique.

Les *lésions de l'uretère* [1] ont été signalées maintes fois (SEGOND,

---

[1] CESTAN. *Gazette hebd.*, 23 février 1896.

Boeckel, Richelot, Demons, etc.) ; elles aussi viennent de l'ignorance des règles techniques les plus élémentaires; elles sont rares mais d'un pronostic fâcheux, leur cure radicale exigeant l'urétéro-cysto-néostomie par la voie abdominale, ou bien la néphrectomie. Celle-ci ne doit être faite que si la première a échoué ou semble contre-indiquée, et à la condition que le rein du côté opposé soit sain.

Les *blessures du rectum* sont, en général, dépourvues de gravité. Dans la plupart des cas observés, la guérison est survenue spontanément, après quelques jours ou quelques mois.

Les *lésions de l'intestin grêle* ne peuvent être aujourd'hui que le résultat encore plus exceptionnel d'un hasard malheureux ou d'une grande maladresse. Elles sont fort graves (mort rapide ou fistule entéro-vaginale).

L'*occlusion intestinale* a été mentionnée par un assez grand nombre d'opérateurs. Très souvent, il s'agit de septicémies péritonéales à forme de pseudo-étranglement, d'iléus paralytique. Dans d'autres cas, l'arrêt des matières est dû à un obstacle matériel, comme une bride épiploïque. Les auteurs ajoutent que cet accident peut être dû à la constriction de l'intestin par les mors d'une pince ; nous avons dit plus haut ce qu'il faut en penser. Quoi qu'il en soit, les symptômes d'occlusion survenant, il n'est d'autre ressource que la laparotomie ou l'anus artificiel.

Nous venons de mentionner la *septicémie péritonéale*. Il est de fait que l'infection n'a pas encore disparu de nos statistiques ; et cependant, il semble bien qu'elle ne puisse être que le résultat d'une faute de technique, au moins pour le chirurgien qui s'abstient d'opérations inutiles et périlleuses, dans les cas trop avancés.

La mort par *urémie aiguë*, consécutive à une altération rénale méconnue, est un accident plus rare qu'on ne l'a dit et qu'on ne le croit encore; mais il est incontestable qu'elle a fait des victimes. A peine faut-il mentionner le fameux *choc opératoire*, sur le compte duquel on a mis bien des revers dont la septicémie était seule responsable [1], et qui n'entre plus en ligne de compte à la suite d'une opération de vingt minutes.

[1] Jayle. *Thèse de Paris*, 1895.

Les *eschares sacrées et fessières*[1], autour desquelles on a mené quelque bruit, n'ont certainement rien de spécial à cette opération. SEGOND les attribue à des phlegmasies péri-utérines qui détermineraient des lésions irritatives et larvées des nerfs vasculaires. Cette explication nous paraît arbitraire ; elle cherche à élucider une question qui ne mérite même pas d'être posée. Nous avons le souvenir d'une eschare fessière observée après une hystérectomie vaginale chez une femme épuisée ; elle serait survenue aussi bien après n'importe quelle opération. Il faut, croyons-nous, en dire autant pour tous les cas, et ne pas chercher un mécanisme hypothétique pour expliquer un accident qui, en somme, n'entre pas dans le programme des accidents imputables à l'hystérectomie.

RÉSULTATS. — L'hystérectomie vaginale est certainement la moins meurtrière des interventions radicales dirigées contre le cancer utérin. Témoins les chiffres suivants :

FRANCE

Richelot .	113 cas	7	morts.
Bouilly .	183 —	28	—
Segond .	95 —	17	—
Péan .	87 —	14	—
Poncet .	20 —	0	—
Pozzi .	19 —	5	—
Terrier .	12 —	2	—
Ricard .	15 —	0	—
Routier .	31 —	5	—
Schwartz .	15 —	0	—
Quénu .	12 —	0	—
Legueu .	4 —	0	—

[1] THÉSÉE. *Thèse de Paris*, 1897.

ÉTRANGER

Schauta	241 cas	25	morts.
Dmitri de Ott	189 —	4	—
Kaltenbach.	53 —	2	—
Leopold	122 —	7	—
Phénoménoff	18 —	0	—
Schülein	28 —	0	—
Zweifel	194 —	14	—
Martin.	77 —	10	—
Herzfeld	29 —	0	—
Küstner	76 —	2	—
Olshausen	100 —	1	—
Bœcker.	70 —	8	—
Saenger	29 —	1	—
Burkhardt	50 —	10	—
Landau	104 —	8	—
Thorn	62 —	1	—
Jacobs.	82 —	0	—
Clark.	10 —	1	—
Janvrin	16 —	3	—
Total	2156	175	

Mortalité 8,10 p. 100.

Tel est le pronostic opératoire d'après l'ensemble des statistiques, en y comprenant les plus défectueuses. Voyons maintenant les *résultats éloignés*.

L'apparition de la récidive est le plus souvent rapide. Elle est surtout fréquente au cours de la première année qui suit l'acte opératoire : SEGOND l'a vue pendant cette première année 30 fois sur 40, BOUILLY dans 77 p. 100 des cas observés. TERRIER, JACOBS, OLSHAUSEN, THORN (de Magdebourg) ont des chiffres analogues.

D'autre part, l'hystérectomie vaginale a donné des survies prolongées — celles de trois à sept ans ne sont pas rares — et des guérisons persistantes, c'est-à-dire des femmes depuis longtemps bien portantes et sans récidive au moment où l'auteur écrit.

Oᴛᴛ (de Saint-Pétersbourg) a des guérisons persistantes après douze, onze, dix, huit et six ans ; Lᴀɴᴅᴀᴜ après neuf ans et demi, huit, sept, six, cinq, quatre ans, etc. ; Lᴇ Dᴇɴᴛᴜ et Pozzi après six ans ; Qᴜᴇ́ɴᴜ, Tᴇʀʀɪᴇʀ et Hᴀʀᴛᴍᴀɴɴ, Rᴏᴜᴛɪᴇʀ après cinq ans. Oʟsʜᴀᴜsᴇɴ, Fʀɪᴛsᴄʜ, Lᴀᴜᴡᴇʀs ont eu des succès analogues. A l'heure actuelle, voici nos résultats :

Nous avons deux malades anciennes, dont la première a vécu douze années sans récidive et est morte d'une hémorrhagie cérébrale ; la seconde est toujours bien portante, elle a treize ans et demi de guérison. Les suivantes vivent en bon état depuis onze ans, dix ans, neuf ans, sept ans, cinq ans, quatre ans passés, quatre ans, trois ans et demi, trois ans. Nous en avons perdu de vue, bien portantes, après cinq ans, quatre ans et trois mois, quatre ans, trois ans et dix mois, trois ans et demi.

Siège de la récidive. — C'est presque toujours dans la paroi vaginale, au voisinage de la cicatrice, sur la cicatrice elle-même, immédiatement au-dessus, qu'on surprend la nouvelle apparition du cancer. La récidive pelvienne est aussi très fréquente ; elle affecte les ligaments larges, les ganglions, puis l'intestin et la vessie. La récidive vulvaire, étudiée par Rᴏsɴᴇʀ et Nɪᴇᴅᴇʀɢᴀʟʟ, est infiniment rare. La généralisation aux viscères est aussi très exceptionnelle ; R. Wɪʟʟɪᴀᴍs[1] l'admet dans 20 p. 100 des cas, mais cela nous paraît fort exagéré.

Hystérectomie abdominale.

Hɪsᴛᴏʀɪǫᴜᴇ. — Si nous en croyons Vᴇʟᴘᴇᴀᴜ, la première ablation de l'utérus cancéreux par l'abdomen aurait été pratiquée en 1825 par Lᴀɴɢᴇɴʙᴇᴄᴋ, à l'instigation de Gᴜᴛʙᴇʀʟᴇᴛ ; mais il est probable que Dᴇʟᴘᴇᴄʜ ignorait cette tentative lorsqu'il fit sa première hystérectomie vagino-abdominale pour cancer, en 1838.

Les résultats de ces premiers essais furent déplorables, aussi la méthode tomba-t-elle dans l'oubli jusqu'en 1878, époque à

[1] R. Wɪʟʟɪᴀᴍs. *Brit. gyn. society,* janvier 1896, et *The Lancet,* octobre 1896.

laquelle FREUND (de Strasbourg) osa la faire revivre en pratiquant, chez des cancéreuses, dix hystérectomies abdominales totales. Sept de ces opérées succombèrent rapidement. Mais, sans se décourager, le chirurgien de Strasbourg, adoptant les modifications proposées par RYDYGIER et par BARDENHEUER, opéra, de 1880 à 1881, dix nouveaux cas. Cette fois, il commençait l'opération par le vagin.

L'impulsion étant donnée, un grand nombre de chirurgiens s'empressèrent d'imiter l'exemple de FREUND. En Allemagne, il faut citer GUSSEROW, HOFMEIER, ROSTHORN, ZWEIFEL; en Belgique, JACOBS, ROUFFART et LAUWERS. En Amérique, CLARK propose, en 1895, d'introduire des bougies fines dans les uretères pour éviter de léser ces conduits au cours de l'opération. KELLY, PRYOR, RIES, IRISH méritent aussi d'être mentionnés.

En France, la première hystérectomie abdominale pour cancer aurait été pratiquée, en 1895, par MONPROFIT (d'Angers); c'est, du moins, ce qu'affirme son élève PASQUIER [1]. En général, on attribue cette priorité à TERRIER (1896); après lui, il faut citer les observations de QUÉNU, SCHWARTZ, REYNIER, RICARD, MAUCLAIRE, SEGOND et RICHELOT; des travaux d'ensemble ont été publiés par WISSELINK [2], PEISER [3], PICQUÉ et MAUCLAIRE [4], BIGEARD [5], AUCLAIR [6], RICARD [7], RICHELOT [8].

En enlevant l'utérus cancéreux par l'abdomen, FREUND n'avait d'autre but, en 1878, que la suppression pure et simple de l'organe dégénéré. Il n'était pas encore question d'ablations ganglionnaires, ni d'évidements pelviens. Le choix de la voie haute s'imposait d'ailleurs tout naturellement, car l'hystérectomie vaginale était encore parmi les procédés oubliés.

[1] PASQUIER. *Thèse de Paris*, 1899.

[2] WISSELINK. *Zeit. f. Geb. u. Gyn.*, 1897, p. 230.

[3] PEISER. *Zeit. f. Geb. u. Gyn.*, 1898, p. 259.

[4] PICQUÉ et MAUCLAIRE. *Annales de gyn.*, mai 1899.

[5] BIGEARD. *Thèse de Paris*, 1899.

[6] AUCLAIR. *Thèse de Paris*, 1899.

[7] RICARD. *Rapport au Congrès de chir. de Paris*, octobre 1899.

[8] RICHELOT. *Rapport au Congrès internat. de Paris*, août 1900.

A partir de 1881, le chirurgien de Strasbourg se préoccupa de compléter l'exérèse par la recherche et l'ablation des ganglions pelviens. Quelques années plus tard, il conseilla l'excision du tissu conjonctif sous-péritonéal et des voies lymphatiques efférentes.

En Amérique, les idées de FREUND rencontrèrent des partisans enthousiastes. Aujourd'hui KELLY, CLARK et RIES recommandent la voie haute comme le procédé de choix pour toutes les formes du cancer utérin. L'envahissement du paramétrium ne les arrête pas souvent, et c'est dans ces cas extrêmes que PRYOR, POLK, KELLY ont dû pratiquer la ligature préventive des artères iliaques internes.

En Allemagne, la supériorité de l'hystérectomie abdominale est proclamée par FREUND, KÜSTNER, ROSTHORN et leurs élèves FUNKE, WISSELINK, PEISER.

En Belgique, ROUFFART et JACOBS estiment que le règne de l'hystérectomie vaginale est passé. « Par l'abdomen, dit ROUFFART, on pourra enlever la matrice atteinte de cancer, évider les ligaments larges, poursuivre le mal dans les ganglions, réséquer le vagin. Rien ne révèle à l'opérateur les métastases cancéreuses, et, s'il n'excise pas largement les tissus qui entourent le cancer et le territoire lymphatique suspect, il reste dans la plaie les germes d'une récidive. »

« L'opération vaginale, affirme JACOBS [1], ne présente aucun avantage sur l'amputation du col, puisqu'elle ne permet pas d'enlever tous les tissus atteints ; ce n'est plus qu'une opération palliative, que des dangers trop sérieux doivent faire écarter. Les tentatives des chirurgiens américains ont démontré qu'il y a mieux à faire, qu'il est possible d'attaquer les organes génitaux par la voie haute, et de profiter de la brèche abdominale pour poursuivre les territoires lymphatiques et arriver à l'évidement du bassin. Cette voie présente encore un autre avantage, la facilité de supprimer toute la partie supérieure des parois vaginales avec le tissu cellulaire voisin. Ainsi comprise, l'opération doit donner de meilleurs résultats que les

[1] JACOBS. *Revue de gynécol. et de chir. abdom.*, 1898, n° 1, p. 2.

autres interventions et laisse l'espoir de guérisons possibles ».

En France, l'intervention sus-pubienne a rallié de nombreux partisans. Doyen assure qu'il la préfère, sans doute pour n'avoir pas l'air *en retard*, car il convient que la voie vaginale lui a procuré de longues survies, et même des guérisons en apparence définitives. Ricard plaide la cause de l'hystérectomie abdominale avec talent : « Dans le cancer limité au col, écrit-il, elle a son maximum d'innocuité, son maximum de facilité et donne le plus de chances d'éradication totale, car elle permet une extirpation large des ganglions. Pour les formes moyennes, la laparo-hystérectomie se substitue aussi à la colpo-hystérectomie ; elle recule les limites de l'opérabilité dans les cas où celle-ci ne permettrait pas l'intervention. L'hystérectomie vaginale ne peut être désormais envisagée que comme une opération palliative ; elle supprime l'utérus, mais elle laisse les ganglions ; elle a pour elle la facilité opératoire, lorsque la lésion est tout à fait limitée au col. » Picqué et Mauclaire, tout en défendant avec vigueur la supériorité de la voie sus-pubienne, avouent que « les observations rapportées ne plaident pas beaucoup en faveur de cette idée. Quant à l'évidement du bassin, il est plus difficile que celui de l'aisselle dans le cancer du sein. »

Voici maintenant l'opinion contraire. « L'analyse des faits jusqu'ici publiés, dit Segond [1], aussi bien que nos connaissances sur l'anatomie des lymphatiques pelviens, permet d'affirmer que, pour l'instant, cette argumentation reste presque tout entière théorique. En effet, s'il est vrai qu'une hystérectomie abdominale sans difficultés particulières peut être aujourd'hui considérée comme presque aussi bénigne qu'une hystérectomie vaginale, j'imagine qu'il serait au moins osé d'en dire autant d'une hystérectomie abdominale complétée par l'éradication totale des lymphatiques pelviens. Et cependant, cette toilette pelvienne est la condition *sine qua non* de toute ablation dite radicale. Il en résulte que l'assertion première des laparotomistes exclusifs, concernant la bénignité de l'opération, est

---

[1] Segond. *Préface à la thèse de* Bigeard, Paris, 1899.

sûrement erronée : l'opération, faite comme elle doit l'être pour remplir le programme annoncé, est plus grave que l'hystérectomie vaginale. »

Quant à la possibilité de la toilette lymphatique, SEGOND fait observer que, « quels que soient les perfectionnements du manuel opératoire, si minutieuse que soit la recherche des ganglions suspects, il n'est pas un opérateur qui puisse les enlever et justifier ainsi, par la perfection du résultat, la gravité certaine de son intervention. Pour ce qui est des allégations concernant la supériorité des résultats thérapeutiques, il se peut que l'avenir les confirme plus ou moins, mais à cette heure elles attendent toutes leurs démonstrations. »

Nous avons pris parti, en 1899, à la Société de chirurgie, et nous avons répété nos arguments au Congrès international de 1900. Nous les reproduirons tout à l'heure, en faisant la critique des méthodes opératoires dirigées contre le cancer utérin.

MANUEL OPÉRATOIRE. — Les procédés d'hystérectomie abdominale appliqués au cancer sont assez nombreux et ne diffèrent que par des questions de détail. Il nous suffira d'indiquer, chemin faisant, leurs particularités les plus saillantes.

Procédé de Freund (de Strasbourg)[1]. — En 1878, FREUND enlevait l'utérus par la voie haute seule ; il se contentait d'isoler la vessie, de lier les pédicules vasculaires en masse et de libérer le col par une incision circulaire. Il terminait en réunissant les deux tranches vaginales, après avoir attiré dans le vagin les chefs des ligatures appliquées sur les vaisseaux.

En 1880, sur les conseils de RYDYGIER et de BARDENHEUER, il commençait par la voie basse et faisait l'incision circulaire autour du col pour faciliter les manœuvres abdominales. Au lieu de lier les vaisseaux en masse, il employait la ligature séparée des utérines et des utéro-ovariennes, et établissait le drainage par le vagin. Mais le perfectionnement le plus sérieux

---

[1] FREUND. *Berl. klin. Woch.*, 15 juillet 1878 ; idem, *Archiv für Gyn.*, 1881. — FUNKE, *Zeitschrift für Geb. und Gyn.*, 1898, t. XXXIX, n° 1.

qu'il apporta au procédé primitif fut la recherche et l'ablation des ganglions pelviens.

Depuis quelques années, le chirurgien de Strasbourg préconise non seulement l'extirpation ganglionnaire, mais l'excision aussi complète que possible du tissu cellulaire sous-péritonéal. Il fait, vingt-quatre heures avant l'opération, la section vaginale autour du col ; le lendemain, il enlève l'utérus par la laparotomie. Il incise le péritoine le long de l'uretère, de chaque côté de la matrice, puis réunit ces deux incisions antéro-postérieures par des incisions transversales passant en avant et en arrière de l'organe. Il dissèque avec soin toute la séreuse circonscrite par ces tracés, lie les gros vaisseaux, enlève les ganglions qu'il peut rencontrer et s'efforce d'extirper tout le tissu conjontif.

Procédé de Clark (de Baltimore) [1]. — Celui-ci accorde la plus grande importance à l'ablation des ganglions et au curage de l'excavation pelvienne. Aussi, pour éviter de blesser les uretères au cours de ces manœuvres laborieuses, a-t-il imaginé d'y introduire des sondes très fines, dont la rigidité lui sert de point de repère.

Après avoir ouvert l'abdomen, il lie la partie supérieure du ligament large, comprenant l'artère utéro-ovarienne et le ligament rond. Il incise ensuite le péritoine vésico-utérin et le feuillet antérieur du ligament large, ce qui éloigne la vessie et découvre l'artère utérine. Celle-ci est liée près de son origine, c'est-à-dire le plus loin possible de l'utérus. Il dissèque ensuite l'uretère le long de son trajet à la base du ligament large, et enlève à mesure tout le tissu cellulaire de la région. Il ne reste plus qu'à réséquer ce qui subsiste du ligament large, après ligature de tous les points qui donnent du sang. Mêmes manœuvres du côté opposé.

Le dernier temps comprend l'ablation de l'utérus. On tire sur le fond pour tendre au maximum les parois du vagin, qui sont coupées avec des ciseaux. On introduit dans le vagin, de haut en bas, une mèche de gaze iodoformée ; puis la brèche laissée par l'ablation de l'utérus est fermée par une suture intéressant

---

[1] CLARK. *John Hopkin's hosp. reports*, 1895, p. 120.

le péritoine seul. Réunion de la plaie abdominale sans drainage.

Procédé de Peiser (de Breslau) [1]. — Peiser, élève de Küstner, recommande aussi le cathétérisme préalable des uretères.

Laparotomie sous-ombilicale. Après avoir lié les vaisseaux utéro-ovariens à la partie la plus externe des ligaments larges, Peiser incise le péritoine pariétal dans une direction parallèle

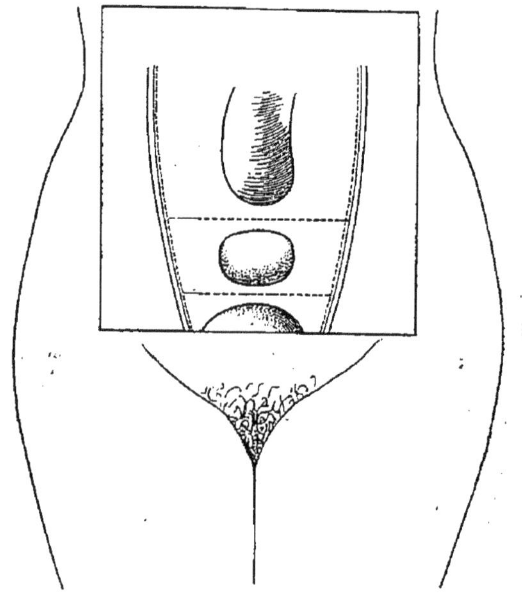

Fig. 86.

Procédé de Peiser.

Les lignes en pointillé représentent les incisions du péritoine : 1° le long des uretères, 2° en avant et en arrière de l'utérus.

à l'uretère, depuis le col de l'utérus jusqu'à la paroi postérieure du petit bassin, au niveau de la bifurcation de l'artère iliaque primitive. De cette première incision, il en fait partir deux autres, transversales, passant en avant et en arrière de la matrice ; il en résulte deux lambeaux péritonéaux qu'on dis-

[1] Peiser. *Zeitschrift für Geb. und Gyn.*, 1898, t. XXXIX, n° 2, p. 259.

17.

sèque, de manière à découvrir les ganglions et le tissu cellulaire pelvien (fig. 86).

On enlève d'abord les ganglions iliaques externes, puis les ganglions hypogastriques, ainsi que tout le tissu cellulaire compris dans le triangle formé par l'artère iliaque externe, l'artère hypogastrique et le pubis. On dissèque ensuite et on curette tous les tissus en dedans de l'artère iliaque interne et en arrière de celle-ci, près de l'origine de l'artère utérine ; enfin, on pratique la ligature des vaisseaux utérins. Après avoir réséqué tout ce qui subsiste du ligament large correspondant, on enlève les ganglions sacrés avec le tissu cellulaire qui les entoure.

Mêmes manœuvres du côté opposé.

Ablation de l'utérus après section circulaire du vagin, aussi loin que possible du col, au thermo-cautère. Avant de fermer le ventre, on a soin de réunir les lames péritonéales avec du catgut ou de la soie.

Procédé de Richelot. — L'opération débute comme pour l'extirpation des fibromes (p. 390). Mais, dès que les utérines ont été pincées, RICHELOT résèque le corps de l'utérus au ras de l'insertion vaginale ; le col est ensuite divisé en deux moitiés latérales, par deux coups de ciseaux qui ouvrent en même temps le vagin. On achève l'opération en excisant séparément les deux moignons cervicaux et les portions correspondantes du vagin.

RICHELOT ne fait aucune tentative d'évidement pelvien ; il enlève un noyau de propagation en contact avec le vagin, un ganglion qui se présente, mais il ne fait aucune recherche à distance.

ACCIDENTS ET COMPLICATIONS. — Pratiquée dans de bonnes conditions, pour des lésions à leur début, l'ablation de l'utérus cancéreux par l'abdomen n'est pas très difficile. Le seul danger pour la malade, et il n'est pas de mince importance, réside dans la contamination du péritoine par des produits septiques émanés du col, au moment de la section vaginale. Dans le cancer du corps, on s'expose aux mêmes périls si l'organe, trop friable, se laisse déchirer pendant les manœuvres.

Mais le pronostic s'aggrave singulièrement toutes les fois que, même en l'absence de propagations cancéreuses, le chirurgien s'aventure à pratiquer l'évidement, le curage de l'excavation pelvienne. La situation devient tout à fait périlleuse lorsque ces manœuvres sont commandées par l'infiltration cancéreuse. C'est alors qu'on a vu la blessure de l'uretère, celle des gros troncs iliaques, l'ouverture de la vessie et la déchirure de l'intestin, sans parler des accidents septiques, singulièremnt favorisés par les manœuvres prolongées du chirurgien et l'effraction possible d'un foyer d'infection non prévu.

La *blessure de l'uretère* est assez fréquente, eu égard au petit nombre d'observations publiées. Elle est signalée par Ricard, Segond, Freund, Rosthorn. Ce dernier a lésé le canal dans 3 cas sur 21.

Les *blessures de la vessie* sont encore plus communes ; elles sont mentionnées par Jacobs, Freund, Rosthorn, Legueu, Clark, Terrier, Reynier, Rouffart.

Les *lésions des gros vaisseaux*, entraînant une hémorrhagie profuse, ne sont pas rares non plus. Ries et Rosthorn ont rapporté des accidents de ce genre, à la suite de l'ablation de ganglions intimement soudés à la paroi externe des vaisseaux iliaques.

Dans les cas d'infiltration paramétrique diffuse, la recherche des artères utérines peut être d'une difficulté insurmontable ; on voit alors le sang inonder le champ opératoire sans qu'il soit possible de découvrir la source de l'hémorrhagie. C'est pour parer à cette redoutable éventualité que les chirurgiens américains ont conseillé la ligature préventive des artères hypogastriques.

Un accident plus rare est *la blessure de l'intestin*, quand il adhère à l'utérus ou aux ligaments larges. Hégar et Kaltenbach en ont rapporté quelques exemples.

Mais, de l'aveu général, la grande cause d'insuccès est l'*infection du péritoine*. Relativement peu fréquente dans les interventions précoces et pratiquées sans délabrements pelviens, elle est beaucoup plus difficile à éviter après les tentatives, d'ailleurs incomplètes, d'évidement du petit bassin. C'est la septicémie qui a causé l'immense majorité des morts.

Résultats. — Après avoir été la plus meurtrière des opérations, la laparo-hystérectomie pour cancer a vu sa gravité diminuer d'une manière sensible, grâce aux progrès de l'asepsie et
aux perfectionnements du manuel opératoire. La comparaison
des statistiques modernes aux anciennes est, à ce point de vue,
des plus instructives.

Statistiques anciennes.

Ahlfeld.	66 cas	49 morts.
Bardenheuer.	12 —	3 —
Hégar.	2 —	2 —
Kuhn.	2 —	1 —
Freund.	3 —	2 —
Krabbel	1 —	1 —
Rydygier	1 —	1 —
Reuss	1 —	1 —
Bottini.	1 —	1 —
Kochs	2 —	1 —
Solovieff	1 —	1 —
Spiegelberg.	1 —	0 —
Total.	93 cas	63 morts.

Mortalité 67 p. 100.

Statistiques modernes. — FRANCE.

Segond	5 cas	0 mort.
Terrier.	15 —	3 —
Legueu.	7 —	4 —
Quénu.	1 —	0 —
Michaux	1 —	1 —
Richelot	24 —	8 —
Ricard.	9 —	1 —
Reynier	13 —	4 —
Pantaloni	8 —	2 —
Faure	6 —	4 —
Hartmann	3 —	0 —
Mauclaire et Picqué. .	4 —	2 —

ÉTRANGER

Jonnesco	6 cas	3 morts.
Veit	4 —	0 —
Zweifel.	8 —	7 —
Czempin	3 —	1 —
Brœse.	1 —	0 —
Leopold	8 —	7 —
Schauta	15 —	8 —
Ries	3 —	1 —
Lauwers	1 —	0 —
Rouffart.	1 —	0 —
Boston	1 —	1 —
Rosthorn , ...	28 —	12 —
Wisselink.	8 —	1 —
Küstner.	16 —	3 —
Jacobs	52 —	4 —
Seidelmann.	19 —	10 —
Clark.	8 —	1 —
Irish	25 —	3 —
Freund.	40 —	15 —
Hofmeier	4 —	4 —
Gusserow.	4 —	3 —
Total	351 cas	113 morts.

Mortalité 32,1 p. 100.

Si on compare ces chiffres à ceux de l'hystérectomie vaginale
(p. 289), on est frappé de voir que, même aujourd'hui, l'opération
sus-pubienne conserve une gravité quatre fois supérieure à celle
de sa rivale.

Quant aux *résultats éloignés*, les auteurs ne nous donnent pas
jusqu'ici de raisons majeures pour partager leur optimisme.
Jacobs paraît avoir une confiance purement théorique dans les
succès définitifs de la voie haute : « Nous constatons, dit-il, dans
nos observations des récidives aussi rapides que celles de nos

opérations vaginales ». La statistique d'IRISH[1], peut-être la meilleure de toutes, n'est pas encourageante : il commence par perdre 6 malades sur 25 ; 4 meurent de récidive dans l'espace de deux à trois ans ; il en reste 5 en bonne santé depuis trois ans environ ; les 10 autres sont opérées depuis quelques mois. Le tableau suivant, dressé par BIGEARD[2], est encore plus attristant :

Terrier	1 mort	6 mois après l'opération
—	1 —	5 —
—	1 —	8 —
Mauclaire	1 —	4 —
Reynier	1 —	6 —
—	1 —	3 —
Segond	1 —	3 —
—	1 —	4 —

La statistique personnelle de RICARD ne vaut guère mieux : « Sur 9 cas, dit-il, j'ai une mort par septicémie. Dans un second cas, l'opération fut incomplète, la malade mourut de récidive au bout de six mois. Restent 7 autres cas : trois sont récents et remontent à peine à quatre mois ; sur les quatre autres, nous pouvons constater deux récidives, l'une après six mois, l'autre après deux mois et demi. Mais deux autres malades revues un an après, n'en avaient aucune trace. » Pour notre part, sur nos 24 interventions sus-pubiennes, nous n'avons à citer que deux malades dont la survie nous ait donné satisfaction.

Siège de la récidive. — Le plus souvent, la récidive se produit dans la cicatrice vaginale, comme après les opérations par la voie basse. « Sur 12 observations où cette localisation est indiquée, disent SEGOND et BIGEARD, neuf fois elle existait sur le vagin (4 observations de JACOBS, 2 de SEGOND, 1 de TERRIER, 1 de ROUFFART, 1 de PRYOR), une fois dans le ligament large (MAUCLAIRE), deux fois dans le pelvis (JACOBS et HENROTAY) ».

[1] IRISH. *Boston med. and. surg. journ.*, mars 1899.
[2] BIGEARD. *Thèse de Paris*, 1899.

Autres méthodes.

HYSTÉRECTOMIE PAR LA VOIE SACRÉE. — Elle a été exécutée sur le cadavre par HERZFELD[1] en 1888, puis appliquée sur le vivant par HOCHENEGG[2] et GERSUNY en 1889.

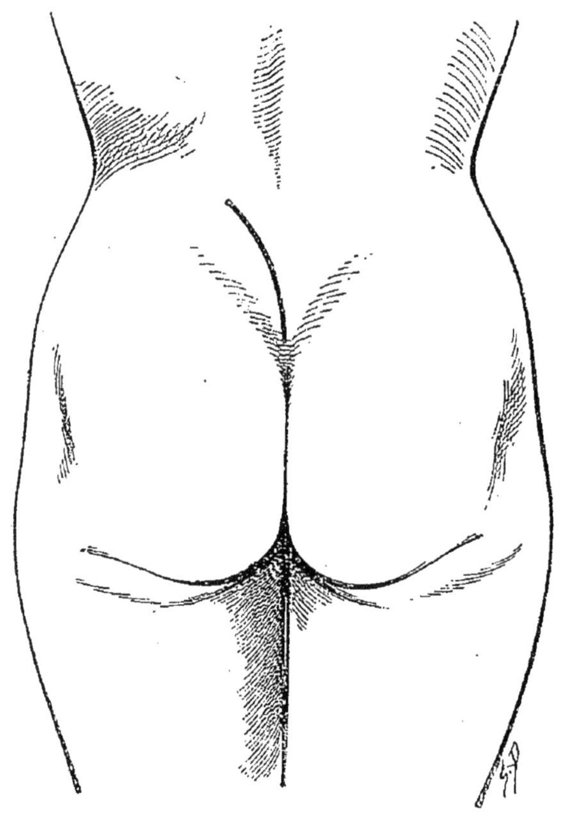

Fig. 87.
Procédé de HOCHENEGG.

Procédé de Hochenegg. — La malade étant couchée sur le côté *droit*, on fait une incision qui commence à l'épine iliaque postérieure et supérieure *gauche*, suit le bord gauche du sacrum,

[1] HERZFELD. *Allg. Wiener med. Zeit.*, 1888, p. 410.
[2] HOCHENEGG et GERSUNY. *Wiener klin. Woch.*, 1889, p. 171.

puis croise la ligne médiane, et descend jusqu'au bord droit du coccyx (fig. 87). Cet os est dénudé et extirpé; puis on enlève du sacrum un fragment limité par une ligne courbe passant au-dessous du troisième trou sacré gauche, et venant aboutir au-dessous et en dedans du quatrième trou du côté droit (fig. 88).

Après incision et ouverture de l'aponévrose pelvienne, on va à la recherche du rectum, qui est recliné à droite. On ouvre la séreuse péritonéale et on agrandit cette brèche avec le doigt, ce qui permet à l'opérateur d'explorer la cavité péritonéale. Avec une pince on saisit le fond de l'utérus, qui est attiré du côté de la plaie, puis enlevé après ligature des ligaments larges et désinsertion du vagin.

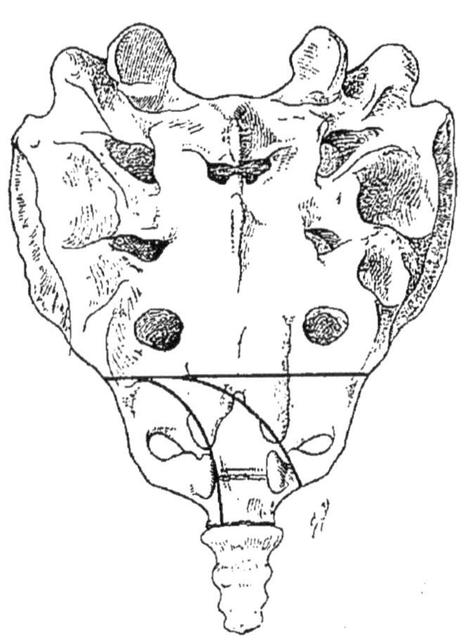

Fig. 88.

Différents tracés de la résection du sacrum.

Procédé de Herzfeld. — La malade est couchée sur le côté *gauche*. On incise la peau suivant une ligne légèrement courbe, commençant vers l'épine iliaque postérieure et supérieure *droite*, gagnant ensuite la ligne médiane et suivant le pli inter-fessier jusqu'à 1 centimètre de l'anus.

Après avoir décollé les parties molles pour mettre à nu le coccyx et la partie inférieure du sacrum, on ouvre l'articulation sacro-coccygienne et on arrache le coccyx avec un davier. Pour se donner plus de jour, on fait sauter, en partie ou en totalité, la dernière vertèbre sacrée (fig. 88), et on libère le bord gauche du sacrum sur une étendue de quelques centimètres.

L'aponévrose pré-vertébrale est ensuite incisée dans toute la longueur de l'incision cutanée. Le bord droit du rectum devient visible ; au fond de la plaie et à droite du rectum on aperçoit le vagin ; on sépare ces deux conduits avec les doigts, puis on ouvre le cul-de-sac de Douglas. L'ouverture du péritoine est prolongée à droite ; par cet orifice, on introduit le doigt et l'on peut explorer le petit bassin, saisir l'utérus et l'attirer au niveau de la plaie.

C'est le moment d'assurer l'hémostase des ligaments larges en appliquant des ligatures en chaînes, sans omettre d'y comprendre les artères utérines et les veines.

Avant d'ouvrir le vagin et d'enlever l'utérus, HERZFELD a soin de réunir par un surjet de catgut les deux lèvres du péritoine, l'utérus restant au dehors et la séreuse se trouvant ainsi à l'abri de toute infection. On termine en ouvrant le vagin et en libérant le col de ses attaches avec ce conduit ; les deux lèvres de la plaie vaginale sont ensuite suturées. On a devant les yeux une excavation en forme de cône, dont le sommet est dirigé dans la profondeur, du côté des sutures péritonéales et vaginales. Pansement de cette cavité avec de la gaze aseptique.

Au lieu de pratiquer la résection osseuse définitive, HÉGAR [1] en 1889, puis ROUX (de Lausanne) [2] et TERRIER [3] ont conseillé de faire la *résection temporaire* du coccyx et de la partie inférieure du sacrum ; l'ablation de l'utérus achevée, on remet en place le lambeau ostéo-fibreux recouvert de ses parties molles. On réalise ainsi une *opération préliminaire ostéoplastique*.

En préconisant la voie sacrée, HOCHENEGG et HERZFELD avaient pour but de se donner plus de jour que par la voie vaginale, d'enlever plus facilement l'utérus et une large zone de tissus infiltrés. Malheureusement, les résultats n'ont pas répondu à leur attente ; malgré la largeur de la brèche, l'opération est très laborieuse et expose les malades à beaucoup d'accidents. On a signalé la blessure du rectum (HOCHENEGG), du gros intestin (CZERNY), de l'intestin grêle (KNI), de la vessie (ROUX, KNI, HÉGAR,

---

[1] HÉGAR. *Berl. klin. Woch.*, 1889, p. 202 (Article de WIEDOW).

[2] ROUX. *Corresp. Blatt für schw. Aerzte*, 1889.

[3] TERRIER. *Annal. de gyn. et d'obst.*, 1891, p. 84.

Hochenegg), de l'uretère (Roux, Czerny, Kufferath, Terrier, Hochenegg). Enfin Hégar, Kammerer ont rapporté des exemples de gangrène des téguments sacrés, de nécrose des fragments osseux.

Quant à la mortalité post-opératoire, les statistiques publiées sont peu rassurantes : Terrier a perdu 30 p. 100 de ses opérées, Schede 28 p. 100, Westermark 24 p. 100.

L'hystérectomie sacrée a-t-elle des indications? « On peut opérer par cette voie, disait Morestin [1] en 1894, dans certains cas devenus inopérables par la voie vaginale, à condition que l'utérus cancéreux soit mobile, qu'il n'y ait pas d'envahissement de la vessie, et que l'état général soit satisfaisant. Il est encore indiqué de faire l'hystérectomie sacrée quand le vagin n'est pas praticable, ou que l'état du col utérin ne permet pas l'application des pinces à traction. Dans la thèse de Veslin [2], nous lisons des conclusions analogues. Mais il faut revenir de ces illusions; à l'exception de Hochenegg et de Herzfeld, personne ne défend plus la voie sacrée. « Tout cancer de l'utérus, dit Pozzi [3], dont l'extirpation vaginale est impossible, n'est plus justiciable que du traitement palliatif. » Nous approuvons cette phrase, en réservant un petit nombre de cas où l'ablation sus-pubienne est indiquée; et nous réprouvons le jugement porté par Delagénière [4] : « La voie vaginale, admise aveuglément par tous les chirurgiens, est cependant la moins logique... La voie sacrée permet l'accès des parties qui avoisinent le col, de sorte que l'opération a de grandes chances d'être plus complète. Il est vrai que la voie abdominale lui est encore supérieure. »

Nous avons cru devoir traiter avec honneur l'hystérectomie sacrée; les autres ne nous arrêteront pas bien longtemps, et nous laisserons de côté, pour n'y plus revenir, ces tentatives peu dignes des chirurgiens qui les ont recommandées.

---

[1] Morestin. *Thèse de Paris*, 1894, p. 391.

[2] Veslin. *Thèse de Paris*, 1894, p. 83.

[3] Pozzi. *Traité de gyn.*, 1897, p. 451.

[4] Delagenière. *Chirurgie de l'utérus*, 1898, p. 376.

Hystérectomie par la voie para-sacrée. — Emile Zucker-kandl[1], en 1889, imagina d'enlever l'utérus cancéreux à travers une brèche pratiquée dans la région sacro-fessière, sans résec-tion osseuse d'aucune sorte.

La malade étant couchée sur le côté droit, on fait une inci-sion, dite para-sacrée, qui commence à l'épine iliaque posté-rieure et supérieure gauche, descend le long du bord gauche du sacrum, et se ter-mine dans le creux ischio-rectal (fig. 89). Après avoir sectionné le grand fessier et les ligaments sacro-sciati-ques, on ouvre l'aponévrose pelvienne supérieure pour découvrir le rectum, qui est fortement récliné à droite. Il ne reste plus qu'à effondrer le cul-de-sac de Douglas et à pratiquer l'ablation de l'uté-rus comme dans le procédé de Hochenegg.

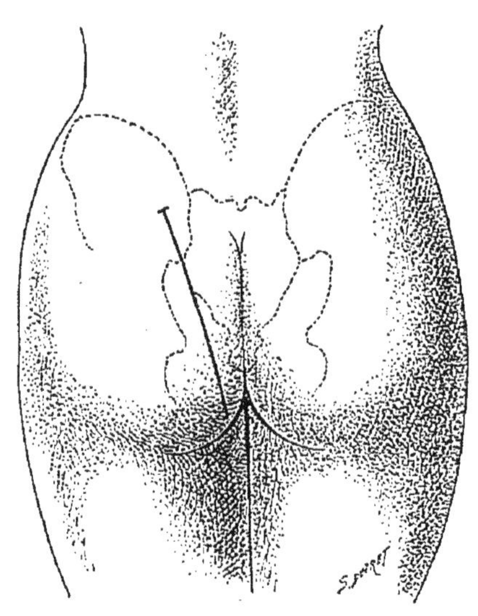

Fig. 89.
Hystérectomie para-sacrée.

Hystérectomie para-coccy-gienne. — En 1889, Wölfler[2] proposa d'aborder la cavité péritonéale par une incision com-mençant au niveau de l'articulation sacro-coccygienne et abou-tissant au périnée, en dehors de la fourchette vulvaire (fig. 90). Après section du grand fessier, du ligament sacro-sciatique et du releveur de l'anus, on dissocie la graisse ischio-rectale, on récline le rectum du côté opposé, enfin on arrive sur le vagin, qu'on perfore le plus haut possible, pour aller à la recherche du col. On termine comme dans les procédés que nous avons déjà décrits.

[1] E. Zuckerkandl. *Wiener klin. Woch.*, 1889, n° 13 et n° 18.
[2] Wölfler. *Wiener klin. Woch.*, 1889, n° 15.

HYSTÉRECTOMIE PARA-VAGINALE. — Cette opération, exécutée par SCHUCHHARDT [1], a pour but : 1° de faciliter l'extirpation de l'utérus cancéreux par la voie vaginale ; 2° de permettre une exérèse plus large des tissus infiltrés, en créant une plus vaste brèche. C'est un procédé mixte, une ablation vaginale modifiée

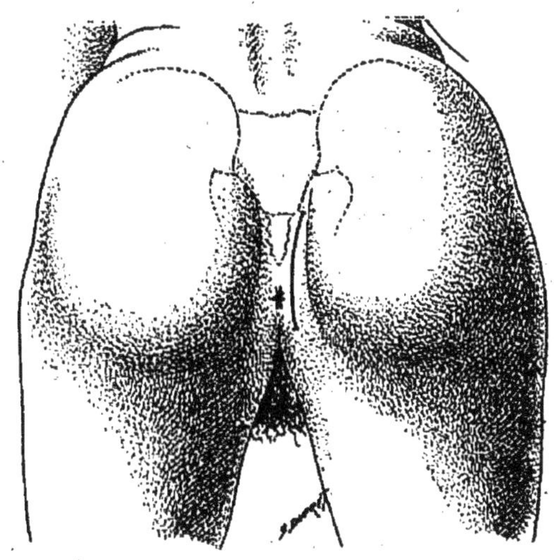

Fig. 90.

Hystérectomie para-coccygienne.

en vue de certains cas exceptionnels (étroitesse et rigidité excessives du vagin, envahissement du parametrium). Elle se fait en deux temps : d'abord, une incision cutanée partant du tiers moyen de la grande lèvre et aboutissant à l'articulation sacro-coccygienne, après avoir contourné l'anus. Par cette brèche on arrive dans la fosse ischio-rectale et on dénude la paroi vaginale correspondante. Le second temps consiste à sectionner complètement la paroi vaginale, depuis le col jusqu'à la vulve, pour établir une large communication entre la cavité du vagin et la plaie ischio-rectale. On enlève ensuite l'utérus par les manœuvres habituelles.

[1] SCHUCHHARDT. *Centralbl. für Gyn.*, 1893, t. XX, p. 1121.

HYSTÉRECTOMIE PAR LA VOIE PÉRINÉALE. — Elle a été conçue par OTTO ZUCKERKANDL [1] en 1889, et exécutée peu de temps après par FROMMEL [2], THOREN [3] et OLSHAUSEN [4].

Elle débute par une incision transversale faite sur le périnée, entre l'anus et la fourchette vulvaire, et allant d'un ischion à l'autre (fig. 91). Après avoir disséqué les lèvres de la plaie dans

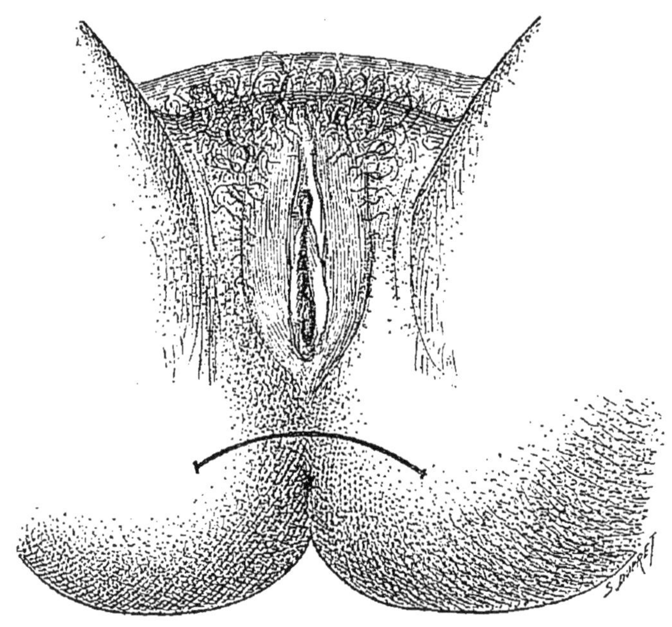

Fig. 91,
Hystérectomie périnéale.

une certaine étendue, on arrive sur la cloison recto-vaginale qu'on dédouble jusqu'au Douglas. Chemin faisant, on coupe les fibres du releveur de l'anus pour bien libérer le rectum, qui est repoussé loin dans le fond de la plaie. On ouvre le vagin dans sa partie la plus reculée, à travers la brèche on attire le col

[1] OTTO ZUCKERKANDL. *Wiener med. Presse*, 1889, n° 7.

[2] FROMMEL. *Soc. all. de gyn.*, 1890, t. III, p. 285.

[3] THOREN. *Hygiea*, t. LVIII, n° 10.

[4] OLSHAUSEN. *Centralbl. f. Gyn.*, 1895, n° 1.

et on travaille à le séparer de la vessie. Ce résultat obtenu, la matrice se laisse entraîner, et finalement elle bascule dans le champ opératoire. Hémostase des ligaments larges avec des ligatures.

Indications. — Critique.

Deux méthodes principales se disputent nos suffrages. Dans quel esprit devons-nous les étudier?

Il faut savoir borner nos désirs, et nous estimer heureux de sauver quelques femmes, de prolonger des existences par un acte empirique, faute de posséder le secret du mal et son remède. Ce n'est pas la chirurgie qui trouvera la guérison du cancer, et il est fort douteux que la médecine y réussisse par l'invention d'un sérum et l'atténuation d'un microbe introuvable. Peut-être seulement les progrès de l'hygiène et du régime nous feront-ils un jour moins nerveux, moins arthritiques, moins exposés aux troubles trophiques, aux anarchies cellulaires, aux scléroses, aux néoplasmes de toutes sortes.

Nature et évolution du cancer utérin. — Pour éviter de marcher à l'aventure, voyons d'abord sur quel terrain nous sommes. Un mot sur la nature et l'évolution du cancer.

La théorie parasitaire est aujourd'hui en honneur ; presque tout le monde y croit ou voudrait y croire. Elle est simple, elle séduit l'esprit, elle est d'accord avec le courant qui nous entraîne depuis quelques années. Elle fait luire l'espoir des guérisons définitives, en donnant au cancer les apparences d'un accident, d'un ennemi survenu par hasard et qu'on peut détruire en entier, sans retour ; aux uns elle inspire confiance dans le traitement chirurgical, aux autres elle permet d'entrevoir le sérum libérateur. Malheureusement, les auteurs se sont épuisés en efforts inutiles pour découvrir le microbe ; les fameuses coccidies sont des cadavres ou des débris de cellules dégénérées ; les tumeurs provoquées chez les animaux par l'inoculation des cultures virulentes de blastomycètes ne sont que des nodules inflammatoires, des granulomes analogues à ceux qu'on trouve dans diverses maladies parasitaires. La dernière communica-

tion de Léopold (de Dresde)[1], si intéressante et si optimiste,
attend sa confirmation. Quant à l'opinion des cliniciens, elle
repose sur des bases bien fragiles : on a vu en quelques années
ou quelques mois plusieurs cancers dans la même maison, plusieurs le long d'un cours d'eau ; tandis que le village était sain,
il y en avait à la lisière du bois. Les auteurs qui ont fait ces
remarques ne nous disent pas si l'eau est plus dangereuse que
l'arbre. Celui-ci, toutefois, semble avoir la préférence ; les galles
des végétaux sont leurs tumeurs malignes, certains parasites
connus les engendrent... et l'imagination se met en campagne
sur des analogies grossières et de naïves hypothèses.

Même si la théorie parasitaire était un jour triomphante, elle
ne ferait pas de l'organisme un terrain neutre, incapable de
modifier l'évolution du cancer, de précipiter ou de retarder sa
marche. En attendant, nous restons fidèles à la doctrine qui
fait de la tumeur maligne un trouble nutritif indépendant des
causes extérieures. La disposition de l'organisme à engendrer la
néoplasie est pour nous l'évidence même ; il y a un terrain pour
le cancer. Nous en trouvons la preuve dans les liens qui le rattachent, comme l'a vu autrefois Bazin, aux affections groupées
sous le vieux nom d'arthritisme, et dans l'hérédité, qu'il est si
facile de toucher du doigt. Cent fois nous avons vu le cancer et
les maladies arthritiques se transmettre, alterner, coïncider de
façon telle qu'il nous faudrait un bien grand scepticisme pour
ne pas ranger la tumeur maligne dans une famille pathologique
où elle trouve si naturellement sa place.

On nous dit : « Si le cancer est une maladie constitutionnelle,
aucun procédé chirurgical ne peut en amener la guérison. »
Qu'en savez-vous ? Sans doute, il vaudrait mieux qu'il n'eût pas
de racines dans l'économie et qu'on pût le guérir à coup sûr,
à la seule condition de l'enlever totalement. Nous reconnaissons
même que la récidive est le plus souvent une simple continuation du mal, après une ablation incomplète ; cela est vrai surtout pour les repullulations rapides. Mais rien n'empêche qu'il
y ait de véritables récidives, survenant plus tard sur le lieu

[1] Leopold. *Congrès international de Paris,* août 1900.

même ou à distance, et constituées par du cancer nouveau. Seulement, qui vous dit que ce nouveau cancer apparaîtra? Qui vous dit que la tumeur, enlevée en totalité, se reproduira fatalement? La récidive, au sens propre du mot, est éventuelle et peut ne venir jamais. Et c'est justement cette action mystérieuse et diverse de l'économie qui règle sur place le degré de la « désorientation cellulaire » (FABRE-DOMERGUE), modifie son évolution et détermine son pronostic. C'est elle qui nous donne prise contre le mal, mais nous trace d'infranchissables limites; c'est elle qui assure d'emblée notre défaite ou consolide nos succès. Revenons, pour nous en convaincre, à la région qui nous intéresse.

Il n'est pas douteux que la marche du cancer de l'utérus est très variable, et que nous n'avons aucun élément certain pour la prévoir. Les différences que les auteurs signalent entre les formes ulcéreuses, végétantes, infiltrées, superficielles, cavitaires, sont des apparences vaines; leurs opinions sur les nuances de la malignité sont contradictoires. Nous avons opéré des épithéliomes du col intéressant à peine le tiers ou la moitié d'une des lèvres, et qui certainement n'étaient pas très loin de leur début : le mal s'est reproduit à bref délai. D'autres avaient infiltré, raccourci, excavé le museau de tanche, et nous ont donné des succès inespérés. Pourquoi ces différences?

Un autre fait remarquable et bien connu, c'est le pronostic meilleur des cancers du corps. Ils durent des années, ils restent beaucoup plus longtemps circonscrits et opérables. Pourquoi? L'anatomie de la muqueuse et de la paroi utérine, la disposition des lymphatiques ne nous disent pas comment il se fait que l'utérus, profondément dégénéré à sa face interne et réduit à une coque mince, ne soit pas toujours entouré d'une zone en puissance de cancer et de ganglions infectés.

En somme, il est constant que le cancer utérin traverse deux périodes, qu'il reste enfermé dans l'utérus avant d'envahir les régions voisines, et que la durée de ces deux périodes est soumise à des conditions inconnues, sans doute à l'influence du tempérament morbide. Or, la première, celle qui nous intéresse le plus, est malheureusement trop courte, mais nul ne peut la mesurer, et maintes fois peut-être elle nous paraîtrait assez longue si nous pouvions la surprendre à son origine. Cela dit, quel est notre but et quelles peuvent être nos prétentions?

But et valeur de l'intervention chirurgicale. — Le but rêvé, c'est d'intervenir pendant la première période, avant que la moindre cellule cancéreuse ait cheminé hors de l'utérus. Nous pouvons le faire en opérant très près du début; nous pouvons le faire en arrivant aussi un peu plus tard, si la chance nous fait tomber sur un cancer à marche lente. Alors, qu'arrivera-t-il? N'ayant pas laissé trace de tissu morbide, nous n'avons rien à redouter de notre ennemi ordinaire, la récidive par simple continuation. Et nous sommes bien près de tenir la guérison radicale, nous la tiendrions en effet, sans l'arrière-pensée d'une prédisposition de l'organisme qui peut n'être pas épuisée et reproduire un nouveau cancer à plus ou moins longue échéance. Mais ce n'est là, nous le répétons, qu'une éventualité; et voilà pourquoi, tout en avouant l'instabilité de nos victoires, il nous est permis de croire au succès définitif.

Telle était, il y a quinze ans, l'idée qui nous inspirait : prévenir l'envahissement, et non le poursuivre. Tel est aujourd'hui encore le véritable traitement du cancer utérin. Hors de là, tout est précaire, incertain, ou condamné d'avance.

Non, certes, que l'intervention soit toujours sans portée, quand nous opérons des utérus bien mobiles et que, malgré notre diligence, nous arrivons trop tard. Que veulent dire ces guérisons prolongées, qui durent trois ou quatre ans et finissent par une récidive? On ne peut admettre à tout propos l'éclosion d'un nouveau cancer. N'y a-t-il pas dans ces reproductions tardives la preuve que l'invasion était commencée, mais que, la suppression de l'utérus l'ayant arrêtée de bonne heure, les cellules émigrées sont restées là, sommeillant au sein des tissus? Nous concevons que, pendant ces longues survies qui donnent l'illusion de la santé, mais qui ne sont pas indéfinies, les éléments épithéliaux restés seuls et sans affluence nouvelle mènent une vie moins active et provoquent dans leur voisinage une transformation lente, insensible, un désordre longtemps inaperçu. Et cela doit arriver quand l'émigration des cellules a été disrête avant l'intervention, et aussi quand l'organisme le veut bien, quand ses tissus, leur mode de nutrition, leur degré de résistance imposent aux éléments nuisibles cette lenteur d'évolution. Voilà pourquoi nous avons des succès relatifs, qui sont loin d'être sans valeur, dans quelques-uns des cas où l'envahissement nous a devancés.

Il y a plus encore : l'invasion commencée et visible n'est pas toujours une raison pour perdre courage. Nous parlions des cancers un peu trop mûrs qui nous ont donné des guérisons persistantes. Presque toujours ces cols détruits, affleurant les culs-de-sac, supposent une infiltration déjà étendue et profonde ; comment reconnaître ceux qui, par exception et par bonheur, échappent à cette règle ? Nous n'avons qu'un signe, et encore nous fait-il bien souvent défaut : c'est le rapport entre l'étendue actuelle des lésions et la durée de l'évolution antérieure. Ce fait est le seul qui puisse nous fournir une apparence de pronostic et nous rendre hardis dans l'exécution. Trop souvent, la femme ne peut rien nous dire sur le début de son mal ; mais quand elle a pu être observée, et quand cette période d'observation a duré de longs mois, fût-elle sur la limite des cas opérables, elle peut encore être sauvée ou guérie pour longtemps ; la lenteur constatée de l'évolution nous donne l'espoir que l'envahissement est minime, que nous pourrons l'atteindre et le dépasser, qu'il y a seulement infection de proche en proche et non transport des cellules à distance. Voilà pourquoi il nous est bien difficile de nous en tenir au précepte étroit de n'opérer que des cancers très petits ; voilà pourquoi il nous arrive de risquer, sans légèreté ni aveuglement, des opérations qui n'ont pas grande chance de succès, d'opérer un peu plus souvent que ne paraît l'indiquer l'extrême prudence, pour tomber sur les cas heureux qui voudront bien se présenter.

Ces réserves faites, il faut répéter que l'opération vraiment curative est celle qui précède toute infiltration hors de l'utérus. La situation n'est-elle pas la même pour tous les organes ? Et quand nous sommes réduits à poursuivre le cancer dans les voies lymphatiques, ne devons-nous pas avouer que nous sommes débordés et que nous continuons, par devoir, une lutte inégale ?

Car il ne faut pas nous leurrer sur la valeur des extirpations ganglionnaires. Dans quelle région — cou, estomac, rectum — avons-nous la prétention de supprimer tous les ganglions atteints, toutes les parcelles de tissus qui peuvent recéler un espace lymphatique et des cellules cancéreuses? La mieux disposée pour seconder nos efforts, la région mammaire, nous donne elle-même trop souvent la preuve de notre impuissance. Ne perdons pas de vue ces idées, et nous jugerons mieux, tout à l'heure, les méthodes rivales.

L'HYSTÉRECTOMIE VAGINALE. — *Sa raison d'être, sa bénignité, son efficacité relative.* — L'hystérectomie vaginale est fort dénigrée aujourd'hui. Comme s'ils lui en voulaient de n'avoir pas guéri miraculeusement tous les cancers, beaucoup de bons esprits la condamnent et se laissent entraîner par le mirage d'une méthode plus parfaite. Plusieurs, négligeant les faits qu'ils n'ont pas vus de leurs yeux, prétendent qu'elle n'a jamais rien valu, qu'elle est irrationnelle, puisque les ganglions lui échappent, et mérite d'être oubliée au même titre que les amputations partielles d'autrefois.

Il y a, dans cette opinion excessive, inexpérience des faits et manque de doctrine. Tandis que les sections du col, même au-dessus de l'insertion vaginale, laissent persister l'infiltration qui a cheminé à travers l'isthme et touché la muqueuse utérine, tandis que les sections même précoces, à l'examen histologique, laissent voir entre les faisceaux musculaires des boyaux de cellules cancéreuses divisés par le bistouri et dont la suite est restée sur le moignon, par l'extirpation totale nous enlevons toutes ces causes de récidive immédiate, tout ce qui s'est propagé de bas en haut, tout ce qui n'a pas franchi le tissu utérin, peut-être même, en détruisant les annexes et la base du ligament large, l'envahissement à son début. Ainsi notre intervention est raisonnable et supérieure aux sections du col, en même temps qu'elle est modeste et reconnaît les limites qui lui sont imposées par la force des choses : elle nous promet des succès durables dans les cas où des cellules encore peu nombreuses auront émigré discrètement vers les parties voisines et voudront bien y sommeiller longtemps (survies prolongées), dans ceux plus rares où nous aurons la chance d'intervenir avant que les vaisseaux lymphatiques aient porté hors de l'utérus aucun germe de repullulation (guérisons définitives). En d'autres termes, elle répond au précepte que nous émettions tout à l'heure : « prévenir l'envahissement, non le poursuivre », et aux considérations qui se résument dans cette autre formule : « profiter de la lenteur d'évolution et de la résistance organique ». L'hystérectomie vaginale est donc une méthode *rationnelle*.

En même temps, elle est *bénigne*. Nous avons donné les chiffres. Les partisans irréductibles de la voie haute ont mis la main avec empressement sur une ou deux séries défectueuses — 18 et 19 0/0 — qui appartiennent à d'excellents opérateurs ; c'est mal argumenter. Quelques faits malheureux, entre des mains habiles, montrent les dangers qui guettent le chirurgien lorsqu'il est surpris par un diagnostic difficile ou cherche à tirer parti d'un cas douteux : mais, pour tout homme qui étudie ses observations plutôt que des relevés pris en bloc, ils s'effacent devant la simplicité merveilleuse et la réussite presque certaine de toutes les opérations qui portent sur des tumeurs bien circonscrites et des utérus bien mobiles, les seules, après tout, sur lesquelles il soit prudent de compter pour avoir des résultats satisfaisants.

Enfin, l'hystérectomie vaginale, en dépit de ses détracteurs, s'est montrée *efficace* ; elle a donné des survies prolongées et des guérisons persistantes. Pensez toujours aux chiffres peu élevés des auteurs, qui commencent à 12 ou 15 pour dépasser rarement la centaine, et vous jugerez mieux ce que vaut le petit nombre des cas heureux. Nous avons vu, pour notre part, un assez grand nombre de malades bénéficier largement de notre intervention. Et il faut noter que, parmi ces malades, il y avait un col « très rongé, presque détruit », mais avec mobilité parfaite de l'utérus ; un col « très raccourci, très excavé » ; un col « friable et très infiltré » ; un cul-de-sac postérieur « légèrement envahi », etc.

Si encore vous contestiez les seules « cures radicales », on pourrait s'entendre. Quelques auteurs exagèrent manifestement quand ils parlent de guérison définitive après trois ans révolus ;

même après cinq ans, même plus tard si vous voulez, même
toujours, évitons d'employer ce mot, bien que nous tendions à
considérer comme telles les guérisons qui durent depuis neuf,
dix et douze ans. Mais nier les « cures prolongées » et les bienfaits de l'hystérectomie vaginale après des cancers typiques nettement démontrés par la clinique et par l'histologie, c'est tout
bonnement nier l'évidence. Et puisqu'en faisant toutes les con-
cessions, en admettant les erreurs possibles, nous pouvons
citer au moins 18 malades sur une centaine à qui nous avons
rendu grand service et dont plusieurs semblent guéries définitivement, nous devons affirmer que nos prévisions d'autrefois
étaient légitimes, que seuls peuvent se dire désillusionnés ceux
qui avaient rêvé l'impossible, et qu'enfin, malgré les défections
et les plaidoyers tendancieux, la cause de l'hystérectomie vaginale n'est pas encore perdue.

L'HYSTÉRECTOMIE ABDOMINALE. — *Ses prétentions, sa gravité,
ses résultats.* — Voyons maintenant l'intervention par la voie
sus-pubienne, ce qu'elle nous promet et ce qu'elle nous a donné
jusqu'ici.

Tout d'abord, faisons justice de la chirurgie audacieuse qui
aborde couramment, sans crainte et sans vergogne, les cancers
envahissants, et trouve « plus scientifique », « plus chirurgical »,
de réséquer les ligaments larges, de fouiller à travers les infil-
trats et les parcelles néoplastiques, de poursuivre les ganglions
depuis l'utérine jusqu'à l'aorte. La plupart des opérations abdominales de ces dernières années ont été faites dans ces conditions, comme si les cancers diffus n'avaient pas encore donné
assez de déceptions aux chirurgiens. Nous voulons bien qu'on
n'ait pas renoncé d'avance à tout espoir ; mais qu'après y avoir
passé on ait encore la prétention « d'enlever tout » et d'empêcher le cancer de revenir, c'est une illusion qu'il faut complètement repousser.

Tout autre est la doctrine spécieuse qui, jetant par dessus
bord les cancers envahissants, considère l'hystérectomie abdominale comme le traitement des cancers nettement circonscrits,
franchement opérables, aussi près de leur début qu'on peut les
rencontrer. Celle-ci mérite qu'on l'examine de près, car elle a

pour elle d'être moins osée, moins meurtrière et plus logique. Il s'agit, en somme, d'adopter ici les mêmes principes que pour tous les cancers : intervenir le plus tôt possible, et enlever non seulement la tumeur primitive, mais la zone lymphatique et les ganglions correspondants. La méthode abdominale, comprise de cette manière, vise particulièrement les cas où il n'y a pas de propagation cliniquement appréciable et exige, au cours des opérations les plus simples, toujours et de parti pris, l' « évidement du bassin ».

Son premier argument est celui-ci : les ganglions sont toujours envahis, et la voie haute permet seule de les atteindre. Mais il y a là une pétition de principe. Les affirmations des auteurs, au sujet des ganglions, sont contradictoires. JACOBS les trouve malades 15 fois chez 15 opérées. Hélas ! nous avons tous eu des séries de 15 opérées chez lesquelles la récidive ne s'est pas fait attendre, et nous savons bien qu'on peut trouver quinze fois de suite les ganglions malades.

Mais voici d'autres chiffres : Roger WILLIAMS a vu l'infection ganglionnaire 56 fois dans 78 autopsies ; PEISER affirme que les vaisseaux et les ganglions lymphatiques du col sont touchés dans 50 p. 100 des cas, au moment où la malade vient consulter le chirurgien. Comment ! 22 fois sur 78 d'après un auteur, 1 fois sur 2 d'après l'autre, nous pourrions enlever la tumeur primitive sans nous occuper des ganglions, et peut-être compter sur la cure radicale ! C'est plus beau que nature ; et cependant, voilà sur quels chiffres on s'appuie pour trouver la situation désespérante !

En réalité, les guérisons persistantes après l'hystérectomie vaginale prouvent assez que les ganglions pelviens sont quelquefois indemnes, et pour supprimer ces cas heureux, il ne suffit pas de les déclarer impossibles. Une autre preuve, difficile à réfuter, se tire des opérations sus-pubiennes dans lesquelles l'utérus seul a été enlevé, et qui cependant n'ont pas donné de mauvais résultats. La plus célèbre est la première de Freund : la malade, opérée le 30 janvier 1878, vivait encore en 1893, avec une santé parfaite. On ne faisait pas l'évidement à cette époque ; la méthode sus-pubienne n'était qu'une autre manière d'enlever l'utérus. Il est donc certain qu'on peut vivre quinze ans, alors même qu'on n'a subi ni évidement ni recherche ganglionnaire. Voilà des faits qui se retournent contre vous et qui plaident indirectement la cause de l'hystérectomie vaginale. Vous ne pouvez prendre à votre actif — et encore, sans préjuger le résultat — que ceux dans lesquels on a disséqué la zone lymphatique et trouvé des ganglions malades ; et il reste, en somme, que « les lymphatiques pelviens ne sont pas envahis dès le début », comme le dit LAUWERS — un rallié que « le souci de la vérité » oblige à rendre hommage à la voie basse, tout en lui tournant le dos.

Mais, direz-vous, puisqu'on ignore à quel moment se fait la propagation, n'est-il pas plus sûr d'adopter toujours la voie haute ? Oui, s'il n'y avait, pour sauver sa malade, qu'à prendre les ganglions avec la main. Mais voyez donc un peu les choses comme elles sont ! Vous avez devant vous la tumeur primitive et les ganglions, la zone infectée de la paroi vaginale et du parametrium, les traînées invisibles à travers les tissus. Or, si peu qu'on réfléchisse et qu'on regarde, on a peine à comprendre que des chirurgiens puissent rêver la dissection intégrale des tissus contaminés. La comparaison avec le cancer du sein est spécieuse. Les ganglions axillaires sont réunis en paquet, plongés dans une masse adipeuse qu'on détache facilement ; et pour détruire tous les tissus, tous les vaisseaux lymphatiques entre la tumeur et le groupe ganglionnaire, il est loisible de tailler largement, profondément, et d'enlever en masse la peau, la graisse, l'aponévrose, les muscles même, sans avoir ni organes à ménager, ni dangers à courir. Aussi n'est-il pas un chirurgien qui néglige l'évidement de l'aisselle. Il faut croire, cependant, que nos doigts épargnent souvent quelque glande accolée aux vaisseaux ou perdue vers la clavicule, puisque l'infection continue et se généralise ; il faut croire que les irradiations parties du néoplasme déjouent notre poursuite à ciel ouvert, puisque la récidive a lieu si souvent dans le voisinage de la cicatrice. Et s'il en est ainsi dans une région où nous avons nos coudées franches, que pourrons-nous faire dans la cavité pelvienne ? Que signifie ce dédoublement du ligament large et cette mise à nu de l'uretère, comme si nous pouvions le dépouiller réellement, détruire les dernières travées conjonctives, suivre à la piste les cellules cancéreuses le long des artères iliaques ! Les ganglions ne sont que des relais sur le trajet de l'infection ; à quoi sert d'en prélever quélques-uns ?

Et d'ailleurs, cet évidement — mot bizarre, dont l'exagération devrait nous dispenser d'une critique approfondie — le faites-vous en vérité ? Lisons les observations de Jacobs. Parmi les 15, il y en a 6 où on enlève un « petit ganglion », « deux petits ganglions », « ganglions très petits », et nul examen ultérieur ne dit ce qu'on y a trouvé. Il y en a une avec « un seul ganglion suspect », et à l'examen, « la dégénérescence n'est pas nette » ; une dernière enfin où « ganglions très peu accusés sont abandonnés ». Ainsi, Jacobs prélève — et encore, pas toujours — une parcelle des tissus qui peuvent être envahis. En admettant que les guérisons se prolongent, en fera-t-il gloire à la méthode qu'il a suivie ?

Voilà bien l'état d'esprit dans lequel se trouvent en ce moment les partisans de l'hystérectomie abdominale. Les progrès de la technique ont éveillé en eux de longs espoirs ; tout s'est résumé, à leurs yeux, dans ce mot magique : atteindre les ganglions. Ils n'ont pas semblé voir que cette recherche est inutile si les ganglions sont indemnes, illusoire si l'invasion cancéreuse a pénétré dans le petit bassin ; ils le verront bientôt, et finiront par reconnaître que la méthode sus-pubienne obéit à la même fatalité que sa rivale : devancer l'infiltration cancéreuse, ou se résigner à n'être que palliative.

Ainsi doivent se borner les *prétentions* de l'hystérectomie abdominale. Voyons ce que les faits nous disent de sa *gravité*.

Les relevés anciens, et même certains chiffres modernes sont effrayants. Ils portent, à la vérité, sur une période de tâtonnements et sur un amas confus d'opérations très diverses, où dominent les cancers envahissants. Mais, en dépit de l'abaissement progressif de la mortalité, l'hystérectomie abdominale est encore aujourd'hui quatre fois plus grave que l'opération par la voie basse. Mettons que la mortalité diminue encore, si on renonce tout à fait aux interventions téméraires ; mettons que

« la voie haute, en tant que voie opératoire, ne soit pas plus grave que l'autre ». Oui, mais tout dépend de ce qu'on fait dans le ventre : la dissection prolongée du tissu cellulaire pelvien, le dépouillement minutieux de l'uretère, l'extirpation intégrale des ganglions jusqu'à la bifurcation de l'aorte, en un mot, l'évidement tel qu'il est décrit et tel qu'on devrait le faire pour lui donner quelque valeur, est infiniment plus dangereux qu'une hystérectomie vaginale.

Si encore les faits connus semblaient attribuer à la méthode sus-pubienne une efficacité particulière ! Malheureusement, cette supériorité des résultats, escomptée avec tant d'ardeur, est tout entière à démontrer ; si bien qu'après avoir fait de louables efforts pour nous prouver qu'elle est capable de donner des survies plus longues et des guérisons radicales plus fréquentes, on arrive à nous dire que « les observations ne plaident pas beaucoup en faveur de cette idée ».

Est-ce à dire qu'on ne peut rien tenter, rien espérer des perfectionnements de la technique ? Ce serait là, sans doute, un jugement trop sévère ; et nous tenons à montrer dans quelle mesure les opérations par la voie haute nous paraissent acceptables.

S'il faut réprouver toute intervention pour les cancers pelviens manifestement diffus, le désir d'agrandir notre champ d'action, avec beaucoup de réserve et de prudence, n'est pas illégitime. Dans un cas d'envahissement très limité en apparence, mais laissant peu d'espoir de succès à l'hystérectomie vaginale, le chirurgien peut-il se résigner à considérer comme perdue une femme encore pleine de santé ? Il accepte la voie sus-pubienne comme une ressource qui lui permet d'aller un peu plus loin, de réséquer un lambeau de la paroi vaginale, d'extirper tout près d'elle un noyau de propagation. Souvent il est déçu, l'opération est grave et de plus elle est mauvaise, par l'étendue et la diffusion du mal. Mais il a tenté la chance, et une fois par hasard il peut tomber sur un cas favorable.

Sur 24 malades opérées par nous dans cet ordre d'idées, il y en a deux dont le cancer était envahissant, la paroi vaginale infiltrée, étroite et rigide, le museau de tanche disparu, sans prises possibles ; par la voie sus-pubienne, nous avons pu faire une opération complète — sans recherche ganglionnaire — et les femmes sont restées deux et trois ans sans récidive. Il y a là un fait nouveau, un progrès à saisir, une indication étroite mais positive. On trouve des vagins peu maniables et des cols très élevés, très effacés, des cancers du corps de l'utérus qui cheminent de haut en bas à travers le museau de tanche, le rendent friable, exigent qu'on empiète sur la paroi vaginale. C'est à nous de connaître les faits cliniques, de nous rappeler les malades devant lesquelles nous avons dû jadis avouer notre impuissance, et d'être assez clairvoyants pour dépister les cas où nous pouvons, sans témérité, faire un pas en avant. L'essentiel est d'aller doucement et de ne pas nous aventurer, car le mal est insidieux, et l'examen le plus attentif suffit à peine pour fixer la limite où commencent les opérations hasardées, dangereuses pour le présent, inutiles pour l'avenir.

CONCLUSION. — Nous venons de montrer comment l'hystérectomie vaginale obtient des guérisons qui paraissent définitives, quand elle est faite assez tôt pour prévenir l'envahissement ; comment, sans l'avoir prévenu et sans le poursuivre, elle obtient des survies prolongées ; comment l'hystérectomie abdominale est une ressource de plus dans un petit nombre de cas triés sur le volet, mais comment, appliquée de parti pris aux cancers envahissants, elle est une imprudence, et aux cancers limités, une illusion.

L'hystérectomie vaginale, en cas d'utérus mobile et de cancer nettement circonscrit, a une mortalité presque nulle. Les succès qu'elle obtient — survies prolongées et guérisons persistantes — sont dans une proportion qui varie entre 10 et 20 p. 100. Elle a donc fait ses preuves, et les services qu'elle rend sont indiscutables.

L'hystérectomie abdominale, adoptée comme seul traitement du cancer utérin, est encore aujourd'hui quatre fois plus dangereuse. Quant aux résultats thérapeutiques, il y en a d'excellents à la suite des opérations simples, sans évidement ni recherche ganglionnaire, en d'autres termes, dans les conditions d'une hystérectomie vaginale. Après les ablations prétendues complètes,

ceux que nous connaissons déjà sont mauvais, ou trop récents
pour être jugés.

Le but de nos interventions est de prévenir la diffusion du
cancer ; hors de là, notre rôle est purement palliatif. Et, comme
bien des causes portent les malades à nous arriver trop tard, il
faut bien nous attendre à n'en sauver qu'un petit nombre. De
là cette double formule : opérer de bonne heure si nous pouvons,
et savoir nous contenter de peu.

CANCER ET GROSSESSE. — Un cas très spécial mérite de nous
arrêter avant de clore ce chapitre : c'est la conduite à tenir en
présence d'un *cancer du col utérin compliqué de grossesse*. Nous
avons déjà vu que, d'après l'opinion commune, la grossesse
active la marche du néoplasme et aboutit presque toujours à
l'avortement [1]. L'accouchement spontané à terme est possible ;
BAR, CHARPENTIER [2], HERMAN [3], d'autres encore en ont cité des
exemples. Mais cette terminaison est souvent funeste à la mère
ou à l'enfant, sinon à tous les deux : sur 47 grossesses abandonnées à leur évolution spontanée, COHNSTEIN [4] a rapporté
12 ruptures utérines terminées par la mort et 5 déchirures du
col, dont 3 ont amené l'issue fatale.

Il serait donc prudent d'agir ; mais comment ? L'avortement
provoqué (SCANZONI, HERMAN, WEST) et l'accouchement prématuré artificiel (SIMPSON) constituent des pratiques surannées.
Le courant actuel est en faveur des interventions plus actives et
surtout plus précoces. L'amputation simple du col étant con-
damnée et ne méritant que d'être citée pour mémoire, il reste
plusieurs partis à prendre :

Si la tumeur est inopérable [5], comme l'intérêt de l'enfant
passe avant celui de la mère, on doit s'efforcer de mener là

[1] BAR. *Thèse d'agrég. de Paris,* 1886.

[2] CHARPENTIER. *Traité prat. des acc.,* 1870. Paris.

[3] HERMAN. *London obs. Transact.,* 1878, t. XX, p. 190.

[4] COHNSTEIN. *Arch. f. Gyn.,* 1873, t. V, n° 2, p. 366.

[5] NOBLE. *Med. News.,* 1895, p. 665. — MICHELINI. *Ann. de gyn. de
Paris,* 1899, p. 183.

grossesse tout près de son terme, afin d'extraire, par l'opération césarienne, un fœtus viable. Dans ces cas, l'ablation de l'utérus est contre-indiquée ; la femme n'a droit qu'à une thérapeutique palliative.

Si le cancer est au début de son évolution, la conduite du chirurgien varie avec l'âge de la grossesse [1] ; tel est l'avis de la majorité des auteurs. Ainsi, pendant les trois permiers mois de la gestation, LANDAU, HOFMEIER [2], KALTENBACH n'hésitent pas à enlever contenant et contenu par le vagin ; THEILHABER [3] recommande aussi l'hystérectomie vaginale totale et mentionne 17 cas terminés par la guérison. A partir du quatrième mois, la voie haute semble mieux indiquée. Vers la fin de la grossesse, on peut faire d'abord l'opération césarienne et l'hystérectomie pendant les suites des couches, ou bien l'hystérectomie abdominale d'emblée.

ACCONCI [4] et DÜHRSSEN [5] repoussent systématiquement la voie haute pour recommander l'opération césarienne vaginale à toutes les époques. Après avoir ouvert le Douglas et décollé la vessie, DÜHRSSEN [6] débride le col par deux incisions, antérieure et postérieure, ce qui lui permet d'extraire l'enfant et le délivre, puis il pratique séance tenante l'ablation de l'utérus. SARWEY (de Tubingue) [7] et E. SCHROEDER (de Kœnigsberg) [8] ont appliqué cette méthode avec succès.

Pendant le travail, l'inextensibilité invincible du col impose l'opération césarienne, à moins qu'on n'aime mieux recourir d'emblée à la technique d'ACCONCI-DÜHRSSEN.

En résumé, les auteurs que nous venons de citer semblent

[1] HERNANDEZ. *Annal. de gyn. et d'obs.*, 1894, août et septembre.

[2] HOFMEIER. *Deut. med. Woch.*, 1887, p. 397.

[3] THEILHABER. *Arch. f. Gyn.*, 1894, t. XLVII, p. 56.

[4] ACCONCI. *Rendiconto clinico di Genova*, 1894.

[5] DÜHRSSEN. *Der vaginale Kaiserschnitt*, 1896, Berlin.

[6] DÜHRSSEN. *Centralblatt f. Gyn.*, 1897, p. 942; et *Volkmann's Samml. klin. Vortræge*, 1898, n° 232.

[7] SARWEY. *Beitr. z. Geb. und Gyn.*, 1899, t. II, p. 178.

[8] E. SCHROEDER. *Zeitsch. f. Geb. u. Gyn.*, 1898, t. XXXIX, p. 525.

avoir établi que toute femme enceinte ayant un cancer opérable doit subir sans retard, et quel que soit l'âge de la grossesse, une intervention ayant pour but, avant tout, d'enlever l'utérus et les annexes par la voie haute ou la voie basse et, en second lieu, d'extraire le fœtus vivant si possible. Mais tout récemment, une discussion s'est élevée[1] qui aboutit à des conclusion très différentes. A la suite d'une communication de LEGUEU, une opinion conservatrice a été soutenue par BOUILLY, PINARD, VARNIER, CHAMPETIER de RIBES, et acceptée avec une réserve par LEGUEU, POZZI et SEGOND.

Une femme enceinte et cancéreuse, dit BOUILLY, est perdue ; la conduite à tenir, c'est l'abandon de la mère en faveur de l'enfant. De son côté, PINARD conteste que la marche du cancer soit précipitée par l'état gravide ; on trouve dans la littérature obstétricale plus de quinze observations de femmes ayant eu plusieurs grossesses dans un utérus cancéreux. Il n'est pas prouvé que l'avortement soit si fréquent dans le cours de la grossesse, quand on n'y touche pas. Il n'est pas prouvé que la femme opérée dans les trois premiers mois survive plus longtemps que la femme abandonnée à elle-même. Au delà du septième mois, devancer le terme est une pratique déplorable pour l'enfant, qui ne sera jamais qu'un « prématuré ». L'intervention n'est pas plus grave chez la femme en travail, quand elle n'est pas en travail depuis trop longtemps. Pour toutes ces raisons : « Pendant la grossesse, quelque soit l'âge de cette dernière, l'expectation doit être la règle. Pendant le travail, si toutes les périodes s'accomplissent normalement, laisser la femme accoucher spontanément ; si la dilatation est entravée par l'induration des tissus, éviter les débridements et les déchirures, pratiquer tout de suite la laparotomie et l'hystérotomie pour extraire le fœtus, et amputer la portion amputable de l'utérus. »

VARNIER pense également qu'on ne peut poursuivre à la fois le salut de l'enfant et le salut très problématique de la mère ; CHAMPETIER de RIBES veut qu'à partir du jour où une cancéreuse est enceinte, tous nos efforts se concentrent sur cette idée : ame-

---

[1] *Soc. d'obst., de gyn. et de péd.*, janvier, février, mars 1901.

ner l'enfant à terme ou le plus près possible du terme dans les meilleures conditions possibles. En suivant cette conduite, il n'est pas démontré qu'on n'agisse pas au mieux des intérêts de la mère.

Pour les derniers mois de la grossesse, LEGUEU, POZZI et SEGOND n'hésitent pas davantage à prendre parti pour l'enfant; ils se rallient à l'opération faite seulement au début du travail, si la malade est bien surveillée; ils conseillent de choisir l'intervention la plus simple si le cancer n'est plus limité, et s'il reste une possibilité de guérison, ils rejettent l'amputation de PORRO, qui laisse le tissu morbide et expose à l'infection, en faveur de l'hystérectomie abdominale totale. Mais voici la réserve : dans les trois premiers mois, la grossesse a beaucoup de chances pour être méconnue; mais, fût-elle sûrement établie, ce ne serait pas une raison pour admettre que le salut de l'enfant soit, d'une façon absolue, notre seul objectif. L'heureuse terminaison de la grossesse et la survie de l'enfant sont problématiques; il faut mettre au premier plan la survie de la mère, qui peut être fort longue et n'est pas quantité négligeable.

En d'autres termes, les accoucheurs ont fort bien établi que, dans la grande majorité des cas, même en présence d'une tumeur peu avancée, l'expectation doit être la règle. Mais les chirurgiens, de leur côté, ont raisonné en chirurgiens, et, tout en montrant un prudent scepticisme, ils n'ont pu oublier que le cancer pris à temps, avant toute propagation hors de l'utérus, donne des survies précieuses et des guérisons prolongées; ils n'ont pu se résoudre à abandonner totalement la cause de la mère, et ils ont admis l'intervention radicale dans certaines grossesses à leur début, encore obscures et d'un avenir incertain, avec des cancers très nettement limités.

FIBROME

Définition. — Les fibromes utérins (*tumeurs fibreuses, corps fibreux, fibroïdes, myomes, fibro-myomes, lio-myomes, hystéromes*), sont des tumeurs dont la structure est celle de l'utérus lui-même. Ils sont rangés parmi les tumeurs bénignes, c'est-à-dire incapables de se généraliser et d'infecter l'organisme, mais souvent ils deviennent graves par leurs connexions et leur développement.

Étiologie et pathogénie. — C'est une maladie d'une fréquence extrême, qui frappe surtout les femmes de 30 à 50 ans. Nous ne possédons aucun exemple authentique de corps fibreux développé au-dessous de 20 ans ou après 50, du moins dans la race blanche. Avant 30 ans, l'affection est exceptionnelle ; nous l'avons vue à partir de 24 ans, cinq ou six fois.

Les conditions dans lesquelles se produisent les fibromes sont notées arbitrairement par les auteurs : irritations répétées, stérilité, affections ovariennes, etc. La stérilité est un effet bien plutôt qu'une cause. Les statistiques de SCHROEDER semblent montrer que les corps fibreux sont surtout l'apanage des femmes qui ont eu des enfants, mais les nullipares et les vierges n'en sont pas exemptes, et il est fréquent, au contraire, de voir les porteuses de fibromes être des femmes stériles. La race noire y est très exposée.

Le rôle de l'*hérédité* n'est pas contestable ; KLEINWAECHTER, HOFMEIER, SPAROCCHI et VEIT en ont cité des cas intéressants. Selon nous, c'est l'hérédité du tempérament, l'hérédité arthritique qu'il faut incriminer ; c'est la « tendance aux néoformations fibreuses » dont nous avons déjà parlé.

On a beaucoup discouru sur la pathogénie, mais l'accord est loin d'exister entre les auteurs. COHNHEIM supposait que la tumeur avait une origine congénitale, et naissait aux dépens de cellules embryonnaires non disparues pendant la formation des organes et restées çà et là au sein des tissus ; la doctrine est bien démodée. D'autres disent que les fibro-myomes sont de nature *irritative*[1] ; l'expression est ancienne et un peu vague. Aujourd'hui on précise, et la cause irritative ne serait autre chose que l'*infection*[2]. Cette opinion est défendue par CLAISSE[3] :

[1] VIRCHOW. *Pathol. des tumeurs*, t. II, p. 343.
[2] PILLIET. *Soc. anat.*, janvier 1894, et *Soc. de biologie*, 7 mars 1896.
[3] CLAISSE. *Thèse de Paris*, 1900.

« La cause des fibro-myomes, dit-il, est liée à une infection de
la muqueuse utérine. Les utérus donnant naissance à ces tumeurs, utérus fibrogènes, sont atteints ordinairement de lésions
inflammatoires subaiguës, au niveau de la muqueuse et surtout
des petits vaisseaux de la paroi musculaire. C'est autour de
ceux-ci, et plus ordinairement au niveau des capillaires, que
se développe une couronne proliférante de cellules rondes se
transformant en fibres lisses, couronne augmentant par la formation de pointes d'accroissement et s'entourant d'une bande
fibreuse qui isole ce nodule fibromateux au milieu des faisceaux voisins. Ces néoformations localisées sont de nature
inflammatoire, développées aux dépens d'endo et de périvascu-
larites ; elles entraînent une leucocytose notable ; elles sont vraisemblablement de cause microbienne, quoique la présence
inconstante de germes pathogènes dans ces tumeurs, leur suppuration et celles du voisinage ne constituent pas de preuves
absolues ; parfois peut-être, elles relèvent de l'action locale de
poisons de nature microbienne ou autre. La pénétration des éléments nocifs se fait par voie circulatoire ; elle a ordinairement
pour origine la muqueuse utérine. »

Il s'agit là d'une hypothèse pure et simple. Tout ce qu'il est
permis de constater, c'est que le néoplasme se développe autour
d'un vaisseau dont la paroi est primitivement altérée ; PILLIET a
beaucoup insisté sur ce point. KLEBS [1], KLEINWAECHTER [2], GOTTS-
CHALK [3] pensent aussi que les modifications subies par les vaisseaux et les capillaires ont une part active dans le développement de la tumeur.

Mais quelle est la cause de cette altération ? Dire qu'elle est
inflammatoire n'a de sens que si on fait de ce terme un synonyme d'infectieux. Or, on tend aujourd'hui à voir partout
l'infection microbienne, et on oublie trop, selon nous, les dystrophies d'un autre ordre. On voit, d'ailleurs, combien la doctrine soutenue par CLAISSE est flottante, en ce qui concerne la

[1] KLEBS. *Volk. Samml. klin. Vortraege*, n° 98.

[2] KLEINWAECHTER. *Manuel d'anat. path.*, t. I.

[3] GOTTSCHALK. *Centralbl. f. Gyn.*, 1894, p. 1017.

nature et la provenance des éléments nocifs apportés par la
circulation. Bien plus, les cellules rondes qu'il a observées à
l'instar de KLEINWAECHTER, et qui se transforment en cellules
fusiformes, puis en nodules microscopiques répartis le long des
capillaires, nous donnent précisément l'image, d'après A. DORAN.
du développement normal de l'utérus ; elles ne sont donc pas
« de nature inflammatoire », et le fibro-myome, par la nature
de ses éléments, ne serait qu'une aberration évolutive du tissu
utérin (Paul PETIT).

Il faut se reporter ici à ce que nous avons dit sur l'origine
de la sclérose utérine, et sur la confusion que tous les auteurs
ont faite entre l'hypertrophie et l'inflammation (p. 88). La
métrite infectieuse, dans les utérus fibromateux, est une éventualité connue ; elle peut même aller jusqu'à la suppuration
et au sphacèle ; mais elle n'est ni obligatoire ni fréquente.
Normalement, ces utérus nous montrent une muqueuse
hypertrophiée mais saine, une paroi épaisse, lardacée ou
spongieuse, sans infiltration leucocytaire, une hyperplasie conjonctive et une hyperplasie des fibres lisses en proportions
variables, mais rien qui ressemble à des masses de cellules
embryonnaires et à des tractus fibreux étouffant les éléments
nobles du parenchyme, tels qu'on en voit dans les utérus
infectés.

La maladie que nous décrivons est une des formes de l'hypertrophie utérine, chez les arthritiques nerveuses. Elle est l'aboutissant d'une série qui commence à l'utérus scléreux de moyen
volume, celui que VIRCHOW a décrit avec les myomes sous le
nom de métrite parenchymateuse, dans un même chapitre de sa
Pathologie des tumeurs ; où se range l' « utérus géant », de
structure identique, et celui dans lequel deux ou trois nodules
fibreux, gros comme des noisettes, sont perdus au milieu d'une
masse hypertrophique ; enfin l'utérus fibromateux proprement
dit, où la néoplasie qui envahit tout l'organe se dispose çà et
là en forme de lobes et de lobules séparés, de dimensions et de
volumes très variables.

Ainsi, nos malades sont des scléreuses ; et nous pensons qu'on
le reconnaîtra bientôt. Déjà, un travail d'Outre-Rhin vient à l'ap-

pui de nos idées. STRASSMAN et LEHMANN[1] ont examiné 71 femmes atteintes de fibromes dans le service de GUSSEROW : elles avaient, dans la proportion de 40 p. 100, des lésions de myocardite scléreuse, et une dégénérescence artério-scléreuse des vaisseaux ovariens ; plusieurs avaient eu des apoplexies, et quelques-unes ont présenté des embolies pulmonaires. Les auteurs en déduisent qu'on peut, le plus souvent, considérer les lésions scléreuses de l'appareil circulatoire et pulmonnaire et les modifications semblables des organes génitaux, en particulier la myomatose utérine, comme les produits d'une seule et même diathèse.

Anatomie pathologique. — Nous décrirons d'abord les fibromes, disposition, structure, évolution anatomique ; puis l'utérus, ses connexions et les changements qui surviennent dans son tissu.

LES FIBROMES. — La tumeur fibreuse est une masse arrondie, dont le volume varie de la grosseur d'une lentille à celle d'une tête d'adulte et parfois même au delà. Leur consistance est ferme et élastique.

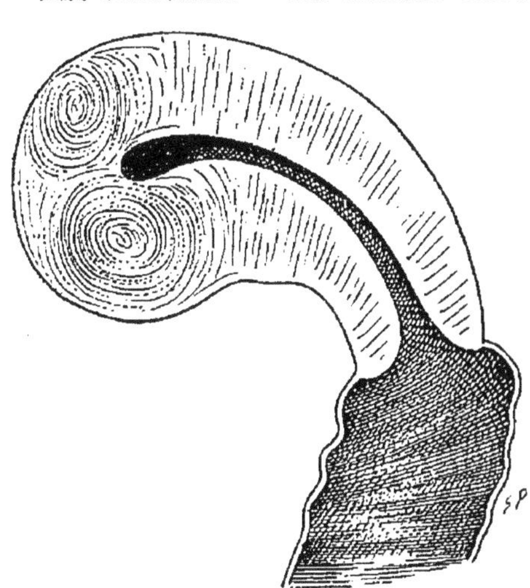

Fig. 92.

Fibromes interstitiels.

A la coupe, la surface de section a un aspect dense et une coloration blanche ou légèrement rosée ; on y découvre, à l'œil nu, des fibres disposées en spirales irrégulières ou en tourbillons autour d'un centre de formation. La surface extérieure est tantôt régulière, tantôt bosselée ; celle des tumeurs sous-péritonéales est toujours lisse.

[1] STRASSMANN et LEHMANN. *Arch. f. Gyn.*, 1899, t. LVI, n° 3.

Souvent les corps fibreux sont isolées par une couche de tissu conjonctif lâche, une sorte de *capsule* d'où on peut les énucléer sans effort ; mais souvent aussi la couche est dense et l'énucléation n'est pas facile, des tractus fibreux et vasculaires reliant la tumeur au tissu utérin.

D'autres fois, et surtout quand la tumeur est molle et charnue, une partie de sa surface est intimement fusionnée avec le parenchyme.

Rien de plus variable que le nombre des corps fibreux. Il y en a d'ordinaire un ou deux principaux, accompagnés de quelques noyaux plus petits ; mais on en a compté jusqu'à 30, 40, et même 50 chez la même malade. Le fibrome unique n'est pas exceptionnel.

Le point de départ de la tumeur est le tissu utérin lui-même. Elle naît dans l'épaisseur des parois aux dépens des éléments

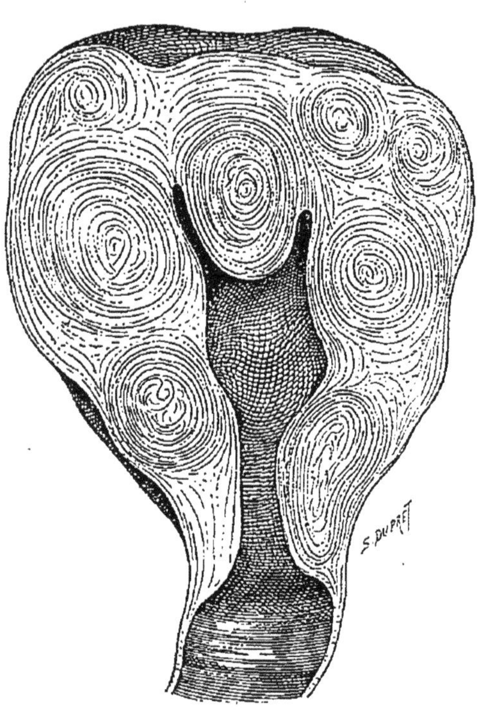

Fig. 93.
Fibromes interstitiels et sous muqueux.

conjonctifs et musculaires, et progresse du côté de la cavité utérine ou du côté de l'abdomen. En se développant, elle refoule les organes voisins et s'accroît au point d'acquérir un volume quelquefois énorme.

Il faut, pour la clarté de la description, et surtout pour l'intelligence des symptômes et des indications, décrire séparément les fibromes du corps et ceux du col.

Fibromes du corps. — Les fibromes *insterstitiels* sont enchâssés dans la paroi utérine (fig. 92 et 93). Le noyau intra-pariétal devient ensuite sous-péritonéal ou sous-muqueux, par l'accroissement progressif de son volume. Cependant, chez quelques femmes, de petits fibromes peuvent rester interstitiels indéfiniment, sans jamais trahir leur présence par aucun symptôme.

Quand la tumeur s'est développée dans une des parois du corps et vers le fond de l'organe, elle forme une globe volumineux, qui

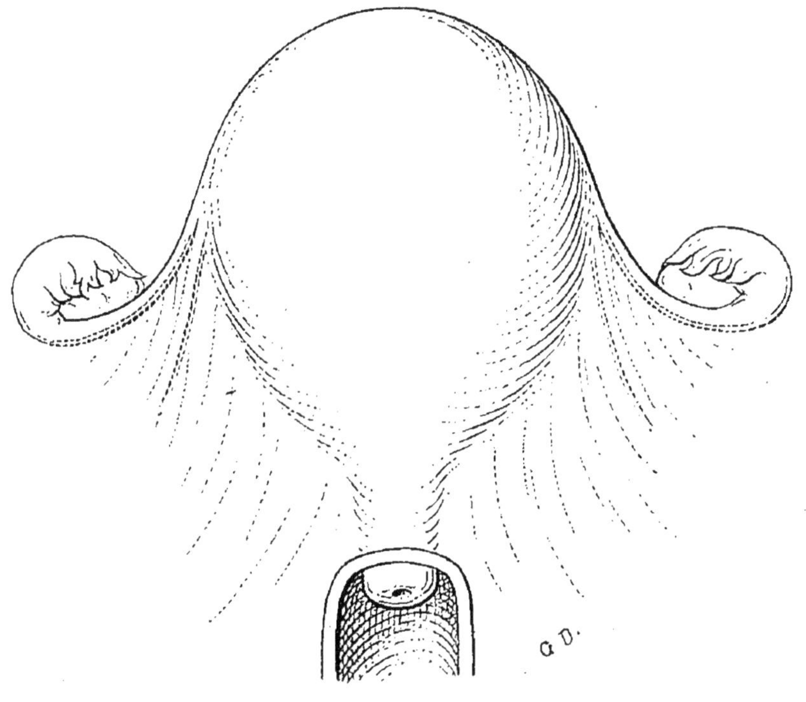

Fig. 94.

se dégage de l'excavation pelvienne pour se porter en haut, dans la cavité abdominale. Elle représente le corps de l'utérus très agrandi ; les ligaments larges s'y appliquent et la contournent, insérés vers la partie supérieure de la masse, hypertrophiés et distendus. A la grosse tumeur fait suite un segment inférieur indemne de fibrome, normal, un peu épaissi, ou notablement allongé ; le petit bassin est libre, et l'utérus mobile au-dessus du détroit supérieur. L'aspect de ces myomes à évolution franchement abdominale rappelle celui d'un aérostat ou d'une montgolfière (fig. 94).

Ceux qui poussent dans le fond de l'utérus exclusivement, lui donnent une autre configuration. Le globe fibreux se développé tout entier au-dessus des ligaments larges, dominant la partie vide du corps utérin et l'insertion des ligaments à la corne ; ceux-ci ont conservé leurs dimensions, leur souplesse et leur

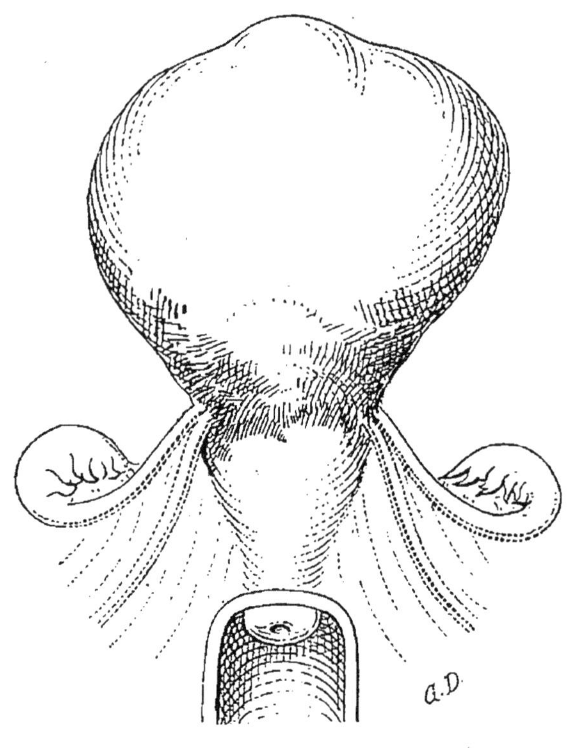

Fig. 95.

place dans la cavité pelvienne (fig. 95). Tous ces détails inté- ressent le chirurgien.

On appelle *sous-péritonéaux* les fibromes qui, d'abord inters- titiels, prennent leur essor du côté de l'abdomen, en se coiffant du péritoine viscéral. Souvent ils sont reliés à l'utérus par une large base, on les dit *sessiles* ou bien, à mesure qu'ils se déve- loppent et montent vers l'abdomen, leur point d'implanta- tion s'étire et devient un pédicule tantôt large et court, tantôt

19.

lóng et mince. Les fibromes *pédiculés* (fig. 96) jouissent d'une
mobilité assez grande. Ils prennent souvent des adhérences avec
l'intestin, l'épiploon, la séreuse qui tapisse la ceinture pelvienne.
Il peut arriver que le pédicule se rompe : le myome alors
devient libre dans l'abdomen, ou plutôt il reste adhérent aux
parties voisines sur lesquelles il semble greffé. Cette disposition

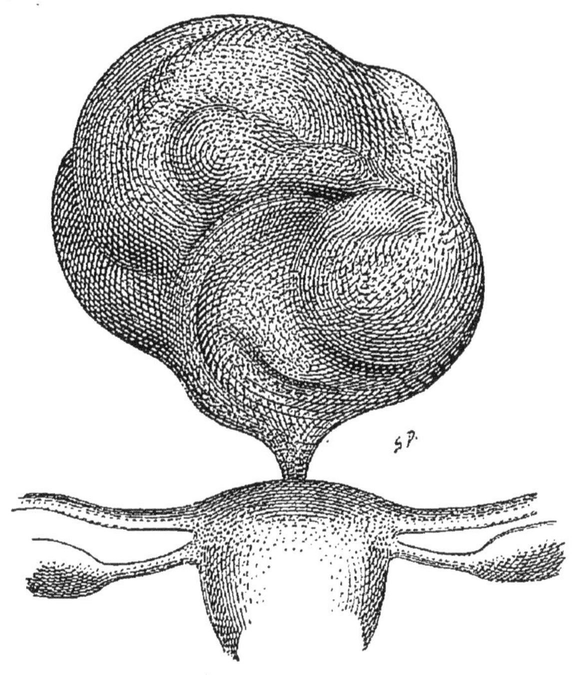

Fig. 96.
Fibrome sous-péritonéal pédiculé.

exceptionnelle a été vue par quelques auteurs ; nous l'avons
rencontrée une fois.

Les myomes *sous-muqueux* (fig. 93) sont des corps fibreux
évoluant vers la cavité utérine, dans laquelle ils font saillie. Ils
peuvent être sessiles ou pédiculés. Ces derniers constituent les
polypes fibreux (fig. 97) ; leur pédicule, plus ou moins long, plus
ou moins grêle, s'insère au fond de la cavité utérine ou sur les
faces.

Les myomes *intra-ligamentaires* (fig. 98) sont ceux qui, naissant des bords de l'organe, s'insinuent entre les deux feuillets des ligaments larges qu'ils écartent, et s'enclavent ainsi dans l'excava-

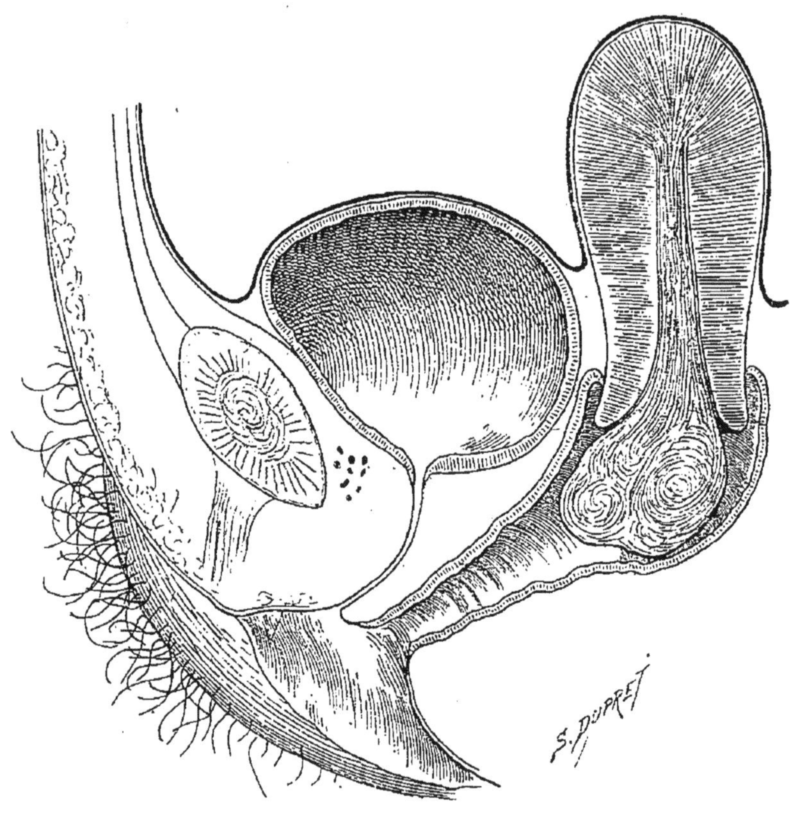

Fig. 97.
Polype fibreux.

tion pelvienne; on dit ces tumeurs *incluses* dans le ligament large. Elles refoulent l'utérus du côté opposé, déplacent la vessie et l'attirent de telle façon, qu'elle peut monter plus ou moins haut sur le globe fibreux.

Ces différentes variétés sont souvent réunies chez la même malade.

Fibromes du col. — Les fibromes du segment inférieur occupent la portion *sous-vaginale* ou la *sus-vaginale*.

Les premiers, interstitiels ou sous-muqueux, restent à l'état de noyaux inclus dans une des lèvres, ou prennent la forme de polypes reliés à cette lèvre, ou implantés dans la cavité cervicale et venant saillir dans le vagin, parfois d'aspect papillaire ou mûriforme.

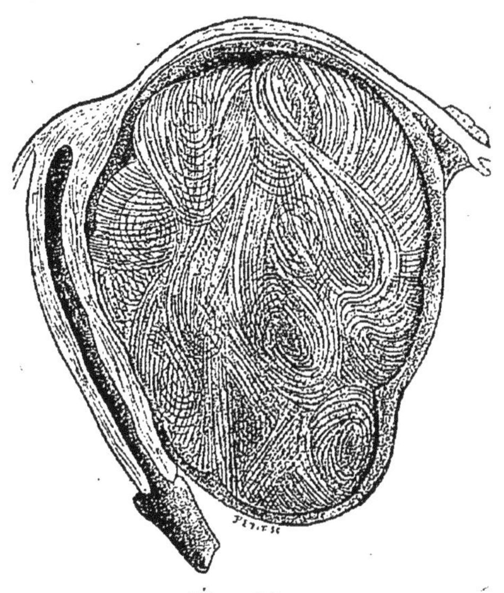

Fig. 98.
Fibrome intra-ligamentaire.

Les fibromes de la zone sus-vaginale (fig. 99) sont moins rares et beaucoup plus intéressants. Ce sont des tumeurs interstitielles qui, se développant dans tous les sens, effacent le museau de tanche, bourrent le segment inférieur, remplissent l'excavation pelvienne et bouleversent tous les rapports. A mesure que son volume augmente, le fibrome dépasse le détroit supérieur sans quitter le petit bassin ; il attire en haut la vessie, qui, par suite de ses connexions étroites avec le col, se distend et monte sur la tumeur, si bien que le cul-de-sac vésico-utérin s'élève au-dessus du pubis et vient s'offrir au bistouri du chirurgien. En même temps, l'accroissement du néoplasme en épaisseur a pour résultat de combler le cul-de-sac de Douglas, de dédoubler les ligaments larges, de mettre les uretères en contact immédiat avec sa surface. Comme ce développement se fait tout entier aux dépens du segment inférieur, on trouve au sommet de la masse globuleuse un petit corps utérin collé sur elle et muni de ses annexes ; l'appareil utéro-ovarien, de volume insignifiant, est soulevé jusqu'à l'ombilic ou au delà.

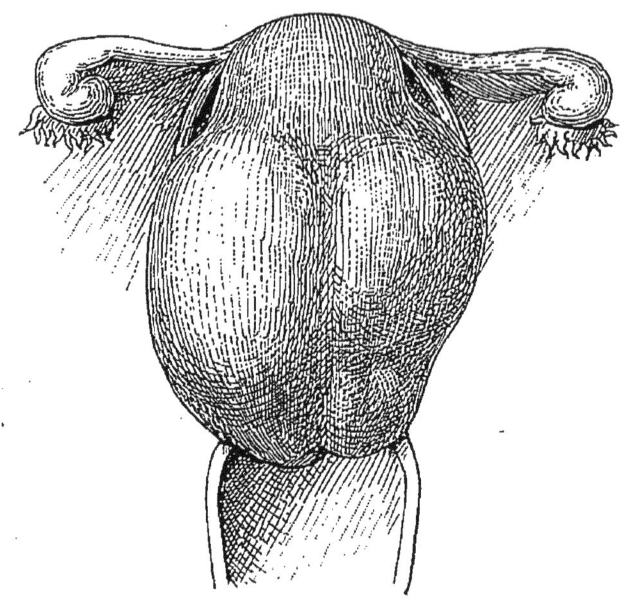

Fig. 99.

Fibrome du segment inférieur (zone sus-vaginale).

Cette disposition des fibromes cervicaux diffère absolument des formes où le segment inférieur est libre et que nous décrivions tout à l'heure. Elle est de la dernière importance, car elle transforme entièrement l'hystérectomie abdominale dans ses détails sinon dans ses principes généraux.

Structure des fibromes. — Ils sont constitués par du tissu musculaire lisse et du tissu conjonctif ; ce sont toujours des *fibro-myomes*. Ils ont une structure identique à celle du parenchyme utérin, mais la proportion de ces deux éléments n'est pas toujours la même. Aussi a-t-on proposé de les dénommer fibromes, myomes ou fibro-myomes, suivant la proportion des fibres conjonctives et musculaires qui entrent dans leur trame. Il est difficile au clinicien de faire ces distinctions ; ce qu'il faut retenir, c'est que les tumeurs où prédominent les éléments musculaires sont, en général, plus vasculaires et offrent à la palpation une consistance moins ferme que la variété conjonctive. Ce fait a été signalé par GUSSEROW en 1886 ; nous l'avons constaté chez bien des malades au cours de nos opérations.

Quelle que soit la variété du fibrome, les éléments musculaires sont disposés en faisceaux juxtaposés et contournés en tourbillons, de manière à former des nodosités arrondies, séparées les unes des autres par des travées de tissu conjonctif lâche ou condensé.

Au sein du néoplasme, l'abondance des vaisseaux est très variable (veines, artères, capillaires, espaces lymphatiques). Dans les vieilles tumeurs, en voie de dégénérescence fibreuse, la vascularisation est très pauvre, ou même presque nulle ; mais les fibro-myomes en voie d'accroissement sont mieux partagés. Certains méritent le nom de *télangiectasiques* ou de *caverneux*, proposé par VIRCHOW ; ils peuvent être comparés à une éponge gorgée de sang. On y trouve des lacunes vasculaires dues à la dilatation des capillaires et creusées en plein parenchyme ; à la surface du néoplasme on voit ramper de véritables sinus maintenus béants par leur adhérence au tissu. Leur ablation peut donner lieu à de graves hémorrhagies.

Transformation des fibromes. — Des modifications histologiques profondes surviennent au cours de leur évolution.

Une des plus fréquentes est la *dégénérescences fibreuse*, dans laquelle disparaissent peu à peu les éléments musculaires. Cet heureux changement, qui produit la rétraction atrophique de la masse, ne s'observe qu'après la ménopause ou après l'accouchement. Mais il s'en faut que la grossesse et même l'âge critique marquent toujours le terme de l'évolution des myomes ; nous verrons plus loin ce qu'il faut en penser.

Beaucoup plus rare, la *dégénérescence graisseuse* a été bien étudiée par VIRCHOW, CORNIL, SIMPSON, etc. BRÜNINGS (de Münich)[1] en a récemment publié un exemple chez une femme de cinquante-cinq ans. On suppose, mais le fait n'est pas prouvé,

---

[1] BRÜNINGS. *Congrès de gyn. de Berlin*, 26 mai 1899.

qu'elle joue le principal rôle dans la *résorption* totale ou partielle des fibromes, souvent signalée après la ménopause ou après l'accouchement.

La *dégénérescence calcaire*, assez rare, atteint surtout les petits myomes interstitiels. Ces noyaux calcifiés peuvent cheminer vers la cavité utérine, et être expulsés hors des voies génitales sous la forme de masses très dures, improprement nommées *calculs utérins*.

On ne connaît jusqu'ici qu'un seul cas de *dégénérescence amyloïde*; il a été décrit par STRATZ et KLOB.

La *dégénérescence myxomateuse* se voit assez souvent ; elle est caractérisée par l'accumulation du tissu muqueux entre les faisceaux musculaires et conjonctifs.

Pour le chirurgien, la plus intéressante est la *degénérescence sarcomateuse*, c'est-à-dire la transformation du fibrome en une tumeur maligne ou relativement maligne. Niée pendant longtemps, elle est admise aujourd'hui par beaucoup d'auteurs ; peut-être même est-elle plus fréquente qu'on ne l'admet généralement. D'après FEHLING (de Halle) [1] elle se produirait presque toujours aux environs de la ménopause ; sur 9 malades dont il rapporte l'observation, 8 avaient dépassé la quarantaine. OTTO DE FRANQUÉ (de Würzburg) [2], auteur d'un important mémoire sur le sarcome de l'utérus, affirme aussi qu'elle survient au moment de la ménopause, plutôt après qu'avant ; 10 de ses malades sur 13 étaient âgées de plus de quarante-cinq ans. Si l'on en croit L. LANDAU (de Berlin) [3], on l'aurait même observée sur des moignons d'hystérectomie abdominale incomplète.

La *dégénérescence carcinomateuse* est une impossibilité histologique, une tumeur de la série conjonctive ne pouvant devenir un beau jour une tumeur de la série épithéliale ; nous y reviendrons en faisant l'histoire du sarcome. Mais les deux processus, carcinome et fibrome, peuvent se rencontrer sur

---

[1] FEHLING. *Beitraege zur Geb. u. Gyn.*, 1899, t. I, n° 3, p. 488.

[2] O. DE FRANQUÉ. *Zeitschrift für Geb. u. Gyn.*, 1899, t. XL, n° 2, p. 183.

[3] LANDAU. *Berl. klin. Woch.*, 1899, n° 27, p. 581.

le même utérus ; il s'agit ordinairement d'un cancer de la
muqueuse propagé au parenchyme, et qui très naturellement —
l'épithélioine gagnant de proche en proche et ne respectant rien
— envahit la masse fibreuse. Mais on a donné, pour certains
cas au moins, des explications plus savantes. Il y aurait transformation cancéreuse d'éléments glandulaires d'origine congénitale, inclus dans le myome. Pour HAUSER [1], ces débris épithéliaux proviennent du canal de Müller, tandis que RECKLINGHAUSEN [2]
les fait émaner du canal de Wolff. D'après KOSSMANN, l'épithélioine
développé au centre d'une tumeur fibreuse prendrait naissance
dans un prolongement de la muqueuse du corps, isolé par
étranglement.

Sous le nom de *rhabdomyome*, WEBER [3] a décrit une modification caractérisée par la striation de la fibre musculaire. Ces
tumeurs bizarres subiraient souvent la transformation sarcomateuse. Ce sont là des raretés pathologiques sur lesquelles nous
ne voulons pas insister.

Les *tumeurs fibro-kystiques* (fig. 100) ne forment pas une espèce
anatomique définie ; leur pathogénie est multiple. On rencontre
les kystes aussi bien dans les fibromes proprement dits que dans
les sarcomes ou les myxomes. D'après VIRCHOW, ces formations
seraient l'indice d'une exaltation du processus néoplastique, d'une
modification profonde de la tumeur primitive, peut-être d'une
évolution vers la malignité. Le mode de production des kystes
est variable [4] : tantôt il s'agit de vaisseaux lymphatiques dilatés
(fibromes lymphangiectasiques) à la suite d'une stase excessive
coïncidant avec une perméabilité anormale des jeunes vaisseaux ;
tantôt les kystes naîtraient d'une inclusion d'épithélium glandulaire, congénitale ou peut-être secondaire ; tantôt ce sont des
pseudo-kystes formés par des foyers de désintégration, de nécrose
due à l'oblitération des vaisseaux sanguins par des thrombus

[1] HAUSER. *Münch. med. Woch.*, 1893, n° 1.

[2] RECKLINGHAUSEN. *Les adénomes de l'utérus*, 1896, Hirschwald,
éditeur.

[3] WEBER. *Virchow's Archiv.*, t. XXXIX, p. 222.

[4] DREON. *Thèse de Paris*, 1899.

néoplastiques, ceux-ci venant de la prolifération de l'endothélium vasculaire. Les foyers devenus « géodes » sont pleins d'une matière molle ou d'une bouillie liquide. Un épanchement sanguin remplit quelquefois ces cavités de natures diverses ou la cavité utérine elle-même, dont le col est oblitéré par torsion ou

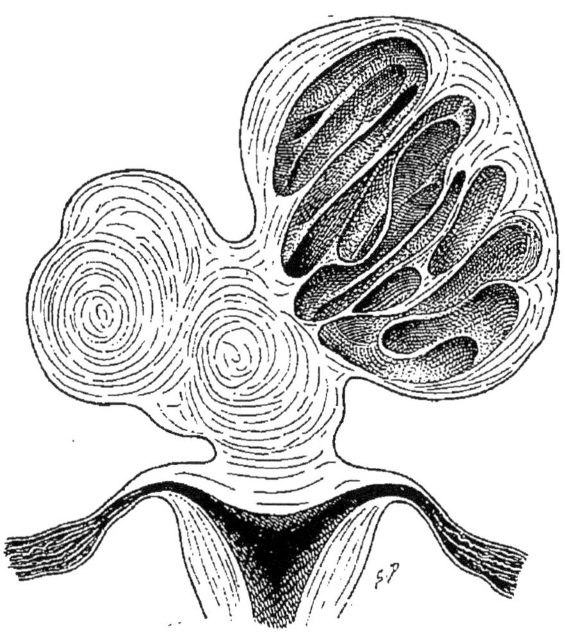

Fig. 100.
Fibrome kystique.

par atrophie sénile, et constitue des formes d'hématocèles ou d'hématométries.

A côté de ces transformations, les fibromes peuvent être le siège d'accidents tout autres, la *gangrène* et la *suppuration*. Le plus souvent, la gangrène s'observe dans les polypes et résulte de la torsion ou de l'effilement de leur pédicule ; la tumeur s'élimine spontanément. C'est un accident peu redoutable, à moins que la tumeur sphacélée ne reste longtemps sur place et ne devienne une cause d'infection. Quelquefois la gangrène est partielle, et due à l'étranglement par l'orifice du col.

On a signalé la mortification des myomes sous-péritonéaux

pédiculés ; le mécanisme est aussi celui de la torsion. L'infection de la zone mortifiée se ferait ensuite sous l'influence de micro-organismes charriés par les lymphatiques, ou parvenus dans la tumeur à travers les parois intestinales (?).

En dehors de ces cas d'insuffisance vasculaire, l'infection d'un fibrome intra-cavitaire, ou même profondément inclus dans la paroi utérine, et la suppuration qui se forme autour de lui ou dans sa trame, sont une source de dangers avec lesquels le chirurgien est quelquefois aux prises, et qui aggravent singulièrement le pronostic des opérations. L'infection vient du dehors, sa cause est ignorée, soupçonnée seulement ; elle peut tenir à un examen septique, à une intervention maladroite[1].

L'utérus. — Autour des myomes, nous l'avons dit plus haut, l'utérus est hypertrophié dans son ensemble ; tout son parenchyme est fibromateux, tantôt mou et charnu, tantôt blanchâtre et lardacé ; quelquefois même, il est *fibromateux sans fibromes* et cet *utérus géant* ne diffère ni par sa structure, ni par son évolution, ni par ses symptômes de celui qui contient des masses énucléables. Les parois ressemblent à celles de la matrice gravide ; la cavité s'agrandit, se déforme ; les ligaments larges et ronds participent à ce développement anormal, et deviennent plus épais, plus charnus. Les trompes sont allongées, hypertrophiées et contournent les masses fibreuses ; les ovaires sont toujours scléro-kystiques. Le système vasculaire utéro-ovarien subit un accroissement considérable ; souvent la surface de l'utérus est sillonnée de gros plexus veineux, qui s'anastomosent largement avec d'énormes veines cheminant entre les feuillets des ligaments larges.

Cette masse utérine congestionnée contracte souvent, par quelques points, des *adhérences* avec les organes voisins, l'intestin, l'épiploon. L'irritation péritonéale légère qui les produit, peut provoquer, à titre exceptionnel, un *épanchemant ascitique* peu abondant, sans qu'il y ait dégénérescence maligne de la tumeur (LANDAU).

[1] GUÉRY. *Thèse de Paris*, 1901.

Si nous examinons la structure de l'utérus à côté des fibromes, nous trouvons la muqueuse un peu plus épaisse qu'à l'état normal, et hypertrophiée dans toutes ses parties. Les glandes sont nombreuses, régulières, très rapprochées les unes des autres, allongées et un peu enfoncées dans le tissu musculaire. L'épithélium de revêtement de la muqueuse et celui des glandes sont intacts, normaux. Le tissu inter-glandulaire est composé de cellules droites ou rondes, tassées les unes contre les autres ; dans les points clairsemés, elles reposent sur un canevas formé par un réticulum finement fibrillaire. Du côté du parenchyme : hyperplasie de la musculature utérine, très aisée à constater par l'abondance des fibres-cellules nucléées jeunes ; épaississement scléreux des parois artérielles et bandes de sclérose conjonctive péri-vasculaire ; thromboses veineuses, et ectasies lymphatiques créant des varices et des lacunes. En résumé, on ne trouve que des lésions d'hyperplasie simple, et pas d'altérations glandulaires ou épithéliales, pas d'éléments inflammatoires, pas d'infiltration embryonnaire (WYDER, SEMB, von CAMPE, etc.).

Symptômes. — Les porteuses de fibromes sont très souvent des femmes abondamment réglées depuis l'âge de leur formation ; mais, quand la tumeur se développe, l'écoulement sanguin prend une autre allure et, par une transition insensible, devient une véritable hémorrhagie, pouvant durer huit, dix et quinze jours. Chez beaucoup de malades, il reste ainsi périodique pendant toute l'évolution du fibrome, et revient tous les mois comme de fortes règles : telle est la *ménorrhagie*. S'il apparaît irrégulièrement, hors de l'époque menstruelle, il s'agit d'une *métrorrhagie*, qui se déclare à l'improviste et dure deux ou trois semaines, ou bien des pertes de quatre ou cinq jours se répètent à de courts intervalles, comme si les règles venaient plusieurs fois par mois, de telle façon que la femme ne s'y reconnaît plus.

Le sang est d'un rouge vif, liquide ou mélangé à des caillots qui remplissent le vagin avant d'être expulsés.

Les pertes sanguines font subir aux malades toutes les vicissitudes. Le repos au lit les supprime, ou seulement les diminue, et souvent la moindre imprudence les rappelle. Certaines femmes,

après des hémorrhagies formidables, voient le sang s'arrêter
brusquement et la menstruation se régulariser pour un laps de
temps qui varie de plusieurs mois à deux ou trois ans, au bout
desquels les mêmes accidents se reproduisent. On rencontre,
et nous l'avons vu deux ou trois fois, des fibromes interstitiels
en évolution, avec des règles parfaitement normales. Mais ce qui
est surtout remarquable, c'est la facilité merveilleuse avec laquelle
un grand nombre de femmes supportent leurs hémorrhagies.
Anéanties d'abord, elles se relèvent en quelques jours et reprennent toutes les apparences de la santé. Ce sont des arthritiques tendant à l'obésité ; pendant longtemps, au lieu de mai-
grir, elles engraissent.

Dans l'intervalle des hémorrhagies, on observe souvent une
leucorrhée qui indique la persistance de la congestion utérine.
D'autres fois, ce sont des pertes aqueuses (*myomes hydrorrhéiques*
de TRÉLAT).

Le fibrome est-il une affection douloureuse ? Oui et non ;
tout dépend, non du volume de la tumeur, mais de la place
qu'elle occupe et du sens de son développement. Quand elle
monte au-dessus du détroit supérieur, grossit et se meut librement dans l'abdomen, elle provoque un sentiment de pesanteur,
quelques tiraillements lombaires, et c'est tout. Elle peut même
passer inaperçue ; la femme, indifférente à des règles un peu
vives qu'elle se connaît depuis longtemps, ne sent rien, jouit
d'une santé parfaite, et c'est par hasard qu'elle remarque un jour
une masse dure qui déjà approche de l'ombilic. Le palper et le
toucher vaginal ne déterminent alors aucune souffrance. Quelquefois, cependant, ces tumeurs mobiles offrent des points douloureux, ou même un seul, correspondant au fond de l'utérus
refoulé, à une annexe malade, etc.

Il en va tout autrement dans les fibromes à évolution pelvienne. Les tumeurs mêmes petites, mais enclavées dans le
petit bassin, soit qu'elles appartiennent au corps, le fassent pencher dans le DOUGLAS et l'y emprisonnent, soit qu'elles bourrent
le segment inférieur et soient naturellement sessiles dans l'excavation, donnent lieu à de vives douleurs et ne restent pas
longtemps ignorées ; quelquefois, les névralgies sont atroces.

Il faut ajouter des *phénomènes de compression* du côté de l'urèthre, de la vessie, de l'uretère, des vaisseaux pelviens. La compression de l'urèthre amène la dysurie et la rétention d'urine, celle de la vessie l'incontinence ou la pollakiurie; celle des uretères est un accident beaucoup plus grave, capable de provoquer des troubles urémiques mortels. On observe des œdèmes, des varices et des phlébites.

L'intestin peut être aussi troublé. En comprimant le rectum, une tumeur développée dans le cul-de-sac de Douglas entraîne une constipation opiniâtre et des accidents de coprostase qu'il faut se hâter de combattre. L'obstruction intestinale absolue a été souvent signalée.

Signes physiques. — Quand la tumeur n'est pas encore volumineuse et ne monte que faiblement au-dessus du pubis, la vue ne révèle rien ; il faut recourir au palper bi-manuel pour constater que l'utérus est augmenté de volume. Plus tard, il fait grossir le ventre et devient facilement accessible ; il est mat à la percussion, dur, sans fluctuation ; il offre une surface inégale, ou parfaitement lisse et régulière, parfois une lobulation véritable, c'est-à-dire plusieurs fibromes d'inégale grosseur et bien distincts.

La tumeur fait corps avec la matrice, à moins d'être pédiculée. Pour constater cette fusion intime, il faut, par le palper bi-manuel, imprimer au fibrome une série de secousses, immédiatement transmises au col et perçus par le doigt explorateur.

L'examen de la cavité utérine par l'hystérométrie, révèle presque toujours un agrandissement, surtout un allongement de cette cavité pouvant atteindre 10, 15 et même 20 centimètres, au lieu de 6 à 7, chiffre normal. Ce fait peut avoir de l'importance au point de vue du diagnostic différentiel; pour contourner les masses fibreuses et n'être pas trompé, il est bon de faire le cathétérisme avec une bougie modérément flexible. Mais la cavité reste à peu près normale avec les myomes sous-séreux pédiculés.

Tels sont les signes physiques généraux des fibromes qui font monter l'utérus dans la cavité abdominale. La masse que nous décrivons est formée d'un myome unique assez volumineux pour saillir dans tous les sens, ou de multiples tumeurs occupant des sièges variés dans la paroi.

Voyons maintenant quelques signes particuliers. Certaines tumeurs, sans être nettement fluctantes, offrent à la palpation une souplesse anormale. Ceci caractérise les fibro-myomes à prédominance musculaire ou très vascularisés.

Chez d'autres malades, on sent une fluctuation indéniable, facile à percevoir, mais circonscrite et contiguë à des zones résistantes : il s'agit d'une tumeur fibro-kystique. On l'observe surtout dans les cas à évolution rapide ; elle comporterait, d'après les auteurs, un pronostic moins rassurant que celui des myomes ordinaires, .à cause de sa transformation possible en sarcome.

Au lieu d'une tumeur faisant corps avec l'utérus, il arrive qu'on trouve une masse arrondie, indépendante, mobile dans la cavité abdominale. Les mouvements qu'on lui imprime avec la main se transmettent faiblement au doigt appliqué sur le col : c'est un fibrome sous-péritonéal pédiculé. La mobilité dont il jouit dépend de la longueur de son pédicule. Les troubles de compression, les métrorrhagies, sont ordinairement peu marqués, ou font même complètement défaut ; la cavité utérine est à peine plus allongée qu'à l'état normal.

Les sous-muqueux sessiles sont reconnus par l'exploration de la cavité utérine déformée. Ils n'ont pas d'histoire clinique, et se confondent avec les tumeurs interstitielles. Un myome volumineux, nous l'avons dit, peut faire en même temps saillie sous le péritoine et dans la cavité.

Les sous-muqueux pédiculés, ou *polypes fibreux*, causent toujours des métrorrhagies accompagnées de coliques utérines, de douleurs expulsives. Longtemps cachés dans l'utérus et inaccessibles au toucher vaginal, pour les découvrir il faut l'hystérométrie, la dilatation, le toucher intra-utérin. Quelquefois, sous l'influence des contractions de l'organe et grâce à l'allongement de leur pédicule, ils franchissent le col et viennent à l'orifice ; puis, les contractions finies, ils remontent et disparaissent. On appelle ces myomes, alternativement visibles et invisibles, des *polypes intermittents*. Mais il arrive un jour où la tumeur descendue dans le vagin y reste ; le doigt la contourne et s'insinue entre elle et le bourrelet que forme le col dilaté autour de son pédicule. Cette situation nouvelle ne met fin ni aux douleurs ni aux hémorrhagies.

Le volume des polypes est très variable, noix, mandarine, etc. ; il est, pour ainsi dire, sans limites ; de temps à autre on voit des *polypes géants*. Quelques-uns, munis d'un pédicule trop court, restent indéfiniment cachés dans la cavité et distendent peu à peu ses parois ; le toucher vaginal, l'examen au spéculum ne fournissent aucun renseignement, mais l'utérus est assez gros pour attirer l'attention du côté de l'abdomen. Ces tumeurs simulent une hypertrophie régulière de la matrice, dont les parois épaissies et charnues forment au myome une enveloppe complète et donnent à la main la sensation d'un utérus gravide (*grossesse fibreuse* de GUYON).

Nous avons distingué soigneusement, dans l'anatomie pathologique, les *fibromes du segment inférieur* ; ils méritent de nous arrêter ici. Ceux de la portion sus-vaginale sont les plus graves; sessiles dans le petit bassin, ils y restent forcément enclavés, au moins par leur partie déclive ; ils soulèvent, comme nous l'avons dit, l'utérus et les culs-de-sac péritonéaux, séparent les feuillets des ligaments larges comme ceux dont le développement est intra-ligamentaire d'emblée, et réalisent un type d'inclusion très difficile à reconnaître pour le clinicien. L'obstruction de la cavité pelvienne, l'effacement du col, le déplacement de l'orifice utérin, l'immobilité de la masse, la présence d'un petit lobule rénitent et sensible qui peut être le corps utérin et qu'on découvre au sommet de la tumeur abdominale quand elle a pris un grand volume, tels sont les éléments du diagnostic. L'immobilité, l'obscurité des mouvements imprimés par le palper bi-manuel, doivent faire penser au segment inférieur et à l'inclusion ; l'importance en est grande au point de vue du manuel opératoire.

Les fibromes de la portion sous-vaginale, interstitiels, se reconnaissent à la présence d'un noyau dur, non diffus, enclavé dans l'épaisseur d'une des lèvres. Rarement, on les voit prendre un développement excessif, remplir et distendre le vagin, dédoubler la cloison recto-vaginale, acquérir même avec le temps des dimensions extraordinaires [1].

Marche, durée, terminaisons. — L'évolution des myomes utérins est soumise à des lois que nous ne connaissons pas toutes. Avec un siège, une structure, des apparences identiques, ils grossissent rapidement et provoquent des pertes épuisantes, ou bien ils restent longtemps stationnaires et inoffensifs, sans qu'on puisse invoquer d'autres raisons que les tendances propres de la femme.

Cependant, il y a quelques règles générales. Les fibromes interstitiels et sous-muqueux, incorporés à la paroi utérine, ayant avec elle une circulation commune et participant à sa nutrition, l'irritent sans cesse et la congestionnent, font couler le sang, vivent et progressent ; toutes conditions d'ailleurs égales, on comprend leur développement rapide. Au contraire, les sous-séreux, qui abandonnent peu à peu la paroi, s'énucléent et se désintéressent, pour ainsi dire, des actes nutritifs de l'utérus, doivent marcher plus lentement ; en fait, ils sont beaucoup moins hémorrhagiques ou ne le sont pas du tout, et peuvent rester longtemps sans apporter aucun trouble sérieux à la santé générale. On voit ainsi des utérus petits ou très modérément hypertrophiés, sans aucun noyau fibreux dans leur trame, auxquels est appendue par un mince pédicule une tumeur unique et parfois énorme, que les malades semblent porter allègrement.

Ainsi, la durée de la maladie est des plus variables ; cependant, à moins d'une complication intercurrente, elle met toujours plusieurs années à conduire les malades à la cachexie finale.

Abandonnées à elles-mêmes, ces tumeurs ont des destinées fort disparates. La *résorption complète* est une terminaison douteuse ; il semblerait, toutefois, qu'on l'a observée après la grossesse (Gusserow), et à la suite d'une laparotomie purement exploratrice (Schroeder).

On voit les fibromes s'atrophier au moment de la cessation

---

[1] Schroeder et Hofmeier. *Mal. des femmes*, 1899, p. 295.

des règles; c'est l'opinion classique et souvent justifiée. Mais, nous le savons aujourd'hui, on aurait tort de trop compter sur le rôle curateur de la ménopause. Les recherches modernes semblent démontrer qu'elle n'est pas sans influence sur la transformation sarcomateuse des myomes. En tout cas, les corps fibreux ont souvent pour résultat de retarder l'établissement de la ménopause; ils sautent à pieds joints, pour ainsi dire, sur l'âge critique et poursuivent leur développement et leurs ravages.

Les malades peuvent se débarrasser de leur tumeur par *élimination spontanée*. L'expulsion par le vagin est relativement fréquente; le pédicule effilé, tordu, finit par se rompre sous l'influence des contractions utérines. Dans des cas plus graves, le fibrome descendu dans le vagin et mal nourri se sphacèle. Nous avons dit plus haut que la *suppuration* et la *gangrène* des fibromes intra-pariétaux pouvaient être le résultat d'une infection partie de la cavité utérine et capable de faire succomber les malades à la septicémie généralisée; mais la tumeur sphacélée tend à se faire jour au dehors et la guérison est possible. Quelques auteurs l'ont vue sortir à travers le rectum (LISFRANC), la vessie (DEMARQUAY), la paroi abdominale (DUMESNIL); ce sont là des faits exceptionnels.

La mort par *hémorrhagie* a dû être observée bien rarement. Les pertes de sang répétées arrivent à faire mourir les malades épuisées, cachectiques; elles les rendent vulnérables et les mettent à la merci d'une complication (broncho-pneumonie, insuffisance hépatique, rénale ou cardiaque).

Complications. — Les plus redoutables sont l'*embolie*, l'*occlusion intestinale* par compression de l'intestin, l'*urémie* par compression des uretères.

Les *lésions rénales* (albuminurie, pyélo-néphrite, hydronéphrose) doivent être l'objet d'une recherche très sévère; la présence du pus, de l'albumine, des cylindres hyalins ou granuleux est toujours de fâcheux augure et augmente la gravité de l'intervention chirurgicale.

Les *lésions du cœur* ont été notées par divers écrivains (HOF-

MEIER, FEHLING, SÉBILEAU) comme étant la suite des troubles circulatoires produits par les grosses tumeurs abdominales, en particulier les fibromes. Nous ne voulons pas nier cette pathogénie, mais nous rappelons ici nos idées sur la coïncidence des lésions viscérales scléreuses avec les fibromes utérins. L'hypertrophie cardiaque nous paraît s'expliquer d'elle-même; l'atrophie brune et la dégénérescence graisseuse appartiendraient surtout aux malades cachectiques, épuisées par les hémorrhagies.

Une *ascite* véritable et de quelque importance est extrêmement rare ; elle appartient surtout aux tumeurs malignes.

Le *prolapsus* vaginal peut se rencontrer avec les fibromes ; mais jamais il ne s'agit d'une propulsion de haut en bas, comme on le voit dans les ascites considérables. Une tumeur qui serait assez grosse et assez pesante pour déterminer la chute, est forcément fixée et retenue dans le ventre. En réalité, il s'agit d'une coïncidence pathologique, les deux lésions relevant du même tempéramment morbide (p. 92).

L'*inversion utérine* est, au contraire, une conséquence directe de certains fibromes qui, implantés sur le fond de la matrice, le retournent comme un doigt de gant et l'attirent au dehors, si bien qu'il peut être difficile de voir où commence la tumeur, où finit le tissu utérin.

Il n'est pas très rare de voir, au début d'une laparotomie, l'utérus assez déformé pour décrire sur son axe vertical une rotation incomplète, de telle façon que les annexes d'un côté sont en avant, les autres en arrière ; ceci passe inaperçu en clinique. Mais la *torsion* de l'utérus fibromateux dans son ensemble — nous ne parlons plus des tumeurs pédiculées — est exceptionnelle; on a vu cependant un myome interstitiel occupant le fond de la matrice, le corps de l'organe devenir lui-même pédicule et subir une torsion lente ou brusque, d'où naissaient des accidents graves de péritonite[1].

Nous avons signalé l'*infection* de l'utérus ou du fibrome lui-

---

[1] SCHULZE. *Zeitschrift für Geb. und Gyn.*, 1898, t. XXXVIII, n° 2. — PLANQUE. *Thèse de Paris*, 1897.

même. Il faut y ajouter celle des annexes, qui naturellement ne sont pas à l'abri des propagations septiques. Les fibromes utérins compliqués de *suppuration pelvienne* comptent parmi les plus graves lésions qui puissent exercer la sagacité du chirurgien et engager sa responsabilité.

Assez souvent, l'utérus fibromateux est envahi par le *cancer*. Celui de la cavité peut passer inaperçu ou, s'il est reconnu, ne pas modifier beaucoup les indications thérapeutiques; celui du col s'impose à l'attention, il précipite une intervention qui, pour les fibromes seuls, aurait pu être différée, il exerce enfin quelque influence sur le choix du procédé thérapéutique. Nous avons dit qu'il n'est jamais une transformation du fibrome ; ajoutons qu'il est un accident naturel et comme la fin d'une évolution prévue, dans ces utérus où se donnent rendez-vous la sclérose et l'hyperplasie glandulaire.

Il faut s'attendre à rencontrer quelques *grossesses* dans les utérus fibromateux. Elles peuvent suivre leur cours et se terminer par un accouchement normal, mais quelquefois la tumeur empêche l'utérus de se développer régulièrement, et cause l'avortement ou l'accouchement prématuré ; au moment du travail elle provoque des accidents graves de dystocie, ou, après l'expulsion du fœtus, des hémorrhagies par défaut de retrait des parois utérines. Nous compléterons plus loin cet exposé (p. 416).

Pronostic. — Rien de plus variable que la gravité des fibromyomes utérins. A côté des tumeurs qui tuent par urémie ou par cachexie, il en est d'autres qui passent inaperçues, et constituent de véritables trouvailles d'amphithéâtre.

Il nous est impossible d'affirmer qu'un myome, en apparence très bénin, ne prendra pas un jour des allures inquiétantes ; nous ne connaissons aucun signe capable de nous renseigner sur ses destinées ultérieures. La ménopause elle-même, naguère si rassurante, n'est plus considérée comme la conclusion heureuse de la maladie, car elle est loin de mettre les patientes à l'abri des plus fâcheuses surprises. Comparé à l'épithéliome et au sarcome, le corps fibreux mérite encore son titre de tumeur bénigne ; cliniquement, l'étiquette est fausse ou exagérée.

Quel que soit l'âge de la malade, si la tumeur est petite, si on la découvre par hasard au milieu d'une santé parfaite, si elle ne donne aucun symptôme, ni douleur, ni hémorrhagie, on fait bien d'avertir et de surveiller, mais il est permis, il est mieux d'attendre ; peut-être attendra-t-on si longtemps, qu'un jour viendra où, la tumeur n'ayant pas évolué et la guérison étant acquise, la femme s'applaudira de n'avoir pas subi d'opération. Plus l'âge est avancé au moment de l'examen, plus on peut croire que la tumeur est inoffensive depuis longtemps et restera sans gravité. Plus elle est pelvienne, lourde et sessile, plus elle a de chances de s'enclaver si elle grossit tant soit peu ; si, au contraire, elle est très abdominale, on a du temps devant soi.

Mais un fibrome *en voie d'évolution* ne doit jamais être pris légèrement. La douleur et l'hémorrhagie sont les deux signes cardinaux. L'accroissement de volume constaté n'a pas moins de valeur ; si un œil expert tient la malade en observation, l'expectation est permise, les palliatifs peuvent être essayés, l'intervention radicale n'est pas toujours d'une urgence absolue, mais elle est toujours de mise, et trop souvent la peur ou les mauvais conseils éloignent du chirurgien une malade encore vigoureuse et destinée à guérir sans encombre, pour la laisser revenir plus tard, épuisée et demandant un miracle.

On voit combien il est faux d'adopter une formule absolue, de dire que « les fibromes sont des tumeurs toujours graves, » ou inversement, qu'il « faut que la chirurgie désarme ». Aucune question ne met plus souvent à l'épreuve le tact et la conscience du praticien ; et il est juste, en présence des résultats que donnent aujourd'hui les opérations pratiquées par des mains habiles, de condamner à la fois les excès d'une chirurgie à outrance, et le scepticisme naïf ou calculé qui soustrait les malades à une intervention éclairée et les livre aux pires accidents.

Diagnostic. — Le fibrome à évolution abdominale se présente sous l'aspect d'une masse plus ou moins volumineuse, atteignant ou dépassant l'ombilic, de forme grossièrement arrondie, à surface lisse, inégale ou nettement bosselée. Sa consistance est ferme, élastique ou franchement dure. La tumeur est intimement soudée à la matrice et fait corps avec elle, de sorte que les mouvements qu'on lui imprime sont intégralement transmis au doigt qui explore le col. Elle est mate, non fluctuante, insensible ou peu sensible à la pression ; sa présence coïncide avec un agrandissement notable de la cavité utérine, et avec des hémorrhagies d'abondance variable.

Ainsi se résument les signes que nous avons étudiés avec assez de détails pour n'avoir plus à donner maintenant que les éléments du diagnostic différentiel.

Malheureusement la situation n'est pas toujours aussi nette. Certains myomes avec prédominance du tissu musculaire offrent à la palpation une sensation de mollesse, qu'il est fort difficile de distinguer de la fluctuation vraie, et qui appartient également aux corps fibreux télangiectasiques. Enfin, les grosses tumeurs fibro-kystiques peuvent être le siège d'une fluctuation partielle très analogue à celle des kystes multiloculaires de l'ovaire ; un écoulement sanguin modéré, une cavité utérine de dimensions à peu près normales achèvent d'embarrasser le clinicien.

Il est évident que l'absence des métrorrhagies, coïncidant avec une tumeur souple à la pression, peut faire penser à une *grossesse*, à un *néoplasme liquide de l'ovaire*. Dans ce dernier cas, la tumeur est plus régulièrement arrondie, plus rénitente, elle occupe avant d'être énorme une situation plus latérale, et les mouvements qu'on lui imprime ne se transmettent pas aussi directement à l'utérus, à moins d'adhérences solides et étendues ; l'hystérométrie permet aussi de constater les dimensions normales de la cavité utérine. Si c'est une *grossesse* qu'on soupçonne, il faut chercher les battements du cœur du fœtus, les modifications survenues au niveau du col, interroger la malade sur ses antécédents, sur le début de l'affection, etc. Mais les renseignements sont quelquefois si peu précis, qu'on est obligé à l'expectation, car on n'a même pas la ressource d'examiner impunément la cavité utérine ; force est bien d'attendre que le diagnostic se précise de lui-même.

Dans certains cas, les métrorrhagies sont abondantes, et on

découvre une tumeur du volume d'une tête de fœtus, faisant corps avec la matrice, mais relativement molle et si régulière, qu'elle éveille l'idée d'un utérus gravide : on pense à une grossesse qui va se terminer prématurément, mais il s'agit d'un myome intra-utérin, sous-muqueux et sessile.

Dans les cas de fibrome sous-péritonéal pédiculé, le diagnostic est facile si la tumeur est très dure avec une surface inégale ou bosselée, si elle coïncide avec des métrorrhagies et un accroissement de la cavité qui trahissent la coexistence de noyaux fibreux interstitiels. Mais le tableau n'est pas toujours complet; s'agit-il d'un *kyste ovarique*, d'une *tumeur solide de l'ovaire*, d'un *cysto-fibrome utérin pédiculé ?* La question sera tranchée par la laparotomie. Existe-t-il un peu d'ascite? Il faut penser à des *masses cancéreuses* de l'épiploon; mais souvent on hésite jusqu'après l'ouverture du ventre.

Il était utile de signaler ces faits qui déroutent le praticien; mais il ne faut pas s'exagérer les difficultés, car les cas abondent où le diagnostic se fait aisément.

Les fibro-myomes à évolution pelvienne sont les plus obscurs : ils peuvent simuler la *rétro* ou l'*antéflexion*, la *salpingite*, le *kyste ovarien*, l'*hématocèle rétro-utérine*, l'*inversion*, l'*épitheliome*, la *grossesse normale* ou *ectopique*. Pour reconnaître si la saillie perçue en avant ou en arrière est due à l'inflexion de l'utérus, il est bon de recourir à l'hystérométrie. Le diagnostic de la grossesse peut être hérissé de difficultés; on a vu l'erreur commise par des cliniciens éprouvés.

Souvent un petit fibrome développé vers l'une des cornes de l'utérus en impose pour une salpingite unilatérale; il peut être sensible à la pression comme une lésion inflammatoire. Autrefois, quantité de salpingites étaient prises pour des tumeurs fibreuses; aujourd'hui encore, il faut toujours se défier des *fibromes latéraux*.

Le diagnostic de l'hématocèle rétro-utérine est, en général, aisé. L'inondation péritonéale a un début brusque, dramatique et s'accompagne de phénomènes généraux graves qui manquent dans le fibrome; la consistance de la tumeur formée par le sang épanché diffère sensiblement de celle du corps fibreux; cependant on a vu des hématocèles, même abondantes, évoluer de la manière la plus insidieuse, et certains myomes donner lieu, par leurs hémorrhagies brusques ou à la suite d'accidents de torsion, à des symptômes aussi alarmants que ceux d'une hématocèle. Malgré ces difficultés, on arrive à la vérité par une exploration attentive : l'hématocèle forme une tuméfaction diffuse à consistance mollasse, tandis que le fibrome, beaucoup plus dur, a des limites ordinairement très nettes. Mais il faut bien dire que les vieilles hématocèles acquièrent une dureté qui prête à l'erreur.

Les fibromes inclus dans le ligament large sont confondus avec les kystes de l'ovaire également inclus, à cause de la fixité de la tumeur et de sa fusion apparente avec l'utérus. Nous l'avons dit, l'inclusion est une source d'erreurs et de dangers opératoires.

Le polype descendu à travers le col est facilement reconnu par le toucher vaginal; cependant, s'il est infecté, sphacélé, accompagné d'une sécrétion sanieuse, il simule au premier abord un épithéliome végétant du museau de la tanche. Il faut contourner le pédicule avec le doigt, sentir qu'il vient de la profondeur, qu'il est indépendant et serti par le bourrelet cervical.

La confusion de l'inversion utérine avec le polype est évitée par l'hystérométrie et la palpation sus-pubienne. Les renseignements fournis par le toucher rectal sont aussi d'un précieux secours dans les cas difficiles. Nous avons signalé l'inversion produite par le fibrome et le soin qu'il faut mettre à distinguer le tissu de la tumeur du fond de l'utérus retourné, pour éviter des fautes opératoires.

Les petits fibromes interstitiels, cachés dans l'épaisseur des parois utérines, s'annoncent par des métrorrhagies et par une augmentation modérée et régulière de ces parois ; c'est dire qu'ils ne s'annoncent pas clairement, et peuvent être pris pour une simple *métrite hémorrhagique*. Un peu de sagacité et d'expérience, quelques épreuves thérapeutiques suffisent à écarter la vraie métrite infectieuse avec pertes sanguines. Quant à la *sclérose utérine*, la question mérite à peine d'être posée, car elle est l'origine, le substratum des tumeurs fibreuses, et nous n'admettons aucune distinction nosologique entre un utérus scléreux sans fibromes et le même utérus contenant quelques nodules épars dans sa trame (p. 93).

Traitement. — Nous avons laissé entendre, et nous redirons plus loin qu'on n'opère pas tous les fibromes. Il y a donc un traitement palliatif très utile, à côté du traitement radical.

Traitement palliatif médical. — Aujourd'hui, il n'est plus personne pour songer sérieusement à obtenir la résorption des myomes par l'*iodure de potassium*, l'*arsenic*, le *phosphore*.

Les *eaux minérales chlorurées sodiques*, très en vogue, n'ont d'autre action que de stimuler la nutrition générale. Nous ne voudrions pas décourager les malades qui vont chaque année en grand nombre aux stations d'été. Beaucoup s'en trouvent bien, et se font illusion. Mais ce n'est jamais, pour les fibromes qui progressent, qu'un moyen d'atermoiement ; et il peut être fâcheux, car nous l'avons vu excitant et nuisible aux femmes très nerveuses, et à presque toutes il fait perdre un temps précieux.

L'*électrolyse* compte des partisans convaincus et des détracteurs acharnés. La vérité nous paraît être dans une opinion moyenne. S'il est incontestable que le traitement électrique des fibromes a donné lieu à quelques désastres (septicémie péritonéale, sphacèle et perforation du rectum, du cul-de-sac de Douglas, de la vessie), la faute en est peut-être moins à la méthode elle-même qu'à la maladresse ou à l'ignorance de ceux qui l'appliquaient.

Dans un récent mémoire, LACAILLE[1] a judicieusement posé les règles de l'électrolyse : « Tout d'abord, écrit-il, il faut diviser les fibromes en sous-péritonéaux, interstitiels et sous-muqueux. Les premiers doivent être éliminés ; nous ne pouvons rien sur eux par le traitement électrique. Les seconds et les troisièmes, au contraire, sont justiciables de l'électrolyse intra-utérine, sauf dans les cas restrictifs suivants : 1° fibromes accompagnés de lésions annexielles kystiques, inflammatoires ou suppurées, de lésions

---

[1] LACAILLE. *Semaine gynécol.*, 6 février 1900.

péritonéales aiguës ou subaiguës ; 2° utérus fibromateux en train de subir une dégénérescence kystique ou sarcomateuse. Quant à la fonte totale des fibromes par l'électricité, nous n'y croyons guère ; certes, il peut arriver que, pendant le traitement, on constate la disparition plus ou moins complète de la tumeur ; mais nous ne croyons plus là qu'à une simple coïncidence, que nous n'attribuons pas à l'électrothérapie. Nous ne croyons plus maintenant qu'à la disparition des douleurs et à la suppression des pertes. A la suite de ces améliorations diverses, on voit petit à petit l'état général se relever ; souvent on a assisté à de véritables résurrections. Lorsqu'on peut, au moyen d'une méthode thérapeutique, obtenir de tels résultats, n'est-on pas en droit, bien que ce ne soient que des guérisons symptomatiques, d'aimer mieux employer cette méthode que d'exposer ses malades aux dangers d'une opération sanglante ? »

Nous croyons aussi à des « guérisons symptomatiques ». Nous ne regrettons pas d'avoir écrit[1] que l'électricité est un bon traitement palliatif des tumeurs fibreuses, et qu'elle peut, à quelques malades, épargner toute autre intervention. Il s'agit, naturellement, des fibromes de bonne volonté. Nous avons aussi attiré l'attention sur une distinction importante que fait aujourd'hui LACAILLE : « Si on pense, disions-nous, que tout fibrome reconnu appelle et légitime l'électricité, on néglige une distinction à faire entre les fibromes interstitiels et ceux qui s'énucléent pour se développer sous le péritoine. Les premiers, incorporés à la masse utérine, participent à la vie de l'organe ; ils y excitent la contraction, la douleur, l'afflux sanguin ; eux seuls sont hémorrhagiques. Tout ce qui modifie la circulation et la nutrition de la paroi utérine agit en même temps sur eux. Ainsi fait l'électricité, quand elle réussit contre les pertes... Mais que voulez-vous faire avec des courants sur ces corps fibreux énucléés, végétant pour leur propre compte, pourvus d'une circulation peu active et désintéressés des actes physiologiques de la paroi utérine ? C'est alors qu'on ne peut espérer

---

[1] L. G. RICHELOT. *Soc. de chir.*, 16 juillet et 5 novembre 1890. — *L'hystérectomie vaginale*, etc., Paris, 1894, O. Doin, éditeur.

aucune réduction de leur volume, aucune atténuation des compressions et des douleurs. »

Nous avons vu trop souvent l'électrolyse échouer, ne rien produire dans des cas en apparence favorables, trop de femmes épuisées et mises à mal par un traitement systématique et inutilement prolongé, pour la préconiser sans réserves. Si on veut qu'elle rende des services et ne soit pas nuisible, il faut obtenir qu'elle soit appliquée prudemment, sur des indications précises et avec une technique irréprochable, par un homme ayant assez d'esprit médical et surtout de bonne foi pour juger s'il fait quelque bien, s'arrêter s'il ne fait rien d'utile et n'aboutit qu'à perdre du temps, voire même à créer de nouveaux dangers.

Nous n'ajoutons rien sur le *massage manuel* et le *massage vibratoire*, utiles dans certaines affections utérines, mais qui sont ici d'une insuffisance absolue, notoire.

Le traitement médical des fibro-myomes ne peut être que symptomatique, et de fait, la plupart des remèdes qu'on a préconisés n'ont d'autre action que de combattre les métrorrhagies et les douleurs. On a vanté un grand nombre d'hémostatiques généraux. Un des plus recommandés autrefois était l'*ergotine* (HILDEBRAND) ; elle ne nous a jamais paru efficace. Nous lui préférons l'*extrait fluide* ou la *teinture d'hydrastis canadensis,* la teinture d'*hamamelis virginica* ou de *piscidia erythrina.* La teinture de *cannabis indica,* celle de *viburnum prunifolium* ont aussi des partisans. La *stypticine,* très vantée par GOTTSCHALK et par ZWEIFEL, semble n'avoir fourni jusqu'ici que des résultats contradictoires. CHOUPPE aurait obtenu quelques succès en administrant des lavements d'*antipyrine* (2 grammes en solution aqueuse). Citons aussi les tentatives faites par ORTHMANN avec la *salipyrine,* celles de LACHATRE avec la *gélatine* (1898).

Nous devons une mention à la *médication thyroïdienne,* préconisée pour la première fois par JOUIN en 1895 [1]. Cet auteur conseille d'administrer la thyroïdine sous la forme de tablettes

[1] JOUIN. *Soc. obs. et gyn. de Paris,* juillet 1895; *Congrès de Carthage,* 1896; *Congrès de Moscou,* 1897.

renfermant 25 centigrammes et prises à la dose de six par jour. Sous l'influence de ce traitement, il aurait vu les métrorrhagies, les douleurs et les accidents de compression s'amender au point de faire croire à la résorption totale du néoplasme.

Enfin, nous voulons citer, à titre de simple curiosité, la méthode bizarre proposée par Howitz [1], la *succion des seins*, pour amener la régression des gros fibromes par une espèce de dérivation.

Les *injections vaginales* d'eau très chaude, à 50°, renouvelées à chaque perte, et le *repos absolu* dans le décubitus dorsal, sont encore les moyens les plus sûrs pour arrêter momentanément les hémorrhagies de l'utérus fibromateux.

Traitement palliatif chirurgical. — L'influence du curettage sur les métrorrhagies a été diversement appréciée : très recommandé par Martin et par Léopold, il est proscrit par Landau, qui le considère comme dangereux (1899). En dépit de quelques succès relatifs, nous ne voyons pas bien quelle peut être sa valeur, car les hémorrhagies ne dépendent pas seulement d'un état pathologique de la muqueuse.

Les injections caustiques de *chlorure de zinc*, de *perchlorure de fer*, de *teinture d'iode*, d'*acide chromique* sont des moyens peu recommandables, et pour les mêmes raisons; de même les injections intra-utérines de *vapeur d'eau surchauffée*. A toutes ces méthodes, nous préférons la *dilatation* par les tiges de laminaires; contre les métrorrhagies de moyenne intensité, elle a donné à Pozzi, à Terrier, à Kaltenbach des résultats satisfaisants. Ne perdons pas de vue qu'il s'agit là d'un traitement d'attente, applicable aux femmes trop affaiblies pour être immédiatement opérées.

Que faut-il penser aujourd'hui de la *castration tubo-ovarienne*, pratiquée naguère pour amener la résorption des myomes et la cessation des hémorrhagies? Bien que cette méthode porte le nom de Battey [2] (1872), c'est l'américain Trenholme [3] qui l'a le

---

[1] Howitz. *Annales de gyn. et d'obst.*, 1896, p. 687.

[2] Battey. *Atlant. med. and surg. journ.*, sept. 1872.

[3] Trenholme. *Amer. journ. of obst.*, 1872, p. 700.

premier employée pour la cure du fibrome ; BATTEY l'avait appliqué au traitement des dysménorrhées douloureuses. Il n'y a pas lieu d'en indiquer ici la technique ; quant à ses résultats, il serait injuste d'en nier la réalité. Sans doute, le succès n'a pas toujours répondu à l'attente du chirurgien ; il n'en reste pas moins certain qu'on voit la tumeur diminuer, les phénomènes de compression s'atténuer, les métrorrhagies subir un temps d'arrêt, si bien que la castration tubo-ovarienne mérite de figurer au premier rang des palliatifs. Nous portions sur elle, il y a quelques années [1], et sur sa valeur comparée à celle de l'électrolyse, un jugement auquel nous n'avons rien à changer : « On peut faire une comparaison curieuse entre la castration ovarienne et l'électricité, quant à leur manière d'agir et à leurs indications. Toutes les deux produisent la décongestion de l'utérus ; mais il ne faudrait pas pousser trop loin le parallèle, car les résultats diffèrent profondément. Avec les courants, on exerce une action temporaire, on enraye un symptôme, et la malade est maintenue en état de guérison apparente, à la condition d'y revenir souvent. Quant au retrait de la masse, on le guette, on le mesure en millimètres, on l'évalue à grand'peine à travers la paroi mobile du ventre. Après la castration, au contraire, les conditions physiologiques de l'utérus sont radicalement changées ; les tumeurs interstitielles subissent une réduction quelquefois très rapide — certaines, qui montaient à l'ombilic, dépassent à peine le pubis au bout d'un mois — et une réduction permanente. L'électricité, si utile qu'elle puisse être, n'est qu'un palliatif ; l'ablation des ovaires donne des guérisons définitives. Toutes deux influencent les tumeurs qui vivent avec l'utérus : celle-ci les modifie temporairement, et leur activité ralentie peut toujours se réveiller ; celle-là les guérit en créant la ménopause. Si bien que les deux méthodes agissent de même et conviennent aux mêmes cas, mais la castration est de tous points supérieure. »

Ainsi, l'extirpation des ovaires nous paraissait efficace dans certaines conditions ; nous pensons de même aujourd'hui. Tou-

[1] L. G. RICHELOT. *L'hystérectomie vaginale*, etc., p. 294.

tefois, bien des cas lui échappent ; il ne faut pas dire qu'elle est bonne pour les petites tumeurs et l'hystérectomie pour les grosses ; elle peut réussir contre les secondes et échouer contre les premières ; ce qu'il faut surtout, c'est que les tumeurs soient interstitielles, et encore cette condition ne peut-elle nous garantir l'arrêt des symptômes. De plus, pour être bonne, la castration doit être facile. Souvent, en effet, les ovaires et les trompes sont déplacés, collés à l'enceinte pelvienne, enfouis derrière la tumeur ; l'opération est laborieuse, incomplète, et aboutit à l'insuccès thérapeutique, ou même elle est périlleuse. Bref, la question a changé de face, et l'ablation des annexes est aujourd'hui descendue au second rang, car nous possédons de nouvelles et merveilleuses ressources.

La *ligature des vaisseaux utérins*, autrefois conseillée par Rydygier[1], a été dernièrement remise en honneur par Gottschalk[2], qui l'a employée chez 20 femmes atteintes de myomes accompagnés de pertes abondantes. La technique est fort simple : on incise le vagin autour du museau de tanche, on décolle la vessie, et, après avoir découvert les pédicules vasculaires à la base des ligaments larges, on lie les gros troncs et les branches anastomotiques. Des 20 opérées, 4 ont été perdues de vue, 2 n'ont pas été guéries. Chez les 14 autres, les résultats ont été remarquables : cessation de la douleur, disparition des métrorrhagies, décroissance du volume ; dans 7 cas, l'utérus avait repris ses dimensions normales.

D'après cet auteur, seuls les petits fibromes du segment inférieur seraient justiciables de la méthode des ligatures ; en outre, il conseille de n'y recourir que chez la femme qui approche de la ménopause. Nous estimons qu'il est sage d'attendre avant de nous prononcer.

Traitement curatif. — Pour enlever les fibromes, deux chemins nous sont offerts : la *voie basse* ou *vaginale*, et la *voie haute*, *abdominale* ou *sus-pubienne*.

---

[1] Rydygier. *Centralbl. für Gyn.*, 1894, p. 297, et *Wiener klin. Woch.*, 1890, n° 10.

[2] Gottschalk. *Berl. klin. Woch.*, 1898, n° 10.

Opérations vaginales.

Par la voie basse on peut, suivant la forme, le volume et le siège des fibromes, enlever l'utérus entier ou les tumeurs seules.

EXCISION OU POLYPECTOMIE VAGINALE. — C'est le procédé ordinaire pour traiter les *polypes fibreux*. Il consiste à couper leur pédicule.

Il n'est pas, en général, nécessaire d'anesthésier la malade. S'agit-il d'une tumeur implantée dans la cavité cervicale, on se contente de couper son pédicule avec les ciseaux ou la pointe du bistouri, au ras de la paroi utérine. Quelques chirurgiens conseillent de racler le point d'implantation avec la curette tranchante ; cette précaution nous paraît inutile.

Pour l'excision d'un polype intra-utérin, il pourrait être indiqué d'ouvrir le col avec des laminaires. Mais d'ordinaire on évite ce temps préparatoire, car la tumeur a distendu la matrice et se trouve, pour ainsi dire, à la fenêtre. Il suffit de saisir le col avec une pince-érigne pour l'attirer à la vulve, d'appliquer sur la tumeur elle-même une pince à traction et de lui imprimer un mouvement de rotation sur son axe. Le plus souvent la torsion suffit à détacher la tumeur ; un coup de ciseaux terminerait au besoin. Pansement de la cavité utérine avec la gaze aseptique.

Pour les polypes intra-cavitaires un peu gros et difficiles à saisir, il y a un petit forceps de GUYON qui pourrait être utilisé, mais auquel on ne pense plus guère.

Il est tout à fait rare que la section ou la torsion du pédicule soit accompagnée d'une hémorrhagie sérieuse ; si le fait se produisait, il serait facile d'assurer l'hémostase par le tamponnement de la cavité utérine. Il serait encore mieux, en présence d'un pédicule épais et charnu révélé par l'exploration digitale ou l'hystérométrie, de renoncer à la torsion, d'aller saisir le pédicule avec une pince longuette droite ou courbe, de couper avec les ciseaux et de laisser la pince à demeure. En revanche, il serait tout à fait suranné d'aller chercher dans l'arsenal classique un écraseur linéaire de CHASSAIGNAC ou un serre-nœud de MAISONNEUVE.

Le traitement des *polypes énormes* ou *géants* exige une technique moins sommaire, surtout lorsqu'il y a gangrène et septicémie. Le morcellement est obligatoire : il faut amoindrir la masse du centre à la périphérie, l'extirper par fragments, cheminer vers le pédicule et le sectionner à son tour.

Quand la grosse tumeur est sphacélée, on voudrait pouvoir désinfecter la région pendant plusieurs jours, afin d'entreprendre l'opération avec plus de sécurité. L'irrigation continue avec un antiseptique semble indiquée dans ces cas graves ; cependant, nous ne l'avons jamais faite, et nous ne la croyons pas nécessaire. Rien ne peut désinfecter le tissu même de la tumeur, ni empêcher les doigts et les instruments de se souiller à son contact. De plus, s'il y a des phénomènes de septicémie, la désinfection locale n'y peut rien, et s'ils n'existent pas encore, une opération bien conduite et un pansement très soigné suffiront à les prévenir.

Si les parois utérines elles-mêmes paraissaient atteintes d'une infiltration septique, l'hystérectomie totale pourrait être immédiatement indiquée (BOUILLY).

Nous avons observé un cas de polype mortifié tellement volumineux qu'il fallut inciser la cloison recto-vaginale pour mener à bien l'extirpation (BAROZZI). Malgré des phénomènes de septicémie généralisée datant de plusieurs jours, l'opérée finit par guérir.

Autrefois très meutrière, l'ablation des polypes géants reste encore assez grave, d'après les faits publiés. C'est ce que paraît montrer la statistique suivante [1] :

Péan.	8 cas	1 mort.
Bouilly	6 —	2 —
Doyen.	1 —	1 —
Picqué	1 —	0 —
Marchand.	4 —	2 —
Laroyenne.	1 —	0 —

[1] LONGUET. *Sem. gynécol.*, 1899, n° 41.

Reynier.	2 cas	0 mort.
Potherat.	2 —	0 —
Quénu	1 —	0 —
Buffet. . . , ...	1 —	0 —
Lejars.	3 —	1 —
Routier.	2 —	0 —
Reboul	2 —	0 —

Mais ces chiffres nous paraissent bien sévères, et nous ne croyons pas qu'ils représentent le pronostic réel de l'opération bien faite.

ÉNUCLÉATION OU MYOMECTOMIE VAGINALE. — Imaginée par VELPEAU[1], exécutée pour la première fois par AMUSSAT[2] en 1840, la myomectomie vaginale est une assez vieille opération qui, après avoir eu son jour de vogue, est aujourd'hui indûment délaissée.

Elle a été conçue pour extraire les fibromes qui font saillie dans la cavité utérine, sans ouverture du péritoine ni ablation totale de la matrice. Elle permet aussi d'extirper les petites tumeurs du museau de tanche.

L'ablation des noyaux fibreux enclavés dans les lèvres du col est élémentaire. Il suffit d'inciser la muqueuse qui les recouvre. La fermeture de la plaie au catgut n'est même pas obligatoire.

L'énucléation des myomes du corps est une autre affaire. Telle que nous l'ont transmise les anciens maîtres, elle est laborieuse et d'une certaine gravité. La malade étant placée dans la position de la taille, et le vagin dilaté au moyen d'écarteurs confiés à des aides, on commence par débrider le col par deux incisions latérales; l'utérus attiré à la vulve, on incise la muqueuse au niveau de la saillie formée par la tumeur; celle-ci, une fois découverte, est saisie avec une forte pince, tandis que les doigts travaillent à l'énucléer. Les opérateurs qui ne savaient ni morceler ni se donner du jour, éprouvaient alors de grosses difficultés; les doigts ne suffisaient pas toujours, on

---

[1] VELPEAU. *Soc. anat.*, 1833, p. 113.

[2] AMUSSAT. *Revue de médecine*, août 1840.

avait des spatules et des crochets. Amussat avait imaginé un ongle métallique qui lui rendait, paraît-il, de grands services.

Plusieurs chirurgiens (Duncan[1], Küstner[2], Atlee[3], Vulliet[4]) ont proposé d'intervenir en plusieurs séances, de laisser l'énucléation en suspens, de couper et d'enlever le plus gros, puis de recommencer quelques jours après, voire même de laisser le reste du fibrome s'éliminer spontanément, par la contraction de la paroi utérine ou à la suite d'une suppuration dangereuse. Seule, l'inexpérience pouvait conseiller une pareille conduite.

La situation changea avec le morcellement, pratiqué pour la première fois par Emmet[5] en 1874, puis en France par Péan[6], qui nous apprit à ouvrir l'utérus et à fragmenter hardiment les tumeurs. Après lui, Richelot, Bouilly et Terrillon suivirent cette méthode avec succès dans un bon nombre de cas.

Segond[7] vient de donner un regain de nouveauté à l'ancienne opération d'Amussat; il lui trouve des indications même pour les fibromes interstitiels hauts situés, sans dilatation du col. Le procédé, qui vient de Péan, consiste à sectionner le col dans toute sa hauteur, en dépassant l'isthme, d'un seul côté ou des deux; par cette *hystérotomie cervico-vaginale* uni ou bilatérale, il devient facile de pénétrer dans la cavité utérine, d'en explorer les parois, de sentir les fibromes, d'effondrer leur coque, de les enlever par énucléation ou par morcellement. On n'a pas de grosse hémorrhagie, on ne blesse ni le péritoine, ni la vessie, ni l'uretère. Les sections cervicales sont fermées au catgut ou se réparent d'elles-mêmes. Le pansement de la cavité utérine, fait avec soin et renouvelé proprement, préserve de toute infection.

Les accidents qu'on a signalés au cours de la myomectomie vaginale sont l'*hémorrhagie*, la *perforation de l'utérus* et surtout

---

[1] Duncan. *Edimb. med. journal*, 1867, t. XII, p. 706.

[2] Küstner. *Deut. med. Woch.*, 1893, n° 1.

[3] Atlee. *Am. journ. of med. science*, 1845 et 1846.

[4] Vulliet. *Arch. de tocologie*, 1885, p. 336.

[5] Emmet. *Manuel de gyn.*, 1885, Londres.

[6] Péan. *Gazette des hôp.*, 1886, p. 250.

[7] Segond. *Congrès intern. de Paris*, août 1900.

la *septicémie*. Mais, comme toujours, il est impossible de juger de la gravité de cette intervention d'après les chiffres publiés. La statistique de GUSSEROW [1] accuse 33 p. 100 de mortalité et celle de MARTIN [2] 25 p. 100, tandis que BRAUN [3] et LÉOPOLD [4] affirment n'avoir perdu aucune de leurs opérées. Pour expliquer un écart aussi considérable, il faut croire que les malades furent opérées pour des lésions qui ne se ressemblaient pas du tout; il faut tenir compte aussi des différences de technique et des progrès de chaque opérateur. La dernière statistique de CHROBAK [5] est tout à l'avantage de la myomectomie : elle comprend 97 énucléations avec 1 seul décès.

Nous sommes partisans déclarés de cette opération, conservatrice et bénigne quand elle est bien faite. Comme elle supprime le mal sans sacrifier l'organe, elle est surtout indiquée chez les femmes encore jeunes. Il est sage de l'entreprendre si les tumeurs sont peu nombreuses et font saillie dans la cavité utérine ; le volume de la masse importe moins, car le morcellement rend l'extirpation toujours possible. Il n'y faut pas songer quand les tumeurs sont franchement sous-péritonéales.

Mais comment prévoir exactement le nombre des fibromes et la possibilité de leur énucléation ? C'est affaire de tact et d'habitude clinique ; on peut, d'ailleurs, la commencer sans être sûr qu'elle sera suffisante. On extrait d'un bloc les tumeurs petites et moyennes, on fragmente les autres ; l'utérus descend à mesure que les loges se vident, pas un point n'est touché ou sectionné sans être vu, et la paroi utérine est sous les yeux quand les derniers lobes de la tumeur en sont séparés. De cette manière, avec la vue, le toucher et la palpation abdominale, on est à peu près sûr de ne rien laisser ; si la paroi est très mince, on ne risque pas d'ouvrir le péritoine sans le savoir ; on est à

---

[1] GUSSEROW. *Tumeurs de l'utérus*, 1885, p. 90.

[2] MARTIN. *Mal. des femmes*, 1887.

[3] BRAUN. *Beitræge zur op. Lap.*; 1880, Vienne.

[4] LÉOPOLD. *Arch. f. Gyn.*, 1890, n° 1.

[5] CHROBAK. *Congrès de la Soc. all. de gyn. tenu à Berlin*, 24-27 mai 1899.

même, enfin, de réformer son diagnostic et de passer, s'il le faut, du morcellement de quelques tumeurs à celui de la matrice elle-même.

L'esprit, néanmoins, peut conserver quelques doutes au sujet des résultats éloignés ; le point noir, c'est l'évolution possible de noyaux fibreux passés inaperçus. Il est vrai que, sur 17 myomectomies faites jusqu'en 1897, NOBLE n'a pas observé une seule récidive ; il est vrai aussi qu'on pourrait procéder ultérieurement à une exérèse totale et réparer la faute commise, mais il vaut beaucoup mieux ne pas la commettre, et nous n'admettons pas qu'un chirurgien se résigne facilement à laisser suspendue sur la tête de son opérée la menace d'une seconde intervention. Aussi ne doit-on faire l'énucléation qu'à bon escient, si l'utérus qu'on veut épargner a quelque intérêt, s'il y a des chances pour qu'il ne soit pas trop déchiqueté, si enfin, l'opération terminée, on a la conviction qu'elle est complète. Sous ces réserves, nous souscrivons au chaleureux plaidoyer de SEGOND en faveur de la myomectomie vaginale.

HYSTÉRECTOMIE VAGINALE. — Nous ne reviendrons pas sur l'historique de cette opération. Il nous suffit de rappeler que sa première application à la cure des fibromes est due à KOTTMANN[1] ; mais c'est PÉAN[2], dont l'observation est postérieure de plusieurs mois, qui a surtout contribué à la vulgariser en France. Après lui, il faut citer les noms de RICHELOT, TERRIER, LÉOPOLD, SÆNGER, MARTIN, etc. Nous avons vu quelle impulsion a donné à la méthode l'usage des pinces à demeure, et nous l'avons assez décrite à propos du cancer pour n'avoir plus à insister que sur les détails propres à la cure des fibromes.

Procédé de Richelot, Bouilly, Segond. — Nous faisons tous, quoi qu'on dise et qu'on écrive, à peu près la même opération. Elle commence par l'incision vaginale autour du museau de tanche, à moins qu'on ne veuille tenter d'abord l'hystérotomie cervico-vaginale et la myomectomie pure.

[1] KOTTMANN. *Correspondenzblatt für schw. Aerzte*, 1882, p. 42.
[2] PÉAN. *Acad. de médecine*, 1882.

Si le col est très effacé ou caché derrière la symphyse, il faut aller à sa recherche, l'amener progressivement et pratiquer l'incision circulaire à l'aide des ciseaux courbes. Si la tumeur, encombrante et fixée, empêche de l'amener comme on voudrait, il peut être utile de traverser d'abord le Douglas, d'attaquer l'utérus par sa face postérieure et de morceler une partie du fibrome, pour diminuer la masse, rendre le segment inférieur plus docile et enfin le dégager comme à l'ordinaire

Le décollement de la paroi vaginale est poursuivi de manière à dédoubler la base des ligaments larges et à pincer les deux utérines, qui conservent généralement leurs rapports ; même remarque à propos des uretères, qui ne sont pas plus menacés que dans les autres cas. Si la disposition des fibromes empêche de trouver immédiatement les utérines, ou si on n'aime pas l'hémostase préventive, on n'a qu'à passer outre, pour les saisir plus tard, au cours ou à la fin de l'opération.

Il s'agit maintenant de se frayer un chemin vers les loges qui contiennent les fibromes, par la discision bilatérale du col, avec ou sans résection des deux lèvres. La voie est agrandie par l'hémisection médiane, mais avec prudence, afin d'éviter la blessure de la vessie ; chemin faisant, on rencontre le cul-de-sac du péritoine et on l'ouvre. Souvent de petits noyaux fibreux apparaissent qui s'énucléent facilement. Quand on a ainsi déblayé le terrain, la masse utérine déjà dégrossie peut être saisie à droite et à gauche avec des pinces à traction qui attirent les parois musculaires, pendant que l'opérateur ouvre la loge de la tumeur principale et en commence l'évidement, s'il y a lieu. A l'aide de ciseaux courbes, d'un long bistouri et de fortes pinces, — d'autres engins ont été inventés, qui ne nous servent guère, — on creuse la tumeur, on arrache les fragments, et bientôt la matrice vidée, transformée en une poche flasque, s'énucléée d'elle-même à travers la plaie vaginale.

Souvent les choses ne marchent pas si couramment. Entre les pinces qui tirent et l'écarteur qui soulève et qui repousse, une véritable lutte s'établit, et, comme les bords de la plaie utérine sont minces et friables, il se produit des déchirures et la paroi échappe au chirurgien. Il faut la ressaisir à l'aide d'une pince-érigne guidée par le doigt; avec de la patience et du sang-froid, on arrive toujours au but, en combinant à propos l'hémisection médiane, l'énucléation et le morcellement.

L'utérus ayant basculé, on achève de l'extraire et on assure l'hémostase définitive comme nous l'avons indiqué à propos du cancer.

Comment doit se conduire le chirurgien à l'égard des annexes? Peu malades et seulement scléreuses, il peut les respecter; mais en présence de lésions tubo-ovariennes suppurées, il va à leur recherche, procède avec douceur en s'efforçant de les décoller et de les attirer dans l'aire vaginale, protège le péritoine contre l'effusion du pus au moyen d'un ou de plusieurs tampons de gaze aseptique montés sur des pinces et placés tout au fond de la plaie. En cas de rupture spontanée de la poche, il fait une irrigation vaginale, au cours de l'opération, avec l'eau stérilisée. Si la poche résiste à l'énucléation complète, ce qui est bien rare, il faut la ponctionner, l'évacuer complètement, puis la drainer avec une mèche de gaze. Les accidents graves sont tout à fait exceptionnels.

Procédé de Doyen. — Doyen dégage le col par une incision circulaire; après avoir décollé les tissus péri-utérins, il incise la paroi antérieure de la matrice par deux coups de ciseaux divergents, de manière à tailler un **V** à pointe tournée en bas. Ce lambeau antérieur est ensuite morcelé par fragments losangiques (*hémisection losangique* ou *en* **V**), et on se trouve en présence d'une vaste plaie découvrant les fibromes. Pour réduire la masse, Doyen emploie l'évidement central avec le cylindre tranchant, les ciseaux, le bistouri, l'arrachement des noyaux fibromateux avec une forte pince. Le fond de l'utérus est attiré dans le champ opératoire par la bascule en avant; l'hémostase est assurée avec des pinces à demeure ou avec le « vasotribe ».

Doyen appelle le morcellement « une mauvaise méthode ». Mais quand nous le voyons pratiquer une section médiane et des sections obliques produisant des fragments, puis creuser les fibromes pour les amincir, nous pouvons juger qu'il y a dans son esprit un désir de polémique plutôt qu'une ferme volonté d'employer les mots dans leur sens naturel.

Procédé de Quénu et Longuet [1]. — Nous avons vu ces deux auteurs rejeter l'hémostase préventive (p. 275); ils repoussent aussi le morcellement, qu'ils disent remplacer par l'énucléation pure et simple. « Sous aucun prétexte, dit LONGUET, l'utérus ne doit être morcelé. L'abaissement et l'inflexion de l'organe sont réalisés par l'hystérotomie médiane. La réduction consiste dans la seule énucléation. Après une large incision et la découverte du corps fibreux, incision faite plus largement en avant qu'en arrière, les myomes sont extraits en bloc sans jamais être morcelés ni fragmentés. Deux manœuvres principales conviennent pour cette extirpation : l'une se résume dans la simple extraction par rotation, torsion, arrachement, l'autre consiste dans la luxation des masses hors de leurs loges. » Quand l'utérus a été vidé de ses fibromes, QUÉNU achève l'opération comme nous l'avons indiqué plus haut.

L'énucléation appartient à tous les procédés ; personne n'a l'idée de fragmenter une tumeur qui peut sortir en bloc. Le morcellement « sous aucun prétexte », cela veut dire, d'une part, qu'on n'appelle pas morcellement la division de l'utérus en deux moitiés, d'autre part, qu'on n'attaque par cette voie que des tumeurs d'assez petit volume pour être amenées tout entières. Telle est la genèse de beaucoup de procédés d'auteurs qui ne sont séparés entre eux que par des nuances, et qui, notamment dans l'histoire des fibromes, ont pullulé un peu plus que de raison.

Soins consécutifs. — Ils sont identiques à ceux dont on entoure les femmes opérées pour cancer ou annexite : repos absolu, injections de morphine, cathétérisme de la vessie, etc. L'ablation des pinces est pratiquée au bout de quarante-huit heures.

Un fait remarquable, c'est la facilité avec laquelle les pinces à demeure sont supportées. Nous les avons presque toujours vues plus douloureuses après les annexites, quand elles étreignent des tissus infectés, beaucoup moins après les fibromes, alors même que l'opération a été laborieuse.

Le huitième jour, on enlève les tampons ou les mèches, un

[1] LONGUET. *Semaine gynécol.*, 1899, n°⁵ 28 et suivants.

jour plus tard on fait la première injection d'eau bouillie, etc.
L'opérée se lève entre le quinzième et le dix-huitième jour, et
sort au bout de trois semaines ou d'un mois.

Valeur et pronostic de l'hystérectomie vaginale. — Appliquée à la
cure des fibromes, bien indiquée et bien faite, la colpo-hystérectomie est une des interventions les plus bénignes de la chirurgie
de l'utérus. Quand elle prit faveur, il y a quelques années, l'hystérectomie abdominale se traînait à pas lents derrière l'ovario-
tomie, et restait une de nos opérations les plus graves. Aussi la
voie basse parut-elle merveilleuse à ceux qui surent l'étudier et
s'en rendre maîtres. Et de fait, il n'y a pas de controverse possible, si nous comparons les succès qu'elle nous donna contre
ces tumeurs avec ceux de la laparotomie à la même époque.
Dire que c'est une opération sans mortalité, peut sembler paradoxal ; mais, en vérité, sans nier qu'une faute opératoire ou un
manque d'asepsie soit toujours possible, nous voyons tous les
fibromes qui, à la faveur du morcellement, peuvent traverser
la filière pelvienne, enlevés avec la plus grande sécurité ; toutes
les opérations extrêmement bénignes alors même que, par une
exception rare, elles ont duré plus d'une heure ; toutes les
malades sans fièvre, sans choc, la figure souriante et reposée,
bien souvent dès le second jour. Seulement, pour obtenir de
tels résultats, il faut être sage, et quelques-uns dépassèrent le
but, en abordant par cette voie des tumeurs trop volumineuses.
Confiants dans leur habileté, ils ne reculèrent pas devant des
morcellements qui duraient plus de trois heures ; ils eurent des
séries médiocres, et une mortalité que ne connaissent pas les
mains prudentes. Sans doute, on peut faire avec succès, et nous
avons fait plus d'une fois de ces opérations qui paraissent
d'abord effrayantes, mais qui offensent peu la séreuse abdominale, donnent peu de prétextes à l'infection, et au lendemain
desquelles la malade ne ressemble guère à une opérée de la
veille. Mais, aujourd'hui que la méthode sus-pubienne a réalisé
des progrès décisifs, pourquoi nous obstiner à jouer la difficulté ? L'hystérectomie vaginale est excellente contre les
fibromes, toutes les fois que le volume ou la disposition des
tumeurs n'exige pas des manœuvres de morcellement trop pro-

longées. Nous chercherons tout à l'heure à préciser davantage.

L'indifférence que les chirurgiens allemands ont longtemps professée pour cette opération toute française, a fait place à une admiration sans réserve, témoins les récentes monographies où HERZFELD, CZEMPIN et LANDAU (1898-1899) célèbrent ses bienfaits et n'hésitent pas à la qualifier de procédé idéal.

Les statistiques publiées par les chirurgiens de France et de l'étranger constituent le plus éloquent témoignage en sa faveur; le tableau suivant, bien que portant sur des chiffres dont plusieurs sont anciens, en fournit déjà la preuve.

FRANCE			ÉTRANGER		
Segond . . .	66 cas	7 morts.	Jacobs . . .	79 cas	3 morts.
Bouilly . . .	109 —	8 —	D. de Ott . .	187 —	4 —
Richelot. . .	139 —	5 —	Zweifel . . .	19 —	1 —
Quénu. . . .	36 —	0 —	Herzfeld . .	23 —	0 —
Doyen. . . .	33 —	1 —	Dœderlein .	33 —	0 —
Potherat . .	43 —	3 —	Wertheim .	36 —	1 —
Ricard . . .	9 —	0 —	Thumim -		
Pozzi	47 —	3 —	Landau. .	61 —	0 —
Reynier. . .	53 —	4 —	Czempin . .	6 —	0 —
Schwartz . .	27 —	1 —	Léopold-Bus-		
Routier. . .	38 —	6 —	chbek. . .	100 —	3 —
			Chrobak. . .	170 —	5 —
	600 cas	38 morts.	Sænger . . .	8 —	4 —
			Treub. . . .	23 —	4 —
			Bumm . . .	24 —	0 —
				769 cas	25 morts.

Total : 1 369 cas et 63 morts = 4,6 p. 100.

Nous regrettons qu'un certain courant semble porter, en ce moment, quelques-uns de nos meilleurs chirurgiens à négliger cette méthode, que les maladroits devraient seuls redouter, et qui est souvent la méthode de choix.

Opérations abdominales.

Les unes ont pour but l'énucléation des tumeurs avec conservation de la matrice (*myomectomies*); les autres enlèvent partiellement ou en totalité l'utérus fibromateux (*hystérectomies*).

MYOMECTOMIE ABDOMINALE. — Pratiquée par SPENCER WELLS en 1863, et par SPIEGELBERG en 1874, la myomectomie abdominale a été surtout vulgarisée par A. MARTIN (de Berlin) à partir de 1890. Elle est assez répandue en Amérique, en Allemagne, en Angleterre et en Russie : TREUB, ALEXANDER, ENGSTRÖM l'ont défendue avec talent au Congrès de gynécologie d'Amsterdam (1899).

Dans une récente communication à la Société de Chirurgie, TUFFIER propose de l'adopter comme méthode de choix pour la cure des fibromes interstitiels et de réserver l'hystérectomie totale aux cas exceptionnels : « Je crois que l'heure est arrivée, dit-il, d'enrayer, de réfréner le mouvement hystérectomiste au profit de la conservation, et qu'au prochain Congrès, au lieu de nous apporter le chiffre formidable de milliers d'hystérectomies à opposer à quelques centaines d'énucléations péniblement rassemblées dans dix années de littérature médicale, nous verrons la proportion exactement renversée. »

Nous ne pouvons souscrire à l'opinion de TUFFIER. La myomectomie abdominale convient naturellement aux myomes sous-séreux pédiculés, quand l'utérus est d'ailleurs indemne. Elle convient encore, s'il y a deux ou trois tumeurs peu volumineuses et franchement sous-péritonéales, ou bien un fibrome interstitiel, fût-il un peu gros, mais nettement séparable sans délàbrements, et sans intéresser la cavité utérine. C'est dire que le chirurgien, ayant ouvert le ventre en vue d'une hystérectomie, peut être heureux d'avoir à conserver l'utérus, au prix d'une opération simple et sans gros périls. Mais si les fibromes sont multiples ou d'accès difficile, l'intervention aboutirait à un véritable morcellement, la conservation ne serait plus qu'un mot, et de plus il y aurait danger. Car, au dire même de KELLY, la myomectomie abdominale est grave ; elle l'est, naturellement, quand elle est trop poussée. Voici donc, à notre avis, ce qu'il faut en penser : au cours de la laparotomie, le

---

[1] TUFFIER. *Bull. de la Soc. de chir.*, 18 juillet 1900.

chirurgien peut se décider, séance tenante, à faire une énucléation qui lui paraît simple et suffisante. Mais si, en présence d'une tumeur abdominale qui ne semble pas imposer l'extirpation totale, il veut de parti pris tenter l'énucléation, c'est par le vagin qu'il doit l'entreprendre ; car la myomectomie vaginale, même très poussée, est franchement bénigne, et quand on s'est trompé, quand il faut terminer par l'hystérectomie, la prolongation des manœuvres n'est rien par la voie basse, elle est dangereuse par l'autre voie.

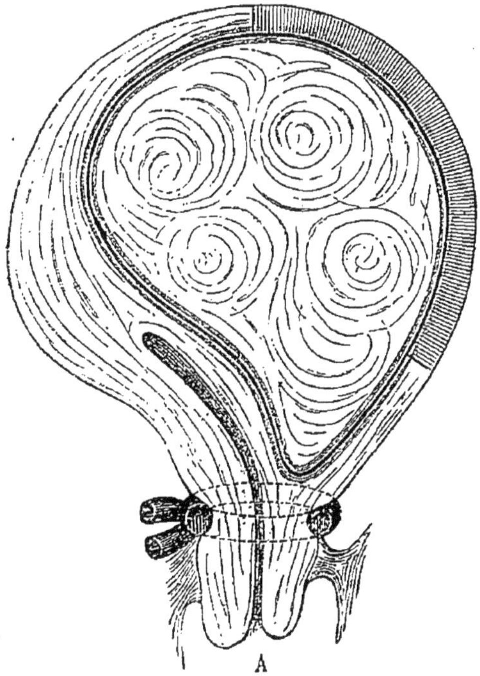

Le *manuel opératoire* de la myomectomie abdominale est simple (fig. 101, 102). La veille de l'opération, il est bon de dilater la cavité utérine et de l'aseptiser par des lavages ou par le curettage, en prévision de son ouverture possible au cours de l'ablation des tumeurs. La malade étant placée dans la position de Trendelenbourg, on ouvre le ventre par l'incision classique et on attire la tumeur hors de la plaie, après avoir protégé l'intestin avec des compresses aseptiques. MARTIN conseille d'assurer l'hémostase préventive au moyen d'un lien élastique étreignant le col, précaution superflue, à moins que la tumeur ne soit d'une vascularité exceptionnelle. Après avoir reconnu les fibromes qu'il est possible d'enlever, on incise la paroi utérine au niveau de chaque saillie et l'on travaille à arracher le néoplasme de sa loge avec les doigts,

Fig. 101.

Myomectomie abdominale.

une spatule, une forte pince à griffes ; on peut être forcé de morceler la tumeur et, si l'adhérence est intime, d'emporter des lambeaux de paroi. L'énucléation achevée, on a une cavité plus ou moins vaste, mais qui saigne relativement peu, car le muscle utérin se contracte et les parois de la loge reviennent sur elles-mêmes. On termine l'opération en fermant chaque plaie par des sutures étagées au catgut.

Si la cavité utérine a été ouverte, il y a tout avantage à drainer, en plaçant un gros tube de caoutchouc qu'on fait saillir dans le vagin à travers le museau de tanche.

La mortalité opératoire est assez difficile à juger, car tous les chirurgiens n'opèrent pas des cas identiques. Elle est, en général, assez élevée : MARTIN avoue 18 morts sur 96 interventions, et CHEVRIER 16 p. 100 (1891). Il est vrai que ENGSTRÖM (de Helsingfors) n'a perdu que 8 malades sur 180 femmes traitées par la myomectomie ; mais il est utile de faire remarquer que, dans les deux tiers des cas, un seul fibrome a été enlevé.

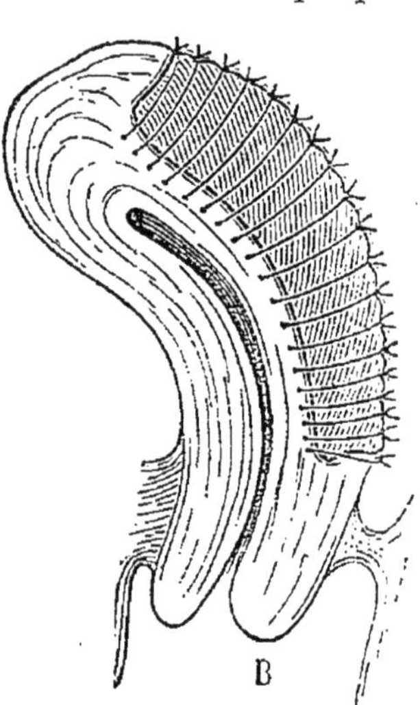

Fig. 102.
Myomectomie abdominale.

Chez 3 opérées qui furent revues, l'auteur trouva des noyaux en voie de développement. Quatre de ces femmes devinrent enceintes ; deux d'entre elles avortèrent, les deux autres furent perdues de vue. G. WOYER [1] cite l'exemple d'une de ses opérées qui devint enceinte deux fois de suite : la première fois, il y eut avortement à 2 mois ; la seconde, accouchement à peu près à terme d'un enfant mort pesant 2 200 grammes.

Les résultats de cette opération semblent s'être améliorés ; mais pour en tirer profit, il faut suivre des indications très prudentes.

[1] WOYER. *Monatssch. f. Geb. u. Gyn.*, 1899, p. 583.

Hystérectomie abdominale. — L'histoire de l'hystérectomie abdominale risque fort de paraître un chaos, si l'on n'y met un peu d'ordre. Elle comprend, à nos yeux, une période ancienne et une période moderne.

Période ancienne. — Dans une première phase, qui s'étend de 1840 à 1863, la confusion règne partout; les tentatives sont timides et peu nombreuses; des amputations partielles, grossièrement pratiquées, font tous les frais de la hardiesse opératoire (Atlee, Clay, Kimball[1]).

Une seconde phase est marquée par l'exécution raisonnée et méthodique de la première *hystérectomie supra-vaginale avec pédicule externe.* Cette opération fut pratiquée en 1863 par Koeberlé[2], qui, pour faire l'hémostase, étreignit en masse le pédicule, c'est-à-dire le segment inférieur de l'utérus et les ligaments larges, dans un lien métallique muni d'un serre-nœud.

Ce n'est que six ans plus tard, en 1869, que Péan[3] fit sa première opération avec pédicule externe. Il présenta sa malade guérie à l'Académie de médecine, en août 1870 ; à cette époque, Koeberlé avait déjà répété l'opération neuf fois et obtenu quatre guérisons complètes. Pour serrer l'anse métallique, Péan se servait du serre-nœud de Cintrat.

Très vite les tentatives se multiplièrent. En 1876, Kleeberg[4] (d'Odessa) proposa de remplacer l'anse métallique par un lien en caoutchouc. Il se servait de quatre drains, qui traversaient le col d'avant en arrière et étaient noués latéralement par-dessus les ligaments larges. Après lui, Hégar[5] et Martin[6] eurent l'idée de substituer à la ligature élastique bilatérale de Kleeberg un lien unique étreignant le col en masse.

Cependant, on ne tarda pas à s'apercevoir que la fixation du

---

[1] Kimball. *Boston med. journ.*, 1855.

[2] Koeberlé. *Gaz. méd. de Strasbourg*, 1864.

[3] Péan. *Acad. de méd.*, août 1870.

[4] Kleeberg. *St-Petersbourg Woch.*, 1877, n° 44, et 1879, n°s 1 et 2.

[5] Hégar. *Centralbl. f. Gyn.*, 1880.

[6] Martin. *Réunion des nat. et méd. all. à Cassel*, 1878.

moignon cervical à la paroi abdominale offrait de sérieux inconvénients, et SCHROEDER [1] fit entrer l'opération dans une voie nouvelle en proposant d'abandonner le pédicule dans l'abdomen : il réalisait ainsi le traitement *intra-péritonéal* du pédicule. Il évidait le moignon et en affrontait les bords, pour fermer la surface cruentée (1878). CZERNY [2] (1879), KALTENBACH (1881) et surtout OLSHAUSEN [3] (1884) substituèrent à la suture perdue de SCHROEDER la ligature élastique perdue ; le moignon, simplement étreint dans un cordon en caoutchouc, était abandonné tel quel dans l'abdomen. C'est TREUB (d'Amsterdam) qui vint, en 1888, initier les chirurgiens français à la technique d'OLSHAUSEN.

Enfin, en 1889, HOFMEIER [4] (de Würzbourg) recouvrit la surface cruentée d'un revêtement séreux, et créa le *traitement rétro-périonéal* du pédicule ; il fut suivi dans cette voie par CHROBAK [5] à Vienne (1891), et en France par RICHELOT [6] (1892).

Au milieu de ces tâtonnements, il convient de signaler des velléités plus audacieuses d'hystérectomie totale. Mais, au lieu de faire exclusivement la laparotomie, les chirurgiens, hantés par la crainte de l'hémorrhagie, croyaient utile de recourir simultanément aux deux voies, pour être bien certains de ne pas manquer l'artère utérine ; l'opération était donc une hystérectomie totale *abdomino-vaginale* ou *vagino-abdominale*, suivant qu'elle commençait par la voie haute ou par la voix basse. C'est à BARDENHEUER [7] (de Cologne) que revient le mérite de l'avoir ainsi comprise ; sa première observation est de 1884, celle de PÉAN [8] de 1886. Au lieu de commencer, comme BAR-

---

[1] SCROEDER. *Réun. des nat. et méd. allem.*, sept. 1878, et *Zeitschrift für Geb. und Gyn.*, 1882, t. VIII, p. 141, et 1883, t. IX, p. 204.

[2] CZERNY. *Réun. des nat. et méd. all. à Baden-B.*, 1879.

[3] OLSHAUSEN. *Beitr. zur Geb. und Gyn.*, 1884, Stuttgart.

[4] HOFMEIER. *Manuel de gyn.*, 1889.

[5] CHROBAK. *Centralbl. für Gyn.*, 1891, p. 169.

[6] L.-G. RICHELOT. *Congrès français de chirurgie*, 1893.

[7] BARDENHEUER. *Centralbl. für Gyn.*, 1884.

[8] PÉAN. *Acad. de méd.*, 1892.

DENHEUER, par le vagin, le chirurgien français ouvrait d'abord le ventre, il faisait une abdomino-vaginale.

Période moderne. — Enfin les chirurgiens n'ont plus peur ; ils enlèvent l'utérus en totalité, commencent et achèvent l'opération par la voie haute. Ils le serrent de près comme une tumeur quelconque, le dépouillent de son péritoine, l'énucléent pour ainsi dire. La recherche méthodique et la ligature isolée des vaisseaux nous débarrassent des gros fils étreignant des masses de tissus et nous donnent, au point de vue de l'hémostase, une sécurité parfaite. La simplification du manuel opératoire, le rejet de toutes les manœuvres inutiles abrègent la durée de l'opération et la rendent presque bénigne.

La distinction que l'on a voulu établir entre l'*hystérectomie totale* proprement dite et l'*hystérectomie subtotale* nous semble bien subtile. Ouvrir le vagin pour le fermer aussitôt par la suture, ou laisser une rondelle de tissu utérin pour éviter de l'ouvrir, c'est tout un au point de vue du pronostic. Nous dirons dans quelles conditions ces deux manières de faire peuvent se substituer l'une à l'autre, et pourquoi elles constituent, à nos yeux, une seule et même opération.

Inaugurée par A. MARTIN [1] en 1889, négligée ensuite pendant quelques années, l'hystérectomie abdominale totale n'est devenue un opération courante qu'après la vigoureuse impulsion que lui ont imprimée les succès ininterrompus de KELLY (1895), DOYEN (1896), RICHELOT et SEGOND (1897).

Nous allons maintenant décrire, dans leurs traits essentiels : 1° les méthodes anciennes, comprenant les *hystérectomies partielles* ou *supra-vaginales ;* 2° la méthode moderne, qui est l'*hystérectomie totale.* Sa variante, la *subtotale,* ne différant d'elle que par un détail secondaire, n'a pas droit à une description séparée.

---

[1] MARTIN. *Centralbl. für Gyn.,* 1889, n° 40.—*Zeitsch. f. Geb. u. Gyn.,* 1890, t. XX, p. 1. — *Maladies des femmes,* 1893, p. 261.

Méthodes anciennes.

a) *Hystérectomies partielles ou suprà-vaginales*

1° *Hystérectomie avec pédicule externe* ou *extra-péritonéal* (op. de Koeberlé, de Hégar). — Nous avons déjà vu que cette opération fut exécutée pour la première fois par Koeberlé, en 1863 ; mais c'est Péan (1869), puis Martin et Hégar (1880), qui en ont perfectionné la technique et préconisé l'usage. Pendant plus de trente ans, c'est à ce procédé qu'on eut recours pour la cure des gros myomes utérins. Malgré le discrédit dans lequel il est tombé, nous ne saurions nous dispenser d'en esquisser la technique, pour en faire saisir les inconvénients et montrer par là même les avantages de l'ablation totale.

Le ventre ouvert, on attire au dehors l'utérus fibromateux, et on le traverse, au ras de la plaie abdominale, avec deux broches croisées en X (fig. 103, 104) ; on étreint ensuite le tissu au-dessous des broches avec un lien élastique (tube ou cordon plein), étiré fortement et faisant deux tours (fig. 103). A l'entre-croisement des deux chefs de ce lien, on applique une ligature avec de la soie forte. L'hémostase étant ainsi assurée, toute la masse (tumeur et utérus) qui surmonte l'entre-croisement des broches est enlevée par une section horizontale au couteau. La portion qui reste est le *pédicule* ou *moignon utérin*.

Les broches — dont on coupait les pointes avec des cisailles — avaient à la fois pour rôle d'empêcher le lien de glisser et de prévenir le retrait du pédicule dans l'excavation pelvienne, en prenant leur point d'appui sur la paroi abdominale. Le pédicule était simplement laissé dans l'angle inférieur de la plaie, main-tenu par la pression des broches ; ou bien, pour défendre un peu mieux le péritoine, on fixait la séreuse pariétale à celle du moi-gnon par des points de suture, au-dessous du lien élastique. On terminait par la suture abdominale depuis l'angle supérieur de la plaie jusqu'au moignon.

La ligature élastique tombe au bout d'un laps de temps qui varie de vingt jours à un mois et même plus ; elle entraîne avec elle la partie mortifiée du pédicule et les broches, et laisse une

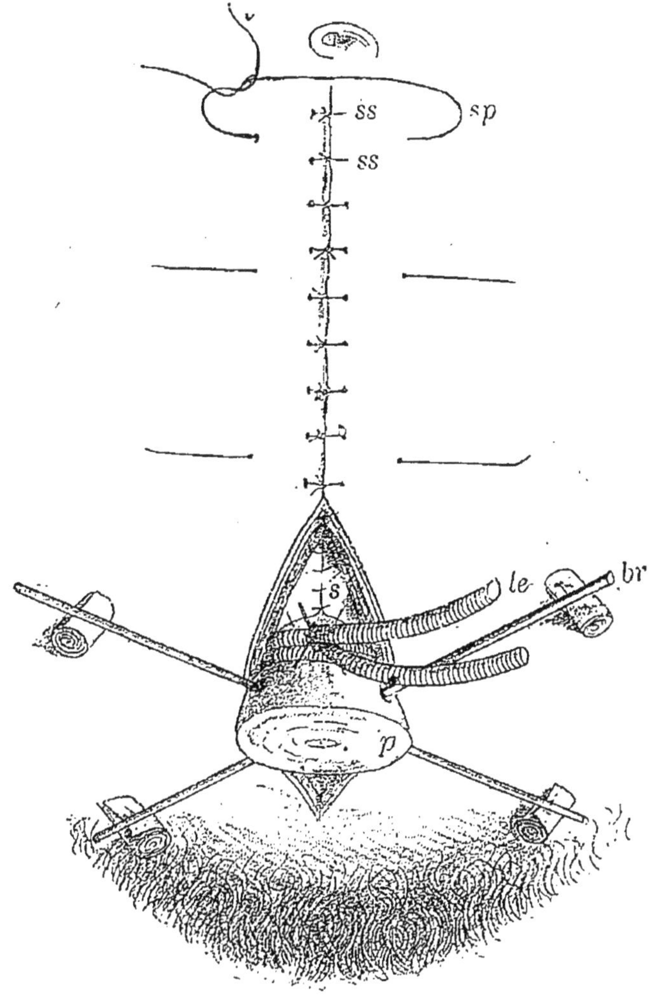

Fig. 103.

p, pédicule. — br, broches. — le, lien élastique. — ss, sutures superficielles
sp, sutures profondes.

cavité infundibuliforme bourgeonnante, dont la cicatrisation
exige plusieurs semaines.

Telle est, brièvement résumée, la technique de l'hystérectomie

à pédicule pariétal. Il est facile d'en faire ressortir les défauts.
Notons d'abord la grande difficulté, l'impossibilité même de
tailler certains pédicules à cause de leur épaisseur extrême et
de l'enclavement de la tumeur ; on a dû y renoncer plus d'une
fois et recourir, vaille que vaille, à l'ablation totale. Mais, en
admettant que le chirurgien ait pu façonner son moignon et le
fixer à la paroi, ni lui ni l'opérée ne sont encore au bout de
leurs peines. Sans parler de la douleur causée par la pression
des broches et de la longueur de la cicatrisation, de la fistule
possible, des tiraillements que les malades continuent de res-
sentir, même après leur guérison, des éventrations qui peuvent
se faire au niveau de la cicatrice, il faut signaler deux acci-

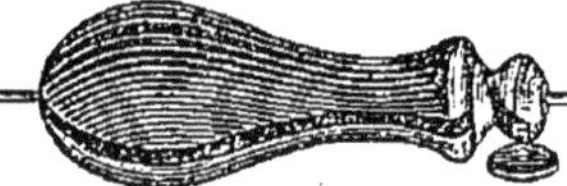

Fig. 104.
Broche.

dents fort graves et qui étaient bien souvent mortels : l'*hémorrhagie* et l'*infection*. En vain cherchait-on à les prévenir en
mettant du tanin ou de l'iodoforme sur le moignon et dans la
« gouttière péri-pédiculaire » ; la première survenait avant la
chute de l'eschare ou immédiatement après, la seconde naissait
des tissus en voie de sphacèle et gagnait de première main le
péritoine.

Il faut citer pour mémoire divers modes de *traitement juxta-
pariétal* du pédicule (WOELFLER, VON HACKER, SÆNGER) dérivés du
précédent et applicables aux moignons trop cours ; on les fixait
à la partie profonde de la suture abdominale, qui restait ouverte
à leur niveau pour assurer l'issue des liquides septiques.

2° *Hystérectomie avec pédicule interne* ou *intra-péritonéal* (op.
de SCHROEDER, d'OLSHAUSEN). — SCHROEDER (fig. 105, 106), après
avoir coupé transversalement la masse fibreuse au-dessus du
lien de caoutchouc, creusait la surface du moignon pour en
diminuer l'épaisseur, rapprochait ses bords qu'il réunissait par
une suture antéro-postérieure, et enlevait la ligature élastique

provisoire. Il y eut des malheurs ; l'hémostase et l'asepsie
n'étaient pas toujours suffisantes. Ce procédé fut peu usité en
France, d'autres (ZWEIFEL, 1888) y restèrent inconnus, mais la
ligature élastique perdue (CZERNY, KALTENBACH, OLSHAUSEN) nous
donnèrent des succès. Ce gros tube de caoutchouc étreignant le

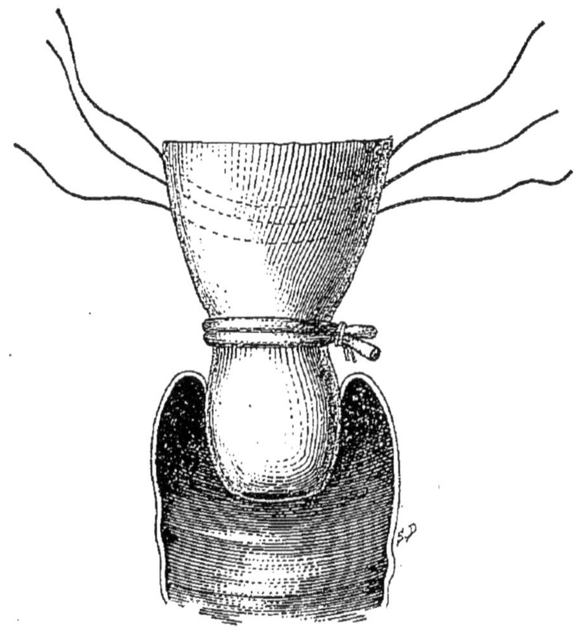

Fig. 105.

pédicule restait là sans glisser; pour plus de sûreté, il était
loisible de le fixer au tissu utérin, de chaque côté, avec un fil de
soie passé à l'aide d'une aiguille courbe. On faisait ainsi des
moignons assez larges; il y avait cependant une limite, car la
surface cruentée était menaçante pour le péritoine. On la
brûlait, on détruisait la muqueuse cervicale au thermocautère,
mais ce n'était pas encore très rassurant. Dans les cas les
plus heureux, tout le moignon s'enkystait et le lien élastique
ne donnait plus signe de vie ; mais le plus souvent, il se
faisait sous les adhérences péritonéales un travail de sphacèle
et d'élimination, une longue suppuration coulait par le museau
de tanche, et le tube de caoutchouc sortait à son tour au

bout de plusieurs semaines ou de plusieurs mois ; la malade
allait et venait, mais la guérison définitive se faisait attendre.
Voilà pour les succès ; mais il arrivait quelquefois encore une
hémorrhagie grave ou une septicémie péritonéale plus ou moins
rapide, si bien que les relevés de PRICE, WEHMER, ZWEIFEL,

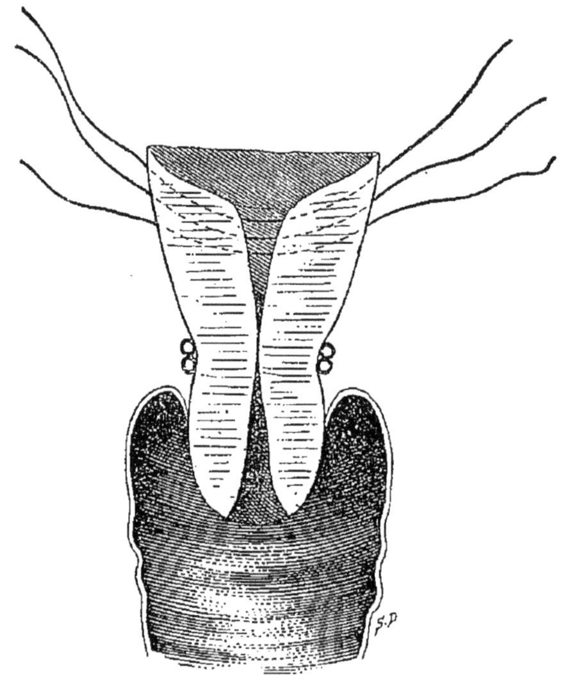

Fig. 106.

FRITSCH démontrent qu'à cette époque la méthode intra-péritonéale était plus meurtrière que celle du pédicule externe. En voici
quelques exemples :

MÉTHODE INTRA-PÉRITONÉALE		MÉTHODE EXTRA-PÉRITONÉALE	
Wehmer	28 p. 100.	Wehmer	24 p. 100.
Zweifel	32 p. 100.	Zweifel	22 p. 100.
Pozzi	25 p. 100.	Pozzi	21 p. 100.
Price	28 p. 100.	Price	16 p. 100.
Fritsch	40 p. 100.	Fritsch	20 p. 100.
Terrier	50 p. 100.	Terrier	39 p. 100.
Richelot	18 p. 100.		

Et cependant, la méthode intra-péritonéale nous avait mis dans la bonne voie, et quelques-uns d'entre nous avaient l'intuition qu'il fallait y persévérer. Lorsque TREUB fut venu à Paris en faire l'éloge, RICHELOT suivit son exemple, et communiqua ses premières observations à la Société de chirurgie en novembre 1890 ; on lui répondit en affirmant qu'en France et en Allemagne le pédicule externe était la méthode de choix, qu'il fallait asep-

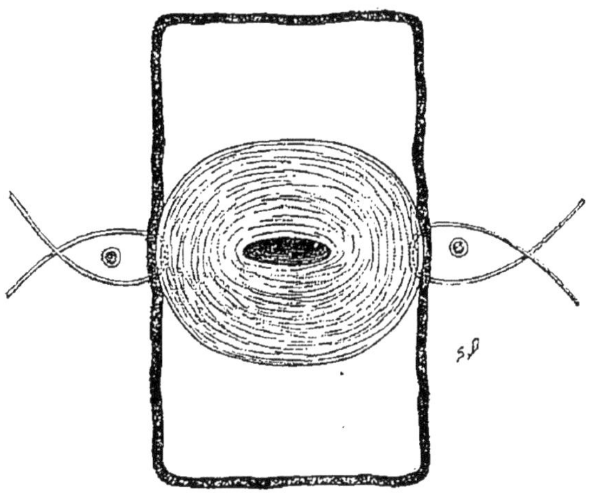

Fig. 107.

tiser le moignon avec de la poudre de tanin, etc. Il continua cependant la campagne entreprise ; et, comme la surface cruentée du moignon, son asepsie imparfaite malgré l'action du thermocautère, les adhérences intestinales, le sphacèle de la partie étranglée, l'élimination tardive de la ligature donnaient encore des ennuis, avec d'autres auteurs il substitua la soie forte au cordon élastique et tailla un lambeau de péritoine pour recouvrir le moignon : c'était le traitement rétro-péritonéal du pédicule, dont il fit connaitre les résultats en 1893 au Congrès de chirurgie.

3º *Hystérectomie avec pédicule rétro-péritonéal.* — Par ce nom, il faut entendre un procédé qui consiste à recouvrir le moignon utérin d'un manteau séreux, de manière à l'isoler de la cavité abdominale. Cette précaution a pour but de mettre le péritoine à l'abri de l'infection qui peut venir du pédicule. L'hystérectomie ainsi faite ajoute donc à la méthode intra-péritonéale un sérieux élément de succès.

On croit généralement que la première tentative de ce genre fut réalisée par CHROBAK (de Vienne) en 1891 ; mais le premier qui eut l'idée de dissimuler le moignon utérin sous le péritoine est HOFMEIER (de Würzbourg). Il fit connaître son procédé

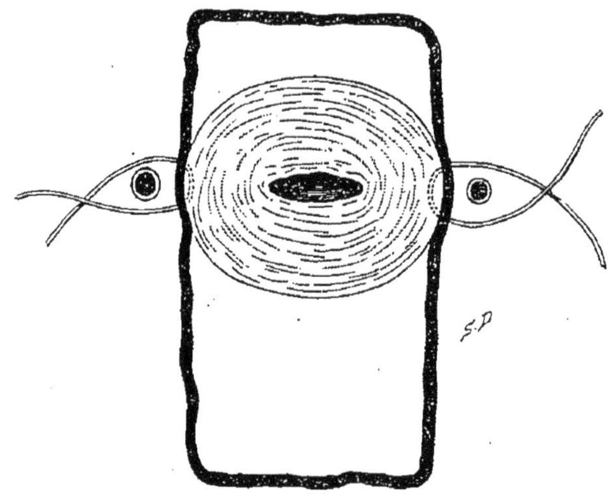

Fig. 108.

en 1889, au deuxième Congrès de gynécologie tenu à Halle. En France, le traitement rétro-péritonéal fut inauguré par RICHELOT.

Procédé de Hofmeier. — On dissèque deux lambeaux péritonéaux, antérieur et postérieur, aux dépens du revêtement séreux de la tumeur et dans le voisinage du col. On lie ensuite les artères utérines avec un fil qui traverse en même temps le tissu cervical ; puis on enlève la tumeur en sectionnant le col assez bas. Les deux lambeaux sont rabattus sur la surface vive et suturés (fig. 107).

Procédé de Chrobak [1]. — Avant d'enlever la tumeur, le chirur-

---

[1] CHROBAK. *Centralbl. f. Gyn.*, 1891, p. 169.

gien taille sur ses deux faces, antérieure et postérieure, deux

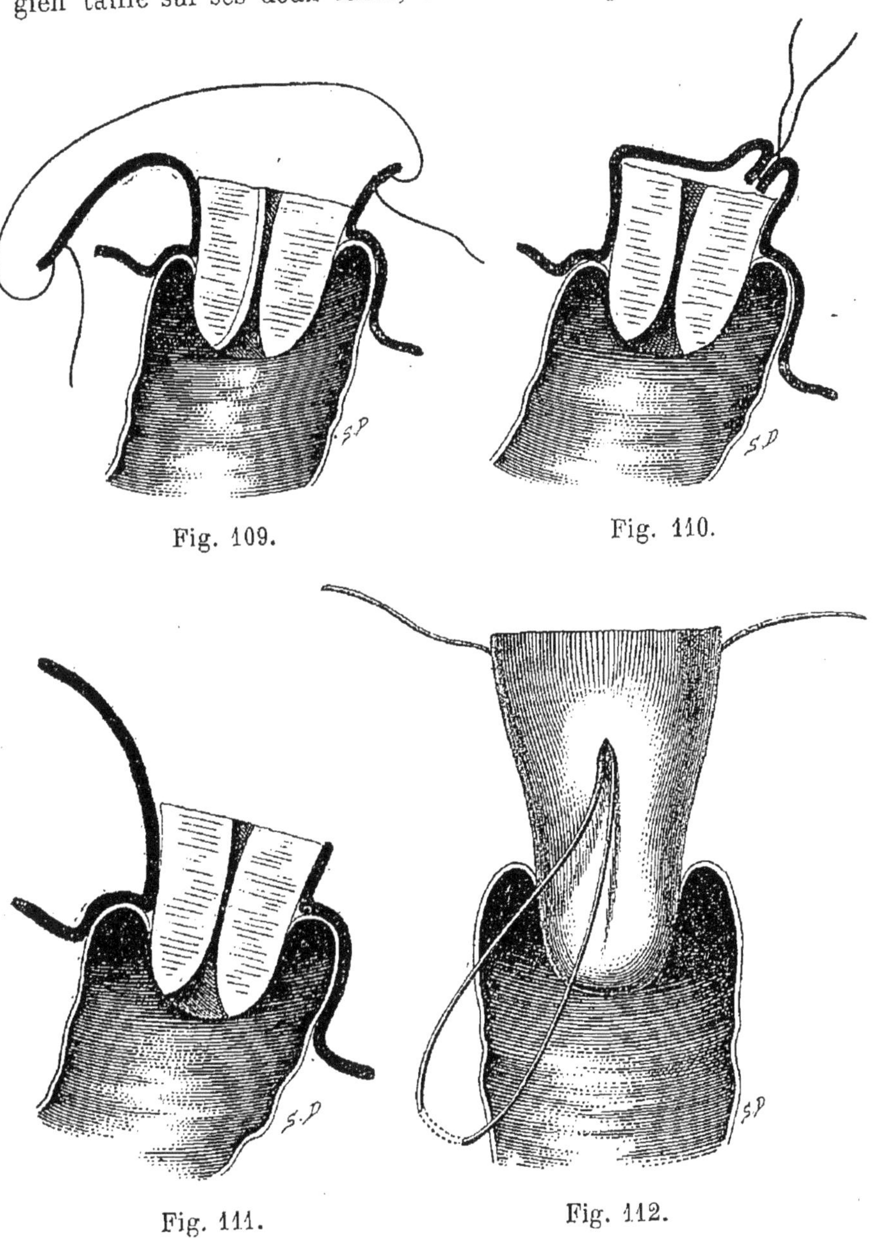

Fig. 109.

Fig. 110.

Fig. 111.

Fig. 112.

lambeaux séreux d'inégale longueur, et les décolle de haut en bas. Après section transversale à 1 centimètre environ de l'insertion du vagin, il évide le moignon et ferme la plaie par des points séparés à la soie. Il ne reste plus qu'à rabattre les deux lambeaux et à les suturer en adossant séreuse à séreuse. Comme ils sont inégaux, leur ligne de réunion ne correspond pas à la suture du tissu cervical, d'où une plus grande sécurité dans l'occlusion du pédicule (fig. 108, 109, 110.)

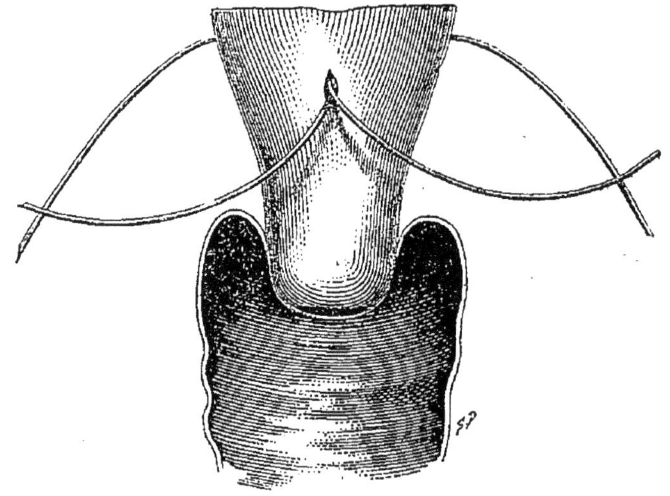

Fig. 113.

Procédé de Richelot. — Nous étions encore à l'époque où les chirurgiens se croyaient obligés de faire l'hémostase par masses et d'étreindre le moignon. RICHELOT emprunta à KOCHER (de Berne) le fil de soie substitué au lien de caoutchouc, et à CHROBAK le revêtement séreux, mais simplifié.

Il taillait un lambeau péritonéal antérieur (fig. 111), le décollait très bas et plaçait un lien élastique temporaire. La tumeur enlevée, il traversait le moignon d'avant en arrière, sous ce lien et sur la ligne médiane, avec deux fils de soie forte, les rendait solidaires l'un de l'autre en les entre-croisant, et nouait chacun d'eux à droite et à gauche (fig. 112, 113). Le pédicule se trouvait ainsi lié en deux parts, et le cordon élastique était retiré ; puis le lambeau antérieur était appliqué sur la surface vive et suturé

par un surjet de catgut au bord postérieur du moignon (fig. 114).
Bientôt, Richelot se débarrassa de la ligature temporaire et mit
d'emblée les fils de soie.

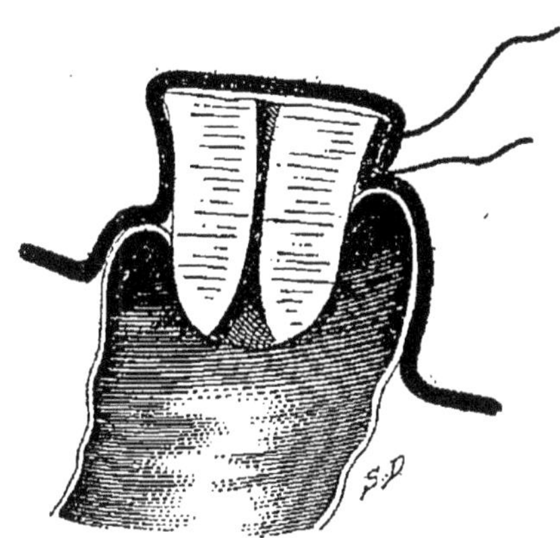

Fig. 114.

L'opération était bonne ;
un jour, cependant, il fallut
enlever un moignon par le
vagin, quelques mois après
l'hystérectomie, parce
qu'une anse intestinale
adhérente s'était ulcérée et
versait son contenu par le
museau de tanche ; une
autre fois, même opération,
pour cause de suppuration
sous-péritonéale et de douleurs prolongées. Bref, il
apparut « que la meilleure
manière de supprimer toute chance d'accident léger ou grave,
primitif ou secondaire autour du pédicule, était de supprimer
le pédicule lui-même » ; et Richelot fut un des premiers ralliés
à l'hystérectomie abdominale totale.

b) *Hystérectomies totales par la voie haute et la voie basse combinées*

Ces procédés ont, pour ainsi dire, servi de transition entre
l'hystérectomie *supra-vaginale* et l'hystérectomie *totale*.

Suivant que l'opération commence par l'abdomen ou par le
vagin, on dit qu'elle est *abdomino-vaginale* ou *vagino-abdominale*.

Ces deux formes n'ont plus qu'un intérêt historique. Néanmoins, dans certains cas exceptionnels, on peut être obligé de
recourir à la laparotomie pour mener à terme une opération
entamée par le vagin, et qu'il est impossible d'achever par cette
voie sans courir de gros risques. Il s'agit alors d'un expédient,
qui nous a été précieux dans quelques circonstances, mais que
personne ne songe plus à ériger en procédé de choix. L'opération, faite de propos délibéré, mérite une description sommaire.

Hystérectomie vagino-abdominale. — La première en date fut exécutée par Freund (de Strasbourg) en 1878 ; mais il s'agissait d'une femme atteinte de cancer utérin. La première pour fibro-myome est due à Bardenheuer (de Cologne) et remonte à 1881.

On incise le col circulairement, comme dans l'hystérectomie vaginale. Ce premier temps a pour but d'ouvrir le péritoine au niveau des culs-de-sac antérieur et postérieur. Le second temps comprend l'ouverture du ventre ; après avoir dégagé la tumeur, on lie d'abord la partie supérieure des ligaments larges avec du catgut, et on attire la tumeur, de manière à mettre en évidence et à lier les pédicules vasculaires à la base de ces ligaments. Après avoir sectionné les dernières attaches de l'utérus, on l'enlève avec ses fibromes et on termine par l'occlusion complète ou par le drainage de la plaie vaginale.

On peut aussi, après l'isolement du col par la voie basse, pincer ou lier immédiatement les utérines, pour n'avoir plus à s'en occuper par la voie haute.

Hystérectomie abdomino-vaginale. — On s'accorde à considérer Péan comme son premier auteur. Elle fut pratiquée, au dire de Sécheyron [1], en 1886 ; elle est donc antérieure à celle de Martin (de Berlin), qui date de 1889. Nous donnerons seulement les grandes lignes du manuel opératoire.

Laparotomie sous-ombilicale ; libération de la tumeur, qui est attirée en haut et en avant ; application d'un lien élastique ou autre sur le segment inférieur, puis section de la masse au-dessus de la ligature. La malade est ensuite placée dans la position de la taille, et on procède à l'ablation du pédicule en suivant les règles d'une hystérectomie vaginale.

Ces deux opérations, avec leurs procédés et leurs nuances, ne laissent pas que d'être longues et laborieuses. Leur conception était ingénieuse, mais les résultats qu'elles ont donnés n'ont pas réalisé toutes les espérances ; aussi, après avoir été défendues par leurs auteurs, sont-elles tout à fait abandonnées. Les brillants succès de nos interventions modernes attestent que leur règne est fini.

---

[1] Sécheyron. *Gaz. des hôp.*, 1888, p. 1113.

Méthode moderne.

Hystérectomie abdominale totale

Il est curieux de voir citer, comme le premier exemple d'ablation complète de l'utérus par la voie abdominale, l'hystérectomie avec pédicule externe, ligateur CINTRAT et fil de fer, pratiquée par PÉAN le 22 septembre 1869 [1]. En réalité, les deux
premières ont été faites par SIMPSON et par MARTIN en 1889;
ensuite, il convient de citer les noms de PÉAN, GUERMONPREZ
(1891), DOYEN (1894), DÉLAGENIÈRE (1895), RICHELOT (1897). Depuis

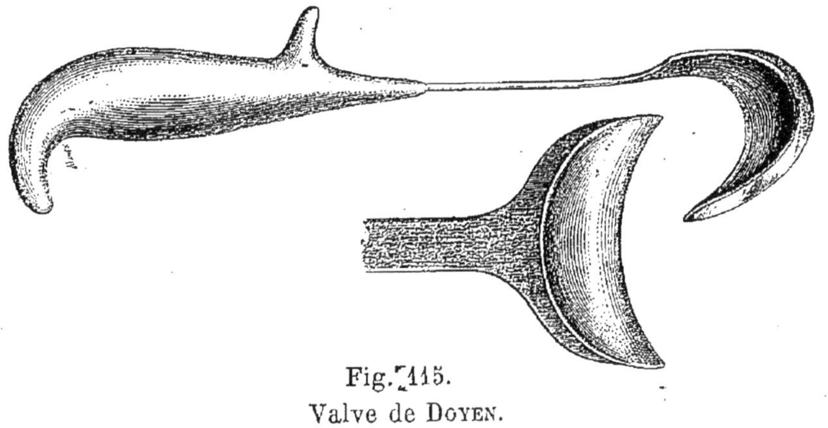

Fig. 115.
Valve de DOYEN.

deux ou trois ans, il faudrait mentionner presque tous les chirurgiens français.

Les procédés sont fort nombreux, car la plupart des opérateurs se sont piqués de donner à leur manière de faire un cachet
d'originalité. Nous n'essaierons pas de les décrire tous, car ce
serait une tâche aussi fastidieuse qu'inutile.

Procédé de Richelot [2]. — Nous supposerons d'abord un cas
type, dépouillé des complications diverses, lésions annexielles,

---

[1] POZZI. *Trait. de gyn.*, 3ᵉ édition, 1897, p. 350.

[2] L.-G. RICHELOT. *Bull. de la Soc. de chir.*, 1897, et *Revue de gyn. et
de chir. abdom.*, 1897, nᵒ 2.

multiplicité des fibromes, adhérences, qui rendent souvent
l'opération difficile mais n'y changent rien d'essentiel.

La malade est sur le plan incliné, le chirurgien à sa gauche.
L'incision faite, l'utérus est sorti de l'abdomen; des compresses,
glissées jusqu'au petit bassin, maintiennent l'intestin et servent
de lit à la masse fibreuse. Avec une pince à griffes spéciale,
— d'autres se servent de tire-bouchons qui pénètrent dans la
tumeur et la tiennent solidement [1], — le fond de l'utérus est

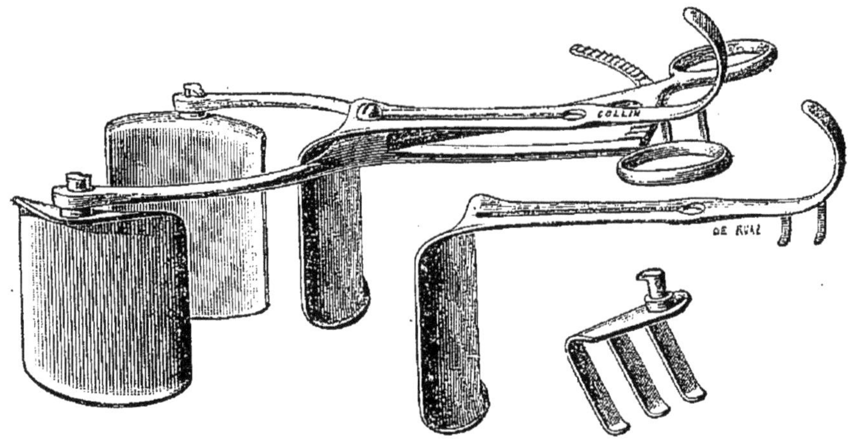

Fig. 116.
Ecarteur de COLLIN.

pris et confié à un aide qui l'attire en haut et modifie son attitude suivant les exigences de chaque temps de l'opération.
Une valve de DOYEN (fig. 115), placée vers le pubis, ouvre la plaie
et donne du jour. Pour se passer de l'aide qui la tient, on peut
la remplacer par celle de MONPROFIT ou par le nouvel écarteur
de COLLIN (fig. 116); mais le mieux est d'apprendre à se passer
d'écarteur, dans les cas ordinaires. On voit aisément la vessie,
qui forme une saillie légère et quelquefois monte assez haut sur

[1] L'ingénieuse machine d'Auguste REVERDIN pour soulever la tumeur avec d'énormes griffes, une chaîne, une poulie fixée au pla-
fond, etc., donnait de grandes facilités au chirurgien quand on
opérait dans la position horizontale. Aujourd'hui le plan incliné
nous en dispense.

la tumeur. Les trompes et les ovaires sont cherchés, tirés au dehors et les ligaments larges placés symétriquement (fig. 117).

Un lambeau péritonéal antérieur est taillé, par une incision

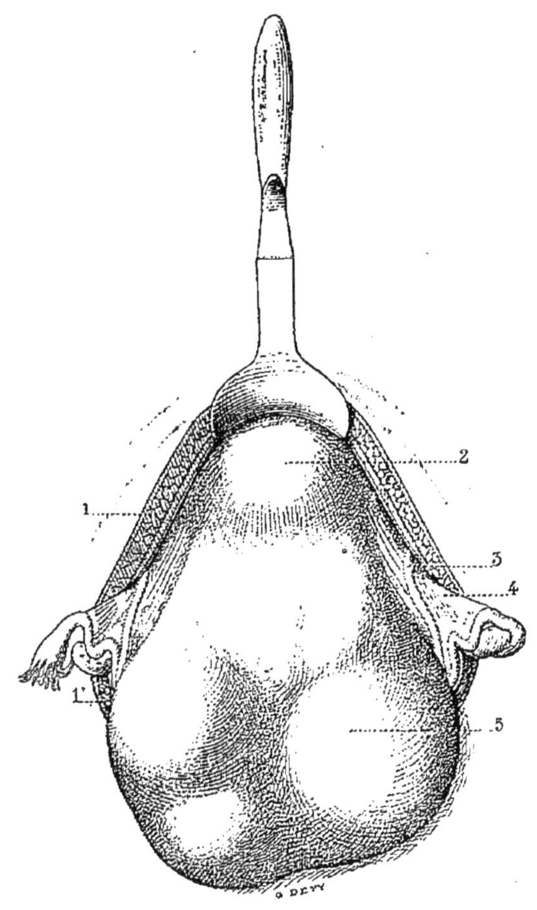

Fig. 117.

1, plaie abdominale. — 2, vessie. — 3, ligament rond. — 4, ligament large.
5, fibromes.

transversale qui va d'un ligament large à l'autre, et qui est faite à distance de la vessie, au point où le revêtement séreux du corps utérin se détache du tissu musculaire et devient mobilisable sur la face antérieure du col. Le doigt déchire, agrandit

l'incision, décolle le lambeau et le refoule ; la vessie est repoussée
dans le petit bassin et le segment inférieur dénudé, ainsi que le

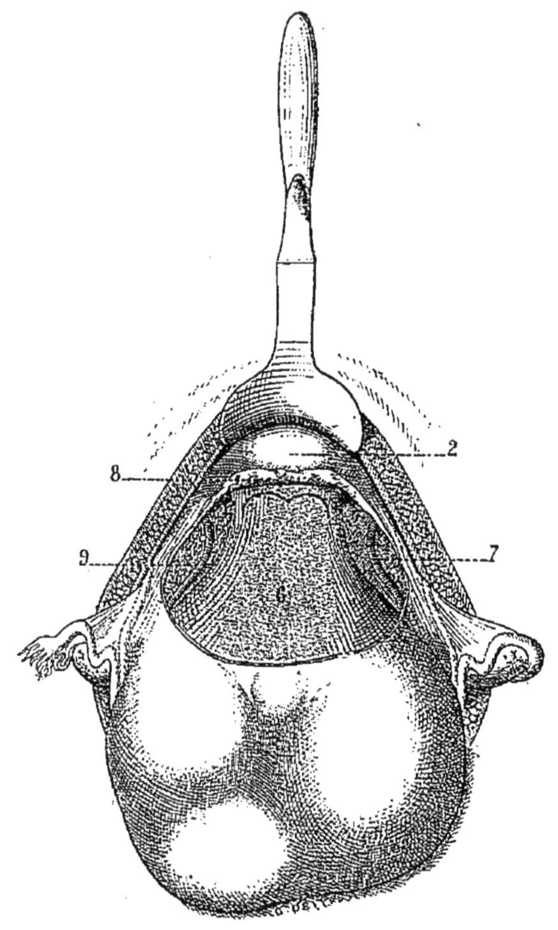

Fig. 118.

6, segment inférieur dénudé. — 7, artère utérine. — 8, lambeau péritonéal antérieur.
9, tissu paramétrique.

tissu paramétrique, au milieu duquel on voit par transparence
l'artère utérine (fig. 118).

Pour libérer l'utérus à droite et à gauche, il est très facile de
couper les ligaments larges de haut en bas. Mettez deux pinces
longuettes, l'une sur la corne utérine, l'autre un peu plus loin ;

appliquez celle-ci en dedans ou en dehors des annexes, pour
les sacrifier, les conserver ou ne les enlever qu'à la fin. Les
ciseaux coupent entre les deux pinces et se dirigent vers le bord

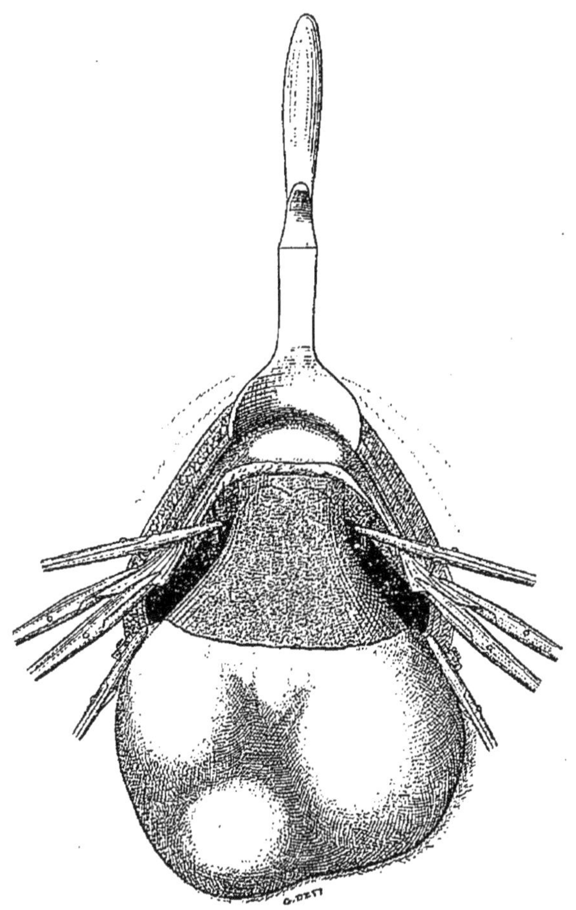

Fig. 119.

de l'utérus. Alors, il suffit d'appuyer avec le doigt pour déchirer
l'insertion du ligament jusqu'à sa base, et on est sur l'utérine
sans avoir de sang. L'artère, qu'on peut toujours voir ou sentir
battre, est pincée à son tour; un dernier coup de ciseaux la
détache (fig. 119).

Mêmes manœuvres du côté opposé ; l'utérus ne tient plus
que par l'insertion vaginale. Pour le libérer, coupez circulairement l'insertion avec les ciseaux, dirigés obliquement vers

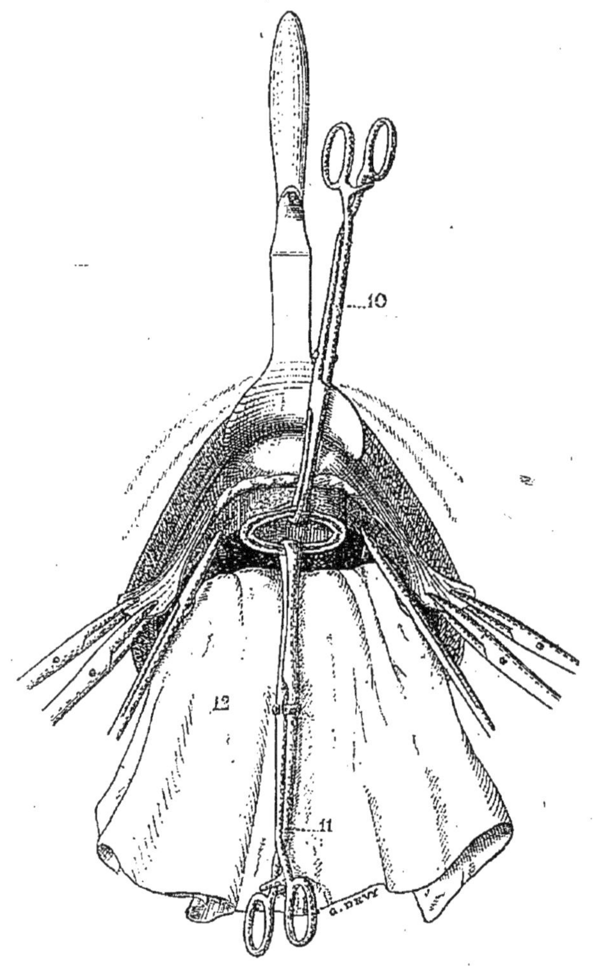

Fig. 120.

10, 11, pinces à traction. — 12, compresses.

le museau de tanche ; coupez-la au jugé, pour ainsi dire, en
pénétrant un peu dans le tissu utérin, de telle façon qu'il en
reste une parcelle à chaque lèvre de la plaie vaginale. Quand la
lèvre antérieure de cette plaie commence à se détacher, une

pince à traction la saisit ; de même pour la postérieure. Aussitôt que le vagin est ouvert, la section s'achève très facilement et l'utérus est enlevé ; la plaie vaginale, maintenue par les

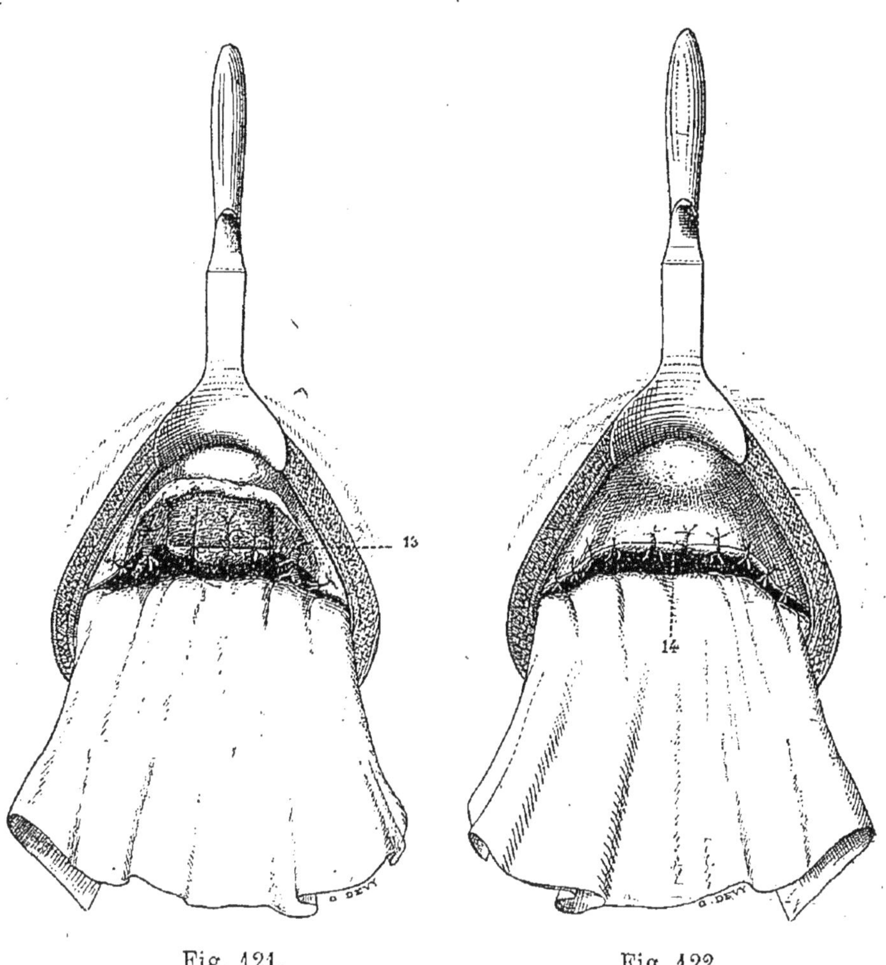

Fig. 121.

Fig. 122.

13, plaie vaginale suturée.

14, suture séro-séreuse.

pinces à traction, ne tombe pas dans la cavité pelvienne, et l'opération peut continuer sans arrêt (fig. 120). Une aiguille courbe et des fils séparés de catgut n° 2 ou 3 suturent la brèche ; trois ou quatre fils suffisent d'ordinaire (fig. 121).

Il faut maintenant enlever les pinces et faire l'hémostase des ligaments larges. Nous déconseillons les ligatures en masse avec des fils de soie; le catgut nous sert exclusivement, parce qu'il ne joue pas le rôle de corps étranger. L'hémostase est détaillée, comme nous avons dit plus haut; il faut chercher et lier l'utérine individuellement, ou tout au moins avec une faible épaisseur de tissus. L'utéro-ovarienne est également saisie dans un fil avec le bord supérieur du ligament large.

Il ne reste plus qu'à rabattre le lambeau péritonéal antérieur pour couvrir le moignon vaginal et la région de l'utérine. Un surjet de catgut, allant d'une extrémité à l'autre des surfaces cruentées, enfouit les ligatures entre les deux feuillets de chaque ligament large et, sur la ligne médiane, unit le bord libre du lambeau à la face postérieure du vagin, de manière à cacher la première suture. Les chirurgiens sont d'accord pour tout revêtir de péritoine et reconstituer partout la surface séreuse; le résultat final est une ligne de sutures séro-séreuses en forme de croissant (fig. 122). Fermeture de l'abdomen sans drainage et pansement du vagin à l'iodoforme.

Dans cet exposé, l'hystérectomie est *totale* et le vagin est ouvert. Il reste — pas toujours — un peu de tissu utérin aux lèvres de la plaie vaginale; quelquefois on en laisse un peu plus, et l'ouverture est insignifiante; un peu plus encore, et nous tombons dans la *subtotale*, qui consiste à laisser le museau de tanche en coupant transversalement au ras de l'insertion. Or, la subtotale est expéditive, et elle est bonne; mais la préférence marquée, étonnante, que certains chirurgiens lui accordent repose sur des motifs bien légers. Elle serait plus bénigne et plus facile. Voici notre réponse : 1° le péril vaginal n'existe pas; malgré des scrupules bactériologiques exagérés, c'est une cavité qu'on rend facilement aseptique, et d'ailleurs, dans l'opération que nous avons décrite, elle ne peut nuire, étant fermée par la suture aussitôt qu'on l'a ouverte; 2° la section oblique pour détruire l'insertion vaginale dure à peine une minute de plus que la section transversale; où sont les difficultés? A notre avis, les deux manières se valent; nous ne rappellerons pas qu'on a vu le museau de tanche laissé en place devenir cancéreux (deux cas de LE DENTU, un d'HARTMANN) ; tout ce que nous voulons soutenir, c'est qu'il n'est pas très chirurgical de plaider les mérites supérieurs de la subtotale. Nous reconnaissons d'ailleurs que, dans les cas atypiques, tout peut changer ; on peut être amené, au cours d'une opération grave et dans une région déformée, à ne pas chercher l'insertion, à laisser un pédicule et à s'en trouver bien.

Dans les cas simples, l'opération est rapide, car l'utérus peut être enlevé en quelques minutes; mais elle est toujours prolongée par les sutures et par la nécessité de faire l'hémostase avec soin. Elle atteint une heure et au delà lorsque la manœuvre est gênée par la disposition anormale des fibromes ou par des lésions annexielles, lorsqu'il faut se reconnaître au milieu des organes déformés, dédoubler les ligaments larges, les pincer irrégulièrement, les reconstituer en rapprochant leurs lambeaux déchiquetés, etc.

Lorsque des fibromes sous-péritonéaux, ajoutés à la masse principale, encombrent le champ opératoire, il faut les énucléer d'abord; ce premier temps facilite singulièrement les manœuvres ultérieures.

Il est une variété de fibromes qui transforment, pour ainsi dire, l'opération et la rendent plus grave : nous voulons parler de ces tumeurs qui bourrent le segment inférieur, poussent en haut le petit corps utérin, et s'enclavent dans la cavité pelvienne. C'est alors qu'on risque de manquer l'utérine, d'ouvrir la vessie, de blesser l'uretère. En se développant de bas en haut, le néoplasme attire avec lui la vessie et la fait monter sur la face antérieure, ou même sur une des faces latérales de la masse fibreuse, quand elle a subi un mouvement de torsion. Dès que le ventre est ouvert, le cul-de-sac pré-vésical du péritoine apparaît tout près de l'angle inférieur de l'incision ; nous l'avons vu à mi-chemin de l'ombilic, de telle façon qu'en allant trop vite on ouvrirait d'emblée la vessie. Aussi la plus grande prudence est-elle nécessaire dès les premiers temps de l'opération dans la dissection du lambeau péritonéal, et peut-on quelquefois demander au cathétérisme un utile renseignement. Quant à la blessure de l'uretère, elle est singulièrement facilitée par le changement des rapports; la portion sus-vaginale a subi un accroissement tel, que sa surface entre en contact immédiat avec les parois de l'excavation, et que l'uretère, au moment où il croise l'utérine, se trouve appliqué sur la tumeur. Les mors de la pince destinée à l'artère la cherchent en vain, et peuvent trouver à sa place le canal excréteur du rein.

Dans ces conditions nouvelles, nous recommandons l'*énucléation préliminaire* de la masse fibreuse. Après avoir, si possible, disséqué le lambeau péritonéal, on incise la paroi utérine, on ouvre la loge du fibrome, et on l'extrait en bloc ou en fragments, de telle façon que le segment inférieur est réduit à une poche flasque et mobile dans le petit bassin. On peut alors manœuvrer sur les côtés, poursuivre et terminer l'opération comme à l'ordinaire.

Cependant, quand l'hypertrophie du segment inférieur est énorme, il arrive qu'on a peine à trouver les insertions du vagin, et que, pour éviter encore de toucher la vessie ou l'uretère en coupant à l'aveugle, on fait bien de conserver la partie inférieure du col et de façonner un petit moignon. Libre à l'opérateur d'appeler son hystérectomie *subtotale*, ou même *sus-vaginale* s'il a coupé plus haut. Tout est bon, même dans les manœuvres anciennes; ce qu'il faut, c'est être assez chirurgien pour se plier aux circonstances.

Les myomes inclus dans les ligaments larges peuvent aussi donner lieu à de grosses difficultés. Ici, le chirurgien se défend contre deux écueils : l'hémorrhagie et la blessure de l'uretère. Les sources de l'hémorrhagie résident dans l'énorme développement que prennent les vaisseaux du ligament large, quand même il ne s'agit pas d'un corps fibreux télangiectasique. Comme on est obligé d'inciser le ligament large dans toute sa hauteur, les gros troncs artériels et surtout veineux sont forcément ouverts, le sang jaillit et inonde le champ opératoire; c'est en voulant pincer les vaisseaux qui saignent à la base du ligament qu'on risque de pincer l'uretère. Il est sous la tumeur, en contact avec elle.

Ces myomes intra-ligamentaires nous mènent à deux opérations différentes, également délicates. Tantôt, après l'incision du feuillet séreux qui les couvre, on peut, en les serrant de près, les énucléer totalement ; déjà séparés de l'utérus ou n'ayant plus avec lui que de faibles attaches, on les extrait en bloc, sans faire de pédicule. On n'a plus qu'à lutter contre le sang, puis, si leur loge n'est ni trop vaste ni trop déchiquetée, la fermer par des points de suture et reconstituer partout la surface péritonéale ; ou, si la prudence l'exige, la tamponner et la drainer, avec ou sans fixation des lambeaux séreux à la plaie abdominale. Tantôt l'utérus est intimement fusionné avec un point de leur surface et, quand on les attire au dehors, ils l'entraînent avec eux et en font un pédicule, qu'on dégage du côté opposé par la section du ligament large et qu'on traite enfin par l'ablation totale ou subtotale.

Les gros fibromes télangiectasiques, à surface sillonnée d'énormes plexus veineux, sont aussi d'une extirpation laborieuse. Dans certains cas, heureusement rares, la région antérieure et inférieure de l'utérus offre des paquets veineux tellement développés, que la taille du lambeau péritonéal peut être dangereuse ; nous conseillons alors de ne pas commencer par le lambeau et d'aborder immédiatement l'hémostase des ligaments larges et la libération de la tumeur. Mais quoi qu'on fasse, le sang coule, tant que les pédicules vasculaires et les adhérences, elles-mêmes sillonnées de grosses veines, n'ont pas été pincés ; le plus grand sang-froid est nécessaire, il faut aller vite sans précipitation, et penser toujours à la vessie et à l'uretère.

Procédé américain ou *procédé de Kelly*. — Le procédé américain est une subtotale avec *bascule sur le côté*. KELLY (de Baltimore)[1] fait l'ablation en bloc et par incision continue, de gauche à droite ou de droite à gauche, « by continuous incision from left to right or from right to left », suivant que la disposition des lésions rend plus facile l'une ou l'autre de ces deux directions. Il lie d'abord isolément l'artère utéro-ovarienne d'un côté et celle du ligament rond, sectionne le ligament large de haut en bas, tombe sur l'utérine, la lie et la sectionne. Prenant

---

[1] KELLY. *Bull. of the John's Hopkins Hospital*, février 1896.

alors une sorte de pelle tranchante, il fait une section transversale du col au-dessous du niveau de l'utérine, la fait creuse
pour faciliter la suture ultérieure de ses bords, et renverse de
l'autre côté la masse utéro-ovarienne, ce qui permet d'apercevoir l'utérine opposée et d'en faire la ligature. Puis le second
ligament large est coupé de bas en haut. On suture le petit

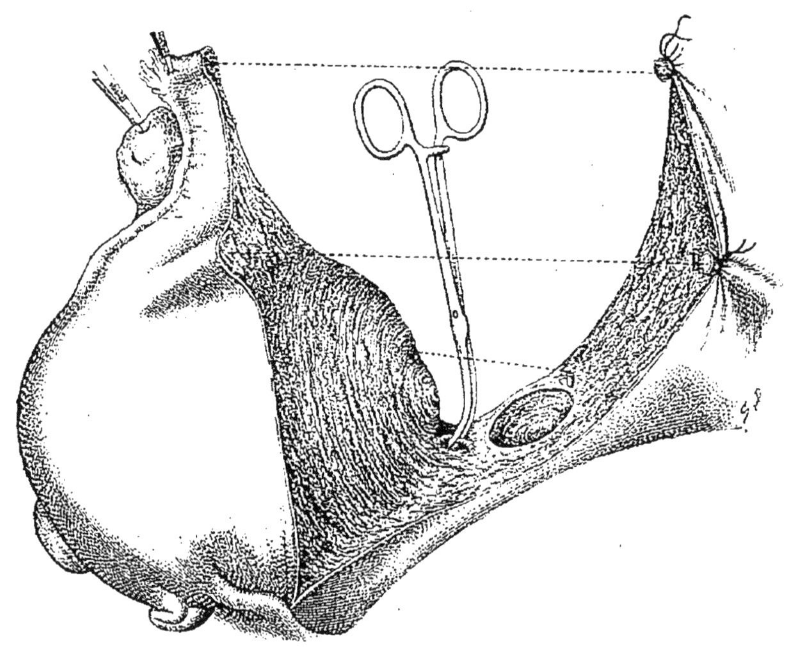

Fig. 123.
Procédé de KELLY.

moignon du col respecté ; les lèvres de la section péritonéale
sont de même affrontées, toute surface cruentée disparaît et
l'opération est terminée (fig. 123, 124, 125).

P. SEGOND [1] propose de faire de l'opération de Kelly une ablation totale, et en donne la description suivante : «... Se placer
d'emblée sur le bord supérieur du ligament large gauche ;
l'aileron supérieur étant découvert, lier l'artère utéro-ovarienne

[1] P. SEGOND. *Bull. de la Soc. de chir.*, juillet 1897.

en dehors des annexes, puis sectionner tout l'aileron correspondant. Traiter de même l'artère du ligament rond, et couper
toute la hauteur du ligament large de haut en bas, jusqu'à
l'utérine... Si le ligament large est occupé par une tumeur
liquide ou solide, il faut s'en débarrasser suivant les [règles
habituelles. L'artère une fois libérée, la lier en dehors, la

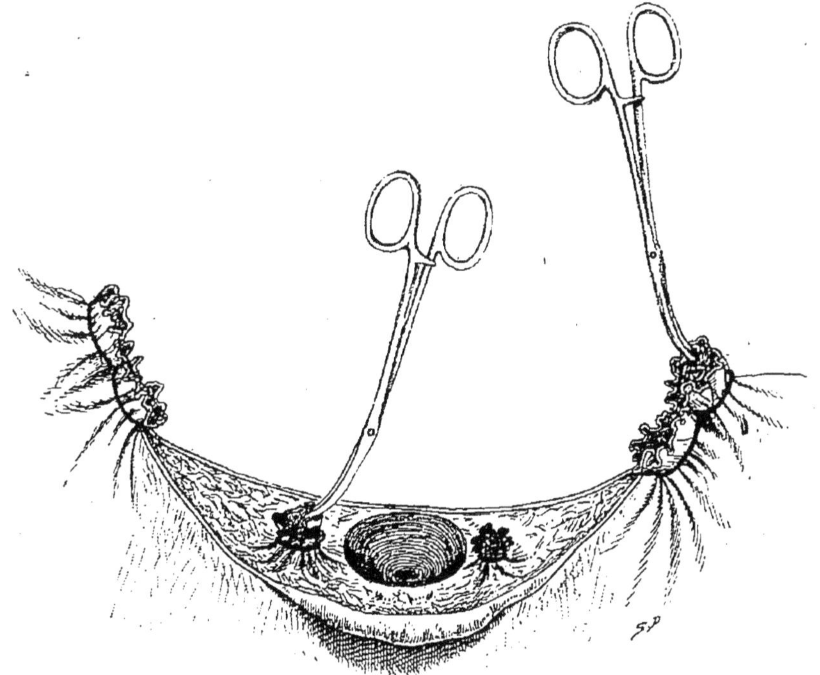

Fig. 124.

pincer du côté de l'utérus et la couper entre le fil et la pince.
Poursuivre le décollement au-dessous de l'utérine et au ras de
l'utérus, puis d'un coup de ciseaux pénétrer dans le vagin, sans
le secours d'aucun instrument faisant bomber le cul-de-sac
vaginal correspondant, et sans autre guide que la perception
digitale du col au travers des parties molles. Comme le dit
RICHELOT, les ciseaux coupent l'insertion vaginale quand ils la
rencontrent... Procéder ensuite à la succession des temps suivants : préhension du col au travers de la brèche vaginale ;

libération complète du col en arrière et en avant, avec la précaution d'entailler sur la face utérine antérieure un lambeau
péritonéal suffisant. Enfin, continuation des tractions sur le
col en haut et à droite, jusqu'à la découverte de l'utérine correspondante ; ligature de celle-ci et section du ligament large
droit de bas en haut, avec ligatures successives de l'artère du

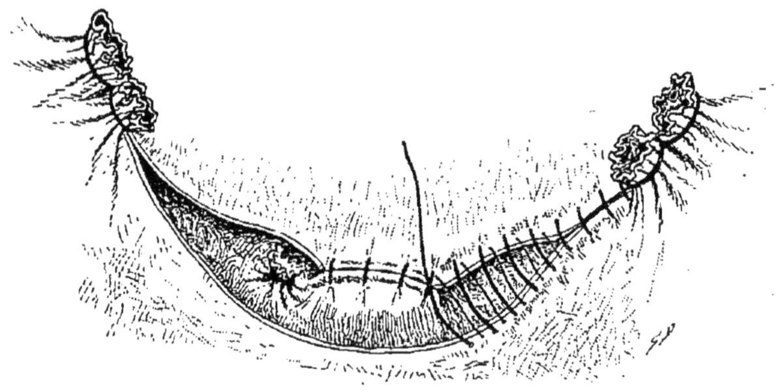

Fig. 125.

ligament rond et de l'utéro-ovarienne. La masse enlevée, il faut
parachever l'hémostase et supprimer les surfaces cruentées par
un surjet péritonéal. »

Procédé de Doyen [1]. — Doyen, pour faire une opération rapide,
repousse toute hémostase préventive et imagine la *bascule de
l'utérus en avant;* tels sont les deux points essentiels de son
procédé.

Il attire la masse utérine entre les lèvres de la plaie, vers le
pubis ; le cul-de-sac de Douglas apparaît. Il reconnaît la paroi
vaginale postérieure au moyen d'une longue pince introduite
par le vagin ; il ouvre celui-ci par un coup de ciseaux donné sur
la pince, agrandit la boutonnière et tombe sur le col, le saisit
avec un crochet ou une forte pince, puis, armé d'une paire de
ciseaux courbes, il prolonge sur les côtés l'incision vaginale.

Le col ainsi libéré est fortement tiré en haut, tandis que l'in-

---

[1] Doyen. *Congrès de Genève,* 1896, et *Technique chirurgicale,* 1897.

dex de la main droite va, par un travail de décollement en avant, séparer l'utérus de la vessie et des uretères et, sur les côtés, détruire les tractus cellulo-fibreux des ligaments larges.

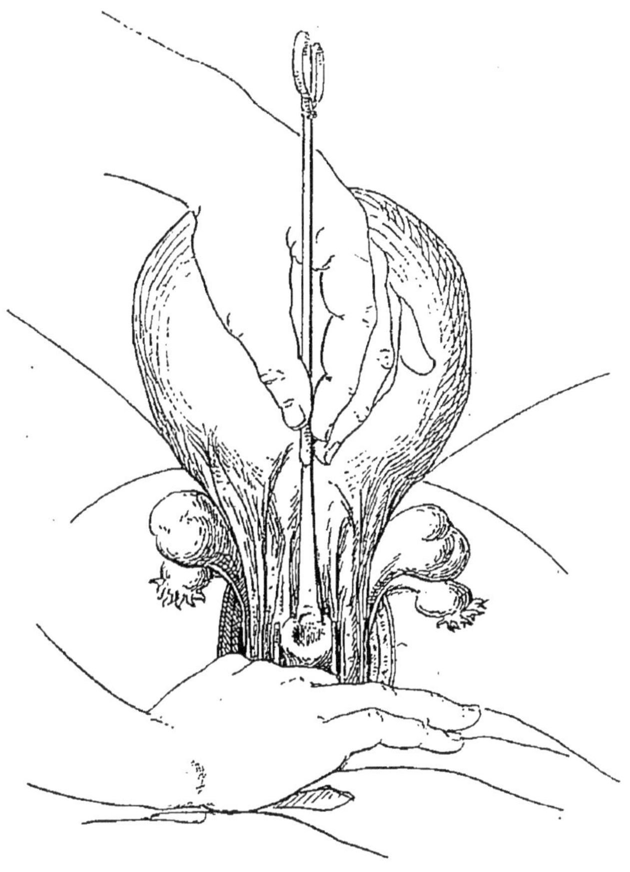

Fig. 126.

L'utérus n'a plus alors que ses connexions vasculaires latérales; l'index de la main gauche remplace le droit entre la vessie et l'utérus, perfore aussi haut que possible le péritoine vésico-utérin et achève le décollement du ligament large droit. La tumeur est attirée en haut pour tendre les ligaments; l'aide saisit entre le pouce et l'index le ligament large droit, et l'opérateur le coupe aussi près que possible de l'utérus. Le ligament

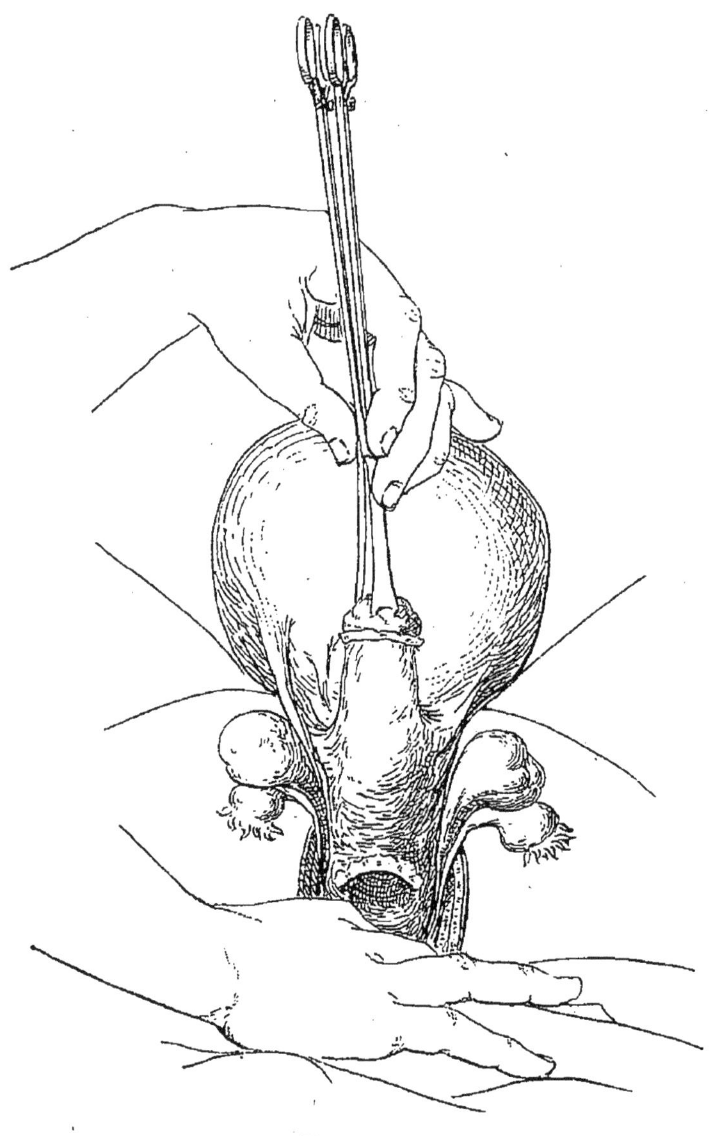

Fig. 127.

large gauche est à son tour sectionné, après avoir été saisi par
l'opérateur entre le pouce et l'index ; l'utérus est enlevé.

Ainsi, DOYEN fait l'ablation complète sans appliquer ni pinces, ni ligatures; seuls les doigts sont chargés d'assurer la compression des vaisseaux jusqu'à la disparition de la tumeur. On place alors des pinces sur tous les points qui saignent, et on les rem-

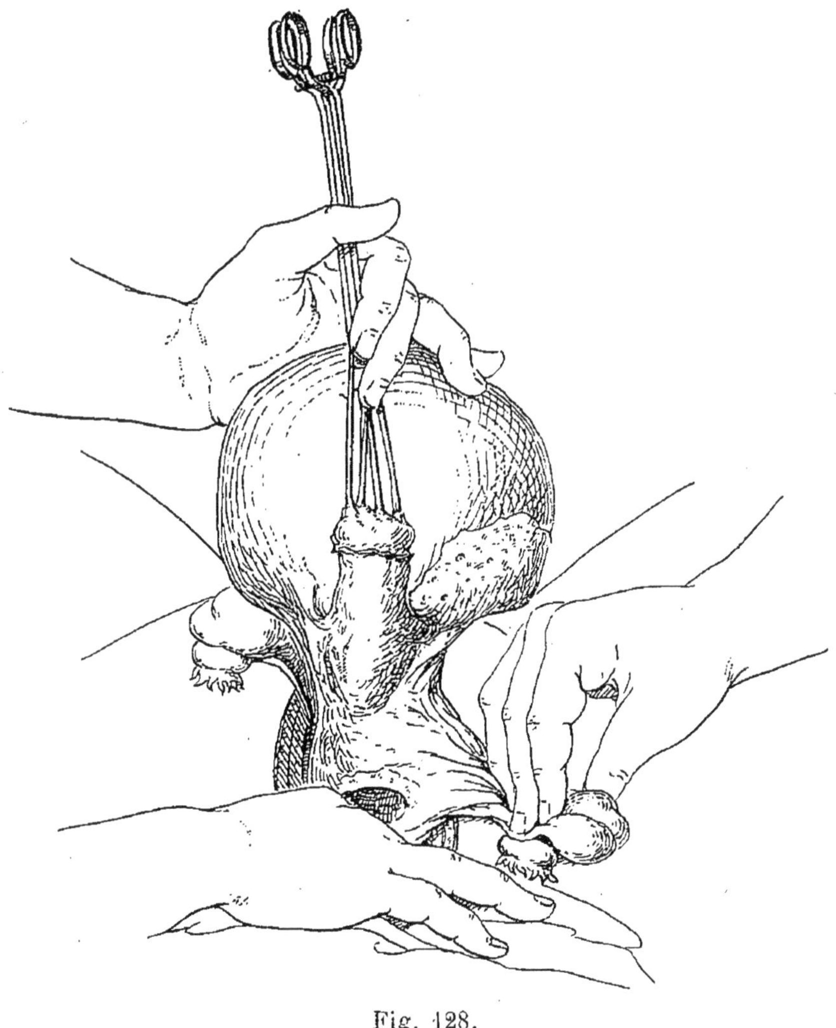

Fig. 128.

place par des ligatures au catgut ou à la soie. La tranche péritonéo-vaginale est réduite à une simple lèvre par une suture en surjet, et le péritoine est fermé par une double suture en bourse (fig. 126, 127, 128).

Tels sont les trois types opératoires que nous avons tenu à décrire. Il y en a bien d'autres ; mais ce ne sont que des variantes qui peuvent encore se multiplier au gré des chirurgiens. Ainsi, FAURE[1] propose de couper d'abord le segment inférieur près de l'insertion vaginale et de faire basculer en avant la masse utérine ; en d'autres termes, il fait une subtotale avec la manœuvre de Doyen. Nous n'y voyons rien à redire. D'autres font moins bien pour aller vite : STAPLER (de Vienne)[2] saisit les ligaments larges dans deux grandes pinces à vis qui font l'angiotripsie, enlève l'utérus, retire les pinces et laisse le vagin et le péritoine sans sutures. D'autres paraissent revenir à des procédés qui ont vécu : HOGOPOFF[3] fait un moignon qu'il creuse, taille des lambeaux séreux qu'il enfouit dans le moignon, et saisit le tout dans les mors d'une pince en T introduite par le vagin ; la pince laissée à demeure se détache et tombe, par le sphacèle des lambeaux et du pédicule. Mais nous n'en finirions pas, si nous voulions tout citer ; il est plus intéressant de montrer, par l'examen des procédés ci-dessus décrits, à quelles idées directrices ils répondent.

Depuis nombre d'années, nous avons soutenu la cause de l'hystérectomie abdominale ; nous avons fait des pédicules internes, des ligatures élastiques perdues, des moignons suturés à la soie et recouverts de péritoine ; aujourd'hui, tout s'efface devant l'*hystérectomie totale*, qui a décidément triomphé.

Un principe est devenu, pour nous, indiscutable : ne laisser dans le ventre aucun corps étranger, proscrire les fils de soie qui sont cause de douleurs, de foyers pelviens et de fistules. Nous avons peine à comprendre les chirurgiens qui tiennent encore à la soie et la rendent moins dangereuse en la prenant plus fine, quand il est si facile d'avoir un bon catgut répondant à tous les besoins. Et devant la simplicité de son emploi et la sécurité parfaite qu'il nous donne, nous comprenons encore

---

[1] FAURE. *Bull. médical*, 7 nov. 1900.

[2] STAPLER. *Congrès international de Paris*, août 1900.

[3] HOGOPOFF. *Ibid.*

moins les tentatives si peu intéressantes d'oblitération des vaisseaux par angiotripsie ou par électro-hémostase.

Un autre point, c'est l'oubli des manœuvres par lesquelles on faisait le siège de la région dangereuse, la base des ligaments larges, au lieu de l'attaquer franchement. Il fallait lier provisoirement, ouvrir les culs-de-sac vaginaux. On n'ouvre plus rien aujourd'hui ; l'utérus est serré de près, dépouillé de son péritoine, isolé comme une tumeur quelconque au milieu des tissus, et les ciseaux coupent l'insertion vaginale quand ils la rencontrent.

L'utérus enlevé, nous faisons la suture immédiate de la plaie vaginale. Ce n'est pas que nous redoutions une infection venue d'en bas ; le vagin ouvert et tamponné à l'iodoforme n'est pas plus dangereux ici que dans l'hystérectomie par la voie basse. Mais nous avons reconnu que c'est un moyen facile et sûr de faire l'hémostase de la tranche postérieure, qui saigne toujours plus ou moins et dont l'hémorrhagie ne doit jamais être négligée. On a aussi l'avantage de recouvrir le moignon et d'avoir partout des surfaces séreuses ; tous les chirurgiens reconnaissent aujourd'hui l'utilité de « péritoniser » les surfaces vives et de supprimer ainsi des milieux de culture pour les germes pathogènes.

Tel qu'il est à cette heure, notre procédé est le terme, l'aboutissant de tout ce que nous avons fait jusqu'ici et de ce que d'autres ont fait ; il se recommande moins par des détails nouveaux et personnels que par l'abandon systématique de toute manœuvre inutile. Qu'on examine bien chaque temps de l'opération : l'utérus étant mis en place, la valve large ouvrant la plaie, la région étant préparée, pour ainsi dire, par la taille du lambeau péritonéal antérieur, quoi de plus élémentaire que de pincer la corne, de déchirer avec le doigt l'insertion utérine du ligament, de pincer l'artère qui rampe le long du col, et d'isoler l'utérus en quelques minutes ? Est-il plus difficile de couper obliquement l'insertion vaginale avec les ciseaux, de lier individuellement l'utérine, de rabattre le lambeau et d'y enfouir les ligatures ? Il n'y a ni incisions combinées, ni collerette, ni renversement de l'utérus, ni instruments faisant saillir les

culs-de-sac. Le souci de l'hémostase a disparu en même temps
que les procédés hémostatiques.

Sans doute, il faut s'attendre à faire des hystérectomies compliquées et dangereuses. Pour celles-ci, nous conseillons toujours de commencer par extraire de la masse utérine tout
fibrome qui voile ou encombre le petit bassin. Cette énucléation
préliminaire convient surtout aux grosses tumeurs contenues
dans le segment inférieur, qui devient énorme, remplit la
cavité pelvienne, s'élève au-dessus du pubis et refoule en haut,
vers l'ombilic, le fond de l'utérus et les annexes. La masse est
absolument sessile dans le petit bassin ; impossible de manœuvrer au-devant d'elle ou sur les côtés. Il faut inciser franchement sur la ligne médiane, ouvrir la loge du fibrome et
l'extraire en bloc ou par morcellement. Le segment inférieur
vidé devient complaisant ; on peut le séparer de la vessie,
aborder les ligaments larges, mais sans oublier qu'on est à leur
base, que l'uretère croise le segment inférieur, c'est-à-dire la
loge abandonnée par le fibrome, et qu'il doit être cherché,
séparé avec soin, pour n'être pas confondu avec un vaisseau et
saisi dans une pince.

Le manuel opératoire de l'hystérectomie abdominale s'est
modifié partout à la fois dans le même sens et dans le même
esprit ; la plupart des chirurgiens, arrivés au même but par
des voies différentes, font aujourd'hui des opérations très analogues, obéissant aux mêmes principes et ne différant entre
elles que par des nuances. C'est ce qu'on a pu voir à la Société
de chirurgie (1897), quand SEGOND est venu opposer à notre
description celle du procédé américain. Celui-ci ne le cède à
aucun autre, et la nuance qui lui est propre, la bascule sur le
côté, peut offrir des avantages en certains cas difficiles ; mais
les principes dont il se réclame sont exactement les mêmes que
nous venons d'exposer. Témoin ces quelques phrases emprun-
tées à SEGOND : « Simplification aussi grande que possible du
manuel et surtout de l'arsenal instrumental ; abandon de
toutes les manœuvres d'auteurs, et assimilation de l'hystérectomie à l'ablation d'une tumeur quelconque. Souci de rendre
l'intervention exclusivement abdominale sans la combiner à

des manœuvres vaginales plus ou moins complexes. Suppression des ligatures en masse avec fils énormes ; découverte méthodique et ligature successive des vaisseaux d'après les règles habituelles de l'hémostase. Enfin, mise en œuvre des moyens voulus pour éviter le contact des intestins avec de gros moignons rugueux ou des surfaces cruentées plus ou moins étendues. »

KELLY attaque de haut en bas le premier ligament large, va droit à l'utérine et y jette un fil ; il coupe le segment inférieur au ras de l'insertion vaginale avant d'attaquer le second ligament ; puis il renverse l'utérus vers ce ligament, dont il fait la section et l'hémostase de bas en haut. Cette manœuvre latérale, qui distingue le procédé américain, est absolument recommandable ; mais cela ne veut pas dire qu'en libérant l'utérus à droite et à gauche avant de le séparer du vagin, on fasse une opération défectueuse. Puisque la section de haut en bas n'est pas mauvaise d'un côté, il n'y a pas de raison, a priori, pour qu'elle manque du côté opposé. Quand l'utérus est libre de part et d'autre, il est fort simple de ne rien faire basculer et de couper circulairement l'incision vaginale.

Il y a des cas, cependant, où la bascule américaine est particulièrement indiquée : c'est lorsqu'un fibrome ou une annexe malade, enclavés dans un ligament large, en rendent l'accès difficile. Commençant alors par le ligament qui se présente le mieux, coupant l'insertion vaginale et renversant l'utérus, on dégage plus facilement les tumeurs en les arrachant de bas en haut.

Le procédé de DOYEN a été conçu pour faire une opération vive et brillante. Avec un aide sûr, habile à saisir le ligament large, on peut enlever l'utérus, et même discourir pendant quelques instants, avant de pincer l'utérine. Mais nous cherchons en vain quel avantage l'auteur peut y trouver, quel dommage ou même quel retard apporterait à l'opération le pincement de l'utérine après le dégagement du col. Quoi qu'il en soit, le but et le caractère essentiel du procédé, c'est d'aller droit au cul-de-sac postérieur, de tirer sur le col et de faire basculer l'utérus en avant, pour l'arracher de ses ligaments par

un tour de main rapide. Cette manœuvre ingénieuse trouve sa
pierre d'achoppement dans les bassins sérieusement obstrués.
L'auteur le sait bien, car il signale la nécessité d'énucléer les
fibromes qui défendent l'accès du cul-de-sac postérieur, de
pousser la pince vaginale à droite ou à gauche et de perforer
les culs-de-sac latéraux quand le postérieur est inaccessible, de
se faire un chemin par. l'étage inférieur du ligament large, au
besoin de n'ouvrir le vagin qu'au cours de l'opération, enfin
d'atteindre le but par « les manœuvres accessoires les plus
variées ». Que devient le procédé de DOYEN, quels avantages
offre-t-il encore, quand il est à ce point ralenti, déformé ?
Il peut être l'égal des deux autres avec les utérus qui s'y
prêtent ; mais le procédé américain et celui que nous avons
décrit nous semblent mieux répondre à toutes les difficultés.

Accidents. de l'hystérectomie abdominale totale. — L'*hémorrhagie immédiate*, jadis redoutée, est aujourd'hui très exceptionnelle, depuis que nous savons faire l'hémostase détaillée et
découvrir méthodiquement l'artère utérine. Elle n'est vraiment
à craindre que dans les fibromes inclus et dans les tumeurs
extrêmement vasculaires. Quant à l'*hémorrhagie secondaire*, on
peut dire qu'elle a disparu en même temps que l'habitude de
tailler de gros pédicules.

La *blessure de la vessie* est menaçante, comme nous l'avons
dit, avec les tumeurs du segment inférieur ; elle l'est aussi avec
certains myomes inclus dans le ligament large, qui attirent la
vessie dans le sens latéral.

La *blessure de l'uretère* est un des accidents les plus fâcheux.
Dans presque tous les cas signalés, elle est survenue au cours de
l'ablation des myomes du segment inférieur. S'il s'agissait d'une
petite plaie latérale, éventualité bien rare, on ferait la suture
pure et simple avec du catgut très fin, en procédant comme
pour un affrontement intestinal. En cas de section complète,
il faut pratiquer l'uretéro-cysto-néostomie (p. 521), si le bout
supérieur est assez long pour être amené jusqu'à la vessie ; autrement, il faut l'attirer dans la plaie abdominale, quitte à faire
un peu plus tard la néphrectomie secondaire.

La *blessure de l'intestin* succède à la rupture des adhérences qui l'unissent à la tumeur fibreuse. Il n'est pas toujours possible de l'éviter, si on veut les rompre à tout prix ; aussi vaut-il mieux, quand elles résistent, laisser à la surface de l'intestin une portion très minime de tissu morbide.

L'*occlusion intestinale* a été signalée ; elle reconnaît pour cause la coudure ou l'étranglement d'une anse d'intestin par une bride épiploïque.

L'*infection péritonéale,* jadis si fréquente avec les surfaces vives ou mal recouvertes et les pédicules étranglés, est évitée aujourd'hui, par l'asepsie plus parfaite, la rapidité et la précision du manuel opératoire.

Il ne faut pas oublier que le pronostic est singulièrement plus grave, si on intervient chez des femmes profondément affaiblies par les pertes ou affligées de scléroses viscérales, ayant un cœur, un foie ou des reins qui fonctionnent mal.

Résultats opératoires. — L'hystérectomie, telle qu'elle est pratiquée aujourd'hui, est infiniment plus bénigne que ses devancières. Les chiffres suivants nous en fournissent la preuve ; et cependant nous pensons que plusieurs d'entre eux cachent encore assez de vieilles habitudes et de procédés imparfaits pour que le chiffre moyen de la mortalité ne représente pas exactement la valeur de l'hystérectomie abdominale moderne. Nous la croyons plus bienfaisante encore.

Richelot	135 cas	8 morts
Bouilly	27 —	2 —
Segond	20 —	2 —
Pozzi	30 —	11 —
Doyen	35 —	1 —
Nélaton	20 —	2 —
Terrier	77 —	8 —
Gross	82 —	13 —
Bœckel	50 —	6 —
Reynier	63 —	7 —
Legueu	20 —	4 —
Montprofit	90 —	6 —
Hartmann	31 —	3 —
Quénu	10 —	0 —
Ricard	49 —	7 —

Delagenière	30 cas	2 morts.
Pantaloni	32 —	1 —
Olshausen	114 —	9 —
Treub	9 —	3 —
Jacobs	57 —	4 —
Lauwers	50 —	2 —
Bumm	26 —	1 —
Sneguireff	82 —	4 —
Goubarow	8 —	0 —
Dœderlein	32 —	1 —
A. Martin	26 —	0 —
Chrobak	41 —	2 —
Küstner	48 —	6 —
Zweifel	16 —	2 —
Rosthorn	30 —	5 —
Kelly	155 —	7 —
	705 cas	56 morts
		= 6,6 p. 100 mortalité.
Total	1 495 cas	129 morts
		Mortalité : = 8,6 p. 100.

Conclusion thérapeutique.

Faut-il opérer tous les corps fibreux de l'utérus ? Quelques
chirurgiens n'hésitent pas à répondre par l'affirmative, et, pour
justifier cette opinion extrême, ils invoquent : 1° la bénignité
relative de l'intervention précoce ; 2° la transformation sarcomateuse possible de la tumeur ; 3° l'inanité fréquente de l'influence régressive attribuée à la ménopause ; 4° enfin, la gravité
extrême de l'hystérectomie tardive, tentée sur des malades épuisées, cachectiques.

Les raisons données par les opérateurs à outrance sont spé-
cieuses. La majorité des chirurgiens professe aujourd'hui une
doctrine plus modérée : tout fibrome stationnaire quant à son
volume, sans métrorrhagies, ni douleurs, ni phénomènes de
compression, est une tumeur qu'il faut traiter par l'expectation
jointe à une surveillance rigoureuse, pour intervenir à la moindre
menace (OLSHAUSEN, SAENGER, LÉOPOLD, MARTIN, TERRIER, BOUILLY,
SEGOND, etc.) ; telle est aussi l'opinion formulée par la presque
unanimité des membres du Congrès de gynécologie d'Amsterdam

(août 1899), où les indications du traitement chirurgical ont été discutées de la manière la plus complète par Doyen, Baldy, Alexander, Treub, La Torre, Richelot, Engström, etc. Enfin, dans de récents mémoires publiés à Berlin et à Leipzig, Landau [1]. Zweifel [2] et Czempin [3] pensent aussi que l'intervention radicale n'est de mise que contre les myomes à marche progressive et accompagnée de troubles qui compromettent la santé générale.

Nous avons dit notre manière de voir en parlant du pronostic des fibromes ; nous sommes pour l'abstention et les moyens palliatifs avec les auteurs que nous venons de citer et dans les mêmes cas. Mais cela ne veut pas dire qu'on puisse donner à la malade l'assurance qu'elle ne sera jamais opérée, car la scène peut changer tout à coup.

L'influence de l'âge de retour sur la régression atrophique des myomes étant réelle en somme, on peut surseoir aux approches de la ménopause et en présence de symptômes atténués. Mais il est bon de retenir que souvent les corps fibreux ont pour effet de retarder la cessation des règles ; il serait donc illusoire de compter sur elle, si les troubles fonctionnels avaient tendance à persister ou à s'accroître.

Doit-on opérer, séance tenante, une malade rendue exsangue par l'abondance des métrorrhagies, ou bien vaut-il mieux attendre que le repos, l'immobilité, les soins palliatifs, lui aient permis de recouvrer quelques forces ? C'est au coup d'œil et à l'expérience du chirurgien de décider si la malade supportera bien l'ablation d'un simple polype aisément accessible ; s'il y a quelque avantage, dans un cas plus grave, à remonter d'abord l'état général ; si, devant l'insuccès constaté du repos, des injections et des hémostatiques, l'ablation de la tumeur s'impose au plus vite.

Supposons maintenant l'intervention résolue. Par quelle voie faut-il passer et quelle opération choisir ?

S'agit-il d'enlever les fibromes en respectant l'utérus, nous

---

[1] Landau. *Berl. klin. Woch.*, 1899, n° 28, p. 581.

[2] Zweifel. *Trait. des myomes.* Leipzig, Breitkopf et Hærtel, éditeurs, 1899.

[3] Czempin. *Berl. klin. Woch.*, 1899, n°s 27 et 28, p. 588.

avons dit comment, si nous mettons à part quelques tumeurs sous-séreuses pédiculées, la myomectomie abdominale ne mérite qu'un assez faible crédit. Elle est surtout une surprise heureuse de la laparotomie, un changement de front du chirurgien dans certains cas favorables. Toutes les fois, au contraire, qu'on prévoit des chances d'énucléation et qu'on veut la tenter de parti pris, c'est la voie vaginale qu'il faut suivre, parce qu'elle est plus bénigne et permet d'aller plus loin. Cette proposition ne s'adresse, il est vrai, qu'aux chirurgiens dont l'éducation est complète et qui n'ont pas négligé d'apprendre à se conduire dans un des chemins qui mènent aux lésions pelviennes.

S'agit-il d'enlever l'utérus avec les fibromes, la voie haute et la voie basse se disputent encore les suffrages. L'hystérectomie vaginale n'a rien perdu de ses mérites ; ceux-ci, malheureusement, ne peuvent s'évaluer en chiffres, parce qu'il est impossible de comparer entre eux les opérateurs ; seul, un chirurgien qui possède également bien les deux méthodes et les pratique avec le même doigté, peut avoir une bonne idée de leur valeur relative. Aujourd'hui comme hier, l'hystérectomie vaginale bien faite est l'opération heureuse, sans suites pénibles et sans mortalité, et souvent la facilité de la guérison fait contraste avec la gravité apparente des manœuvres. Mais de son côté, l'hystérectomie abdominale n'est pas restée en arrière ; les énormes fibromes étaient toujours là pour nous empêcher de l'oublier, et pour nous obliger à l'améliorer sans cesse. Sa transformation est aujourd'hui complète, et ses résultats presque égaux à ceux de la méthode rivale ; si bien qu'il ne s'agit plus de se demander laquelle des deux opérations est la plus bénigne, mais seulement d'assigner à chacune d'elles les tumeurs qui, par leur volume et leur disposition, lui conviennent.

Les utérus à enlever par le vagin sont ceux qui n'ont pas un volume excessif. Chaque auteur s'est fixé, un peu arbitrairement, la limite qu'il ne lui convenait pas de franchir : une ligne passant à trois travers de doigt au-dessous de l'ombilic (Quénu) ; le volume d'une tête de fœtus (Reynier) ; le niveau du pubis (Poirier) ; le niveau de l'ombilic (Segond). Nous avons fait allu-

sion aux chirurgiens qui, en ce moment, réagissent contre l'hystérectomie vaginale. La méthode sus-pubienne « peut s'appliquer, dit RICARD, à tous les cas de fibrome où l'exérèse de l'utérus est indiquée. Mais lorsque l'utérus est petit, mobile, abais-
sable, que le col utérin n'est pas d'une longueur démesurée, que
le vagin est ample, que la vulve est dilatable, l'hystérectomie
vaginale est extrêmement bénigne, facile et rapide. » Nous
trouvons que la voie basse est ici réduite à la portion congrue ;
les raisons invoquées, entre autres le volume, ne peuvent servir
de critérium. A dimensions égales, il y a des utérus développés
tout entiers au-dessus du détroit supérieur, qu'il serait long et
difficile d'attaquer par le vagin, et qu'il y a tout avantage à
faire passer par une incision hypogastrique ; il y en a qui s'étalent vers les fosses iliaques et font comme un gros verrou qui
ne veut pas descendre ; à ceux-là convient la méthode sus-pubienne. Mais il y a des tumeurs moyennes et bas placées avec
des ventres peu distendus et des parois très adipeuses, qui rendent la voie haute indirecte, peu commode et même périlleuse ;
il y a des utérus qui se présentent normalement dans la cavité
pelvienne, y pénétrant en forme de coin, ou penchés en arrière
et faisant saillir le cul-de-sac de DOUGLAS, ou remplissant le
segment inférieur et transformant la lèvre postérieure du col
en une masse arrondie. Ces derniers sont justiciables du morcellement par les voies naturelles, sans parler des femmes à qui
on est bien aise d'épargner une cicatrice apparente. Mais il est
bien entendu que l'habitude, le sens clinique du chirurgien sup-
pléent à l'insuffisance de nos définitions et peuvent seuls, en
dernier ressort, déterminer sa conduite.

FIBROMES ET GROSSESSE. — Nous avons noté cette coïncidence
(p. 351); mais elle offre un tel intérêt, qu'il faut maintenant
nous y arrêter davantage.

Le fibrome utérin est une cause fréquente de *stérilité*. Sur
43 femmes mariées atteintes de cette affection, WEST en signale
7 cas; ROEHRIG, 31 cas sur 106 femmes; BEIGEL, 21 sur 86;
SCHUMMACHER, 21 sur 114; SCANZONI, 35 sur 69 ; WINCKEL, 134 sur
415; SCHRŒDER, 264 sur 604. En additionnant plusieurs statis-

tiques, OLSHAUSEN trouve que les femmes sont stériles dans la proportion de 30 p. 100.

Toutes les variétés de fibromes ne s'opposent pas également à la conception. Les tumeurs sous-péritonéales, surtout les pédiculées, n'y mettent pas obstacle en général, au contraire des myomes interstitiels et des sous-muqueux. OLSHAUSEN a vu plusieurs femmes devenir enceintes après l'ablation de polypes cervicaux.

Évolution de la grossesse. — La tumeur est le point de départ d'accidents variés au cours de la gestation. HARLEY [1] et FLAMERDINGHE [2] ont accusé les gros myomes sous-muqueux, voisins des cornes, d'empêcher l'arrivée de l'œuf dans la cavité utérine et de favoriser la *grossesse ectopique;* éventualité bien rare, puisqu'on n'en trouve que trois observations dans la littérature médicale [3].

On a des exemples de fibromes ayant provoqué l'*insertion vicieuse du placenta* (placenta prævia et placenta polaire supérieur). NAUSS [4], CHADWICK [5], PAJOT [6], BRAXTON-HICKS [7], OSTERTAG [8], SÜSSEROTT [9] ont publié des faits où cette relation paraît bien démontrée.

Les *métrorrhagies* sont rares, mais quand elles se produisent, elles sont presque toujours d'une abondance excessive et interrompent le cours de la grossesse. Cependant, OLSHAUSEN [10] a vu une femme accoucher à terme, après des métrorrhagies répétées qui allaient jusqu'à provoquer des syncopes.

L'*avortement* est produit par les myomes qui siègent au fond

[1] GUSSEROW. *Deutsche Chir.* de BILLROTH *et* LÜCKE, 1886.

[2] FLAMERDINGHE. *Thèse de Würzburg,* 1887.

[3] DEMARQUAY. *Malad. de l'utérus,* 1876, Paris.

[4] NAUSS. *Soc. obst. de Londres,* 1886, t. I.

[5] CHADWICK. *Transact. am. gyn. Soc.,* 1876, t. I.

[6] PAJOT. *Gaz. des hôp.,* 1862.

[7] BRAXTON-HICKS. *Soc. obst. de Londres,* 1875, t. XVII.

[8] OSTERTAG. *Monat. f. Geb.,* 1865, t. XXV, p. 317.

[9] SÜSSEROTT. *Thèse de Rostok,* 1870.

[10] OLSHAUSEN. *Veit's Handbuch der Gyn.,* 1897, t. II, p. 777.

de l'organe, *l'accouchement prématuré* par ceux qui avoisinent le col.

Les phénomènes péritonéaux sont assez fréquents. Il s'agit d'une *infection* dont l'origine est souvent très obscure (FROMMEL, HOFMEIER, OLSHAUSEN). Chez quelques malades, la réaction péritonéale est consécutive à des *accidents de torsion* (KLEINHAUS[1], CAPPIE[2]); de tels faits sont exceptionnels.

Une des complications les plus graves qui puissent survenir est la *rétroversion de l'utérus gravide*. Elle paraît être le résultat de la gêne apportée à l'expansion de la matrice par un myome volumineux occupant la paroi antérieure. L'avortement en est la suite naturelle, si on n'intervient pas; l'enclavement de l'utérus dans la cavité pelvienne, la *compression des uretères*, l'éclampsie, etc., sont également signalés (J. SIMPSON[3], SEDGWICK[4], HALL DAVIS[5]).

La *rupture spontanée* de l'utérus est un accident dont il existe une seule observation peu concluante, celle de HAGEN[6].

Évolution des tumeurs fibreuses. — A son tour, la grossesse réagit sur les tumeurs fibreuses. En général, on les voit augmenter de volume et se ramollir d'une manière très sensible. Assez souvent le myome, après avoir grossi pendant toute la durée de la gestation, subit une véritable régression après l'accouchement; ce fait a été constaté, à plusieurs reprises chez la même femme, par PLAYFAIR[7], BRAUSS[8], PAGAN et OLSHAUSEN[9]. Quelle est la cause de cette hypertrophie du myome ? Les autopsies montrent qu'elle est due à une infiltration œdémateuse, envahissant les tumeurs interstitielles aussi bien que les sous-péritonéales et les sous-muqueuses (NAUSS). Dans

---

[1] KLEINHAUS. *Prag. med. Woch.*, 1894.
[2] CAPPIE. *Obst. journ. of great Brit.*, t. II.
[3] SIMPSON. Édimbourg, 1871.
[4] SEDGWICK. *John Hopk. hosp. rep.*, 1870.
[5] II. DAVIS. *Soc. obs. de Londres*, 1867, t. VIII.
[6] HAGEN. *Am. journ. of obs.*, 1893, t. XXVII.
[7] PLAYFAIR. *Obs. j. of gr. Brit.*, 1877, t. V.
[8] BRAUSS. *Berl. klin. Woch.*, 1875, n° 16.
[9] OLSHAUSEN. *Veit's Handb. der Gyn.*, p. 776.

plusieurs cas, on a trouvé au sein des myomes des foyers de ramollissement et de nécrose, et même des pseudo-kystes renfermant un liquide hématique (Vogel[1], Mackenrodt[2]).

Présentation et travail. — Les petits fibromes restent souvent ignorés, surtout quand ils siègent loin du col ; les plus redoutables sont ceux du segment inférieur. Mais, quelle qu'en soit la variété, il est certain qu'ils amènent des *présentations vicieuses* Sur 68 cas rapportés par Süsserott, il y avait 40 présentations de la face, 16 présentations du siège et 12 transverses. Toloczinow[3] parle aussi de 25 faces, 13 sièges et 10 transverses sur 48 cas ; Nauss, de 46 faces, 22 sièges, 18 transverses sur 86 cas.

Les myomes placés sur le trajet que doit suivre le fœtus, mettent souvent *obstacle au travail.* La situation de la mère peut être désespérée ; mais quelquefois la nature lui vient en aide, les contractions de l'utérus ayant pour effet d'éloigner la tumeur du tractus pelvi-génital et de permettre au fœtus de franchir la zone dangereuse (Guéniot[4], Blot, Spiegelberg). Dans d'autres cas, c'est le ramollissement du myome suivi de son aplatissement qui permet au travail de s'effectuer sans accident grave. Chose curieuse, on a vu l'infiltration œdémateuse envahir le néoplasme avec une rapidité inattendue, et changer en quelques heures la consistance de la tumeur, au point que la sortie du fœtus avait lieu dans des conditions satisfaisantes ; Olshausen[5] en parle comme d'un fait constaté maintes fois par les accoucheurs. Bref, il est avéré que, dans certaines grossesses compliquées de fibromes, l'accouchement, présumé impossible, s'achève sans préjudice pour la mère ni pour l'enfant (Hüter[6], Rémy[7], Tarnier[8]).

---

[1] Vogel. *Thèse de Giessen*, 1886.

[2] Mackenrodt. *Zeitsch. f. Geb. u. Gyn.*, 1895, t. XXXI.

[3] Toloczinow. *Wiener med. Presse*, 1869, n° 30.

[4] Guéniot. *Gaz. des hôp.*, 1864, n° 48.

[5] Olshausen. *Loc. cit.*, p. 781.

[6] Hüter. *Berl. klin. Woch.*, 1892, n° 6.

[7] Rémy. *Arch. de tocol.*, 1894, p. 736.

[8] Tarnier. *Maladies de la grossesse*, 1867.

Cependant, tout n'est pas dit quand le fœtus est expulsé : le *défaut de retrait des parois utérines*, gênées par les tumeurs interstitielles, peut être cause d'une hémorrhagie rapidement grave.

Diagnostic. — Lorsque, chez une femme portant des fibromes, la grossesse est peu avancée, presque toujours elle passe inaperçue ; on trouve bien la tumeur, mais il n'y a pas encore de signes suffisants pour soupçonner que la matrice est gravide. Le ramollissement de la paroi utérine est très difficile à percevoir.

Lorsqu'il s'agit d'un gros myome cervical, l'embarras est grand, car le toucher vaginal ne peut renseigner sur les modifications du museau de tanche.

Un gros fibrome de la paroi antérieure peut masquer la grossesse, même à une période avancée, car sa présence empêche de sentir les parties fœtales et d'entendre les bruits du cœur. Au contraire, en cas de myome sous-séreux pédiculé, la distinction est possible entre la tumeur et l'utérus gravide. OLSHAUSEN attire l'attention sur trois symptômes qui, réunis, permettent souvent d'affirmer le diagnostic : le ramollissement du col, la coloration violacée du vagin et l'arrêt de la menstruation. L'examen sous le chloroforme et le toucher rectal peuvent aussi fournir d'utiles renseignements.

Traitement. — Il convient d'examiner séparément la conduite à suivre pendant la grossesse et au moment du travail.

I. Pendant la grossesse, deux cas peuvent se présenter :

a. La tumeur est passée inaperçue jusqu'au jour où elle se révèle par l'avortement ou l'accouchement prématuré. C'est alors que le défaut de retrait des parois peut coûter la vie à la malade. L'introduction de la main, l'ergot, les injections chaudes, le tamponnement peuvent rester en échec ; la compression de l'aorte longtemps soutenue est la suprême ressource.

b. La tumeur est reconnue. Que faire? Faut-il enlever ou attendre les événements? Il est très difficile de formuler des règles précises. Il y a des tumeurs qui permettent à la grossesse de suivre son cours, mais l'avortement est toujours possible et souvent grave; on peut voir, d'une minute à l'autre, éclater

des phénomènes de compression. L'expectation est naturelle dans
un certain nombre de cas (fibromes sous-péritonéaux pédiculés);
on a pu quelquefois, par l'énucléation facile d'un myome cervical, éloigner tout danger; d'autres fois, la situation est grave
et menaçante, il faut agir.

Les statistiques de *l'opération de Porro* (amputation suprà-
vaginale), sont peu encourageantes :

Sænger	4 cas	4 morts.
Apfelstedt	15 —	3 —
Kirchheimer	33 —	13 —

L'opération césarienne n'a pas fourni de séries beaucoup plus
brillantes. KIRCHHEIMER a réuni les cas opérés de 1881 à 1893 :
20 opérations donnent 8 guérisons seulement.

La *myomectomie* est très vantée par OLSHAUSEN et par TREUB,
qui conseillent d'y recourir pendant les trois premiers mois de
la grossesse. Voici quelques chiffres : OLSHAUSEN a réuni 54 cas
et 6 morts ; WACKERT, 28 cas et 7 morts ; LANGE, 31 cas et 7
morts ; KIRCHHEIMER, 55 cas et 10 morts. C'est encore bien grave.

Depuis quelques années, *l'hystérectomie abdominale totale*
semble avoir conquis les suffrages. La première observation
de ce genre est due à MARTIN, elle porte la date de 1888. Après
lui, il faut citer FRITSCH (1891), ROSS (1893), H. KELLY (1896),
CAMERON (1895). En France, elle a été pratiquée d'abord en 1895,
par GUERMONPREZ. A partir de 1897, les tentatives se multiplient :
MOUCHET (de Sens), BOLDT, GUTTIEREZ, DELBET, CANNEGISSER,
TISSIER, BREWIS, MONTPROFIT, DELASSUS ont démontré que cette
opération est moins meurtrière que les autres. La thèse de
LUCAS, publiée en 1900, fournit 32 observations avec 2 morts.

VARNIER et DELBET en sont également partisans. « En l'absence
de toute autre complication que la dégénérescence fibromateuse,
l'hystérectomie abdominale totale, disent-ils, nous paraît devoir
donner, dans le traitement des fibromes compliqués de grossesse, des résultats supérieurs à l'opération de Porro. »

MORESTIN [1] nous semble avoir judicieusement établi la conduite

[1] MORESTIN. *Bull. de la Soc. anat.*, novembre 1900.

à tenir dans les lignes suivantes : « Il n'est pas rare que la grossesse aboutisse à son terme régulier, après une évolution normale... Une foule de travaux en témoignent [1]. D'une manière générale il convient d'attendre, de n'intervenir que si l'on prévoit quelque complication prochaine, ou pour l'avenir une dystocie assurée. Mais il ne s'agit plus de l'expectation résignée de nos prédécesseurs.

« Les progrès réalisés dans la techique des interventions sur l'utérus ont tout changé. Quand le danger est évident, qu'il soit prochain ou éloigné, on n'est plus autorisé à aucun moyen dilatoire. Sans perdre de temps il faut faire le nécessaire, il faut agir préventivement, attendu que nous pouvons aujourd'hui le faire avec une sécurité très grande.

« On sera conduit à des opérations d'importance variable, selon le siège, le volume des tumeurs fibreuses, l'âge de la grossesse. On tend à renoncer aux interventions purement obstétricales, avortement provoqué, accouchement prématuré, forceps, version, pour adopter l'extirpation, l'énucléation des fibromes, ou l'ablation de la matrice elle-même...

« On a coutume de dissocier les cas, d'en faire deux groupes selon que le fœtus est ou non viable. Dans cette dernière conjoncture, le sacrifice est moins pénible. Quand l'intervention est indiquée par des hémorrhagies, par le développement rapide des fibromes, ou toute autre considération, il faut admettre que « la femme est en état de légitime défense » (POLLOSSON) et traiter le fœtus comme un dangereux parasite. Il est bien entendu que, le ventre ouvert, si l'on entrevoit la possibilité de mettre fin aux accidents par la seule énucléation des tumeurs fibreuses, on devra se borner à cette opération conservatrice.

« C'est évidemment la solution idéale, celle qui consiste à extirper les tumeurs sans ouvrir la cavité utérine, en laissant le fœtus, avec l'espoir de voir la grossesse continuer son évolution. Cette espérance n'est pas chimérique, diverses observations le prouvent.

« La myomectomie, pour peu que les fibromes soient nom-

---

[1] TURNER. *Thèse de Paris*, 1900.

breux, volumineux, ou qu'ils fassent saillie dans la cavité utérine, est toujours assez laborieuse, elle l'est bien plus que lorsqu'il s'agit d'un utérus à l'état de vacuité, puisque dans le cas de grossesse il y a un ramollissement général de tout l'organe et une énorme vascularisation. C'est dire que, pour séduisante que soit la myomectomie, il ne faut pas l'entreprendre à la légère, car il est évident qu'elle peut être d'exécution malaisée et comporter certains aléas. L'hystérectomie est rapide, méthodique, et son manuel opératoire laisse peu de place à l'imprévu. Il faut cependant la prendre comme pis-aller et la pratiquer alors seulement que toute conservation est impossible. Les résultats en sont splendides, et TURNER, qui a réuni les observations récentes, constate que l'hystérectomie supra-vaginale pendant la grossesse avec fœtus non viable, sur 37 cas a donné cinq morts, que dans les mêmes conditions, sur 32 cas d'hystérectomie totale, on n'a noté qu'une seule mort.

« A ces faits, nous voulons en ajouter un autre qui grossira encore le chiffre des cas heureux. Il est emprunté à la pratique de notre maître M. RICHELOT. La grossesse était au quatrième mois, l'utérus bourré de fibromes, dont l'un énorme et ramolli »; les règles avaient continué d'abord, et n'étaient que de deux mois en retard ; l'état du col, la coloration violacée de la vulve, les signes fonctionnels indiquaient une grossesse, mais, dans cet utérus bourré de fibromes et montant à quatre ou cinq travers de doigt au-dessus de l'ombilic, on ne pouvait dire exactement où était logé le fœtus. Le nombre, le siège des tumeurs, leur développement rapide imposaient l'intervention ; l'examen de la pièce la justifia pleinement, et montra à combien de périls la femme et l'enfant étaient exposés. « Il faut donc grandement réfléchir avant d'entreprendre la myomectomie sur l'utérus gravide. Si l'opération conservatrice doit être laborieuse, pénible, sanglante, elle manque son but, elle est dangereuse pour la mère et fatale au fœtus. Il vaut mieux alors recourir à ce pis-aller qui est la suppression totale. Il serait mauvais d'en prendre la décision formelle, avant d'avoir fait la laparotomie et vérifié *de visu* l'état des parties ; après cette inspection, on reconnaîtra parfois que l'on peut se borner à l'ablation des tumeurs, plus souvent peut-être que la conduite prudente consiste à enlever en bloc la matrice et son contenu. »

II. Au moment du travail, il s'agit presque toujours de fibromes du segment inférieur. Divers artifices ont été proposés pour sauver à la fois la mère et l'enfant : la version, le forceps, la symphyséotomie. Tous ces moyens ont vécu ou sont peu employés ; même remarque à propos de la basiotripsie. La réduction du fibrome, refoulé par la main au-dessus du détroit supérieur, a donné quelques succès (FRITSCH, 1892) ; on peut toujours l'essayer. Un polype à mince pédicule, un noyau fibreux superficiel inclus dans une lèvre du col, ont été quelquefois enlevés sans dommage, même pendant le travail. Mais dans les cas graves, l'hystérectomie abdominale totale est encore le procédé de choix. « En m'appuyant sur des statistiques, dit PINARD, je crois que l'opération césarienne conservatrice pratiquée sur un utérus fibromateux, chez une femme en travail depuis un certain temps, avec un œuf ouvert et chez laquelle plusieurs examens ont été pratiqués, sera toujours chose hasardeuse. Aussi, pour ma part, dans des cas semblables, je préfère pratiquer l'hystérectomie abdominale totale, méthode qui, tout en sauvegardant aussi bien, sinon mieux, les jours de la femme, a pour résultat définitif la guérison complète, c'est-à-dire la disparition de la tumeur, et je pense que bientôt les observations seront assez nombreuses pour entraîner la conviction de tous et en faire la méthode de l'avenir. »

SARCOME

Étiologie. — Le sarcome de l'utérus est une affection peu fréquente ; du moins on ne trouve, dans la littérature médicale, qu'un nombre assez restreint d'observations se rapportant à cette variété.

L'influence de l'âge est encore un sujet de controverse. D'après ZWEIFEL[1] et KALTENBACH[2], le sarcome de la muqueuse serait

[1] ZWEIFEL. *Centralb. f. Gyn.*, 1884, n° 21.
[2] KALTENBACH. *Centralb. f. Gyn.*, 1890, p. 130.

propre aux femmes très jeunes, âgées de moins de vingt ans ; ils en citent des exemples concernant des fillettes de quinze et même de treize ans. PERNICE a vu un sarcome chez une jeune fille de dix-sept ans, RICHTER [1] chez une enfant de deux ans et demi.

Il s'agit là d'exceptions rares qu'on a voulu faire passer pour la règle. L'étude des statistiques récentes montre, au contraire, que le sarcome appartient aux femmes ayant dépassé la ménopause. OTTO DE FRANQUÉ, BECKMANN, VOGLER (1898-1899) l'ont observé de quarante-cinq à soixante-six ans ; nous mêmes avons fait des constatations analogues.

La plupart des auteurs disent que le sarcome atteint surtout les nullipares. Les exceptions à cette prétendue règle sont nombreuses : WEBER et O. DE FRANQUÉ l'ont rencontré chez deux femmes dont l'une avait eu 9 grossesses et l'autre 12.

Anatomie pathologique et pathogénie. — Le *sarcome primitif* de l'utérus a pour point de départ le stroma de la muqueuse ou les éléments fibreux du parenchyme ; l'épithélium et les glandes n'ont rien à y voir, c'est une tumeur *de la série conjonctive*.

Il est très variable dans sa structure. D'après O. DE FRANQUÉ (de Würzburg) [2], qui a publié sur cette question un travail important, les tumeurs à cellules rondes s'observeraient surtout dans les formes qui débutent par la muqueuse, et dans les sarcomes parenchymateux il y aurait prédominance des éléments fuso-cellulaires. Dans quelques cas, cependant, on verrait à la fois dans la même tumeur des cellules arrondies et des cellules en fuseau ; quant aux cellules géantes, elles se rencontreraient chez un tiers des malades environ. De plus amples détails sont donnés par l'auteur allemand.

Dans le sarcome de la muqueuse, on trouve à l'œil nu cette

---

[1] RICHTER. *Thèse de Greifswald*, 1896.

[2] OTTO DE FRANQUÉ. *Zeitschrift für Geb. und Gyn.* 1899, t. XL, n° 2, p. 183. — BECKMANN, *ibidem*, p. 287. — GLASER. *Festschrift für Ponfik*, Breslau, 1899.

membrane épaissie, mamelonnée, polypeuse, envahie par une infiltration diffuse qui fatalement se propage au parenchyme. Sur le col, ce sont des tumeurs en grappes, très friables *(träubiges Sarkom der cervix)*; dans le parenchyme, des tumeurs énormes et de consistance fort inégale.

A côté du sarcome primitif, on admet des *sarcomes secondaires*, formés aux dépens d'une tumeur préexistante. Nous avons parlé, dans l'histoire des fibromes, de cette dégénérescence qui en fait des *fibro-sarcomes ;* elle se comprend d'elle-même et ne heurte aucune loi d'histogénie, parce que les deux espèces appartiennent à la série conjonctive.

Mais il n'en va pas de même pour la *transformation du sarcome en carcinome*. On a beaucoup discuté sur la présence de ces deux tissus morbides dans un seul et même utérus. MAYER [1] y voit une transformation du sarcome en cancer; IVANOW [2] rapporte un cas fort curieux de cette coïncidence, et l'explique en disant qu'il y aurait eu d'abord un adéno-fibrome, puis transformation sarcomateuse des éléments fibreux et dégénérescence épithéliale des éléments glandulaires.

Nous n'admettons pas plus la théorie de MAYER que nous ne l'avons admise à propos des fibromes. VIRCHOW pouvait croire à la dégénérescence du tissu fibreux, adulte ou embryonnaire, en carcinome, parce qu'il admettait la genèse du cancer aux dépens du tissu conjonctif. Mais aujourd'hui, carcinome et épithéliome étant synonymes, il est impossible d'admettre la métamorphose d'un produit sarcomateux en tumeur *de la série épithéliale*. Le sarcome est d'origine mésodermique, l'épithéliome dérive de l'endoderme ou de l'ectoderme; l'argument, jusqu'à nouvel ordre, est péremptoire.

Quant à l'hypothèse d'IVANOW, c'est une simple vue de l'esprit. Nous croyons simplement à la coexistence de deux processus histologiques différents; le cancer peut se développer dans le voisinage d'un sarcome du parenchyme, aussi bien que chez une femme atteinte de fibrome. Or, le cancer de la

---

[1] MAYER. *Virchow's Archiv*, 1877, t. LXX.

[2] IVANOW. *Monatsschrift für Geb. u. Gyn.*, 1898, t. VII, n° 3.

muqueuse envahit la paroi utérine, envoie des boyaux épithéliaux entre les faisceaux musculaires, comme il le fait dans tous les tissus et dans tous les organes ; il rencontre le sarcome et l'envahit à son tour.

Que faut-il penser de l'*adéno-sarcome* ? S'agit-il encore d'une dégénérescence ? Non sans doute, mais d'un sarcome ayant englobé, irrité, déformé les culs-de-sac glandulaires.

Symptômes et diagnostic. — Le sarcome de l'utérus trahit sa présence par des symptômes peu caractéristiques : métrorrhagies et ménorrhagies, alternant avec des pertes séreuses (hydrorrhée) d'abord inodores, puis fétides ; douleurs insignifiantes ou très intenses ; augmentation variable du volume de l'utérus, col indemne de lésions ulcéreuses. Souvent la tumeur fait saillie à travers l'orifice dilaté du museau de tanche et éveille l'idée d'un polype.

S'agit-il d'un sarcome de la muqueuse (*sarcome diffus* de Virchow), les symptômes ressemblent à ceux d'un épithéliome du corps, on pense naturellement à celui-ci ; en présence d'un sarcome du parenchyme, on croit voir presque toujours un fibro-myome ou un kyste ovarique multiloculaire. La confusion serait encore plus facile en cas de fibrome subissant ou ayant déjà subi la dégénérescence sarcomateuse. Enfin, un sarcome pédiculé fait songer tout d'abord à un polype fibreux vulgaire.

En somme, le diagnostic est entouré de grandes difficultés ; sarcome, fibrome, épithéliome du corps, il est difficile de rien affirmer. Le jeune âge de la malade, dont quelques auteurs ont voulu faire un signe, n'a aucune valeur, puisque nous avons vu le cancer atteindre des femmes n'ayant guère plus de vingt ans. Nous en dirons autant des métrorrhagies survenant après la ménopause : elles annoncent le sarcome ou le cancer, indifféremment.

Le seul moyen d'arriver à la certitude est l'examen histologique de parcelles recueillies par le raclage ; mais cette ressource peut manquer s'il s'agit d'un sarcome pariétal.

Pronostic. — Le sarcome de l'utérus est considéré par tous

les auteurs comme très grave. Il l'est, en effet, quand la tumeur
a un développement rapide ; la récidive est la règle. Mais il y a
d'autres formes, plus lentes et moins diffuses ; et, somme toute,
le pronostic nous paraît un peu moins sombre que celui du
cancer.

Traitement. — Le seul traitement est l'ablation totale de
l'utérus. Si la tumeur est peu volumineuse et ne monte pas au-
dessus de la symphyse pubienne, hystérectomie vaginale ; dans
le cas contraire, intervention par la voix haute. Même en
admettant que le pronostic soit un peu moins sévère que celui
de l'épithéliome, l'hystérectomie supra-vaginale est absolument
contre-indiquée, à cause de la repullulation qui doit se faire sur
le pédicule.

Dans les cas inopérables, il faut se contenter des moyens palliatifs indiqués pour le cancer.

ADÉNOME

Dans l'utérus comme dans tous les organes, la question de
l'adénome est une des plus obscures et des plus contestées.
Sous ce nom, les Allemands décrivent une entité bien définie
en apparence, et comprenant deux variétés : l'*adénome bénin* et
l'*adénome malin*. Voyons ce qu'il faut en penser.

Il y a certainement abus de langage à qualifier d'adénome
bénin l'hypertrophie simple de la muqueuse utérine que nous
avons décrite avec la sclérose. Ce terme, employé par des
.auteurs occupés surtout d'histologie, s'applique moins bien à
une hypertrophie glandulaire diffuse qu'à une tumeur circonscrite. Il n'aurait qu'un avantage, celui de rattacher nettement cet état de la muqueuse à l'hypertrophie, et d'éloigner
l'idée d'infection et de « métrite glandulaire ». En dépit de ce
faible mérite, nous pensons qu'il est impropre et sans utilité.

Nous croyons, cependant, à la réalité de l'adénome en tant
que tumeur différenciée ; nous croyons à une tumeur formée
de tissu glandulaire et naissant en des points où existent des
glandes. On l'a observé au niveau de la muqueuse utérine :

RECKLINGHAUSEN [1], KOSSMANN [2], LOCKSTOEDT [3] en ont rapporté des exemples certains ; de plus, ils ont démontré l'existence de formations adénomateuses aux dépens des débris glandulaires des canalicules de WOLFF et de MÜLLER, dans l'épaisseur de la paroi utérine. Les résultats de leurs recherches viennent d'être confirmés par un important mémoire de PICK [4].

Seulement, l'histoire clinique de cet adénome est encore à faire. Nous connaissons bien certaines hypertrophies partielles de la muqueuse en forme de tumeurs : les polypes muqueux ou utéro-folliculaires, les fongosités néoplastiques bénignes dont nous avons montré l'origine (p. 104) sont proprement des adénomes et justifient très bien cette dénomination. De temps en temps, une tumeur se présente qui, au premier abord, simule une végétation épithéliale ; mais, en regardant mieux, l'aspect, la consistance, la couleur font penser à une tumeur bénigne : il s'agit, en effet, d'une hypertrophie glandulaire simple. Tel est le cas de SINÉTY, tel le polype racémeux du col observé par POZZI (p. 104). Ces faits-là sont bien rares et mal connus ; aussi faut-il réserver son jugement, et se défier un peu des affirmations du microscope. Il faut surtout se garder des confusions faites comme à plaisir par les auteurs qui n'ont pas l'idée d'une classification rationnelle, et accolent le terme d'adénome, entier ou tronqué, à des tumeurs franchement malignes.

La description clinique de HOFMEIER [5], tout à fait confuse, nous donne peu de renseignements. Il se borne à constater que l'adénome est surtout fréquent aux approches de la ménopause, qu'il donne lieu à des métrorrhagies modérées, que l'utérus est plus gros et plus mou qu'à l'état normal ; un peu plus loin, il avoue que l'évolution clinique de l'adénome ressemble de tous points à celle du carcinome, « mais, ajoute-t-il, comme il en

[1] RECKLINGHAUSEN. *Les adéno-myomes de l'utérus*, Berlin, 1896.

[2] KOSSMANN. *Archiv für Gyn.*, t. IV, n° 2.

[3] LOCKSTOEDT. *Monatsschrift für Geb. u. Gyn.*, 1898, p. 188.

[4] PICK. *Arch. für Gyn.*, 1900, t. LX, n° 1, p. 171.

[5] SCHROEDER et HOFMEIES. *Mal. des femmes*, 1899, p. 381.

diffère jusqu'à la fin par sa structure nettement glandulaire, j'ai préféré en faire une entité morbide à part ».

Et nous retombons ainsi dans l'adénome malin. Quelle est cette tumeur ? RUGE, SCHROEDER admettent aussi que sa structure nettement glandulaire permet de la séparer de l'épithéliome, et qu'elle a pour caractère la prolifération excessive des glandes. Que veut dire cela ? En France, la doctrine de l'adénome malin a toujours été assez mal accueillie ; nous voulons des idées plus précises. Une hypertrophie « nettement glandulaire », une prolifération typique n'a aucun caractère de malignité ; mais si la lumière des glandes s'élargit, si l'épithélium se dispose en plusieurs couches, si les cellules deviennent métatypiques, c'est l'épithéliome qui commence ; si la cytodiérèse, au lieu d'être orientée vers la lumière du tube, se désoriente (FABRE-DOMERGUE), si l'épithélium altéré s'accumule et bourre les cylindres, le cancer bat son plein. Les coupes histologiques présentées par RUGE et VEIT[1] sont instructives à cet égard ; elles montrent bien la transition de l'hypertrophie glandulaire simple à l'épithéliome, en passant par ce stade arbitrairement désigné sous le nom d'adénome malin, et qui n'est autre que la première étape du cancer.

Aussi devons-nous protester contre l'*adéno-carcinome* des Allemands. Si le mot veut dire que tous les carcinomes sont glandulaires, il ne sert à rien ; s'il désigne autre chose, ce ne peut être qu'une interprétation discutable, et nous craignons qu'un chirurgien qui nous annonce une guérison persistante après l'ablation d'un adéno-carcinome, n'ait pris pour maligne une hypertrophie un peu trop « nettement glandulaire ».

De cette discussion, il reste que l'hyperplasie des glandes utérines marque une tendance vers la néoplasie épithéliale. Les auteurs disent que la métrite favorise le développement du cancer ; sous cette forme, la proposition est vague et inacceptable. Mais, si on tient compte des idées que nous avons développées sur le tempérament des arthritiques, leurs dystrophies glandulaires et fibreuses, leurs tendances néoplastiques, leurs

---

[1] RUGE et VEIT. *Zeitschrift für Geb. und Gyn.*, 1881, p. 300.

hérédités, tout s'arrange dans un ensemble harmonieux et les faits cliniques sont éclairés d'une vive lumière.

ADÉNO-MYOME

Dans sa thèse récente, A. CLAISSE [1] définit les adéno-myomes *des tumeurs constituées par un stroma conjonctif ou musculaire renfermant des éléments glandulaires.* Avec RECKLINGHAUSEN, HAUSER, DIESTERWEG, NAGEL, BREUT, KOSSMANN et LOCKSTOEDT, il en admet deux variétés : les adéno-myomes *congénitaux* et les adéno-myomes *émanés de la muqueuse utérine.*

Les premiers se développeraient aux dépens de débris glandulaires provenant du corps de WOLFF ou des conduits de MÜLLER. Les autres naîtraient sur des prolongements de la muqueuse, sortes de diverticules qui se sépareraient pour former des *îlots glandulaires* perdus dans l'épaisseur de la paroi.

Dans les deux cas, la tumeur est constituée par un noyau central glandulaire autour duquel viennent se tasser les faisceaux musculaires, les deux tissus étant appliqués directement l'un contre l'autre. « Les éléments musculaires, dit CLAISSE, prennent une large part à la formation de la tumeur ; le processus proliférant semble surtout marqué au pourtour des îlots adénomateux, qui constituent autant de centres de formation ; c'est à leur périphérie que les faisceaux sont le plus denses. Le tissu conjonctif est peu abondant, séparant par de minces travées les faisceaux musculaires ; il renferme des vaisseaux, la plupart lacunaires, sans paroi propre, les plus petits offrant une couronne et des pointes d'accroissement qui constituent autant de nouveaux centres de production de fibres musculaires... Les adéno-myomes, qu'ils forment une masse isolée ou qu'ils envahissent toute la paroi utérine, sont caractérisés par l'absence complète de capsule, ce qui les distingue de la grande majorité des fibro-myomes, qui sont franchement encapsulés. »

D'après CLAISSE, les adéno-myomes n'auraient rien de commun avec les fibromes, et les formations adénomateuses ne

---

[1] A. CLAISSE. *Thèse de Paris,* 1900.

sauraient jamais constituer l'origine des fibro-myomes proprement dits. Au point de vue pathogénique, il les considère comme des produits de nature inflammatoire — toujours l'inflammation ! — ayant pour point de départ des lésions d'*endo* et de *périvascularite* qui serviraient de centre à la prolifération cellulaire.

Pour RECKLINGHAUSEN, les adéno-myomes sont des tumeurs essentiellement bénignes ; mais on n'oserait affirmer que l'ilot adénomateux ne puisse jamais subir la dégénérescence épithéliale. Cliniquement, ils se confondent avec les fibro-myomes ordinaires, et surtout ils sont très rares.

ENDOTHÉLIOME

Ce type de néoplasme a été décrit par AMAN et par PICK ; POHORECKY[1] vient d'en publier une observation assez intéressante concernant une femme de 34 ans. Toutefois, la plus grande obscurité règne encore sur sa nature.

On admet que la tumeur se développe aux dépens des cellules endothéliales qui tapissent les fentes lymphatiques du stroma de la muqueuse cervicale. Ces cellules seraient disposées en amas alvéolaires ou en traînées diffuses. Tout ce qu'on peut affirmer, c'est qu'il s'agit d'une tumeur maligne, récidivant après l'exérèse (KLEBS).

Pour quelques-uns, l'endothéliome serait une forme de passage entre le sarcome et le carcinome ; d'autres le considèrent simplement comme du sarcome. D'après POHORECKY, le diagnostic n'est possible que par le microscope — naturellement. Nous attendons de nouvelles recherches.

MÔLE HYDATIFORME

Définition. — La plupart des auteurs admettent aujourd'hui, avec VIRCHOW[2], que la môle hydatiforme ou vésiculeuse est un

---

[1] POHORECKY. *Arch. f. Gyn.*, 1900, t. XL, n° 2, p. 252.

[2] VIRCHOW. *Pathologie des tumeurs*, trad. franç. Paris, 1871.

néoplasme résultant de la *dégénérescence myxomateuse des villo-sités choriales ;* elle constitue donc une affection intimement liée à l'évolution de la grossesse[1].

Étiologie et pathogénie. — Nous ne savons rien de précis sur la genèse de cette singulière affection ; tout ce qu'il est permis de supposer, c'est que la môle est la conséquence d'une lésion primitive de l'œuf, mais il est difficile d'entrevoir les conditions qui président à son développement.

La môle est assez rare ; on ne la rencontre qu'environ 1 fois sur 1000 accouchements. Elle paraît plus fréquente chez les multipares d'âge mûr ; cependant, nous l'avons observée chez une primipare de vingt-deux ans (BAROZZI).

L'influence prédisposante de l'endométrite, admise par VIRCHOW, n'est nullement démontrée. On a vu quelques femmes présenter successivement deux grossesses molaires ; WARMANN en a publié un cas authentique en 1892 ; mais il s'agit là d'un phénomène tout à fait exceptionnel.

Anatomie pathologique. — La môle se présente sous l'aspect d'une grappe de vésicules, que des pédicules nombreux réunissent les unes aux autres et rattachent à la face profonde du chorion.

Quand la dégénérescence est complète, la tumeur est uniquement constituée par des vésicules, on la dit *môle pleine* ou *môle*

---

[1] BOCK (de Bruxelles) vient de publier l'observation bien inattendue d'un cas de môle hydatiforme chez une vierge de douze ans et demi. La tumeur fut expulsée au cours de la quatrième menstruation de l'enfant. « C'était une môle hydatiforme typique, à base large de 2 centimètres, circulaire, épaisse de 3 à 4 millimètres, présentant une série d'hydatides en chapelets, remplies d'une sérosité transparente, à membrane fine, translucide. » Comment cette môle s'est-elle développée ? « Nous pouvons croire, dit l'auteur, à une inclusion fœtale placentaire, qui se serait développée lors de l'appel naturel de la matrice à son fonctionnement physiologique ; ou bien la dysménorrhée membraneuse, à la suite de l'élimination incomplète de la caduque malade, aurait abouti à une transformation pseudo-placentaire avec formation kystique. » (*Bull. de la Soc. belge de gynécologie,* 1899-1900, t X, n° 3, p. 113.)

charnue; elle ne renferme alors ni embryon, ni amnios. Dans d'autres cas on trouve, au centre de la masse, une cavité amniotique vide (*môle creuse*) ou bien contenant un embryon ou un fœtus (*môle embryonnée*). Il est de règle de rencontrer l'embryon mort; mais on a vu quelquefois l'enfant naître vivant.

Les vésicules de la môle sont arrondies, allongées, fusiformes ou étoilées; les unes sont incolores, les autres ont une teinte jaunâtre ou rosée; elles renferment un liquide limpide, filant, riche en albumine et en nucléine. Quant à la paroi vésiculaire, l'examen histologique révèle la *dégénérescence muqueuse du stroma* et la *prolifération des cellules de Langhans;* il nous montre aussi le *syncytium* formant aux vésicules un *revêtement épithélial* à peu près complet. Ceci nous montre comment les débris de la môle greffés sur la paroi utérine peuvent servir de point de départ au *déciduome malin.*

La môle est séparée de l'utérus par la caduque qui l'entoure; mais la caduque se rompt souvent avant que le néoplasme soit expulsé ou extrait, d'où pénétration possible du muscle utérin par les éléments cellulaires du revêtement des villosités. Les vésicules peuvent suivre le même chemin, dissocier les fibres musculaires, venir sous la séreuse ou même dans la cavité péritonéale. Le transport des vésicules à distance peut s'opérer aussi par la voie vasculaire ; ASCHOFF, OUVRY[1] et SCHAUTA en ont rapporté des exemples : vésicules trouvées dans la grande lèvre, dans la paroi vaginale, etc.

A cause de sa marche envahissante, la môle est considérée par PINARD comme une véritable tumeur maligne, « dont l'évolution s'accomplirait en trois stades successifs : 1° envahissement de la caduque épaissie par un processus de défense; 2° envahissement et perforation possible du muscle utérin ; 3° envahissement de l'organisme par les veines, soit sous forme de vésicules, soit plutôt sous forme de déciduome malin. La môle vésiculeuse se révèle encore comme une tumeur maligne par l'intensité des phénomènes d'auto-intoxication qu'elle provoque. Souvent cette intoxication atteint profondément le système nerveux (paralysie de l'utérus).

[1] OUVRY. *Thèse de Paris,* 1898.

La toxhémie, jointe aux hémorrhagies qui surviennent à toutes les périodes, plonge l'organisme dans un état de marasme absolument analogue à la cachexie cancéreuse[1] ».

Symptômes. — Le début de la môle ne diffère en rien de celui de la grossesse normale. C'est dans le courant du troisième mois, quelquefois plutôt, rarement plus tard, que la situation devient pathologique. La malade est prise de métrorrhagies abondantes, qui alternent avec des pertes aqueuses, roussâtres ; il y a des coliques utérines accompagnées de vomissements, parfois incoercibles. En même temps, l'abdomen augmente rapidement et peut atteindre en quelques jours un volume considérable ; chez certaines malades, il augmente et diminue alternativement, jusqu'à l'expulsion de la môle. En somme, il n'est plus en rapport avec l'âge de la grossesse, et la discordance est souvent pathognomonique.

La palpation bimanuelle révèle la présence d'une tumeur utérine molle, pâteuse, offrant des inégalités et même des points durs. Ces modifications dans la consistance sont dues aux contractions du muscle utérin provoquées par la palpation. Constater la présence du fœtus est impossible ; on ne perçoit ni ballottement, ni bruits du cœur, ni mouvements, à moins qu'il ne s'agisse d'une môle embryonnée très avancée dans son évolution ; mais le cas est exceptionnel.

Presque tous les médecins ont vu des môles hydatiformes, et constaté bien souvent qu'elles sortent sans accidents graves, sans suites mauvaises, et que la femme guérit tout simplement. Il ne faut donc pas, s'autorisant des progrès de nos connaissances, pousser trop au noir le tableau clinique ; mais d'autre part, nous ne devons pas ignorer les cas plus sérieux : pertes de sang répétées, amaigrissement, œdème des membres, albuminurie, cachexie progressive.

Le plus souvent, la môle est expulsée avant le quatrième mois. On a vu les hémorrhagies continuer après la délivrance, au point d'entraîner la mort.

[1] MENU. *Thèse de Paris*, 1899.

Pronostic et terminaisons. — La môle comporte, en somme, un pronostic des plus réservés. S'il est vrai qu'un grand nombre de cas se terminent par la guérison pure et simple, on aurait tort d'oublier que la dégénérescence myxomateuse des villosités du chorion est un point d'appel pour l'épithéliome ecto-placentaire.

En dehors de cette éventualité, la môle vésiculeuse peut tuer les patientes par hémorrhagie incoercible ou par cachexie. Dans certains cas, les débris retenus dans la cavité utérine ont été la source d'une septicémie mortelle. Signalons enfin la rupture possible de l'utérus pendant l'expulsion de la tumeur.

Diagnostic. — Il est possible, à la rigueur, si les hémorrhagies coïncident avec un utérus dont le volume est hors de proportion avec l'âge de la grossesse. Impossible, autrement, de se prononcer avant l'apparition des vésicules. En général, on met sur le compte d'une simple fausse couche les métrorrhagies causées par la môle.

Traitement. — Si les hémorrhagies sont peu abondantes, on mettra la malade au repos complet, avec des injections vaginales chaudes et des piqûres de morphine. Sont-elles graves, on essayera de provoquer l'avortement ou l'accouchement prématuré.

Mais, dès que la môle est reconnue, il faut vider l'utérus et achever le nettoyage de la cavité par un curettage radical pratiqué sous le chloroforme.

Si la môle a envahi le tissu musculaire, l'hystérectomie vaginale paraît indiquée; elle s'impose dans le cas de perforation.

DÉCIDUOME MALIN

Définition et pathogénie. — On désigne sous le nom impropre de déciduome malin (*sarcome chorio-déciduo-cellulaire; choriome malin; épithéliome ecto-placentaire*) une tumeur de mauvaise nature, qui se forme dans l'utérus à la suite de la grossesse. On a beaucoup discuté, et on discute encore pour savoir s'il se développe aux dépens du tissu maternel ou du tissu fœtal.

L'hypothèse la plus ancienne, proposée par CHIARI (1877),

Pfeiffer (1890), défendue encore aujourd'hui par Nové-Josserand [1]
et par Macaigne [2], le considère comme un sarcome de la caduque,
un *sarcome décidual*, provenant du tissu conjonctif de l'utérus
modifié par la puerpéralité. Toupet et Hartmann [3] croient aussi
qu'il s'agit d'un sarcome, mais ils le font venir du placenta, ce
serait un *sarcome ovulaire, placentaire ;* ils assimilent les plasmodies à des myéloplaxes. Marchand (de Marbourg) [4] lui donne
une double origine, à la fois maternelle et fœtale (épithélium
utérin, ectoderme) ; cette hypothèse a trouvé un défenseur en
Ségall [5], élève de Cornil.

Mais l'opinion la plus accréditée aujourd'hui, celle que Durante [6]
a soutenue avec talent et à laquelle nous nous rallions sans
réserve, est celle de Fraenkel [7], Apfelstedt et Aschoff [8] : le déciduome est une tumeur franchement épithéliale, née exclusivement aux dépens de l'ectoderme du fœtus.

La « cellule déciduale » caractéristique est la *plasmodie*, masse
protoplasmique émanée du *syncytium*, c'est-à-dire de l'élément
qui forme le revêtement périphérique des villosités du chorion,
élément qui lui-même vient de l'ectoderme fœtal.

Les plasmodies sont des amas de forme et de volume très
variables, chargés de chromatine, multinucléés, sans membrane
d'enveloppe et sans démarcation cellulaire. A côté d'elles il y a
souvent des *cellules claires*, rondes ou polygonales, mononucléées,
qui dériveraient du mésoderme fœtal, mais qui ne seraient qu'une
partie inconstante de la tumeur.

Les plasmodies ont une grande affinité pour les vaisseaux de

---

[1] Nové-Josserand. *Annales de gyn.*, 1894, p. 100.

[2] Monod et Macaigne. *Revue de gynécol. et de chir. abdom.*, 1897,
p. 47.

[3] Toupet et Hartmann. *Annal. de gyn.*, 1895, n° 4.

[4] Marchand. *Monats. f. Geb. u. Gyn.*, 1895, t. I, p. 419.

[5] Ségall. *Rev. de gyn. et de chir. abdom.*, 1897, n° 4.

[6] Durante. *Revue méd. de la Suisse romande*, septembre et octobre 1896.

[7] Fraenkel. *Arch. für Gyn.*, 1896, t. XLVIII, p. 80.

[8] Apfelstedt et Aschoff. *Arch. f. Gyn.*, 1896, t. I, p. 511.

l'utérus, qu'elles envahissent de bonne heure, qu'elles enveloppent, et dont elles détruisent les parois en s'y substituant, de façon à former un système lacunaire tapissé par les masses plasmodiales, et dans lequel se fait une circulation identique à celle qu'on observe dans les lacs sanguins du placenta. Cet envahissement des vaisseaux explique la fréquence des hémorrhagies et la précocité des métastases. Il ne s'agit donc pas ici d'un sarcome, ni même d'une tumeur mixte, mais bien d'une tumeur épithéliale proprement dite, d'un *épithéliome ecto-placentaire*, où le sang circule dans des canaux tapissés d'un revêtement ectodermique, phénomène unique dans l'histoire des tumeurs, mais qu'on retrouve dans le placenta normal. D'ailleurs, l'ectoderme fœtal se conduit, au niveau du placenta, comme une tumeur maligne qui ne dépasserait pas normalement la caduque et serait éliminée complètement au moment de la délivrance ; de même, l'épithéliome ecto-placentaire peut être comparé à une extension anormale, à une véritable récidive maligne de l'ecto-placenta physiologique (Durante).

Il nous reste à citer l'opinion de Veit[1], qui considère le déciduome non comme un néoplasme à part, mais tout simplement comme un sarcome modifié dans sa structure et sa marche par l'évolution d'une grossesse concomitante. Il y aurait, en quelque sorte, échange de mauvais procédés entre l'œuf et la tumeur ; sous l'influence de cette double perturbation, les éléments du néoplasme primitif seraient envahis par la dégénérescence syncytiale, tandis que le produit de la conception, troublé dans son développement, subirait la transformation hydatique. Cette hypothèse trop ingénieuse nous paraît dépourvue de vraisemblance.

Anatomie pathologique. — A l'œil nu, l'épithéliome ecto-placentaire est une masse irrégulièrement arrondie, à surface régulière ou mamelonnée, de consistance molle et friable, de coloration grisâtre, parsemée de taches hémorrhagiques. Son volume varie de la grosseur d'un pois à celle d'une pomme, d'une

---

[1] Veit. *Handb. der Gyn.*, 1899, t. III, p. 535.

orange et même davantage ; il est tantôt sessile, tantôt et plus souvent pédiculé.

En faisant une coupe, on voit que la tumeur intéresse presque toujours le parenchyme, et parfois s'étend jusqu'au péritoine. On trouve souvent des noyaux de structure identique en d'autres points de la paroi utérine, ainsi que des foyers secondaires dans les ligaments larges, les ganglions, le foie, les poumons, le rein, l'estomac, etc.

L'examen histologique révèle trois zones distinctes : 1° une *zone superficielle*, molle, friable, composée de lacunes pleines de sang ; 2° une *zone moyenne*, renfermant les éléments caractéristiques en état de conservation parfaite ; 3° une *zone profonde* ou *pariétale*, en contact intime avec le tissu utérin ; c'est la zone d'envahissement. L'analyse du tissu nous montre des cellules de deux sortes : les *cellules claires* et *les cellules plasmodiales* ou *cellules géantes*.

_ Les cellules claires sont constituées par un protoplasma transparent dans une membrane isolante ; chacune d'elles possède un ou deux noyaux colorables par le carmin et l'hématoxyline. La forme de ces éléments est arrondie, polygonale ou fusiforme.

Les plasmodies sont les éléments caractéristiques du déciduome malin : amas protoplasmiques sans membrane d'enveloppe, possédant plusieurs noyaux irréguliers et souvent bourgeonnants, qui se multiplient par étranglement et division directe. Les masses plasmodiales ont des prolongements qui deviennent libres et constituent des embolies néoplastiques.

Les éléments se groupent sous deux formes : 1° des villosités ramifiées, recouvertes de masses plasmodiales et formées d'un stroma de cellules claires (*type villeux*) ; 2° un réseau de plasmodies dans les mailles duquel sont enfermées les cellules claires (*type aréolaire*).

La circulation du néoplasme est assurée par un système de lacunes vasculaires ; les vaisseaux proprement dits font partout défaut. L'envahissement des organes se fait toujours par l'intermédiaire des vaisseaux, surtout des veines, d'où la fréquence des hémorrhagies et des métastases.

Étiologie. — Le déciduome est très rare, on n'en connaît jusqu'ici qu'une soixantaine de cas authentiques. Il se développe toujours à la suite de la grossesse et paraît être le résultat d'une véritable greffe de certains éléments du placenta sur l'utérus (DURANTE).

Le plus souvent la maladie se déclare après la délivrance (accouchement ou avortement), dans un laps de temps qui varie de quelques semaines à quelques mois, très rarement après un an ou deux. Exceptionnellement, elle se développe au cours de la grossesse (MAIER et MARCHAND).

Tout le monde admet la fréquence de son apparition après la môle hydatiforme ; mais quel est le degré de cette fréquence ? Dans un bon tiers des cas, dit-on généralement ; chez la moitié des femmes atteintes de déciduome (KARSTRÖM et WESTBERG[1]) ; dans 24 cas sur 53 observations d'épithéliome ecto-placentaire (LÖNNEBERG et MANNHEIMER[2]).

La plupart des faits consignés dans la littérature médicale concernent des femmes de vingt à trente-cinq ans.

Symptômes. — Le déciduome malin s'annonce par des métrorrhagies profuses et des syncopes menaçantes. Sous l'influence de ces pertes, l'état général s'altère et souvent la cachexie vient plus vite que dans l'épithéliome banal.

L'exploration bimanuelle ne fournit que des renseignements obscurs ; elle montre que l'utérus est gros et monte parfois au-dessus du pubis. Le toucher intra-utérin, après dilatation préalable, est nécessaire pour constater la présence d'une tumeur végétante, molle, friable, dont la consistance fait penser au tissu placentaire.

Une *élévation thermique* a été signalée plus d'une fois ; elle était due, sans doute, à une infection surajoutée.

Les métastases viscérales sont à peu près constantes ; dans 90 p. 100 des cas, c'est le poumon qui est atteint, mais on a sou-

---

[1] KARSTRÖM et WESTBERG. *Hygœa*, décembre 1896.

[2] LÖNNEBERG et MANNHEIMER. *Nord med. Ark.*, 1896, n° **28**, et *Centralb. für Gyn.*, 1896, p. 474.

vent signalé des noyaux secondaires dans le vagin, le foie, les ligaments larges, les ganglions, etc.

La mort arrive dans l'espace de quelques semaines ou quelques mois. Il est tout à fait rare de voir les malades survivre un ou deux ans.

Diagnostic. — Le seul moyen d'affirmer l'existence d'un épithéliome ecto-placentaire est d'examiner au microscope les débris de tumeur prélevés dans la cavité utérine.

En dehors de cet examen, le déciduome peut être soupçonné en présence de métrorrhagies incoercibles, venues peu de temps après l'accouchement ou l'avortement. Le soupçon prend corps s'il y a eu grossesse molaire ou si le toucher intra-utérin révèle une tumeur molle, friable et une consistance analogue à celle du placenta.

L'inefficacité du repos dans le décubitus prolongé, l'insuccès de la médication dirigée contre les pertes, l'altération rapide et progressive de l'état général, sont comme autant de présomptions en faveur du cancer ecto-placentaire.

Traitement. — Rien à faire que l'ablation totale et précoce de l'utérus. Vu le petit nombre des cas opérés jusqu'ici, nous n'avons pas d'opinion faite sur la valeur de l'intervention radicale. D'après EIERMANN[1], la mortalité opératoire est de 10 p. 100, et la survie post-opératoire donne les chiffres suivants : 1 opérée vit depuis trois ans, 1 depuis deux ans et neuf mois, 1 depuis deux ans et huit mois, 1 depuis deux ans et quatre mois, 1 depuis deux ans et deux mois, 1 depuis deux ans, 1 depuis un an et demi et 4 depuis plus d'un an.

DÉCIDUOME BÉNIN

On a décrit dans l'utérus, sous les noms de « métrite déciduale » et de « faux polypes », des lésions hypertrophiques résultant de

---

[1] EIERMANN. *Samml. zwang. Abhd. a. d. Gr. der Frauenheilkunde,* 1897, t. II, n° 1, p. 8.

la prolifération de la muqueuse autour d'ilots adhérents de membranes. On y trouve, à l'examen histologique, des villosités choriales et des cellules déciduales de grandes dimensions, considérées par SINÉTY comme des cellules embryonnaires très hypertrophiées.

Les faux polypes comprennent : 1° les *polypes fibrineux*, ayant à leur centre un débris de placenta, de chorion ou de caduque ; 2° les *polypes placentaires*, débris du placenta retenus, sans infection, par des adhérences anormales. Au lieu de végéter sur place, les villosités choriales pourraient quelquefois envahir la paroi musculaire et ses vaisseaux : *polypes placentaires destructifs* des Allemands[1].

La plupart de ces faits sont dépourvus d'intérêt pratique, et ceux qui pourraient en avoir sont très mal connus. Que faut-il croire d'un *déciduome bénin*, caractérisé par une évolution toute locale ? Pour LEJARS[2], il se confondrait avec le polype fibrineux ou placentaire. Au point de vue histologique, il est considéré par DURANTE[3] comme une forme intermédiaire entre le polype vulgaire fibrineux et le déciduome malin proprement dit. Cette constatation doit inspirer de sérieuses réserves sur le pronostic ; elle justifie amplement la conduite des chirurgiens qui, comme LEJARS, ont proposé et pratiqué l'hystérectomie totale.

Cliniquement, le déciduome bénin s'annoncerait par des métrorrhagies sans retentissement sur l'état général.

TUBERCULOSE

Étiologie et pathogénie. — La tuberculose de l'utérus est rare, infiniment plus rare que celle des ovaires et des trompes. C'est à ROKITANSKI[4] et à BROUARDEL[5] que revient l'honneur

---

[1] MEYER. *Archiv. f. Gyn.*, t. XXXIII, p. 53. — KHALDEN. *Centr. f. allg. Path.*, 1891, n°s 1 et 2.

[2] LEJARS. *Polypes et faux polypes de l'utérus*, 1895. Masson.

[3] DURANTE. *Loc. cit.*, p. 703.

[4] ROKITANSKY. *Pathologische Anatomie*, t. III, 1861.

[5] BROUARDEL. *Thèse de Paris*, 1865.

d'avoir publié les premiers travaux sérieux sur cette intéressante question. Après eux, les recherches se sont multipliées, de sorte que nous possédons aujourd'hui un assez grand nombre d'observations et d'examens anatomiques sur les lésions produites par le bacille de Koch dans les voies génitales de la femme.

Presque toujours la tuberculose de l'utérus est secondaire, c'est-à-dire qu'elle se développe chez des femmes déjà contaminées. Le plus souvent, c'est au cours de la phthisie pulmonaire qu'on la voit survenir.

Dans cette forme secondaire, l'inoculation tuberculeuse peut se faire de diverses façons. Tantôt les bacilles sont charriés par le sang ou la lymphe, du foyer primitif au foyer secondaire ; tantôt et plus rarement, la malade infecte elle-même ses voies génitales au moyen d'objets souillés par des sécrétions pulmonaires ou intestinales. Quelquefois, enfin, la contamination a lieu par propagation : les bacilles, qui pullulent dans le péritoine, envahissent la trompe et arrivent jusqu'à l'utérus. Notons, à ce propos, la coexistence possible des lésions salpingiennes avec celles de l'utérus ; elles sont même plus fréquentes et se rencontrent seules, car la tuberculose a pour les trompes une prédilection marquée ; mais nous n'avons pas à les décrire.

Quant à la tuberculose primitive, il est bien démontré qu'elle existe ; mais par quelle voie peut-elle venir? On admet généralement qu'elle est portée vers l'utérus par le doigt du médecin, par une canule ou un linge souillé de pus tuberculeux. La transmission directe par le coït, très contestée par quelques auteurs, a été défendue par Cohnheim [1], Verneuil [2], Fernet [3], Derville [4], Jani [5], récemment par Walther (de Giessen [6]). De

[1] Cohnheim. *Tub. et infection*, trad. franç. de Musgrave-Clay, 1882, Paris.

[2] Verneuil. *Gaz. hebd.*, 1883, p. 225.

[3] Fernet. *Soc. méd. des hôp.*, 1884, p. 420.

[4] Derville. *Thèse de Paris*, 1887.

[5] Jani. *Virchow's Archiv*, 1886, t. CIII, p. 522.

[6] Walther. *Monatsschrift für Geb. u. Gyn.*, 1897, t. VI, n° 1, p. 1.

ce mode de contagion nous ne pouvons rien dire, si ce n'est qu'il paraît acceptable.

Anatomie pathologique. — Il faut décrire la tuberculose dans les deux segments de l'utérus.

Tuberculose du corps. — On a voulu distinguer trois formes : l'*ulcéreuse*, la *miliaire* et l'*interstitielle*. Mais les deux dernières, admises un peu théoriquement, nous sont inconnues. La forme ulcéreuse (*endométrite tuberculeuse* des auteurs) est de beaucoup la plus importante.

L'aspect de la muqueuse utérine, au début, rappelle celui des métrites vulgaires. On n'y voit jamais, à l'œil nu, de granulations qui rappellent la tuberculose miliaire des séreuses. Plus tard, elle dégénère en totalité, devient jaunâtre et opaque ; sa mortification superficielle produit un pus caséeux, cailleboté ; elle repose sur une zone musculaire hypertrophiée. La plupart du temps, les altérations spécifiques sont limitées au corps et s'arrêtent brusquement à l'orifice interne. L'oblitération du museau de tanche peut transformer la cavité en poche purulente (*pyométrie*).

Voici, d'après CORNIL [1], les altérations révélées par le microscope :

« Aucun vestige de la structure normale ; ni épithélium, ni glandes, ni vaisseaux sanguins reconnaissables. Toute la partie caséeuse de la surface présente une couche homogène de petites cellules mortifiées, vitreuses, ne se colorant plus ; au-dessous, il y a une zone possédant de petites cellules vivantes, et entre elles, de distance en distance, quelques cellules géantes. Puis viennent les plans musculaires, dans lesquels on voit aussi quelques follicules tuberculeux. Sur les coupes intéressant toute la paroi, y compris le péritoine, on a donc : en dedans, l'infiltration caséeuse qui remplace la muqueuse, quelques follicules tuberculeux dans la paroi musculaire et les granulations situées dans le péritoine. »

La recherche des bacilles, dans cette muqueuse dégénérée,

____
[1] CORNIL. *Journ. des conn. méd.*, juin, juillet, août 1888.

est très ardue, demande beaucoup de temps et souvent reste
infructueuse. Cependant, les inoculations faites aux animaux
ont donné des résultats positifs [1].

Tuberculose du col. — On s'accorde à la trouver plus rare que
la précédente ; mais d'après KAUFMANN [2], qui en a fait une
étude sérieuse, elle serait beaucoup plus fréquente qu'on ne le
croit généralement. Ce qui n'est pas douteux, c'est qu'elle
existe et peut être localisée au col. CORNIL [3] en a publié un fait
remarquable, FRIEDLÆNDER un autre. Une des malades de
KAUFMANN, âgée de soixante-dix-neuf ans, avait une métrite
tuberculeuse limitée à la cavité cervicale. Une autre, prosti-
tuée de dix-sept ans, mourut de tuberculose pulmonaire, et
l'autopsie révéla, sur la lèvre postérieure du col, une assez
large ulcération dont l'examen histologique démontra la nature.

Il est, toutefois, plus habituel de voir les lésions tuberculeuses du col accompagner d'autres localisations dans le corps
et les annexes : SPATH, BREUS, Eugène FRÆNKEL, OTTO DE
FRANQUÉ en ont rapporté des exemples.

Symptômes. — Il est bien difficile de tracer la physionomie
clinique de la tuberculose utérine, car ses manifestations
n'offrent rien de caractérisé. Presque toujours la nature de
l'affection reste ignorée, tant qu'on n'a pas eu l'idée de faire
l'examen histologique, ou tant que les lésions d'autres viscères
n'ont pas acquis une gravité suffisante pour éveiller les soup-
çons.

C'est la tuberculose à forme d'endométrite qu'on observe le
plus souvent. Les symptômes de la métrite chronique vulgaire
occupent le premier plan : règles douloureuses, pertes blanches
et pertes jaunes, douleurs hypogastriques éveillées par la

---

[1] POLANO (de Greifswald) vient de publier quelques observations
de tuberculose utérine avec constatation des bacilles spécifiques.
(*Zeitschrift f. Geb. u. Gyn.*, 1900, t. XLIV, n° 1).

[2] KAUFMANN (de Breslau). *Zeitschrift für Geb. u. Gyn.*, 1897,
t. XXXVIII, p. 119.

[3] CORNIL. *Anat. path. des métrites*, 1889, p. 77.

marche et la station debout, avec irradiations lombaires et périnéales, constipation, etc. Le toucher vaginal combiné à la palpation de l'abdomen, l'examen au spéculum, l'hystérométrie ne fournissent aucun renseignement.

Quelquefois, cependant, la leucorrhée offre certains caractères qui finissent par attirer l'attention. Elle est constituée par un liquide épais, purulent, auquel viennent se mêler des débris et des masses grumeleuses d'aspect caséeux. Ces produits ressemblent au contenu des ganglions ramollis ou de certains abcès froids. Un examen très complet et maintes fois répété peut seul dépister cette forme de tuberculose.

Celle de la portion vaginale du col est peut-être un peu moins embarrassante : l'examen au spéculum découvre des ulcérations isolées, un champignon fongueux, une infiltration diffuse du museau de tanche, ou enfin des granulations miliaires (KAUFMANN). En présence de pareilles lésions, l'examen histologique est nécessaire, et, bien qu'il ne donne pas toujours une réponse ferme, du moins il permet de choisir entre un épithéliome et des fongosités non cancéreuses.

La marche de la tuberculose utérine est des plus variables et échappe à toute description. Elle peut avoir pendant longtemps une allure insidieuse, torpide, pour se manifester un jour, subitement, par l'explosion d'une tuberculose miliaire aiguë généralisée. D'autres fois elle affecte une marche plus vive : l'utérus suppure abondamment, les douleurs sont plus marquées, l'état général s'altère, et la malade finit par succomber aux progrès des lésions viscérales, sans que les phénomènes utérins aient été rattachés à leur véritable cause.

Diagnostic. — Aucun signe n'est démonstratif, et l'histologie elle-même ne tranche pas la question dans tous les cas. Les auteurs compétents savent que les bacilles sont très difficiles à trouver, et que souvent les altérations vues au microscope manquent de netteté. D'après Paul PETIT, à l'examen des débris fournis par le raclage, la présence d'un grand nombre de cellules à l'état de « nécrose de coagulation » et celle de petits nodules embryonnaires périvasculaires suffiraient presque à affirmer la tuberculose.

La forme d'endométrite est la plus trompeuse. En présence d'une femme qui perd en rouge ou en jaune, on pense naturellement à quelque métrite fongueuse, justiciable du curettage ; l'idée de tuberculose ne peut venir que s'il existe, en même temps, des ulcérations typiques du vagin ou de la portion vaginale du col, des lésions viscérales, des ostéo-arthrites. Nous avons dit, cependant, qu'on peut voir un écoulement assez particulier, avec des grumeaux blanchâtres ; quelquefois même il vient, par l'orifice du col, des masses caséeuses qui peuvent nous mettre sur la voie.

La tuberculose du col à forme végétante peut être confondue avec l'épithéliome. Ici encore, le microscope doit nous venir en aide ; mais, dans le doute, il est arrivé à quelques chirurgiens d'enlever l'utérus, et leur conduite ne peut être blâmée.

Pronostic. — L'affection est naturellement des plus graves. La mort peut survenir par l'extension des lésions au péritoine ou par le fait d'une méningite, d'une phthisie pulmonaire, d'une tuberculose miliaire aiguë généralisée. D'autres malades s'éteignent dans la cachexie ou bien succombent à la dégénérescence amyloïde des viscères.

Traitement. — Le traitement chirurgical s'impose dès que la nature des lésions a été nettement reconnue. L'excision du col pourrait suffire contre les ulcérations du museau de tanche, pourvu que la muqueuse utérine fût indemne ; mais comme on n'en sait jamais rien, il y aurait imprudence à faire une opération parcimonieuse. Il faut donc recourir d'emblée à l'hystérectomie, en réservant les interventions palliatives, cautérisation ignée, curettage, etc., pour les femmes cachectiques, épuisées par d'autres lésions viscérales.

SYPHILIS

Il n'est pas question d'étudier ici l'accident primitif ou les
accidents secondaires ; seule, la syphilis tertiaire peut apporter
à la nutrition de l'utérus un trouble qui le modifie profondément
et soulève des questions de doctrine et de thérapeutique dont le
gynécologue ne saurait se désintéresser. Nous avons dit quelle
place elle nous paraît occuper dans la classe des dystrophies
utérines (p. 103), et nous avons cité un récent mémoire de BAR-
THÉLEMY [1].

Il est vraisemblable que la syphilis tertiaire touche l'utérus
plus souvent qu'on ne l'a dit, mais l'histoire anatomique et clinique de cette localisation est encore à faire. La plupart des
observations ne reposant que sur des données incomplètes, il
est très difficile de dire en quoi consiste cette affection, comment
elle évolue, à quels signes on peut la reconnaître. C'est en procédant par élimination, en présence d'un diagnostic incertain,
que l'idée peut venir d'imputer à la syphilis les métrorrhagies
et les troubles divers qui ne paraissent liés ni au cancer, ni au
fibrome, ni à l'endométrite. Dans quelques cas, l'efficacité du
traitement spécifique semble démontrer qu'on était dans le vrai,
mais il y a loin de là à dire que nous possédions les éléments
d'une description authentique. Dans les lignes qui suivent, nous
n'aurons d'autre but que de résumer brièvement l'état de la
question.

Anatomie pathologique. — Les lésions utérines de la syphilis tertiaire nous sont très vaguement connues. D'après CORNIL,
elles provoquent autour d'elles un travail inflammatoire qui
aboutit à la formation de tissu fibreux et qui peut s'étendre à
tout l'organe au point de constituer cette « métrite parenchymateuse » sur la nature de laquelle nous nous sommes déjà expli-
qués (p. 88). VIRCHOW décrit aussi des infiltrations scléreuses de

---

[1] BARTHÉLEMY. *Syphilis tertiaire des organes génitaux internes de
la femme*, Paris, 1901.

nature syphilitique, souvent disséminées dans tout le parenchyme utérin. WHITEHEAD parle de lésions tertiaires ayant amené l'hypertrophie et l'induration de la matrice ; le processus débuterait par le segment inférieur et envahirait tôt ou tard l'ensemble de l'organe, et même le paramétrium. « Les faits cliniques, dit BARTHÉLEMY, ne sont pas absolument rares, et il est possible que beaucoup de praticiens en aient observé, comme nous, trois ou quatre exemples, où des tumeurs diagnostiquées fibromes se sont atténuées par l'iodure et par les frictions avec une rapidité significative. On sait que la gomme solide se rapproche de toutes les tumeurs solides, adénomes, cancers, tumeurs fibro-plastiques. Ici on ne voit rien ; mais plus tard, s'il est donné de pouvoir explorer directement l'utérus, on trouve à l'incision, soit nettement interstitielles, soit sous un péritoine épaissi, soit plutôt vers la cavité utérine, des tumeurs dures, non arrondies, non lisses, non parenchymateuses ou simulant une masse musculaire comme le font les fibromes, mais ovalaires comme de grosses amandes, formées d'une épaisse couche fibreuse à feuillets concentriques très serrés et donnant à l'extérieur des prolongements fibreux qui se ramifient plus ou moins loin, à l'intérieur une sorte d'amas jaunâtre analogue à la poix. »

BRIOUDE, BONNET et Paul PETIT ont observé, dans certains utérus, des altérations conjonctivo-vasculaires qu'ils croient d'origine syphilitique. Comme il n'y avait ni infection puerpérale, ni blennorrhagie, on se demande pourquoi la syphilis, maladie sclérogène par excellence, épargnerait l'utérus, et pourquoi ces lésions ne seraient pas celles d'un parenchyme syphilisé.

Il y a, dans ces quelques faits, les premiers linéaments d'une histoire de la *syphilis gommeuse* de l'utérus et de la *sclérose utérine syphilitique*. On a même signalé la forme *végétante* ou *papillomateuse* (FOURNIER), celle de *métrite fongueuse* et *fétide*, celle d'*ulcérations* non seulement sur le col, mais intra-utérines, suintantes, hémorrhagiques, et prises pour des épithéliomes. Seulement, les apparences sont trompeuses et les preuves discutables ; les caractères que signale BARTHÉLÉMY sont trop vagues pour satisfaire complètement l'esprit. Reste l'angiosclérose d'origine syphilitique admise par BRIOUDE, BONNET et

Paul Petit ; elle nous paraît vraisemblable, et utile pour expliquer la genèse de certaines métrorrhagies rebelles qui ont cédé au traitement spécifique. Mais il ne faudrait pas s'en autoriser pour voir trop souvent la syphilis dans la sclérose utérine, et pour méconnaître la valeur d'une étiologie mieux assise.

De tout ce qui précède, il appert que la syphilis tertiaire de l'utérus existe incontestablement, puisqu'on a vu, en dehors du cancer, du fibrome et de la métrite, certains troubles utérins (métrorrhagies, hydrorrhée, etc.), s'amender sous l'influence de la médication spécifique. Mais le moment n'est pas encore venu d'en fixer les traits d'une manière absolue.

Symptômes et diagnostic. — La syphilis tertiaire peut être soupçonnée d'après des symptômes qui n'ont rien de pathognomonique, presque toujours des métrorrhagies profuses et souvent accompagnées d'une fétidité qui fait penser à l'épithéliome cervical. Chez quelques malades, l'abondance des pertes est telle qu'elle entraîne un véritable état de cachexie. La femme observée par Saguet [1] était exsangue au moment de l'examen ; dans le cas rapporté par Tripaut [2], l'hémorrhagie était si alarmante qu'on se demanda un instant s'il ne fallait pas recourir à l'hystérectomie vaginale. Dans les sept observations publiées par Spinelli [3], il est également question de métrorrhagies datant de plusieurs semaines, et l'une de ces malades perdait depuis trois ans. Spinelli signale en même temps des écoulements hydrorrhéiques très fétides. Quant à la douleur, elle est peu marquée ou absente.

L'examen de l'utérus ne fournit aucun renseignement précis. L'organe est à peine augmenté de volume, indolent, sans lésions apparentes du museau de tanche ; d'autres fois il est assez gros, ou très petit et comme atrophié. Chez une de ses malades, Spinelli a trouvé sur le col une ulcération profonde, à bords indurés, assez étendue pour empiéter largement sur le

---

[1] Saguet. *Union médicale du Nord-Est*, 1899, n° 2.

[2] Tripaut. *Semaine médicale*, mai 1895.

[3] Spinelli. *Archivio italiano di ginecologia*, 31 décembre 1900.

cul-de-sac postérieur. Le diagnostic de cancer s'imposait; à cause de l'envahissement du vagin, Spinelli crut devoir s'abstenir de toute intervention et recourut à tout hasard au traitement antisyphilitique. L'événement lui donna raison, car au bout de quelques semaines, les métrorrhagies et l'ulcération du col avaient disparu. L'épreuve par le traitement spécifique est donc le seul moyen d'arriver à la certitude; l'examen de parcelles ramenées de la cavité utérine par le curettage ne suffit pas à trancher la question. Ajoutons que Spinelli attire l'attention sur deux faits qui seraient d'assez bons signes en faveur de la syphilis : les avortements répétés et l'absence d'écoulement sanguin pendant l'exploration de la cavité utérine.

La même question est traitée par Teodoro Morisani[1], qui rapporte l'observation d'une femme de quarante ans atteinte de métrorrhagies intenses et rebelles à tous les traitements ; utérus gros et dur ; très peu de douleur ; ulcération du col ; extirpation de l'utérus. On ne trouva pas, à l'examen histologique, le cancer qu'on avait admis, mais une ulcération intra-utérine « ayant tous les caractères des syphilides tertiaires » (?). L'auteur ajoute que beaucoup de métrorrhagies chez les vierges, attribuées à la masturbation, relèvent sans doute de la syphilis héréditaire (?), et qu'il y a lieu d'admettre une endométrite syphilitique. Il conseille le traitement d'épreuve avant d'opérer, toutes les fois qu'on peut admettre la possibilité d'une syphilis héréditaire ou acquise ; il donne, lui aussi, comme signe important une série de fausses couches survenues chaque fois à la même époque de la grossesse.

Pronostic et traitement. — La syphilis utérine tertiaire ne paraît pas très grave, ou du moins il est facile d'en conjurer les accidents par la médication spécifique. Nous devons faire une réserve pour les cas où la lésion est arrivée à la période de sclérose définitive, car le mercure et l'iodure ne peuvent rien contre le tissu fibreux adulte ; l'intervention chirurgicale pourrait être

---

[1] Teodoro Morisani. *Archivio di ostetricia e ginecologia*, 1901, anno VIII, n° 1.

alors de mise en vue d'arrêter des métrorrhagies épuisantes. En
somme, son traitement est celui de la sclérose tel que nous
l'avons exposé, en y ajoutant un détail d'importance capitale :
penser à la syphilis en cas d'échec des moyens ordinaires, et
donner le traitement d'épreuve qui peut résoudre à lui seul
toutes les difficultés, pour échouer à son tour et céder le pas à la
chirurgie dans les cas les plus graves et les plus invétérés.

ATRÉSIES ET TROUBLES MENSTRUELS

Le rétrécissement du col et son oblitération complète sont —
à part les malformations congénitales — des lésions secondaires
qui relèvent de plusieurs causes. Les accidents de rétention
menstruelle sont la conséquence de cette oblitération. Les menstruations rares ou absentes (aménorrhée), les règles douloureuses (dysménorrhée), sont les effets d'états morbides variés.
Sous la rubrique « atrésies et troubles menstruels » viennent
donc se ranger quelques chapitres de pure séméiologie qu'il est
d'usage d'écrire sous cette forme. Ils synthétisent et complètent
un bon nombre de notions éparses dans les autres parties de ce
livre, et à ce titre ils conservent leur utilité.

STÉNOSE ET ATRÉSIE DU COL

La sténose est un rétrécissement, l'atrésie une oblitération
complète. Sténose et atrésie sont *congénitales* ou *acquises*.

La sténose congénitale est habituellement liée à une conformation spéciale, la *conicité du col ;* on trouve un orifice puncti-
forme au sommet d'un col pointu, qui n'est plus un « museau
de tanche ». La sténose acquise est le produit d'une rétraction
cicatricielle et survient à la suite d'accidents très divers :
eschares consécutives à l'accouchement, ulcérations diverses,
cautérisations énergiques (DUMONTPALLIER) ou prolongées (nitrate
d'argent), amputations défectueuses et suivies de suppuration
(opérations d'EMMET, de SCHRŒDER), etc. Le point rétréci est le
plus souvent au niveau de l'orifice externe ; au-dessus, la cavité

cervicale est dilatée en ampoule et remplie de mucus. La sténose de l'orifice interne est beaucoup plus rare.

L'atrésie congénitale, ordinairement unie à d'autres malformations, cloisonnement ou atrophie du vagin, etc., provoque les accidents graves de rétention menstruelle que nous étudierons séparément (p. 457). L'atrésie acquise, due à la rétraction cicatricielle, peut amener les mêmes désordres ; mais le fait est beaucoup plus rare, parce qu'il est exceptionnel que l'occlusion soit absolue, parce qu'on est averti par l'évolution antérieure du mal et qu'on peut intervenir en temps utile.

Symptômes et diagnostic. — La sténose du col donne lieu à des douleurs sus-pubiennes, à des irradiations lombaires survenant au moment des règles (*dysménorrhée*). L'intensité des coliques utérines peut être telle que beaucoup de malades ont des vomissements, des crises nerveuses, des syncopes. La dysménorrhée n'est pas toujours en rapport avec le degré du rétrécissement ; quelquefois même elle est absente.

Pozzi soutient que l'étroitesse du col est une cause fréquente de « métrite virginale », par l'accumulation du mucus et du sang qui ferait aux bactéries, hôtes habituels de cette région, un excellent milieu de culture. Mais nous savons que, chez la femme saine, le col ne renferme jamais de micro-organismes pathogènes (p. 5) ; la sténose ne peut donc servir de point de départ à la métrite infectieuse, à moins de contamination par des germes du dehors (puerpéralité, blennorrhagie, exploration septique). Les prétendues métrites virginales signalées dans ces conditions se manifestent par des symptômes qu'on doit rattacher aux poussées congestives des arthritiques nerveuses, des femmes atteintes de sclérose utérine commençante ou déjà constituée (p. 88).

Outre la dysménorrhée, une conséquence grave de l'étroitesse est la *stérilité*. On a, pensons-nous, exagéré quelque peu l'importance de la conicité du col à ce point de vue, d'autant plus qu'il est bien difficile de tracer une limite entre la conicité et la forme naturelle chez les jeunes filles. L'orifice est évidemment perméable sur beaucoup de cols un peu pointus, dont la forme n'est pas si mauvaise ; et on oublie trop que les nerveuses, avec des cols parfaits, sont souvent stériles. Quoi qu'il en soit, l'étroitesse congénitale ou acquise est une cause reconnue de stérilité, qu'on peut vaincre en agrandissant l'orifice et qui, par suite, appelle un traitement réparateur.

Le diagnostic de la sténose du col est ordinairement facile. L'inspection directe, au spéculum, permet de constater l'exiguïté anormale de l'orifice ; la difficulté qu'on éprouve à introduire l'hystéromètre, ou même l'impossibilité, change les présomptions en certitude. Il y a des cols qui déconcertent l'observateur : ils sont tellement fermés qu'on a peine à trouver un orifice ; rétrécis par une cicatrice dure et profonde, ils ne laissent passer ni l'hystéromètre, ni un instrument plus fin. Et cependant ils sont perméables, car le flux cataménial se produit, quoique difficile, et quelquefois même il n'est pas très douloureux, si la femme n'est pas très nerveuse.

Nous avons dit la rareté du rétrécissement au niveau de l'isthme. On y est souvent arrêté, parce que la sonde ne trouve pas sa route au milieu des plis de la muqueuse ; il faut louvoyer doucement, pour constater que le passage est libre. Il est facile de ne pas confondre avec la sténose une coudure de l'axe utérin ; on procédera sans violence, pour éviter les fausses routes.

La sténose acquise peut aller progressivement jusqu'à l'oblitération complète. C'est alors que surviennent, si la femme est encore réglée, des accidents de rétention analogues à ceux des malformations congénitales. Mais, si elle a passé l'âge de la ménopause, l'occlusion du col peut s'établir insidieusement et rester ignorée sans dommage (*atrésie sénile*) ; ou bien, quand l'infection s'y met, la rétention des sécrétions utérines devient la cause d'une pyométrie qui donne lieu à des douleurs mal définies et qu'il faut savoir découvrir. L'origine des accidents peut être un cancer ou un fibrome infecté.

Traitement. — La conduite du chirurgien dans l'atrésie congénitale nous occupera tout à l'heure. En présence de l'atrésie sénile, on reconnaît l'imperméabilité de l'orifice, on soupçonne la rétention du pus, on débride et on désinfecte ; s'il y a une tumeur, on va plus loin. Il nous est arrivé d'enlever par la voie vaginale, chez une femme de plus de cinquante ans, un utérus oblitéré qui nous paraissait cancéreux et de le trouver seulement rempli de pus.

Étudions maintenant les moyens proposés contre la sténose, congénitale ou acquise.

Le plus simple est la *dilatation lente ;* elle réussit temporairement, si la lésion est peu marquée. On peut user de la laminaire, ou des bougies de Hégar, ou de ces deux moyens en commençant par le premier ; il faut plusieurs séances avant de réussir. Pour maintenir le résultat obtenu, Lefour [1] conseille des tiges métalliques stérilisables qu'on laisse à demeure plusieurs semaines ou plusieurs mois.

La *dilatation forcée* agirait comme l'élongation nerveuse pour faire cesser les phénomènes douloureux (Doléris) ; elle vaincrait certaines contractures problématiques de l'orifice interne.

Simpson [2] et Marion Sims [3] traitaient les sténoses par le *débridement* avec le bistouri, les ciseaux, les métrotomes à une ou deux lames. La section porte sur l'orifice externe ou sur toute la hauteur du canal cervical. Après le débridement, Schroeder et Hofmeier pensent qu'il est bon de continuer la cure par une dilatation mécanique souvent répétée. Mais ne vaut-il pas mieux, pour éviter les récidives et les soins fastidieux, recourir d'emblée à des procédés plus parfaits ?

Les résections anaplastiques du col sont ici d'excellents procédés de *stomatoplastie.* Hofmeier recommande beaucoup l'excision biconique de Simon-Markwald. « On peut, dit-il, obtenir toutes les dimensions pour l'orifice artificiel, en comprenant dans la suture plus ou moins de muqueuse, en réunissant plus ou moins parfaitement les incisions latérales. » L'amputation de Schroeder est également bonne. Mais, quel que soit le procédé, l'essentiel est de reconstituer un orifice de dimensions suffisantes, exactement ourlé par la muqueuse. Il n'est pas moins important

---

[1] Lefour. *Congrès de Bordeaux*, 1895.

[2] Simpson. *Med. times and gaz.*, 1859.

[3] M. Sims. *The Lancet*, 1865, p. 224.

d'obtenir la réunion immédiate, pour éviter la rétraction inodulaire.

Depuis 1893, Pozzi [1] recommande une opération qu'il nomme *évidement commissural*. En voici la description d'après l'auteur : « On commence par sectionner latéralement le col, de façon à former deux longues valves cervicales, l'une inférieure, l'autre supérieure. Par l'écartement de ces valves, presque toute la cavité cervicale se montre à découvert et la muqueuse apparaît, divisée en deux moitiés correspondant aux deux valves. De chaque côté de cette muqueuse, en haut et en bas, se trouve une surface avivée. Sur chacune de ces surfaces, étroites mais longues, on enlève un lambeau en forme de coin prismatique et triangulaire. Quand le lambeau est enlevé, la surface de section latérale se présente sous la forme d'une gouttière aplatie latéralement. Il suffit maintenant d'affronter les deux bords de cette gouttière et de les suturer transversalement dans toute leur longueur, c'est-à-dire depuis l'angle de réunion des deux valves jusqu'à l'orifice externe sectionné. Cette opération m'a toujours donné d'excellents résultats. Une de mes opérées, mariée depuis plus de quatre ans, jusque-là stérile et souffrant de dysménorrhée, est devenue enceinte au bout de quatre mois. Une autre, qui était mariée et stérile depuis dix ans, est devenue enceinte deux ans et demi après l'opération ; la dysménorrhée avait totalement disparu. Ces deux femmes ont accouché normalement. »

Dans un mémoire publié en 1898, CHABRY [2] rapporte 15 observations d'évidement commissural et en tire les conclusions suivantes : 1° tous les cas de dysménorrhée ont été guéris ; 2° dans 5 cas sur 15, la grossesse a été nettement la conséquence de l'intervention ; 3° dans 2 cas, le col étant devenu pareil à celui d'une femme qui aurait accouché, l'utérus infantile s'est modifié pour suivre l'état du col ; 4° dans tous les cas, l'orifice s'est maintenu dilaté et la guérison de la sténose a été définitive ; 5° jamais l'opération n'a été cause de troubles au cours de

---

[1] Pozzi. *Traité de gyn.*, 1897, p. 616.

[2] Chabry. *Rev. de gynécologie et de chir. abd.*, 1898, n° 3, p. 387.

la grossesse ni au moment de l'accouchement. Le Schroeder et le Simon-Markwald ont leurs indications particulières ; l'évidement commissural a surtout pour mission d'agrandir le canal et de le maintenir dilaté, en conservant toute la muqueuse et en permettant la guérison complète de tous les phénomènes qui accompagnent la sténose.

Ces conclusions n'ont rien qui nous déplaise. La dilatation progressive peut être essayée pour les formes légères ; la dilatation forcée, le débridement simple avec le bistouri ou le métrotome, sont aveugles ou insuffisants ; le Simon-Markwald et le Schroeder conviennent aux cas où, à la sténose, s'ajoutent l'hypertrophie du museau de tanche ou l'endométrite cervicale ; l'évidement commissural de Pozzi est ingénieusement conçu et doit réussir.

ACCIDENTS DE RÉTENTION MENSTRUELLE

Étiologie, anatomie pathologique. — Un ovaire qui fonctionne, une muqueuse utéro-tubaire assez développée, une oblitération en un point quelconque des voies génitales, telles sont les conditions qui amènent la rétention du sang menstruel. Si l'utérus est absent ou trop malformé, il n'y a ni sang ni rétention. L'imperforation congénitale de l'hymen ou de l'extrémité inférieure du vagin, le développement rudimentaire, l'absence de celui-ci, l'atrésie du col sont les causes des accidents que nous allons passer en revue.

La première a pour conséquence l'*hématocolpos* (fig. 129), c'est-à-dire la distension du vagin par le sang qui vient de l'utérus, véritable tumeur sanguine qui comprime la vessie et le rectum, refoule l'utérus en haut, puis ouvre le col et distend peu à peu la cavité utérine elle-même : à l'épanchement vaginal s'ajoute l'*hématométrie* (fig. 130). Souvent les trompes sont dilatées à leur tour, non seulement par le reflux du sang, mais par l'exhalation cataméniale de leur propre muqueuse : *hématosalpinx* uni ou bilatéral.

Si la pression augmente indéfiniment, le sang peut s'échapper à travers l'orifice abdominal de la trompe; il en résulte une *hématocèle pelvienne* avec toutes ses conséquences, ou seulement, s'il y a peu de sang, quelques phénomènes de pelvi-péritonite.

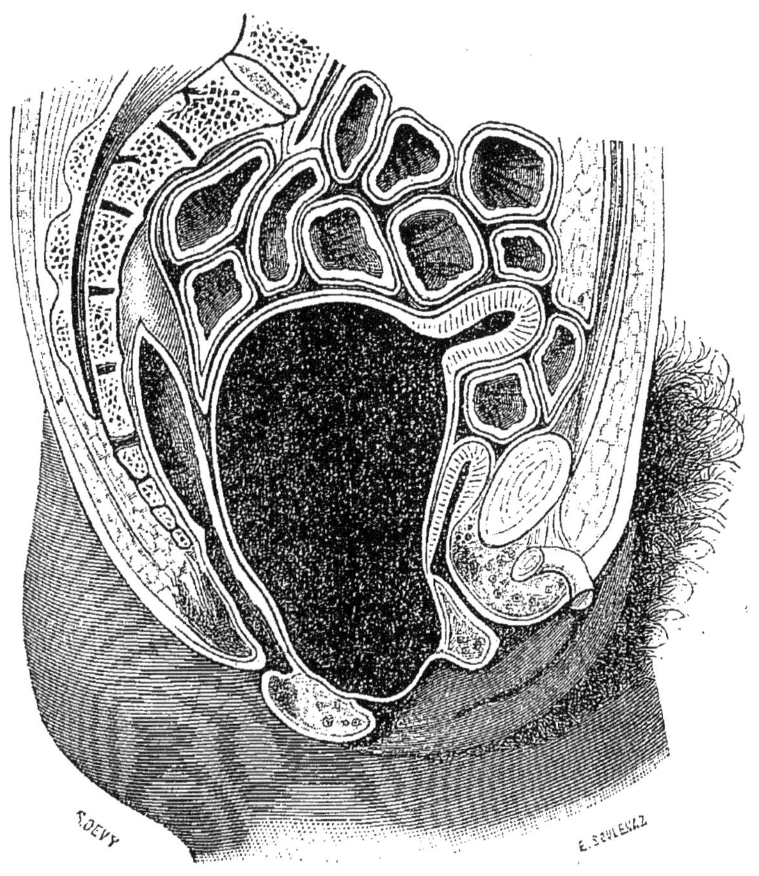

Fig. 129.
Hématocolpos.

L'hématométrie, sans hématocolpos, est produite par l'absence du vagin ou l'atrésie du col; si l'oblitération est au niveau de l'orifice interne, le corps seul est distendu (fig. 131).

Le sang contenu dans ces poches est épais, sirupeux, d'une coloration foncée rappelant celle du goudron. La collection peut s'infecter et se transformer en *pyocolpos* ou en *pyométrie*; on a même vu les liquides se décomposer et produire des gaz (*physo-métrie* ou *physocolpos*).

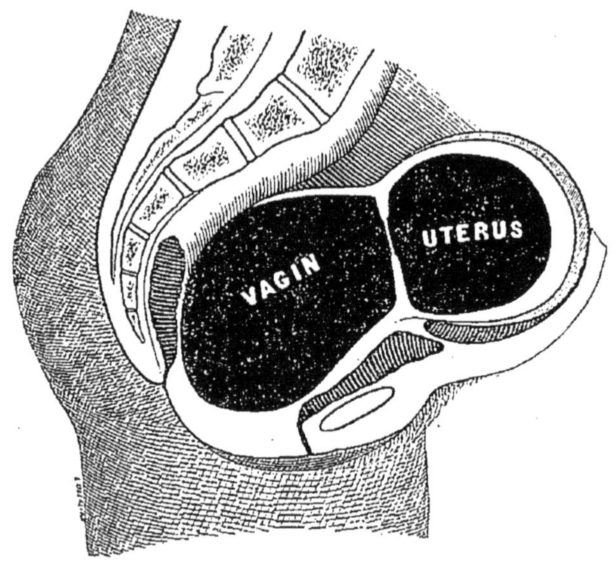

Fig. 130.
Hématocolpos avec hématométrie.

Symptômes et diagnostic. — L'absence du flux menstruel, l'augmentation de volume du ventre et la douleur sont les signes révélateurs des atrésies génitales. Bien que déjà parvenue à la puberté, la jeune fille n'est pas réglée, elle se plaint de ballonnement du ventre et de coliques revenant tous les mois ; dans l'intervalle de ces crises, endolorissement de la région sus-pubienne, avec irradiations lombaires.

Les troubles varient d'intensité : parfois les douleurs sont atroces, l'abdomen gonflé, très sensible à l'examen ; les malades perdent l'appétit, maigrissent et finissent par tomber dans une véritable cachexie. D'autres fois, malgré la saillie volumineuse de l'abdomen et du vagin distendus, les jeunes filles souffrent peu ; quelques-unes ont des hémorrhagies supplémentaires qui atténuent les conséquences de la rétention.

Abandonnées à elles-mêmes, ces collections sanguines finis-

sent par amener des accidents graves : on les a vues se vider
dans les organes voisins (intestin, estomac); dans le péritoine
(hématocèle et péritonite grave); quelquefois par le vagin et

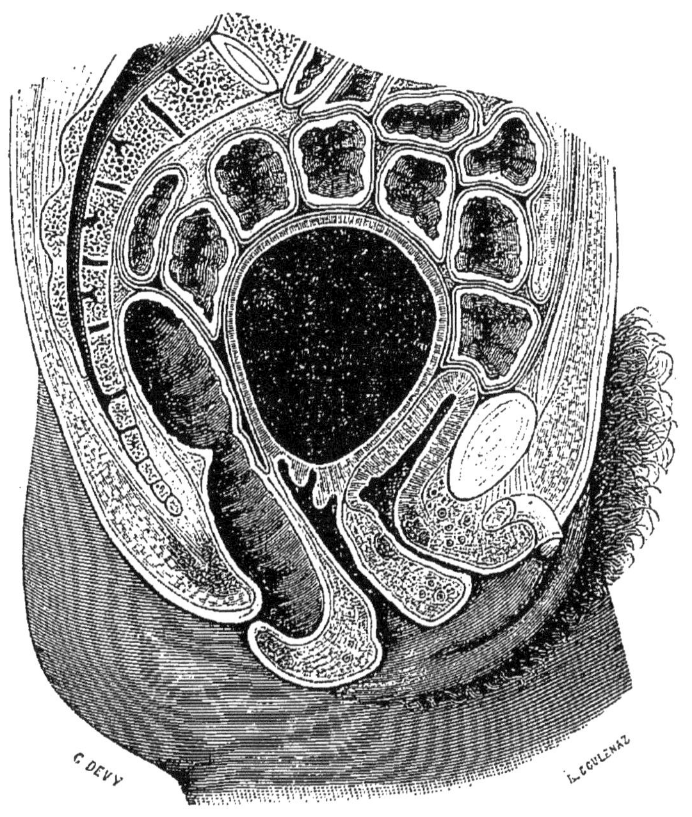

Fig. 131.
Hématométrie.

a vulve, mais cette terminaison n'est pas souvent heureuse,
car l'ouverture se ferme rapidement ou laisse entrer l'infection.

Le diagnostic est ordinairement facile; l'imperforation de
l'hymen ou de l'extrémité inférieure du vagin se reconnaît aisément. Mais en cas d'atrésie du col, l'hésitation est permise. Le
débridement de l'hymen et l'introduction du spéculum, dans un
vagin perméable, font bien voir le museau de tanche; mais s'il

paraît normal et si l'oblitération est à l'orifice interne, on peut rester dans l'incertitude. Les difficultés naissent aussi de certaines malformations complexes dans l'étude desquelles nous ne pouvons entrer (dédoublement du canal génital, hématométrie latérale, etc.). On a pu croire à la grossesse, au fibrome, au kyste ovarien ; on a proposé la ponction, l'incision exploratrice. Le premier moyen est à rejeter ; le deuxième est admissible dans certains cas obscurs.

Traitement. — Dans les oblitérations congénitales de l'hymen ou de l'extrémité inférieure du vagin, la conduite du chirurgien est des plus simples ; encore faut-il être pénétré du péril qui résulterait d'une action mal dirigée. Autrefois, la timidité des opérateurs devant les gros épanchements sanguins leur a conseillé de ne rien faire ou de s'en tenir à une simple ponction ; ils craignaient l'ouverture large à cause de l'entrée de l'air, la décompression rapide à cause des ruptures internes. Mais rien ne peut mieux aller contre le but et favoriser l'infection. Il faut au contraire vider franchement la collection, commencer par une petite ouverture pour que l'écoulement soit progressif, puis achever par une incision large et une évacuation complète. Il faut pratiquer une asepsie parfaite, puis apporter la plus grande attention aux pansements et au drainage. L'innocuité de l'intervention est tout entière dans l'asepsie de l'opération elle-même et des soins ultérieurs.

Souvent une cloison peu épaisse nous sépare de l'épanchement sanguin ; elle bombe sous la distention et se présente au bistouri. Mais le vagin peut être incomplet, représenté par un simple tractus fibreux dans une partie de sa hauteur ; il peut même être absent, et cependant l'utérus et les ovaires existent et fournissent du sang menstruel. Il faut faire alors une opération très délicate, aborder par une incision transversale le fond de la dépression vulvo-vaginale, se frayer un passage entre la vessie et le rectum ; nous y reviendrons (p. 581).

S'il y a vagin perméable et atrésie du col, on entame celui-ci avec la pointe du bistouri pour donner issue à la collection ; puis on maintient longtemps l'orifice dilaté.

26.

Avec les malformations compliquées et les diagnostics difficiles, on est obligé de recourir à l'intervention abdominale.

AMÉNORRHÉE

L'aménorrhée est l'absence de la menstruation ; il faut se garder de la confondre avec l'absence de l'écoulement sanguin, avec la rétention menstruelle qui survient dans les atrésies accidentelles ou congénitales. L'aménorrhée est *primitive* ou *secondaire*.

Il y a des femmes chez lesquelles la menstruation ne s'établit pas. Cette absence d'une fonction importante correspond à l'arrêt de développement de l'utérus et des ovaires ; elle accompagne les malformations génitales dont nous donnerons un tableau sommaire (p. 572). Quelques femmes sont normalement développées en apparence et de bonne santé ; elles n'ont jamais eu de règles et sont naturellement stériles ; on peut en inférer que leur appareil génital interne est incomplet.

On a cependant vu une femme de vingt-quatre ans, non réglée, devenir enceinte [1]. Mais ce qui est moins rare, quoique très exceptionnel encore, c'est de voir manquer l'aménorrhée physiologique qui presque toujours accompagne la grossesse. Un peu de sang pendant les premiers mois n'a rien d'étonnant ; mais nous connaissons un cas de persistance de règles tout à fait normales jusqu'au dernier jour, et nous savons qu'il y en a d'autres.

L'aménorrhée secondaire reconnaît deux ordres de causes. En premier lieu, les troubles généraux de l'organisme, les graves atteintes portées à l'accomplissement des fonctions par les maladies telles que la tuberculose, la syphilis, le mal de Bright, le cancer viscéral, la chloro-anémie, la convalescence des pyrexies (fièvre typhoïde, endocardite infectieuse) ; certains chocs subis par le système nerveux (refroidissement intense, émotions vives [2]) ; l'hystérie, la neurasthénie, l'épilepsie. L'aménorrhée

---

[1] SAINT MOULIN. *Journal d'accouchem. de Liège*, 1888, n° 18, p. 205.
[2] HENNING. *Centralblatt für Gyn.*, 1888, p. 360. — BANTOCK. *Brit.*

est temporaire et de durée variable ; elle n'est pas très rare chez des femmes qui ont toutes les apparences de la santé, mais qui sont des nerveuses. Nous avons vu des neuro-arthritiques avoir de longues périodes d'aménorrhée pendant lesquelles, d'ailleurs, elles se portaient fort bien, et n'être réglées que trois ou quatre fois par an, quelquefois sous la forme de métrorrhagies profuses durant plusieurs semaines.

En second lieu, les causes locales. Théoriquement, l'aménorrhée peut suivre toute affection ovarienne aboutissant à la destruction des éléments nobles de la glande. En fait, on ne l'observe guère dans les tumeurs, même bilatérales, de ces organes : kystes, sarcomes, épithéliomes. Mais elle résulte, à peu près forcément, de la double castration ovarienne. On a bien signalé des cas de persistance de la menstruation après l'ablation des ovaires, mais voici ce qu'il faut en penser :

Quand l'extirpation bilatérale des tumeurs ovariennes n'est pas suivie d'aménorrhée, c'est que l'opérateur a laissé, dans l'un ou l'autre des pédicules, un fragment de tissu glandulaire qui suffit pour entretenir les congestions périodiques. Si l'ablation a été parfaite, les règles cessent ; ou bien il survient une menstruation après l'acte opératoire, et c'est la dernière ; ou des règles atténuées, insignifiantes, se montrent encore et finissent par disparaître au bout de quelques mois. Il semble que le système nerveux, une fois lancé, perde à regret l'habitude de produire périodiquement la congestion pelvienne. Ces faits sont bien connus aujourd'hui[1], et il ne faut pas assimiler à des règles persistantes les métrorrhagies irrégulières qui surviennent quelquefois, même après la castration ovarienne, si l'utérus est encore malade et congestionné pour des causes diverses.

La castration tubaire seule a passé pour supprimer les règles, mais cette opinion est mal fondée ; LAWSON TAIT avait exagéré l'influence des trompes sur la menstruation.

gyn. journ., février, 1889. — SÆNGER. Centr. f. Gyn., 1888. — CZEMPIN. Zeitsch. f. Geb. u. Gyn., 1886, t. XIII. — GAWEKE. Arch. f. Gyn., 1889, t. XXXV.

[1] ROBERTS. Brit. med. journal, 1889, p. 1093. — BERNHEIM. Archives de locol., 1887.

Symptômes. — L'aménorrhée primitive n'a pas de symptômes ; elle n'est qu'une imperfection physiologique. L'aménorrhée secondaire, dans les maladies générales, n'a pas d'inconvénients par elle-même ; elle n'est qu'un signe d'affaiblissement de l'organisme. L'aménorrhée provoquée par la suppression des ovaires ou seulement de l'utérus a, au contraire, un intérêt particulier, car elle s'accompagne de certains troubles qui sont l'effet de la *ménopause anticipée*.

Les femmes qui n'ont aucun de ces troubles sont assez rares ; elles existent cependant. Mais ce qui est très fréquent, très habituel, c'est d'observer quelques phénomènes anormaux peu gênants, avant tout les congestions, les « bouffées de chaleur » à la face, qui peuvent diminuer rapidement et disparaître ou persister plusieurs années, moins souvent les sueurs profuses, beaucoup plus rarement les *hémorrhagies supplémentaires* (épistaxis, rectorrhagies, hémoptysies, purpuras), qui peuvent donner le change et faire croire à des lésions organiques. Quant aux troubles nerveux plus graves qu'on a mis sur le compte de la suppression des règles, neurasthénie, changement de caractère, affaiblissement de la mémoire, de la vue, de l'acuité auditive, etc., leur fréquence a été singulièrement exagérée, et leur interprétation a donné lieu à des théories très discutables. L'examen des femmes sur ce terrain est difficile, et on n'obtient souvent d'elles que des réponses contradictoires ou fausses ; les observations sont presque toujours incomplètes, l'état nerveux des malades avant l'opération, leur tempérament morbide n'étant presque jamais notés. Or, l'étude patiente et réfléchie de cette question nous a démontré que les femmes peu nerveuses avant l'acte opératoire, ne le sont pas plus après lui et n'ont aucun de ces phénomènes bizarres que les auteurs ont souvent consignés à la légère sur des réponses vagues ; que les opérées offrant un notable degré de nervosisme, crises hystériformes, neurasthénie, etc., le présentaient avant, égal ou plus accentué, quelquefois moindre ; et que, par suite, il est téméraire d'attribuer ces accidents à la suppression d'une prétendue « sécrétion interne » de l'ovaire, fonction indépendante de l'ovulation, inattendue dans un organe de cette nature, et sur laquelle les expériences physiologiques ne nous ont fourni jusqu'ici que des hypothèses. Mais nous ne pouvons nous étendre davantage sur une question qui nous entraînerait bien loin des affections utérines.

Traitement. — Il faut s'occuper, non de l'aménorrhée elle-même, mais des causes qui la provoquent : traiter les maladies générales dont nous avons parlé; guérir de leur chloro-anémie, si on le peut, ou de leur nervosisme les jeunes filles qui ont de longues périodes d'aménorrhée temporaire et chez lesquelles un traitement direct par les « emménagogues » ou par d'indiscrètes interventions serait tout à fait intempestif; négliger ce symptôme, pour ainsi dire négatif, toutes les fois qu'il est compatible avec une bonne santé.

Contre l'aménorrhée consécutive à la castration ovarienne, nous voulons dire contre les troubles habituels de la ménopause anticipée, s'ils dépassent un peu la mesure (congestions répétées, hémorrhagies diverses), on conseille les saignées discrètes, les scarifications sur le col. Nous devons une mention à l' « opothérapie ovarienne [1] », dont nous ne voulons pas nier absolument les bons effets, mais qui nous paraît être avant tout un moyen de suggestion employé par le chirurgien sur ses malades et sur lui-même.

DYSMÉNORRHÉE

La dysménorrhée est l'exagération pathologique des symptômes fonctionnels et surtout de la douleur, compagnons habituels du flux cataménial. Elle se caractérise par des coliques utérines très pénibles et quelquefois atroces, toujours associées à des troubles digestifs, à des manifestations nerveuses.

Étiologie. — Les causes doivent être cherchées dans l'utérus et dans l'ovaire. Une tumeur mettant obstacle à l'écoulement sanguin, une métrite ou une salpingo-ovarite infectieuse modi-

---

[1] Jayle. *Revue de gynécol. et de chirurgie abd.*, 1897, p. 403 et 1898, p. 239 et 649; *Presse médicale*, 1900, n° 22.

fiant les tissus, peuvent amener l'exagération des douleurs pendant les règles. En réalité, la simple métrite ne provoque pas ordinairement les douleurs extrêmes, la dysménorrhée proprement dite, pas plus que les fibromes ou les tumeurs ovariennes. La dégénérescence polykystique des ovaires se rencontre bien souvent chez des femmes qui ne souffrent pas, mais elle est à peu près constante chez les dysménorrhéiques, nous allons voir pourquoi.

La sténose du col, l'inflexion au niveau de l'isthme dans les anté ou rétrodéviations, sont considérées comme des causes actives et fréquentes. Cette *dysménorrhée mécanique* existe en effet, et correspond à un certain nombre de cas dans lesquels le flux cataménial est difficile, peu abondant mais prolongé, s'interrompt pour reprendre et traîne pendant huit à dix jours.

Mais nous croyons qu'il ne faut pas abuser des sténoses et des inflexions. Ces douleurs extrêmes au moment des époques se rencontrent surtout chez un type de malades, les arthritiques nerveuses, à tendances congestives et névralgiques. Elles se montrent en dehors de toute cause mécanique; et les causes mécaniques elles-mêmes ne provoquent guère ces congestions violentes et ces crises nerveuses que chez les prédisposées. Les jeunes filles dysménorrhéiques ont des règles irrégulières, très violentes ou, au contraire, presque nulles (écoulement prolongé, insignifiant, intermittent, comme nous l'avons dit tout à l'heure) et remplacées, pour ainsi dire, par un flux catarrhal abondant; douleurs parfois excessives, accès d'hystérie, etc. Leur utérus est droit dans la cavité pelvienne, quelquefois dévié, mais les orifices sont perméables; il est congestionné, encore petit mais globuleux, et les ovaires sont déjà scléro-kystiques. C'est l'état qui précède la sclérose utéro-ovarienne ou marque le début de son évolution; un peu plus tard elle est constituée, l'utérus est gros, fibromateux sans fibromes, dévié ou non, et les crises de névralgie pelvienne correspondent soit à des poussées congestives intermenstruelles, soit à des règles profuses.

On a signalé la coïncidence de ces crises névralgiques avec le développement incomplet des organes génitaux; nous avons constaté le fait, mais il ne faut pas y attacher trop d'importance.

Dysménorrhée membraneuse. — Chez certaines femmes, au
moment des règles, s'ajoute à la douleur intense et aux troubles
nerveux l'expulsion d'une membrane qui n'est autre que la muqueuse utérine. De quoi s'agit-il, et de quelle nature est ce phénomène singulier ? Nous l'avons déjà dit (p. 29, 112), l'habitude
de l'appeler « endométrite exfoliatrice » trahit seulement la tendance des auteurs à prendre le mot métrite dans un sens vaguement compréhensif, et à fermer les yeux sur les troubles nutritifs
de l'utérus qui n'ont pas de rapport avec l'infection.

La femme élimine seulement des lambeaux, ou bien la totalité
de la muqueuse ayant la forme de la cavité utérine. On la distingue aisément des caillots fibrineux, des concrétions muqueuses,
des exfoliations épithéliales du vagin ; on la distingue aussi de
la caduque, produit d'un avortement, par l'absence de villosités
choriales. Pozzi admet qu'elle présente « les altérations histologiques de l'inflammation aiguë (endométrite interstitielle) », et
que, par suite, la dysménorrhée membraneuse est une « métrite
chronique avec poussées de métrite aiguë et desquamation inflammatoire de la muqueuse, au moment des règles ». Mais c'est là
une interprétation qui révèle le parti pris dont nous venons de
parler. Au lieu d'inflammation, mettez hyperplasie : « La membrane expulsée, dit Paul PETIT, offre les caractères de l'hyperplasie commune, glandulaire ou interstitielle. » Et comme,
d'autre part, elle renferme des éléments très voisins des cellules
déciduales, on peut supposer qu'elle représente un « avortement
ovulaire à répétition » (Paul PETIT), ou une affection spéciale de
la muqueuse consécutive à un avortement antérieur, une « pseudo-
métrite déciduale exfoliatrice » (HEITZMANN). Le fait est que l'accouchement ou l'avortement paraissent être l'origine de la dysménorrhée membraneuse. Pour notre part, sans nous perdre au
milieu des détails histologiques et des rapprochements peut-être
forcés, nous remarquons seulement la structure hyperplastique
de la muqueuse exfoliée, la congestion violente et douloureuse
qui l'expulse, le tempérament nerveux prononcé de toutes les
femmes à dysménorrhée membraneuse, la ténacité et la prolongation indéfinie de cette affection rebelle à tous les traitements
locaux, rebelle au curettage, et dans ce tableau clinique nous ne

voyons autre chose qu'une forme particulière de ces troubles trophiques dont nous avons ébauché l'histoire.

Traitement. — S'agit-il de calmer la crise de douleur : repos
au lit, vessie de glace ou compresses chaudes, injections chaudes,
lavements laudanisés, laxatifs, etc. S'agit-il de guérir la dysménorrhée, il faut s'adresser à la cause, pour peu qu'elle soit accessible, traiter la sténose du col, combattre la congestion utérine
par le massage, le redressement, etc. Mais souvent la dysménorrhée est rebelle; aucune lésion, aucun signe ne donne prise
à la thérapeutique. Alors, que faire?

La castration tubo-ovarienne par la voie abdominale a été
mise en honneur par BATTEY[1], qui s'en servit contre les phénomènes nerveux; par HÉGAR[2], qui s'attaqua surtout aux hémorrhagies graves; par L. TAIT[3], qui la pratiqua sans mesure. La
première indication est précaire et a été le point de départ de
nombreux abus; la seconde est plus sérieuse et la suppression
des ovaires est le plus souvent efficace pour enrayer les pertes
de sang. Mais l'état complexe des dysménorrhéiques ne cède pas
toujours à cette intervention, en apparence radicale; l'utérus
scléreux qu'on leur laisse peut rester douloureux; leur système
nerveux est toujours là pour reproduire les congestions et les
névralgies pelviennes.

Aussi avons-nous préconisé[4], dans les cas de ce genre, l'hystérectomie vaginale, et avons-nous démontré, par des faits cliniques, son efficacité contre les douleurs violentes et tenaces qui
nous paraissent mériter le nom de « grandes névralgies pelviennes », et que nous rattachons aujourd'hui à l'évolution de
la sclérose génitale. La preuve de sa supériorité sur les ablations
annexielles, c'est que nous avons guéri par elle bien des fois, et

---

[1] BATTEY. *Atlanta med. and surg. j.*, 1872 et 1873.

[2] HÉGAR. *Volk. Samml. kl. Vortræge*, 1878, n° 42.

[3] L. TAIT. *Brit. med. journal*, juillet 1879.

[4] L.-G. RICHELOT. *L'hyst. vag. contre le cancer ut. et les aff. non
cancéreuses*, Paris, 1894, O. Doin, éditeur.

définitivement, des malades que la castration ovarienne avait
laissées souffrantes.

Mais il faut toujours se défier du système nerveux des arthritiques, n'en venir aux opérations radicales qu'en dernière analyse, et obéir autant que possible aux tendances conservatrices
sur lesquelles tous les chirurgiens sont aujourd'hui d'accord. Une
exploration par incision vaginale ou par laparotomie peut renseigner sur l'état des organes; l'ouverture des micro-kystes, la
résection partielle ou l'ablation totale d'un ovaire, donnent parfois de bons résultats. Il ne faut aller plus loin que dans les cas
les plus graves.

Un nouveau mode de traitement est à l'étude (JAYLE, CHROBAK,
GOURFEIN, etc.). Il est fondé sur cette hypothèse, que les ménorrhagies douloureuses sont dues à l'insuffisance fonctionnelle de
l'ovaire, à une diminution de sa prétendue sécrétion interne.
L'opothérapie ovarienne, ainsi comprise, aurait donné quelques
succès; nous l'avons essayée vainement, mais sur une trop petite
échelle pour avoir le droit de nous prononcer.

MÉNORRHAGIE

C'est à peine si la ménorrhagie doit nous arrêter, car nous
l'avons déjà définie à propos des fibromes, en disant qu'elle représente l'hémorrhagie périodique survenant à son époque, mais
exagérée, tandis que la métrorrhagie est celle qui apparaît irrégulièrement, hors de propos.

La grande cause de ménorrhagie est l'état fibromateux, à côté
duquel nous rangeons la sclérose utérine sans fibromes; mais il
y a aussi de vraies métrites, il y a d'autres affections pelviennes
qui exagèrent la congestion physiologique et, par suite, le flux
menstruel.

Il y a aussi des causes générales : hémophilie, purpura, mal
de Bright, dyscrasies diverses.

La ménorrhagie n'étant qu'un symptôme, il faut en découvrir
et en traiter la cause. Mais, si la cause échappe ou si elle est
connue sans qu'on puisse l'atteindre, force est bien d'instituer
un traitement symptomatique. La première indication est de

garder le repos au lit pendant la perte ; c'est une condition sans
laquelle peuvent échouer les médications les plus rationnelles,
douches vaginales chaudes, lavements chauds ou laudanisés,
laxatifs, ergotine en injections hypodermiques, hémostatiques
pris à l'intérieur, etc.

MENSTRUATIONS PRÉCOCES

On a vu les règles apparaître chez des fillettes âgées de trois
à sept ans, et coïncider avec le développement parfait des organes
génitaux externes, du pubis et des mamelles. On cite même
l'exemple d'une enfant chez laquelle la menstruation s'est établie
quelques jours après la naissance[1] ; on a rapporté des cas authentiques de fillettes devenues enceintes à l'âge de sept, dix et douze
ans[2].

Ce qui est absolument exceptionnel dans notre race, est normal chez les femmes indiennes, pour qui l'apparition des règles
à sept ou huit ans et la grossesse vers la même époque n'ont rien
d'extraordinaire.

MENSTRUATIONS TARDIVES

Elles sont moins rares que les précédentes. Les filles réglées
seulement à dix-sept, dix-huit ou vingt ans se voient peut-être
un peu plus souvent parmi les campagnardes que dans les villes.
Nous avons connu une jeune fille de dix-neuf ans, atteinte d'insuffisance mitrale, qui n'avait pas encore été réglée, bien qu'elle
eût toutes les apparences d'une fille pubère, seins développés,
pubis garni de poils, vulve bien conformée, aucun signe de rétention menstruelle (BAROZZI).

De tels exemples ne sont pas des curiosités ; mais ce qui est

[1] P. E. PHUMB. *New-York med. journal*, 1897, t. LXV, 768.

[2] STIRTON. *Glasgow. med. journ.*, 1887, t. II. — SULLIES. *Thèse de
Kœnigsberg*, 1886. — MÜLLER. *Maladies des femmes*, 1888. — PRO-
CHOWNIK. *Archiv f. Gyn.*, 1881, t. XVII. — VAN DERVEER. *Am. j. of
obst.*, 1883, t. XVI. — WALLENTIN. *Thèse de Breslau*, 1886.

tout à fait bizarre, c'est le cas cité par Marx d'une femme réglée pour la première fois à l'âge de quarante-huit ans.

MÉNOPAUSES PRÉCOCES ET TARDIVES

La ménopause normale se produit vers l'âge de cinquante ans, souvent un peu plus tard, quelquefois deux ou trois ans plus tôt. Chez les femmes de tempérament sanguin, arthritique, ayant des règles abondantes, des utérus congestionnés et scléreux, l'âge de retour se fait attendre jusqu'à cinquante-trois ou cinquante-quatre ans ; nous avons vu une femme de cinquante-six ans, bien portante et encore réglée.

La ménopause vraiment précoce est une exception ; cependant, nous avons rencontré un certain nombre de femmes qui avaient cessé de voir de bonne heure, quelques-unes même à trente-six ou trente-sept ans.

LÉSIONS TRAUMATIQUES

Il n'est ici question que des blessures qui surviennent en dehors de la grossesse et de l'accouchement.

La plaie utérine est faite de dehors en dedans ou de dedans en dehors. La première est très rare, car l'utérus est bien protégé par la ceinture osseuse du bassin (contusion de l'abdomen, instrument tranchant, arme à feu). La seconde est presque toujours le résultat d'un accident chirurgical ou d'une tentative d'avortement : perforation des parois par l'hystéromètre, par la curette, par les ciseaux au cours de l'énucléation d'un fibrome. A moins d'admettre chez l'opérateur une brutalité exceptionnelle, les plaies causées par l'hystéromètre ou par la curette ne s'observent que pendant la période puerpérale, le ramollissement des parois de l'organe étant la condition qui rend leur blessure possible.

Quand celle-ci est très large, comme il peut arriver pendant l'énucléation d'un fibrome, l'intestin ou l'épiploon viennent souvent s'introduire dans la cavité utérine. Si la perforation est petite, elle passe quelquefois inaperçue et peut même ne provoquer aucune réaction.

L'accident est dénoncé par une douleur souvent très vive. Si un gros vaisseau est ouvert, il survient une hémorrhagie inquiétante. En général, c'est la septicémie péritonéale qui emporte les malades. Cependant, il est digne d'attention qu'un grand nombre de ces blessures guérissent sans la moindre complication [1], et il est facile de s'en rendre compte. Hémorrhagie à part, le danger vient de la cavité utérine. Or, il y a des cavités aseptiques (fibromes), ou à virulence atténuée (métrite ancienne), d'autres sont très dangereuses (métrite infectieuse récente). Enfin, si la blessure est étroite et revient promptement sur elle-même, le péritoine est protégé.

Quelle est la conduite à tenir dans un cas de perforation utérine ? Avant tout, il faut s'en apercevoir à temps et s'abstenir d'injecter du liquide pour désinfecter : avec un antiseptique, on risque de provoquer des accidents péritonéaux mortels [2]; avec l'eau bouillie ou tout autre liquide inoffensif, il y a danger d'infection par les micro-organismes que l'injection projette dans la cavité péritonéale.

Dans les cas de large déchirure, on peut, comme l'a fait Sænger, essayer la suture. Mais quand la perforation est due à la curette ou à l'hystéromètre, la première indication à remplir, c'est de s'arrêter net, de faire le pansement vaginal, de mettre la malade dans le décubitus dorsal avec immobilité complète, et de s'abstenir de toute intervention. Si le chirurgien a la main délicate, s'il a senti à temps la faute commise, — souvent excusable avec les utérus friables, — et s'il n'a pas violenté aveuglément un utérus compromis, la guérison doit se faire sans encombre. La laparotomie n'est de mise que s'il survient des signes de réaction péritonéale, — ou si l'opérateur a conscience d'avoir été trop loin et d'avoir fait quelque délabrement. Cette conduite n'est pas approuvée par tous les gynécologues [3], mais

---

[1] Dupuy. *Thèse de Paris*, 1874.

[2] Haynes. *Amer. j. of obs.*, 1890.

[3] Hoffmann. *Soc. d'obst. de Philadelphie*, 1890.

c'est celle que nous recommandons comme étant la plus
sûre.

CORPS ÉTRANGERS

Dans un mémoire publié en 1897, NEUGEBAUER [1] (de Varsovie)
a réuni 63 observations émanées de différents auteurs, et relatives à des corps étrangers fort disparates trouvés dans la cavité
utérine : pessaires, sondes, laminaires, aiguilles à tricoter, fragments de bois, de verre, de métal. Il serait fastidieux de les
énumérer tous ; notons seulement quelques objets bizarres : PAR-
GAMIN a trouvé dans l'utérus une mèche de cheveux pesant une
demi livre, MONTANÉ une sangsue, HIERSTRÖM un fragment de
chandelier, WALK une bobine à dévider la soie.

Dans certains cas, le corps étranger ne s'était révélé par aucun
signe ; c'est par hasard qu'on l'avait découvert. Mais, en général,
les choses se passent autrement : l'utérus réagit et se contracte
avec des douleurs vives, localisées dans la région hypogastrique,
irradiant aux lombes, à la partie supérieure des cuisses, au périnée. Les métrorrhagies sont fréquentes ; on a signalé la rétention d'urine, les épreintes rectales. Les accidents les plus graves
résultent de l'infection portée dans l'utérus par un objet septique et propagée au péritoine par la voie lymphatique. Les cas
terminés par la mort sont loin d'être rares.

Le traitement n'est autre que l'ablation du corps étranger. La
voie vaginale est préférée toutes les fois que le volume de l'objet
et sa disposition dans la cavité utérine permettent de l'extraire
sans délabrements excessifs.

---

[1] NEUGEBAUER. *Die Fremdkörper des Uterus*, 1897, Breslau.

MALADIES DU VAGIN

LÉSIONS INFECTIEUSES ET TROPHIQUES

VAGINITE

L'inflammation de la muqueuse vaginale est le résultat de l'inoculation et de la pullulation de micro-organismes variés, tels que le gonocoque de NEISSER, le staphylocoque, le streptocoque, le coli-bacille, les sarcines, les diplocoques, certains microphytes (VON HERFF), le bacille en massue de WEEKS (J. HALLÉ), les saprophytes, etc.

De toutes ces affections, la blennorrhagie est la plus fréquente. Elle coïncide ordinairement avec l'uréthrite de même nature, la vulvite et souvent même la bartholinite.

De toutes les formes qu'on a décrites, nous en retenons deux seulement, de fréquence très inégale : la *vaginite simple*, limitée à la muqueuse, que nous observons tous les jours ; la *vaginite phlegmoneuse*, infiniment plus rare, et caractérisée par l'extension du processus au tissu cellulaire, par la gangrène possible de la région envahie[1]. On sait aujourd'hui que, dans ce dernier cas, le principal rôle appartient aux microbes anaérobies (VEILLON, ZUBER et J. HALLÉ).

Étiologie. — La cause ordinaire est une contagion vénérienne. Le gonocoque paraît coloniser plus facilement l'urèthre et le col utérin que la muqueuse vaginale, moins favorable à son développement (BUMM). Il est l'agent, non seulement de la *vagi-*

---

[1] L. VON LINGEN. *Archiv. f. Gyn.*, 1899, t. LIX, n° 3.

nite blennorrhagique de l'adulte, mais souvent aussi de la *vulvo-
vaginite des petites filles et des vierges* (contagion venue des
parents, des frères et des sœurs, épidémies de maison), quelquefois de la *vaginite des femmes enceintes*.

Mais il y a d'autres causes d'infection, qui n'ont rien à voir
avec la blennorrhagie [1]. Seulement, il faut ici que des conditions
spéciales, et d'ailleurs mal déterminées, manque de propreté, stagnation des liquides, exanthèmes faisant desquamer l'épithélium
et affaiblissant l'organisme, etc., créent un état de réceptivité,
un milieu favorable à la culture et à la virulence de microbes
qui normalement habitent le vagin sans dommage ou lui viennent du dehors sans trouver dans son épithélium résistant un
terrain propice à leur pullulation. C'est ainsi que la vaginite
peut survenir après un traumatisme, plus souvent par le séjour
d'un corps étranger (onanisme), d'un pessaire introduit sans
précautions et laissé indéfiniment. C'est ainsi qu'on a pu incriminer tour à tour, dans la production des vaginites non blennorrhagiques, la béance de la vulve après les déchirures périnéales, l'étroitesse de l'orifice hyménéal, la masturbation, les
oxyures, etc. Les petites filles et les femmes enceintes ont des
vaginites sans gonocoques ; il y a une *vaginite des vieilles femmes*,
favorisée par la malpropreté et l'herpétisme. Le voisinage de
l'anus explique des vaginites non vénériennes et souvent difficiles à comprendre ; on y trouve le coli-bacille ; nous avons vu
ce micro-organisme chez des femmes restées à l'abri des influences génitales, mais qui avaient des lésions de la marge de
l'anus, d'anciennes déchirures imparfaitement réparées, un peu
d'incontinence fécale, etc.

Symptômes et diagnostic. — La vaginite blennorrhagique
est le type le plus intéressant à décrire. Elle nous offre toutes
les phases que peut parcourir l'infection de la muqueuse vaginale : acuité du début, propagations et complications de voisinage, difficultés du diagnostic et du traitement. Les vaginites

---

[1] J. HALLÉ. *Thèse de Paris*, 1898. — MENGE et KROENIG. *Bacteriol.
des gen. Kanals*, 1897, Leipzig.

banales sont d'ordinaire moins graves, moins douloureuses et plus faciles à guérir, quand la persistance de la cause (pessaire) et l'absence de soins ne les éternisent pas.

La vaginite blennorrhagique s'annonce par une sensation de chaleur, de cuisson du côté de la vulve, par des tiraillements et de la pesanteur pelvienne. Souvent même il y a du malaise général, quelques frissonnements, un léger mouvement fébrile. Presque aussitôt commence un écoulement vaginal qui tache le linge en jaune verdâtre ou en vert. La miction est douloureuse ; quelques malades ont de la rétention d'urine ; toutes se plaignent vivement, souffrent du bas-ventre et marchent avec peine.

A l'examen, les petites lèvres, le méat urinaire et l'entrée du vagin sont le siège d'une rougeur plus ou moins prononcée. Le toucher, pendant cette période aiguë, est très douloureux et l'introduction du spéculum à peu près impossible. En comprimant avec le doigt la paroi vaginale antérieure, on fait sourdre une goutte de pus au niveau du méat, preuve que l'infection s'est propagée à l'urèthre.

Rougeur et douleur vives, pus verdâtre et uréthrite blennorrhagique forment un ensemble dont le diagnostic ne peut laisser aucun doute. Les vaginites banales ont un pus simplement jaune ou blanchâtre, quelquefois d'un blanc laiteux ; elles ne se propagent pas à l'urèthre. Mais il y a ici des causes d'erreur : si la malade a uriné depuis peu, l'exploration du canal est négative, la goutte de pus n'apparaît pas ; et si la période aiguë est passée, la suppuration n'a plus si mauvaise mine et on peut hésiter sur la cause. Il y a des vaginites superficielles, passagères, sur lesquelles il importe de ne pas prendre le change, après la défloration par exemple. Il va sans dire que, dans le doute et s'il y a le moindre intérêt à savoir la vérité, l'examen bactériologique doit être fait minutieusement ; mais il faut savoir que les gonocoques peuvent manquer dans une vaginite ancienne.

La complication d'uréthrite, avec les douleurs pendant la miction, est en quelque façon la signature de l'infection blennorrhagique ; la propagation à la glande de Bartholin (p. 538) est moins fréquente ; mais la plus grave, toujours à craindre et souvent méconnue dans ses premières stades, est celle qui se fait au col de l'utérus. Quand la douleur s'est atténuée, l'examen au spéculum montre souvent un col rouge, tuméfié, atteint d'un léger chémosis ou même d'une érosion au pourtour de l'orifice, d'où s'échappe une goutte de muco-pus. Le gonocoque a déjà touché la muqueuse cervicale : il peut s'y arrêter, on peut aussi l'y arrêter par une thérapeutique bien dirigée dès le début de l'envahissement (voy. MÉTRITE), mais souvent il devance l'intervention et produit une métrite plus étendue et plus grave, voire même une lymphangite pelvienne et des complications annexielles ; éventualité redoutable qui doit nous faire considérer la vaginite de cette espèce comme une affection très sérieuse et pouvant toujours compromettre l'avenir génital de la femme. On a vu même, à titre exceptionnel, éclater des accidents péritonéaux diffus à la suite de l'inoculation blennorrhagique.

Bien soignée, la vaginite guérit dans l'espace de trois ou quatre semaines. Ce n'est pas dans le canal vaginal que l'infection est rebelle, c'est dans l'urèthre ; et cependant, il y a loin de sa ténacité chez la femme aux difficultés qu'on éprouve à la déloger de l'urèthre masculin, plus tortueux et plus délicat. Si on la néglige, elle peut s'atténuer en apparence mais s'éterniser dans les culs-de-sac où on en trouve les vestiges, subir des recrudescences, passer à l'état chronique. La *vaginite chronique* donne un muco-pus persistant, une surface muqueuse d'un rouge vineux et criblée de saillies granuleuses et de petites ulcérations ; la *vaginite granuleuse* est donc une forme invétérée de l'infection blennorrhagique, chez les femmes sans soins et sans propreté.

Nous n'insisterons pas sur des variétés qui se voient plus rarement et qui ont reçu des noms spéciaux : éruption de vé o-pustules (*vaginite vésiculeuse, pustuleuse*) ou de nodules papillaires (*v. folliculaire*), semis de petits kystes liquides ou gazeux (*pachyvaginite kystique, emphysémateuse*), exfoliation de la muqueuse en plaques (*v. exfoliante*), formation de fausses membranes qui tombent en laissant des surfaces ulcérées (*v. pseudo-membraneuse*).

Une forme également rare est la *péri-vaginite phlegmoneuse*, caractérisée par l'infiltration septique de tout le manchon celluleux qui entoure le vagin. On l'a observée dans certaines infections aiguës (état puerpéral, fièvres graves). On a vu la gangrène envahir les parois vaginales dans une grande étendue, avec des phénomènes généraux très intenses et capables d'entraîner la mort.

Traitement. — Pendant la phase aiguë, le repos au lit, les bains de siège, les compresses froides sur la vulve et sur le périnée, les laxatifs et les lavements rendent des services. Quand les symptômes inflammatoires sont un peu calmés, la désinfection de la muqueuse vaginale se fait très simplement avec des injections bien administrées, inondant les culs-de-sac : sublimé au millième, permanganate de potasse à 2 p. 1000. Les injections faites par les malades elles-mêmes sont le plus souvent illusoires. Et surtout, quand l'injection est faite, il faut écarter les parois vaginales avec des tampons dont les premiers, disposés méthodiquement, touchent le fond des culs-de-sac. Peu importe le médicament dont ils sont imprégnés : iodoforme, glycérine au tanin (10 p. 100) ou au chloral (1 à 2 p. 100). Injections pénétrantes, isolement soigné des surfaces, tels sont les deux termes du traitement, si on veut en finir vite.

L'uréthrite blennorrhagique est traitée par les capsules de santal ; quand elle ne cède pas, les instillations de nitrate d'argent sont plus efficaces ; un remède héroïque, que nous employons souvent, c'est l'attouchement du canal, dans toute sa hauteur, avec le *crayon de nitrate d'argent mitigé*. Le passage du crayon est douloureux, mais très tolérable ; on a le droit d'instiller d'abord une solution de cocaïne. Un seul passage peut suffire à sécher l'uréthrite ; il faut qu'elle soit bien aiguë ou bien invétérée pour qu'on soit obligé d'y revenir plus de deux ou trois fois.

Dans les formes chroniques rebelles, on utilise avec profit les badigeonnages à la teinture d'iode, les tampons saupoudrés d'un mélange de sulfate de cuivre et d'alun. Dans la péri-vaginite phlegmoneuse, traitement chirurgical : débridements, évacuation du pus, drainage.

RÉTRÉCISSEMENT

Le rétrécissement *partiel*, de beaucoup le plus fréquent, est généralement dû à des brides cicatricielles qui succèdent aux ulcérations, aux désordres de toute nature : pessaires portés à l'aveugle, solutions caustiques appliquées sans mesure et sans prudence. A la suite des accouchements laborieux, déchirures du col et du vagin, sphacèle des parois laissant des cicatrices difformes et des sténoses plus ou moins graves; comme nous le verrons dans l'histoire des fistules urinaires (p. 492).

Le rétrécissement *total* est exceptionnel; on l'a vu succéder à certaines vaginites chroniques compliquées de péri-vaginite suppurée; il s'agit alors d'une sclérose diffuse qui évolue en plusieurs mois ou même en plusieurs années. Le rétrécissement par atrophie sénile, chez les vieilles femmes qui n'ont pas eu d'enfants, est aussi le produit d'une rétraction progressive, mais il occupe surtout la partie supérieure du vagin, dont il fait un canal infundibuliforme.

Les rétrécissements cicatriciels sont en forme d'anneaux ou de croissants qui masquent le museau de tanche. Ils peuvent s'accompagner d'un état infectieux chronique de la muqueuse, d'ulcérations rebelles, de rétentions muco-purulentes. Il est rare que la sténose devienne une atrésie complète, au point d'amener les accidents de rétention menstruelle dont nous avons parlé (p. 457); mais elle gêne le coït, la fécondation, l'accouchement. On peut être embarrassé pendant la grossesse : faut-il préparer la région par la section progressive des brides cicatricielles? faut-il compter sur le ramollissement des tissus qui doit se faire avant la sortie du fœtus et rendre les cicatrices dilatables? Au moment du travail, on peut être obligé de faire l'opération césarienne ou l'opération de PORRO.

En dehors de ces conditions spéciales, les brides peu étendues guérissent par l'incision pure et simple ; mais ensuite, il faut dilater le vagin par le tamponnement, les boules de BOZEMAN, etc., pour prévenir la récidive. Quand la sténose occupe une certaine étendue, le meilleur traitement est de réséquer les mauvais tissus, puis de ‡faire une autoplastie en prenant un lambeau de muqueuse aux parties voisines.

VAGINISME

Le vaginisme est une hypéresthésie extrême de la région vulvo-vaginale, provoquée par le moindre attouchement, et accompagnée de la contraction spasmodique du constricteur du vagin et du releveur de l'anus. Cet ensemble de phénomènes s'observe à peu près uniquement chez les vierges et les femmes jeunes; il appartient en propre aux arthritiques nerveuses.

La sensibilité anormale de la région peut être connue de la jeune névropathe avant les rapprochements sexuels et avant tout examen médical, mais le plus souvent elle se révèle à la première tentative de défloration : le plus léger contact suffit à provoquer la crise, la malade accuse une douleur subite, aiguë, intolérable, le sphincter se contracte violemment et interdit l'accès du vagin; puis le spasme cesse avec la douleur, mais pour se renouveler aussi vif à chaque tentative d'intromission. Le doigt, le spéculum, un objet quelconque ne réussissent pas mieux. Le tableau est tout à fait analogue à celui de la fissure anale, et la ténacité de l'affection est la même. La patience, le courage des intéressés n'y changent rien; toujours les mêmes causes amènent les mêmes effets, et la jeune femme, attristée et nerveuse, promène son infirmité au cours de son voyage de noces et à travers ses occupations mondaines.

Étiologie. — Nous revenons sur le point essentiel : la malade n'est pas forcément une hystérique franche, mais elle est toujours une arthritique nerveuse. Elle offre, à un degré quelconque, les tendances que nous avons décrites (p. 88); et l'influence du tempérament morbide est si prépondérante, que les médications les mieux indiquées contre la douleur sont impuissantes, et qu'il faut souvent attendre la guérison, quelquefois incomplète, de changements survenus à la longue dans l'hygiène, les habitudes sociales, la santé même de la femme; et cela, avec une intégrité anatomique parfaite de la région, constatée dès le début, retrouvée dans des examens successifs, et en dehors de toutes les causes locales, érosions, eczéma, herpès, qui peuvent être invoquées comme prétextes à des phénomènes douloureux.

On a nié cette intégrité et cette absence de causes locales. On a dit qu'il y avait toujours une lésion provocatrice : fissure, ulcération minime consécutive à l'herpès, à l'eczéma, à la vulvo-vaginite, à la défloration. Mais que de fois nous avons vu la muqueuse absolument sèche et vierge de toute sécrétion accidentelle! et pourquoi la défloration, puisque le spasme douloureux la précède et l'empêche? Nous pensons que, depuis HUGUIER[1] et MARION SIMS[2], on a pris le change et employé le mot vaginisme dans un sens tout à fait impropre, quand on a rangé sous ce vocable toutes les douleurs vives de l'orifice vulvaire ou du vagin provoquées par des causes banales, des conformations particulières de la vulve ou de l'hymen, des caroncules enflammées, etc. On a été jusqu'à décrire un « vaginisme supérieur » causé par des affections de l'utérus ou des ovaires. N'est-il pas évident qu'il s'agit là de simples douleurs amenant des mouvements de défense, et non d'une hypéresthésie très spéciale avec contracture spasmodique de l'orifice vaginal?

Nous admettons bien qu'une lésion de la muqueuse existe quelquefois et puisse être l'occasion d'un réflexe tumultueux; nous voulons bien raisonner ici comme pour la fissure à l'anus, où la petite ulcération paraît être le point de départ des accidents nerveux. Mais nous savons aussi qu'il y a des contractures et des névralgies de l'anus sans la moindre érosion, et que tous les malades qui ont des symptômes de fissure sont des hémorrhoïdaires — avec ou sans tumeurs — c'est-à-dire des arthritiques. Nous protestons contre la tendance que nous ont léguée les vieux séméiologistes, à ne voir dans la fissure qu'une « petite ulcération étroite et allongée de l'orifice anal » (GOSSELIN), à faire du spasme douloureux la conséquence banale d'une effraction purement accidentelle de la muqueuse. L'effraction ne produit rien

<hr>

[1] HUGUIER. *Thèse de Paris*, 1834.

[2] MARION SIMS. *Obst. Transact.*, 1862, t. II, p. 356.

d'analogue sur les terrains neutres ; et, sur les autres, la sensibilité extrême de la muqueuse est une explication suffisante. Nous l'avons bien vu, notamment, chez une jeune fille que nous avons suivie depuis l'âge de dix-sept ans : toujours mal réglée, perdant très peu, elle avait des accès violents de névralgie pelvienne ; jamais une attaque d'hystérie, mais une dysménorrhée rebelle à tous les traitements. A vingt-deux ans, laparotomie et ignipuncture ovarienne : les ovaires étaient gros comme des œufs de poule, entièrement fibreux et sans kystes, l'utérus encore petit, mais congestionné et globuleux. On reconnaît le type sur lequel nous avons tant discouru. Or, dès les premières années, l'examen des organes génitaux révélait une hyperesthésie excessive, le moindre attouchement était insupportable. Et cependant, l'hymen et la muqueuse vulvaire n'avaient pas trace de lésions ; après la dilatation sous le chloroforme, le vagin et le col se montraient d'une intégrité parfaite. La région cicatrisée conserva sa pureté primitive, mais la sensibilité dura sans atténuation ; embonpoint rapide et de mauvais aloi ; mort subite à vingt-trois ans.

Le vaginisme, heureusement, n'accompagne pas toujours une altération nutritive si profonde, et n'est pas toujours aussi rebelle.

Traitement. — Les formes les plus bénignes peuvent guérir d'elles-mêmes, avec de la patience ; le régime et l'hygiène, l'hydrothérapie, tous les moyens qui modifient la nutrition et combattent le nervosisme y contribuent naturellement. Mais les bromures, la valériane sont de nul effet, et surtout le traitement médical n'a jamais triomphé d'un vaginisme sérieux.

On peut toujours, dans les cas abordables, essayer des moyens locaux : injections vaginales tièdes et prolongées, compresses tièdes et humides appliquées sur la vulve ont rendu quelques services, mais il faut éviter d'y ajouter des antiseptiques même faibles, ils ne servent à rien et sont irritants. L'antiseptique est le corps étranger que la muqueuse ne tolère pas ; il est curieux de voir des médecins, en présence de cette exquise douleur, n'avoir d'autre pensée que de tuer des microbes. L'eau boriquée elle-même est souvent « trop forte ». Cette médication inconsidérée ne peut avoir qu'un effet, provoquer les poussées eczémateuses auxquelles on attribuera ensuite la douleur et le spasme, et qui, certes, y aideront puissamment. La meilleure des applications locales nous paraît être la cocaïne, solution ou pommade ; nous l'avons vue donner des soulagements temporaires. Suppositoires de belladone ou de morphine peuvent être essayés. DEMARQUAY conseillait la cautérisation des érosions ou des fissures avec la solution de nitrate d'argent.

Seule, l'intervention chirurgicale a des chances de succès contre un vaginisme rebelle. Comment doit-on la comprendre ? Nous ne voyons pas bien la *dilatation graduelle*, par les éponges préparées ou par un ballon de caoutchouc gonflé après introduction, triompher d'un cas grave ou seulement se faire tolérer. Au contraire, la *dilatation brusque* sous le chloroforme, avec le spéculum de TRÉLAT, nous a donné de bons résultats : nous l'avons vue réussir complètement, d'autres fois ne réussir qu'à moitié et laisser revenir les douleurs, mais souvent elles reviennent atténuées, tolérables et disposées à guérir peu à peu. En somme, le moyen n'est pas infaillible, parce que rien n'est infaillible contre le vaginisme ; néanmoins, c'est la méthode de choix, à laquelle il faut toujours ajouter, si on le peut, les moyens hygiéniques, les distractions, les voyages, etc.

Ceux qui n'ont pas confiance dans la dilatation préconisent une opération sanglante, analogue à l'incision jadis en honneur contre la fissure anale. Mérite-t-elle, ici plus que dans la région voisine, d'être préférée à la dilatation ? Nous n'en savons rien. La *section du sphincter vaginal* comme la faisait SIMS n'est plus à la mode ; mais Pozzi[1] recommande une opération complexe (fig. 132) : on endort la malade, on excise l'hymen avec des ciseaux, puis on fait la dilatation forcée de la vulve avec les doigts. Ensuite on pratique, de chaque côté de la fourchette, une incision de 3 ou 4 centimètres qui croise perpendiculairement la ligne d'insertion de l'hymen et divise la couche la plus superficielle des fibres du *constrictor cunni*. En disséquant les lèvres de la petite

---

[1] Pozzi. *Traité de gynécologie*, 1897, p. 1079.

plaie, on les écarte et on transforme l'incision primitive en un
losange allongé dont le grand axe est parallèle au bord de l'orifice vulvaire ; puis on réunit la plaie en attirant la muqueuse

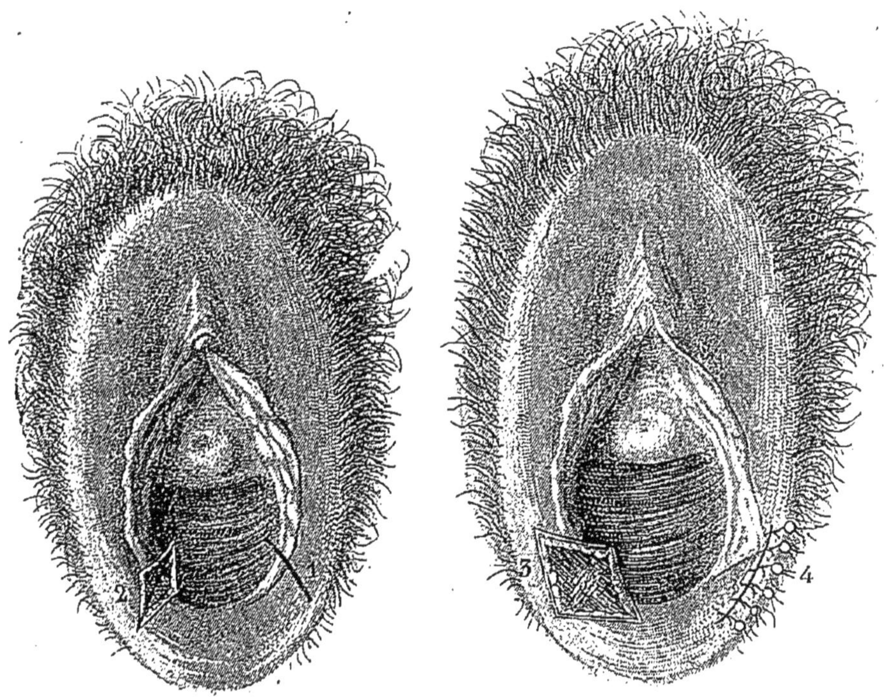

Fig. 132.

vaginale, de manière à obtenir une suture parallèle à ce même
bord. On a fait ainsi, de chaque côté de la vulve, un débridement sagittal suivi d'une suture transversale de la muqueuse ;
on a légèrement agrandi la vulve et renversé en dehors la muqueuse vaginale, de manière à soustraire aux frottements la zone
d'où partaient les réflexes (?). Il reste à suturer les petites plaies
résultant de l'excision de l'hymen, et à se demander si la dilatation par laquelle on a commencé n'est pas ce qu'il y a de
mieux dans l'opération.

TUBERCULOSE

La tuberculose du vagin est une affection très rare[1]. Elle a été signalée sous deux formes : 1° la *granulation miliaire* (VIRCHOW), tout à fait exceptionnelle ; 2° l'*ulcération tuberculeuse* (WEIGERT).

La forme ulcéreuse coexiste presque toujours avec des lésions utérines ou tubaires de même nature ; cependant, BIERFREUND[2] a rapporté un cas authentique d'ulcères tuberculeux primitifs du vagin. L'ulcération a des bords irréguliers, taillés à pic, un fond gris jaunâtre avec un enduit caséeux, et souvent de petits grains jaunes disséminés sur la muqueuse, analogues à ceux que TRÉLAT a décrits autour des ulcères tuberculeux de la langue. Le vagin tuberculeux peut communiquer par une fistule avec un organe voisin. Il faut, d'ailleurs, ajouter que le diagnostic n'est pas toujours infaillible et que tous les cas de tuberculose vaginale ne sont pas authentiques[3].

Cette affection n'offre au chirurgien qu'un intérêt médiocre. Le traitement des lésions accessibles et encore limitées est l'excision large, les autres moyens — badigeonnages caustiques ou antiseptiques — ne donnant que des guérisons temporaires[4].

ULCÈRE ROND

On ne possède que huit observations de cette singulière maladie, décrite par JAHN, BROWICZ, BRAITHWAITE et SKOWROWSKI ; c'est dire qu'elle est bien imparfaitement connue.

D'après BEUTTNER (de Genève)[5] et BECKMANN[6], qui en ont vu chacun un cas, les lésions histologiques sont les suivantes : tissu

---

[1] FERNANDEZ. *Thèse de Paris*, 1899.

[2] BIERFREUND. *Zeitsch. f. Geb. und Gyn.*, 1888.

[3] DAURIOS. *Thèse de Paris*, 1889.

[4] IORFIDA. *La Riforma med.*, 1900, n° 15.

[5] BEUTTNER. *Monats. für Geb. und. Gyn.*, 1896, t. III, n° 2.

[6] BECKMANN. *Annales de gyn.*, 1897, p. 388.

riche en petites cellules rondes, munies de gros noyaux et séparées les unes des autres par des éléments conjonctifs jeunes, mal vascularisés; la plupart des vaisseaux offraient des lésions d'endartérite.

L'absence d'induration distinguerait cet ulcère du chancre syphilitique. Après excision, la récidive sur place serait inévitable.

TUMEURS

KYSTES

Les kystes du vagin sont de tous les âges. HUGUIER leur attribuait une origine glandulaire; mais les glandes du vagin n'existent pas. D'autres auteurs les ont pris pour des hygromas, des bourses séreuses accidentelles provoquées par le frottement; COURTY les disait professionnels chez les filles publiques. THORN croyait, chez les multipares, à un épanchement traumatique de sérosité; WINCKEL à un hématome transformé; KLEBS à une ectasie lymphatique. Mais toutes ces théories ont vécu; l'influence des excès de coït et des grossesses répétées n'est plus aujourd'hui qu'une hypothèse sans fondement.

On peut admettre une variété *pseudo-glandulaire*, due à l'oblitération de cryptes ou de lacunes de la muqueuse (VIRCHOW, PREUSCHEN, POUPINEL[1]). Tels seraient les kystes ordinairement multiples, sessiles ou pédiculés, à parois minces, à contenu filant, variant de la grosseur d'une lentille à celle d'une noisette, qu'on rencontre le plus souvent sur la paroi antérieure. Peut-être même ces kystes, ayant pour caractères leur multiplicité, leur faible volume, leur épithélium simple, seraient-ils parfois *glandulaires*, nés d'une véritable malformation, d'une hétéroplasie des glandes cervicales dans la muqueuse du vagin[2]. Mais, à part ces formes assez rares, tous les kystes sont *d'ori-*

---

[1] POUPINEL. *Bull. de la Soc. anat.*, 1888, p. 224.

[2] G. DAVIDSON. *Arch. f. Gyn.*, 1900, t. LXI, p. 418.

gine embryonnaire [1] et proviennent des canaux de Gærtner, vestiges du canal de Wolff chez la femme adulte. Ils naissent dans la profondeur du vagin; quelquefois multiples et disposés en chapelet, ils sont uniques le plus souvent, et atteignent d'assez grandes dimensions; il est rare, toutefois, que leur volume dépasse celui d'un œuf de poule ou d'un œuf de dinde. Leur paroi présente quelquefois un prolongement supérieur, une sorte de pédicule plein ou creux, qui se dirige vers le ligament large, et qui semble attester leur origine wolffienne.

On a décrit aussi, comme appartenant surtout à la paroi vaginale postérieure, des kystes nés aux dépens des canaux de Müller. Mais ces kystes müllériens, d'ailleurs exceptionnels, paraissent n'être que des collections de mucus, de sang ou de pus dans une moitié de vagin bifide, non ouverte à l'extérieur et oblitérée sur une partie de son étendue (Pozzi).

Les kystes du vagin ont une paroi et un contenu. Celui-ci est un liquide filant, visqueux, transparent, jaune roussâtre; on y trouve en suspension des cellules épithéliales, des granulations, de la graisse, de la fibrine, du sang. La paroi est composée : 1° d'une couche externe conjonctive, pouvant contenir des fibres lisses et confondue avec la paroi vaginale; 2° d'une couche interne épithéliale, à cellules cylindriques rarement ciliées, ou à cellules cubiques aplaties. Le revêtement épithélial est quelquefois absent, ce qui ne prouve nullement qu'on ait affaire à un hygroma. La cavité du kyste est rarement cloisonnée; dans un cas que nous avons observé [2], elle présentait, de distance en distance, quelques étranglements peu accusés; la couche épithéliale était formée de cellules allongées, étroites, avec un noyau à leur base, et offrait çà et là des dépressions anfractueuses. Ne pourrait-on admettre que ces kystes ont un développement analogue à celui des kystes de l'ovaire, c'est-à-dire qu'ils se produisent par invagination de quelques cellules épithéliales dans les parois mêmes des tubes de Gærtner. De là, peut-être, cette

---

[1] Veit. *Virchow's Handb. der spec. Path. und Ther.*, 1887. — Neugebauer. *Monats. für Geb. und Gyn.*, 1896, t. IV, p. 233.

[2] L.-G. Richelot. *Bull. de la Soc. de chir.*, juillet 1888.

tendance à la multilocularité que nous venons de signaler, et qui se trouve également notée dans une observation de KALTEN-BACH.

Symptômes et diagnostic. — Les kystes du vagin passent longtemps inaperçus ; les femmes les découvrent tout à fait par hasard, ou bien, quand ils ont acquis un certain volume, ils attirent l'attention par de la gêne, des douleurs pendant le coït, des troubles de la miction.

En examinant la région vulvo-vaginale, on voit une saillie arrondie, lisse, élastique et fluctuante, sessile et dépendant de la paroi vaginale. Elle est presque toujours indolente ; la muqueuse qui la recouvre est ordinairement saine, mais elle peut être amincie et distendue au point qu'on observe une demi-transparence. Quelquefois, la tumeur entraîne le vagin à sa suite et peut donner à première vue l'illusion d'une cystocèle ou d'une rectocèle ; les malades viennent consulter pour une « chute de matrice ». Dans notre cas, la tumeur proéminait à la vulve dans la station verticale et se réduisait facilement dans le décubitus horizontal ; deux grossesses avaient évolué normalement depuis son apparition ; elle était piriforme, à surface lisse, pâle, blanchâtre sur certains points et comme cutisée, exulcérée à sa partie déclive, et ressemblant au premier abord à un prolapsus vaginal ou à une inversion utérine. Le doigt était arrêté tout près de la vulve, en arrière, en avant et sur la paroi latérale gauche ; à droite, il pénétrait librement jusqu'au col utérin dévié. Une fois réduit, le kyste remplissait le cul-de-sac latéral gauche et occupait, en outre, les parois antérieure, postérieure et latérale de ce côté. Il suffisait, en somme, et il suffit toujours d'un peu d'attention pour éviter toute confusion avec un prolapsus, une tumeur du rectum, une uréthrocèle.

Les kystes du vagin durent indéfiniment ; à la suite d'une violence, ils peuvent se rompre, se vider, se transformer en fistule ou se remplir de nouveau. Leur suppuration a été signalée.

Traitement. — Ils doivent être enlevés en totalité ; la muqueuse incisée et disséquée permet leur énucléation, le doigt ou le bistouri les sépare du tissu vaginal. Si, par hasard, l'adhérence était trop intime et paraissait dangereuse pour le rectum ou la vessie, on pourrait laisser un lambeau de la poche, le cautériser avec le chlorure de zinc et bourrer le vagin avec de la gaze aseptique ; la guérison n'en serait qu'un peu retardée.

FIBROME

Les fibromes du vagin sont encore assez mal connus, au moins dans leur origine. Ceux de la partie supérieure du conduit sont bien des fibromes de la paroi vaginale ; mais peut-on en dire autant de ceux qui se développent au voisinage de l'urèthre ou de la vessie ? Comment affirmer qu'ils n'ont pas pris naissance aux dépens de la paroi uréthrale ou de la paroi vésicale ? Aussi quelques auteurs les ont-ils dénommés fibromes péri-uréthraux.

Les corps fibreux. de cette région s'observent vers l'âge de trente à quarante-cinq ans. Leur siège de prédilection est la paroi antérieure du canal vaginal ; il leur arrive de se pédiculiser et de venir faire saillie à la vulve.

Au point de vue histologique, ce sont des fibro-myomes. Von HERFF a observé un cas d'adéno-myome, vraisemblablement d'origine wolfienne. PAGET a vu un fibrome pur.

La tumeur se révèle par de la gêne, des phénomènes de compression du côté de la vessie et de l'urèthre, quelquefois par des hémorrhagies. A l'examen, il en impose à première vue pour une cystocèle ; mais une exploration attentive suffit pour éviter la confusion avec le prolapsus, le kyste du vagin, le polype pédiculé de l'utérus. La rareté de ces néoplasmes, auxquels on ne pense pas tout d'abord, est le seul fait qui puisse faire hésiter le diagnostic.

L'extirpation est facile : simple excision si la tumeur est pédiculée ; si elle est sessile, incision de la muqueuse, énucléation prudente. Le fibrome étant généralement encapsulé, l'énucléation est d'une grande simplicité ; en procédant avec le doigt ou un instrument mousse, on évite à coup sûr de blesser la vessie ou l'urèthre.

SARCOME

Très rare. On en connaît deux formes principales : 1° le *sarcome diffus* de la muqueuse, qui semble attaquer surtout les très jeunes sujets, les enfants[1] ; 2° le *sarcome parenchymateux*, qui serait le plus souvent un fibrome dégénéré.

L'évolution du sarcome vaginal peut se confondre avec celle d'un corps fibreux. C'est au cours de l'intervention qu'on soupçonne la nature du néoplasme ; l'examen histologique ou la récidive interviennent pour lever les doutes. Le sarcome diffus est rapide, le fibro-sarcome beaucoup plus lent dans son évolution ; la récidive paraît fatale, mais on a signalé des survies de longue durée. L'ablation est urgente, à la condition de pouvoir enlever tous les tissus malades. Dans le cas contraire, on peut être obligé à une thérapeutique palliative : curage, antisepsie du vagin, injections de morphine, etc.

SCHWARTZ[2] a vu un *sarcome angioplastique* chez une femme qui avait plusieurs noyaux ulcérés dans la paroi vaginale, qui ne put être opérée et mourut d'hémorrhagies profuses. La tumeur offrait à la coupe un tissu caverneux ayant la coloration et l'aspect du tissu de la rate ; c'était un sarcome angioplastique à cellules rondes. A ce propos, il trouva une observation presque identique de POLAILLON, analysée histologiquement par ALGLAVE et MILIAN[3] ; deux cas de « sarcomes angioplastiques et télangiectasiques » parmi les 30 observations de sarcomes de l'adulte réunis par VEIT[4] ; deux autres de FRANKE[5] et de JUNG[6]. En résumé, sur six exemples de cette variété, trois fois il s'agit de femmes jeunes ; chez toutes, le symptôme dominant a été l'hémorrhagie profuse ; chez plusieurs, la tumeur sphacélée a donné

---

[1] WALDSTEIN. *Arch. f. Gyn.*, 1899, p. 47.

[2] SCHWARTZ. *Soc. d'obst., de gyn. et de péd.*, juillet 1900.

[3] ALGLAVE et MILIAN. *Bull. de la Soc. anat.*, novembre 1899.

[4] VEIT. *Handbuch der Gyn.*, 1897, p. 360.

[5] FRANKE. *Virchow's Archiv,* t. CLIV, p. 313.

[6] JUNG. *Monats. f. Geb. u. Gyn.*, 1899, t. IX, p. 373.

des phénomènes d'infection grave. Il y avait une seule tumeur,
ou plusieurs noyaux disséminés ; mort par hémorrhagie ou septicémie, autrement récidive comme dans tous les sarcomes du
vagin ; en somme, tumeur maligne au premier chef, demandant une prompte intervention, pour peu qu'on puisse enlever
largement.

ÉPITHÉLIOME

Il n'est pas question du cancer utérin propagé à la paroi vaginale ; nous parlons ici de l'épithéliome primitif du vagin. Il est
rare et se développe à tout âge, mais surtout après trente ans.
Il s'agit presque toujours d'un épithéliome pavimenteux lobulé
ou tubulé.

Il est d'usage d'en distinguer deux formes : 1° *végétante* ou
papillaire ; 2° *infiltrée* ou *nodulaire*. Le plus souvent, la tumeur
a pour siège la paroi postérieure du vagin. Nous en avons vu
deux exemples : l'un, sous la forme d'une large plaque ulcérée
et verticalement allongée, envahissait presque toute la paroi
postérieure ; l'autre, moins étendu, occupait le cul-de-sac latéral
gauche.

Le cancer vaginal s'annonce par des pertes sanguinolentes et
fétides, de la douleur et des signes de gêne ou de compression
du côté de la vessie ou du rectum. On pense tout d'abord au
cancer utérin, mais l'examen digital met sur la voie du diagnostic : on trouve une ou plusieurs plaques indurées et bientôt
ulcérées (forme nodulaire), ou bien une saillie mûriforme qui
saigne facilement (forme végétante). La douleur peut manquer
longtemps.

La marche du cancer vaginal est rapide ; il dure de six mois
à deux ans. L'envahissement des organes voisins (vessie, rectum,
base des ligaments larges) se fait, pour ainsi dire, de première
main, et la cachexie arrive promptement. Dans nos deux cas
la tumeur, enlevée au prix d'une opération délicate mais en
apparence très complète, a récidivé au bout de quelques mois.
Pronostic très sombre, extirpation souvent difficile.

Les chancres et les gommes syphilitiques, les ulcérations tuberculeuses pourraient être confondues avec le cancer vaginal, dont le diagnostic, aidé ou non du microscope, est ordinairement facile. Mais toujours les cliniciens seront embarrassés en présence de ces tumeurs rares dont on a publié quelques exemples : un *papillome* du vagin chez une femme de soixante-cinq ans[1] ; un *chorio-épithéliome*, ou tumeur maligne d'origine syncytiale[2].

Si l'ablation large ne pouvait plus être tentée, il faudrait recourir à une médication palliative : grattage, cautérisations au fer rouge ou au chlorure de zinc. Si la cloison recto-vaginale est envahie, HÉGAR, EISELSBERG conseillent, non sans raison, de faire une large résection du vagin et du rectum. On a abordé les cancers du vagin par une incision vagino-périnéale (D'ïHRS-SEN), par une incision transversale du périnée et le dédoublement de la cloison (POZZI, OLSHAUSEN), etc.

FISTULES URINAIRES

Les fistules qui font communiquer l'appareil urinaire avec l'appareil génital répondent à plusieurs types qui diffèrent dans leurs détails, dans leurs signes particuliers, dans leurs traitements, mais qui ont tous une physionomie commune, des symptômes et des complications analogues. Nous pensons que, pour les faire bien comprendre, il est bon de rapprocher les formes voisines plutôt que de scinder leur histoire. Ainsi, des *fistules vésico-vaginales* nous ne pouvons séparer les pertes de substances qui intéressent, avec le bas-fond de la vessie, la partie profonde de l'urèthre ou le col de l'utérus. La lésion du col est un détail qui a son importance au point de vue des opérations, celle de la partie profonde de l'urèthre a une influence capitale sur le pronostic, mais les *fistules uréthro-vaginales* ne forment une classe à part que dans les cas où l'urèthre est seul intéressé au-dessous du col de la vessie. De même, la brèche vé-

---

[1] GRINSDALE. *Liverpool m.-chir. journ.*, 1900, t. XX, p. 334.

[2] SCHMIT. *Centralb. f. Gyn.*, novembre 1900.

sicale peut s'étendre à l'uretère dans les grands délabrements obstétricaux, mais il n'y a de *fistule urétéro-vaginale* proprement dite que si l'uretère seul est ouvert, sans que la vessie soit en cause.

Étiologie. — Presque toutes les fistules urinaires dont il est ici question sont le résultat d'un *accouchement laborieux*.

La pression de la tête, arrêtée longtemps au passage, détermine le sphacèle d'un point limité ou d'un gros morceau de la cloison vésico-vaginale, du col utérin, de l'urèthre. Le volume exagéré de la tête, une présentation de l'épaule peuvent être la cause des accidents, mais surtout la longue durée du travail entre des mains inexpérimentées. Nous voyons aujourd'hui beaucoup moins de fistules qu'autrefois, parce que les accouchements sont mieux faits; mais de temps à autre, il nous arrive encore de province une malheureuse avec des lésions graves, quelquefois d'irréparables désordres.

Plus rarement, il peut y avoir *blessure* par un instrument obstétrical, forceps ou céphalotribe ; par le bistouri, le doigt ou les ciseaux, par la pression d'une pince (uretère), au cours d'une hystérectomie vaginale. Plus rarement encore, la lésion est le fait d'un *calcul vésical* ou d'un *corps étranger*. Les perforations amenées par le cancer envahissant doivent être séparées de la vraie fistule, plaie simple et limitée par une cicatrice.

Anatomie pathologique. — Le siège de la fistule est variable et dépend du point sur lequel a pressé la tête fœtale. Elle occupe le plus souvent la région du bas-fond vésical, à une certaine distance de la vulve; c'est la *fistule vésico-vaginale*, très petite et difficile à découvrir, admettant le petit doigt, largement béante, ou enfin constituant, par la destruction presque entière de la cloison, une espèce de « cloaque uro-génital ». C'est une fente transversale ou oblique, un orifice ovalaire ou en croissant, avec des bords souples et minces ou épais et scléreux. Les deux muqueuses se continuent au niveau de la brèche ; la vaginale s'enroule en ectropion (VERNEUIL), la vésicale reste cachée. L'orifice est unique; plus rarement, plusieurs pertuis ont séparés par des ponts cicatriciels.

La fistule vésico-vaginale est de beaucoup la plus fréquente. Elle n'est pas des plus fâcheuses dans ses formes simples; mais si la perte de substance entame le col vésical, elle devient, sans être énorme, un véritable désastre, aucune opération ne pouvant rendre à la vessie un sphincter. Quelquefois, il arrive que la tête fœtale épargne ce point dangereux et appuie seulement sur l'urèthre; alors survient une *fistule uréthro-vaginale* proprement dite, orifice minime ou destruction étendue de la paroi inférieure du canal, facilement réparable ou rebelle à l'autoplastie, en tout cas moins grave que si le sphincter n'existait plus.

Du côté du col utérin, plusieurs formes se présentent qui ont reçu des appellations diverses. Négligeons, sans la discuter, la nomenclature un peu confuse qu'on trouve dans les auteurs, et cherchons surtout à être clairs. La fistule peut être seulement voisine du col, parce qu'elle est profonde ou parce que l'utérus est bas ; le col n'est pas intéressé, et sa lèvre antérieure forme auprès de la perforation une saillie propice à l'intervention chirurgicale. D'autres fois la lèvre antérieure, intimement soudée au bas-fond, amincie, sclérosée, fait partie de la fistule qu'elle limite en arrière; ou bien elle est partiellement détruite, voire même complètement emportée, la vessie s'ouvre à la fois dans le vagin et dans la cavité cervicale béante, et la lèvre postérieure circonscrit en arrière la solution de continuité (fig. 137). Ce sont là divers degrés de la *fistule juxta-cervicale*.

Si la pression s'est exercée au niveau du col avant que la tête l'ait franchi, la lèvre antérieure est quelquefois perforée avec le bas-fond, non détruite ; la vessie communique avec le col, et l'urine coule dans le vagin par l'orifice du museau de tanche. Ceci est la *fistule intra-cervicale*.

Enfin, le sphacèle peut détruire le bas-fond et l'embouchure de l'uretère (*fistule urétéro-vaginale*) ; le bas-fond, l'uretère et la lèvre antérieure du col (*fistule urétéro-cervicale*). Entendons-nous bien : la lésion de l'uretère est ici une dépendance de la brèche vésicale ou vésico-cervicale. Mais la fistule *urétéro-vaginale pure*, sans lésion de la vessie, est très rare; et même elle serait à peu près inconnue, si on ne l'avait observée plusieurs fois, dans ces dernières années, comme accident de l'hystérectomie vaginale.

Quel que soit son siège, la fistule est *simple*, avec des bords souples et mobiles, une muqueuse vaginale saine, une vessie bien portante, une urine claire ; ou bien elle est *compliquée*, entourée de lésions multiples : elle a des dimensions exagérées, des bords épais, indurés, calleux ; des brides cicatricielles l'immobilisent et l'unissent aux parties osseuses du bassin. L'urèthre est entamé, dévié, oblitéré ; le vagin est rétréci, cloisonné par le tissu fibreux qui succède aux eschares, et des concrétions calculeuses peuvent se former au-dessus du point sténosé. La vessie, toujours vide et ne faisant plus fonction de réservoir, se rétracte ; elle est infectée à la longue, et l'infection peut gagner l'uretère et monter jusqu'au rein. La muqueuse vaginale, après avoir longtemps toléré le passage incessant de l'urine, s'enflamme quand celle-ci est altérée ; une vaginite chronique, des érythèmes et des excoriations cutanées en sont la conséquence. Nous avons vu des désordres inouïs : col utérin absolument détruit, vagin froncé au-devant du moignon et transformé en un canal rigide, ou plutôt en une gouttière où s'ouvrait largement la vessie, par une brèche qui n'avait pas laissé trace de l'urèthre.

Symptômes. — A la suite de l'accouchement, l'eschare se ramollissant et se détachant peu à peu, c'est vers le troisième ou le quatrième jour que l'urine commence à filtrer, pour couler plus largement quand l'eschare est tombée. Mais les tissus mortifiés peuvent s'éliminer très lentement ; l'écoulement reste minime, et quand la fistule est constituée, quelquefois elle guérit d'elle-même après une durée très courte. Cette heureuse terminaison est bien rare, et presque toujours le mal est définitif.

Il y a quelques variétés dans l'écoulement : quand l'orifice est très élevé, la vessie peut garder son contenu pendant quelque temps dans la station verticale. Certaines attitudes, certaines dispositions des lèvres de l'orifice peuvent aussi modifier l'incontinence. Dans les fistules uréthro-vaginales, l'urine n'est perdue qu'au moment de la miction, elle s'épanche dans la partie inférieure du vagin, va souiller les cuisses et le périnée ; dans les urétéro-vaginales pures, siégeant d'un seul côté, la moitié de l'urine s'accumule dans la vessie, l'autre moitié coule à l'extérieur.

La fistule est une infirmité cruelle : toujours mouillées, exhalant une odeur pénétrante, incommodées par l'érythème de la vulve et des cuisses, les malades mènent une existence très pénible. Et cependant, leur santé générale n'est pas atteinte ; pendant très longtemps, ni cystite, ni altérations de l'urine, ni douleurs véritables. Elles sont menacées, sans doute, par l'infection ascendante, métrite et lésions annexielles, pyélo-néphrite ; mais ces complications éventuelles ne surviennent qu'à la longue, et entre temps la conception et l'accouchement peuvent avoir lieu dans des conditions normales. Les plus gravement lésées, celles dont la gêne n'est atténuée par aucuns soins et chez qui la réparation reste en échec, arrivent à un véritable désespoir.

Diagnostic. — Le diagnostic des fistules urinaires est ordinairement facile : pour les grands orifices, le toucher suffit et renseigne, mais il y a des difficultés si la solution de continuité est petite, haut située, cachée par des brides, si le vagin n'est pas aisément perméable. Il faut examiner la femme dans les diverses positions, dorso-sacrée, génu-pectorale, latérale de Sims, écarter et déplisser les parois vaginales avec des valves de diverses formes, introduire dans la vessie un cathéter métallique, promener un stylet recourbé dans les fossettes cicatricielles, etc. Il peut être nécessaire, avant toute exploration, de dilater méthodiquement le conduit vaginal rétréci (boules de Bozeman, etc.).

Le plus minime pertuis vésico-vaginal est révélé par une injection de liquide coloré dans la vessie. En cas de fistule intracervicale, le liquide revient par le museau de tanche. La même injection coulant dans le vagin directement ou à travers le col, laisserait inaperçue une fistule urétérale coexistant avec la brèche vésicale ou vésico-cervicale ; et il faut toute la sagacité d'un observateur expérimenté pour déceler, dans certains cas, la lésion de l'uretère. On peut découvrir par tâtonnements l'orifice de ce conduit sur une des lèvres de la perte de substance, et pénétrer à une certaine profondeur avec la sonde urétérale. Si l'urine sort limpide par le pavillon de la sonde, tandis que le liquide coloré passe de la vessie dans le vagin, la double lésion apparaît nettement. Si on voit un simple pertuis haut situé, comment reconnaître une fistule urétéro-vaginale pure? L'injection colorée, retenue dans la vessie, ne se mêle pas à l'urine qui sort goutte à goutte par l'orifice anormal, ou qu'on en fait couler par la sonde de PAWLIK.

Il faut explorer l'urèthre avec soin : par le cathétérisme, on le trouve perméable et sain, y compris le sphincter; raccourci, détruit dans sa partie profonde; oblitéré au niveau du col vésical ou sur un autre point; ouvert au-dessous du col intact ou atrésié, et cette fistule uréthro-vaginale peut exister seule ou coïncider avec une brèche vésicale au niveau du bas-fond.

Traitement. — Décrite à la fin du xvie siècle par SÉVERIN PINEAU, la fistule urinaire chez la femme fut traitée pour la première fois au moyen de l'avivement et de la suture, en 1663, par le hollandais ROONHUYSEN. Mais l'échec de cette première tentative laissa dépourvus les auteurs des siècles suivants : Jean-Louis PETIT avec son urinal dénommé « trou d'enfer »; DESAULT et CHOPART avec la sonde à demeure et les tampons vaginaux; DUPUYTREN, Jules CLOQUET et DELPECH avec la cautérisation; LALLEMAND (de Montpellier) avec sa « sonde-érigne », imitée par les « érignes unissantes » de DUPUYTREN, LAUGIER, RÉCAMIER. En 1832, à l'instigation de VELPEAU, JOBERT (de Lamballe) pratiqua *l'élytroplastie* par la méthode indienne en prenant un lambeau à la grande lèvre ou à la cuisse, et fut imité sans succès par ROUX et d'autres chirurgiens. C'est alors que, ne voyant rien de mieux, VIDAL (de Cassis)[1] eut l'idée d'oblitérer indirectement la fistule par la suture des grandes lèvres ou *épisiorrhaphie*, à laquelle SIMON (de Rostock) devait substituer plus tard, mais seulement dans les cas désespérés, l'occlusion du vagin ou *colpocléisis*.

---

[1] VIDAL (do Cassis). *Annal. de la chir. franç. et étrang.*, 1844, p. 208.

Cependant, Jobert[1] eut une nouvelle inspiration qui, sans atteindre le but, marqua une étape dans l'histoire des fistules urinaires. Profitant de la laxité du tissu cellulaire sous-vésical, il incisa la paroi vaginale au niveau du cul-de-sac antérieur, la mobilisa par ce décollement et par de larges incisions libératrices, diminua ainsi la tension et rapprocha plus facilement les bords de l'orifice : telle fut la *cystoplastie par glissement*, qui parut tout d'abord une invention merveilleuse, pour se montrer bientôt insuffisante et précaire. Le point essentiel, c'est-à-dire la forme de l'avivement, n'était pas encore trouvé.

Enfin parurent Marion Sims et son élève Bozeman[2]. Celui-ci vint à Paris en 1858. Appliquée dans nos hôpitaux, la *méthode américaine* fut une révélation ; tout concourait au succès : position latérale de la femme, larges valves donnant de l'espace et de la lumière, fils d'argent solides et maniables, sonde à demeure métallique et de forme spéciale, mais surtout avivement en surface, beaucoup plus large que dans les anciens procédés. Follin et Verneuil[3] en France, Baker Brown et Simpson en Angleterre, Simon (de Rostock) en Allemagne prirent une part active à cette renaissance de la suture.

Un peu plus tard, en 1864, Duboué (de Pau) préconisa une autre méthode déjà indiquée par Gerdy et fondée sur le *dédoublement* de la cloison vésico-vaginale. Cette idée ne fut pas retenue alors, mais plus récemment elle fut reprise en Allemagne par Herff, Sænger, Walcher, Fenomenoff (1888-96), en France par Ricard[4] et Quénu[5]. Enfin Braquehaye[6] (de Tunis) a décrit un procédé fort ingénieux qui participe à la fois des procédés américains

---

[1] Jobert (de Lamballe). *Bull. de l'Acad. de méd.*, 16 mars 1847.

[2] Marion Sims. *Am. journ. of med. sciences*, janvier 1852. — Bozeman. *Louisville Rev.*, 1856, p. 75.

[3] Verneuil. *Bull. de l'Acad. de méd.*, 1860 ; *Arch. gén. de méd.*, 1862 ; *Bull. de thérap.*, 1862.

[4] Ricard. *Assoc. franç. de chir.*, X° congrès, 24 oct. 1896.

[5] Quénu. *Bull. de la Soc. de chir.*, mars 1897.

[6] Braquehaye. *Semaine gynécol.*, 1900, p. 130. — Id., *Traitement de la fistule vésico-vaginale par un procédé nouveau*, Tunis, 1899.

et du dédoublement. et qui nous paraît appelé à rendre des services.

La curabilité des fistules urinaires est très variable : une vésico-vaginale simple, de petite ou de moyenne dimension, entourée d'une paroi souple, sans destruction de l'urèthre ni du col utérin, est aujourd'hui d'un très bon pronostic. Est-elle plus large, à bords calleux, dans un vagin partiellement rigide, la difficulté est tout autre, et il faut s'attendre à un échec suivi de réparations nouvelles. Enfin, tous les efforts de restauration directe viennent échouer devant des brides inextensibles entourant une large brèche et attachant la paroi vaginale aux os du bassin. La participation du col de l'utérus à la solution de continuité est une source d'embarras pour le chirurgien ; celle du sphincter vésical rend presque illusoire les opérations les mieux faites. Les fistules uréthro-vaginales, plus faciles en apparence, sont quelquefois très rebelles ; les urétérales sont toujours difficiles, les procédés qu'on leur applique sont incommodes et même dangereux, s'ils compromettent la perméabilité du conduit excréteur.

Nous chercherons à mettre un peu d'ordre et de clarté dans cet exposé thérapeutique, en supposant d'abord une fistule vésico-vaginale simple, et en traçant, à ce propos, les grandes lignes des procédés et l'ensemble du traitement. Comme toujours, nous éviterons d'énumérer toutes les inventions et toutes les variantes, nous bornant à voir très simplement les faits principaux. Nous montrerons ensuite comment le chirurgien doit modifier sa conduite en présence des fistules vésico-vaginales compliquées. Nous ferons connaître enfin les procédés spéciaux qui conviennent laux fistules uréthro-vaginales proprement dites et à celles de 'uretère.

Fistules vésico-vaginales simples.

La fistule vésico-vaginale ne doit pas être attaquée dès les premiers jours de son apparition. Il faut attendre que l'écoulement lochial soit tari, les eschares éliminées, les tissus moins friables ; pas assez, cependant, pour qu'ils soient scléreux et ré tractés. Aussi bien, les malades ne nous donnent pas toujours le choix, et c'est d'ordinaire assez longtemps après l'accouchement qu'elles se décident à subir une opération.

La méthode de l'avivement et de la suture a relégué dans l'oubli : 1° la *cautérisation*, qui ne peut plus être aujourd'hui que l'attouchement, au thermo-cautère ou au nitrate d'argent, de quelque fistulette récente et exiguë paraissant s'y prêter ; 2° la *réunion immédiate secondaire*, vantée en 1874 par AMABILE (de Naples), et consistant à créer autour de l'orifice, à l'aide d'un caustique appliqué à diverses reprises, une plaie granuleuse qu'on réunissait ensuite par des « griffes en rateau », qu'on réunirait aujourd'hui par la suture. Cet avivement par les caustiques n'a plus de raison d'être; tout au plus pourrait-on, dans les jours qui suivent l'élimination des eschares, profiter des surfaces granuleuses pour tenter leur réunion immédiate.

Laissant de côté ces vestiges du passé, nous décrirons avant tout la méthode américaine, à cause des incomparables services qu'elle a rendus. Nous disons méthode, parce qu'il ne s'agit pas seulement d'une façon d'aviver la muqueuse, mais bien d'un ensemble de préceptes qui, du commencement à la fin, dirigent le traitement. Les procédés qui semblent avoir aujourd'hui nos préférences (dédoublement, etc.) ne sont que des procédés; les principes que nous ont enseignés MARION SIMS et BOZEMAN sont toujours ceux qui nous guident. Seulement, comme la chirurgie a marché, les détails ne sont plus les mêmes, et ce serait s'attarder que de décrire l'opération telle qu'on la faisait il y a vingt-cinq ans. Le nombre et la forme des instruments, en particulier, n'ont plus la même importance qu'autrefois.

MÉTHODE AMÉRICAINE. — La fistule étant simple, il n'y a pas lieu d'indiquer ici un traitement préparatoire, qui sera de mise dans des cas plus graves, pour dilater le vagin ou l'urèthre. Mais il faut toujours soigner l'érythème et surtout la cystite, si l'urine n'est pas irréprochable, avant de rien entreprendre ; il faut, dans la mesure du possible, assurer l'asepsie vaginale.

Le premier point est de placer commodément la malade pour découvrir le champ opératoire. La position dorso-sacrée, avec élévation du bassin, peut convenir aux fistules facilement accessibles et qui se laissent abaisser. Mais presque toujours c'est au décubitus latéral de Sims que nous donnons la préférence ; la malade est en demi-pronation, presque à plat ventre, et toute la paroi vaginale antérieure est bien en vue. Nous ne voyons guère de cas où il faille recourir à la position génu-pectorale, si pénible pour la femme, si gênante pour l'anesthésie ; et nous pensons qu'on peut reléguer dans l'arsenal de la vieille chirurgie ces tables spéciales, ces spéculums fixés à des ceintures métalliques, ces crochets maintenus par des chaînes et des poids, qui ressemblent à des instruments de torture[1]. Il faut une valve large pour la commissure, un écarteur plus étroit pour la paroi antérieure, une pince à traction pour abaisser le col si on le juge à propos, enfin des aides attentifs à bien déplisser les parois vaginales, à bien suivre les mouvements de l'opérateur.

Pour faire l'avivement, on saisit la muqueuse avec des pinces érignes ou des pinces de Kocher, on l'attire autant que possible, on la taille avec un bistouri ou des ciseaux quelconques. Nous avons vu jadis soulever la muqueuse avec de fins crochets ; quant aux ciseaux et aux bistouris, il y en a de toutes formes et de toutes dimensions dans les « boîtes à fistule vésico-vaginale ». Plus l'orifice est profond et la situation malaisée, plus il est utile de choisir ses instruments et d'avoir de longs manches, des lames fines, coudées ou droites, des ciseaux courbes et pointus. Cela dit, c'est à la forme et à l'étendue de l'avivement qu'il faut donner toute son attention : le bistouri tenu presque à plat ou les ciseaux agissant de même façon détachent une collerette annulaire qui laisse après elle autour de la fistule, non plus un bord cruenté comme les vieux auteurs, non plus même l'infundibulum de Simon, mais une surface large de 7 à 8 millimètres, plus large encore si les tissus voisins de

---

[1] Neugebauer. *Arch. f. Gyn.*, 1889, t. XXXIV, n° 1, p. 145, et n° 3, p. 411 à 421.

l'orifice manquent de souplesse, taillée exclusivement aux dépens de la muqueuse vaginale et n'intéressant pas celle de la vessie (fig. 133).

Pour faire la suture, toutes les aiguilles sont bonnes : simples ou tubulées, SIMPSON ou SIMS, REVERDIN, HAGEDORN. Tous les fils aseptiques sont bons : fils d'argent, soie ou crin de Florence. On se défie du catgut, et on a peut-être tort, au moins dans les cas simples. Le fil d'argent a été jadis un progrès, il est toujours bon mais n'est plus nécessaire, et son application avec un tord-fils ou des tubes de GALLI n'est pas très commode. La soie a peut-être un peu moins de valeur, on l'accuse de s'infecter; le crin de Florence n'a pas ce défaut, il est d'un excellent usage et nous le préférons à tout. Quoi qu'il en soit, les fils sont disposés, suivant la forme de la fistule, en série transversale

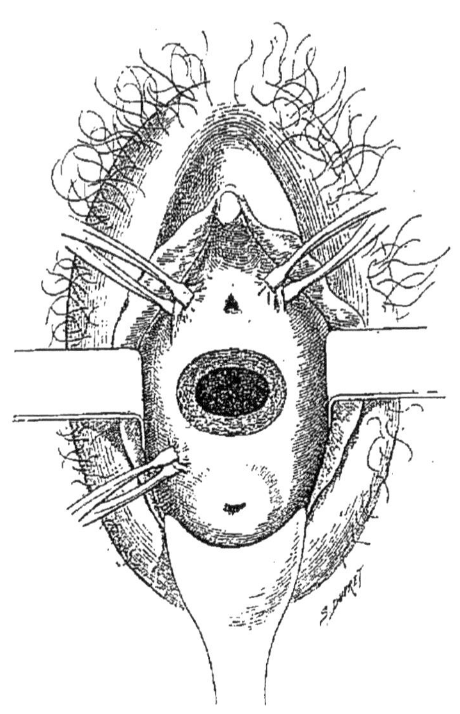

Fig. 133.

Méthode américaine (avivement).

ou en série verticale. Supposons le premier cas : chaque fil pénètre en avant de la surface cruentée, chemine dans les tissus et sort tout près de la fistule sans toucher à la muqueuse vésicale, pénètre de nouveau sur le bord opposé de l'orifice en respectant toujours la vessie, et sort définitivement à quelque distance du bord postérieur de l'avivement. Les fils sont placés en nombre suffisant, bien rapprochés, tous de la même manière, et nous ne voyons aucun motif pour faire deux plans de suture, quelques-uns des fils ne prenant que les lèvres de la plaie pour les affronter. Quand les surfaces sont adossées, on a sous la fistule, grâce à l'étendue de l'avivement, une paroi vaginale épaisse et solidement reconstituée.

Il est certain qu'aujourd'hui la fistule vésico-vaginale peut être guérie avec un outillage très restreint, l'aiguille qu'on préfère et quelques fils noués simplement avec les doigts; l'asepsie fait le reste. Aussi pouvons-nous oublier : la pince à verrou et le fulcrum de Sims, l'ajusteur de la suture et les lames de plomb de Bozeman, les tubes de Galli, les aiguilles creuses de Neugebauer, etc.

Soins consécutifs. — Le meilleur pansement vaginal, celui qui maintient le plus longtemps l'asepsie parfaite, est le pansement iodoformé ; rien n'a pu le remplacer jusqu'ici. Les tampons, la gaze peuvent rester jusqu'à l'ablation des fils, si on les enlève, comme les auteurs le disent, vers le huitième jour. Nous avons l'habitude de refaire le pansement au bout d'une semaine, mais nous laissons les crins de Florence douze et quinze jours sans aucun dommage. Les fils enlevés, on fait quelques injections vaginales.

Une question délicate est celle de la sonde à demeure. Sims avait un *cathéter sigmoïde*, qui tenait en place automatiquement, par le fait de sa courbure, et qui aujourd'hui n'a plus d'intérêt. Quelques-uns laissent la sonde jusqu'à l'ablation des fils, d'autres veulent qu'on la retire après quarante-huit heures, pour la remplacer par le cathétérisme intermittent. Les premiers cherchent à soustraire la ligne de sutures au contact de l'urine, les seconds craignent l'irritation vésicale, le ténesme et la cystite. Depuis longtemps, nous avons pris parti, et nous prescrivons dès le premier jour le *décubitus latéral* et le *cathétérisme intermittent* [1]. La malade est sondée d'abord toutes les deux heures, puis un peu moins souvent ; elle est couchée sur le côté, à droite et à gauche alternativement, avec défense de rester sur le dos. Le décubitus latéral est une position de repos, facilement acceptée ; comme elle peut changer de côté, la malade ne s'en lasse jamais ; l'urine, coulant vers la partie déclive et enlevée

---

[1] L.-G. Richelot. *Union médicale*, 7 juillet 1889.

avant qu'elle ne s'accumule, ne touche pas la suture. A quoi bon la sonde à demeure? Nous l'admettrions, si chaque goutte d'urine passait directement de l'uretère dans la sonde. Mais il n'en est rien ; dans le décubitus dorsal, l'urine est recueillie quand elle est descendue, au moins en minime quantité, vers le bas-fond et qu'elle a eu toute liberté pour imbiber la suture. Il vaut donc mieux faire le cathétérisme intermittent, qui est plus facilement toléré, en y ajoutant une position commode, rationnelle et préservant mieux la ligne de réunion.

VITRAC (de Bordeaux)[1] a voulu faire mieux encore en préconisant le *décubitus ventral permanent*, dans un mémoire où il cherche à prouver que cette position est physiologique et tolérable. Mais c'est aller un peu loin que de mettre une femme jour et nuit sur le ventre, et nous sommes, aussi bien que l'auteur lui-même « tout disposés à excuser une malade qui s'y refuserait », quand il est si simple d'arriver au même but par des moyens plus doux.

Si, après l'ablation des fils, on voit sourdre l'urine par un fin pertuis, quelques attouchements au nitrate d'argent peuvent remédier à ce petit défaut de réunion. Si une partie un peu plus étendue de la suture a manqué, il est permis d'essayer, avec un ou deux fils placés immédiatement, la réunion secondaire des surfaces encore vives. En cas d'échec total, il faut attendre, et ne recommencer qu'un ou deux mois plus tard.

Accidents et résultats. — Nous ne dirons rien des accidents que les auteurs ont signalés à une époque où la technique était défectueuse et l'antisepsie ignorée : hémorrhagie primitive ou secondaire, complications infectieuses telles que phlébite, lymphangite ou pyohémie. Tout au plus faut-il retenir qu'un vaisseau de quelque importance peut être atteint dans les fistules très haut situées, l'uretère pris dans un fil au cours des opérations mal conduites, que la muqueuse vésicale saigne beaucoup si on l'offense, qu'enfin il peut se former, au voisinage des fils, des concrétions calculeuses. Même dans les cas difficiles dont

---

[1] VITRAC. *Revue mensuelle de gyn., d'obst. et de péd. de Bordeaux*, décembre 1899.

nous parlerons tout à l'heure, les complications sont peu à craindre ; d'une façon générale, l'opération est très bénigne et ne compromet pas la vie.

Quant aux résultats thérapeutiques, ils sont à peu près assurés dans les cas simples. Nous allons, d'ailleurs, exposer les procédés qui remédient aux quelques défauts de la méthode américaine et qui en sont des perfectionnements.

Procédé du dédoublement. — Il y a longtemps déjà, à la suite de nos premières hystérectomies vaginales, nous avions observé

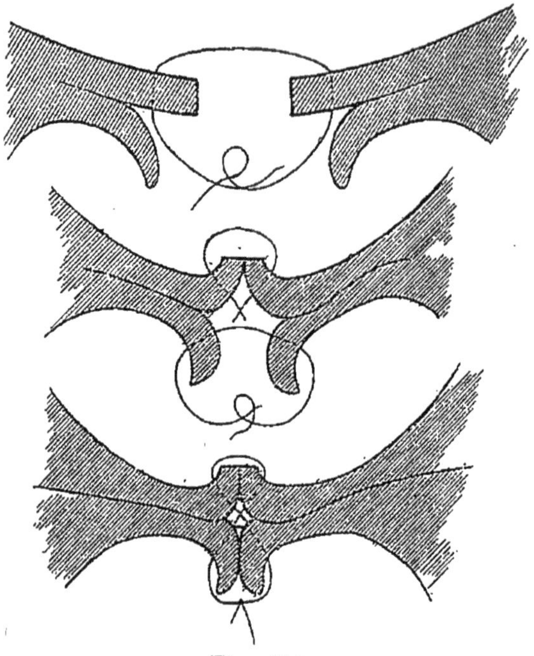

Fig. 134.

Procédé du dédoublement (schéma).

quelques fistules du bas-fond de la vessie, étroites mais haut situées, immobiles au fond du vagin. La difficulté de l'avivement en pareil cas et la ténacité de ces fistules nous avaient inspiré l'idée de faire la dissection de la muqueuse vaginale autour de l'orifice, de la séparer de la paroi vésicale et de la réunir ensuite par sa face profonde. Nous avons plusieurs fois opéré de la sorte ; c'était

le |dédoublement tel que nous allons le décrire, mais pratiqué
dans un cas très spécial, sans souvenir des travaux antérieurs

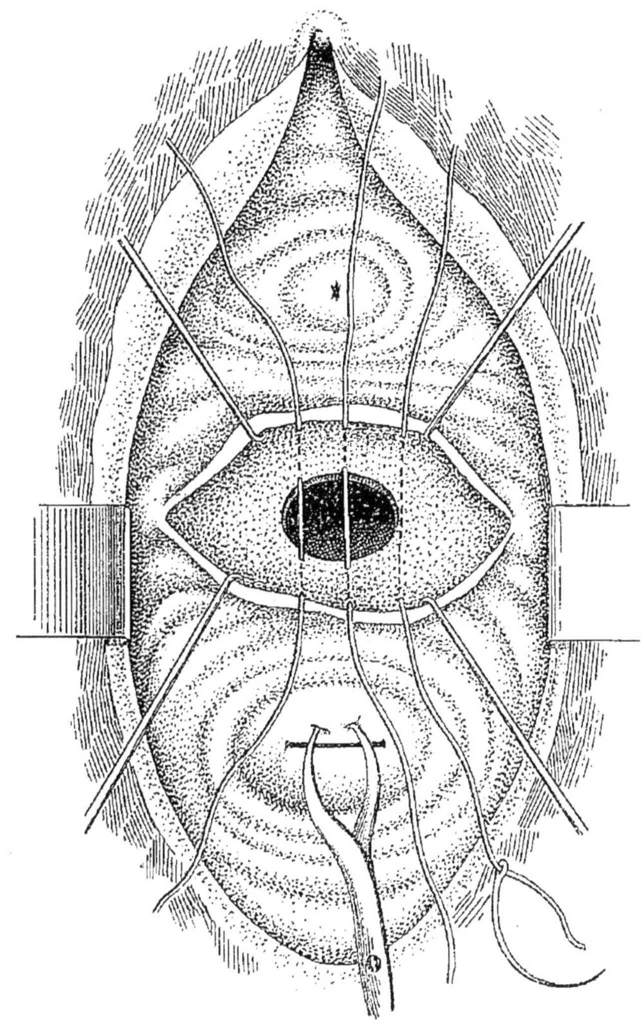

Fig. 135.
Procédé du dédoublement.

(Duboué) et sans volonté ferme de le généraliser. Aussi, quand
la question fut soulevée en 1897 à la Société de chirurgie,
n'avions-nous à faire aucune revendication.

Voici la technique adoptée par RICARD. Il place la malade sur le dos, le bassin très élevé. Il saisit la fistule avec deux pinces

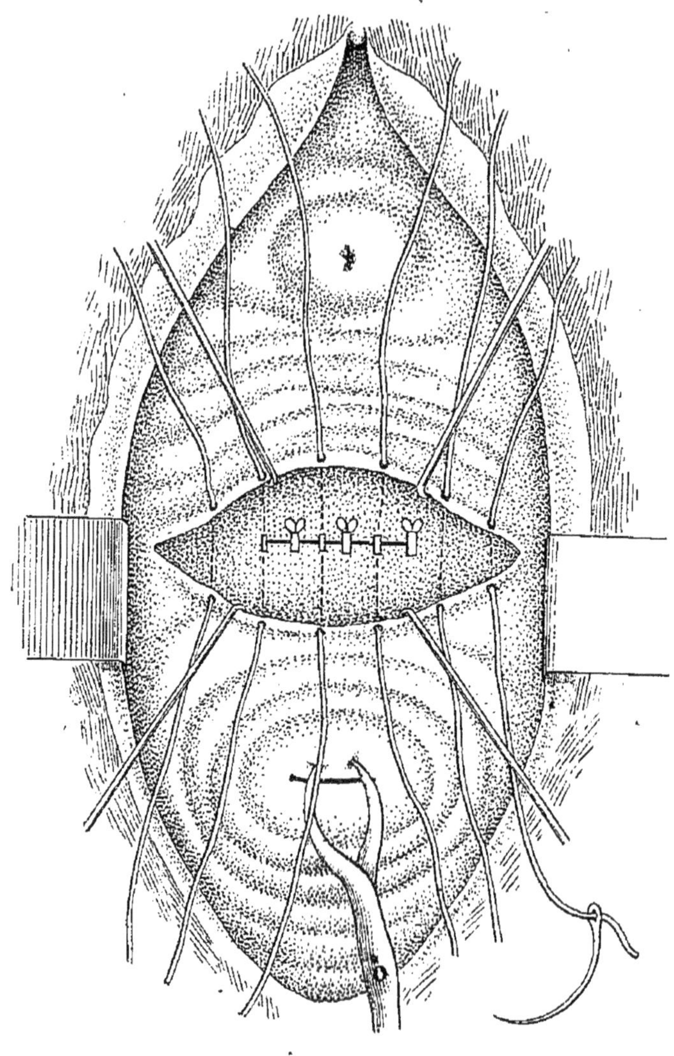

Fig. 136.

de KOCHER et l'abaisse au maximum, ce qui simplifie beaucoup l'acte opératoire et, par suite, l'outillage ; il a soin de ne pas contrarier l'abaissement par l'usage de valves trop larges. La fistule étant bien en vue, il incise autour d'elle le tissu de cicatrice à l'union de la muqueuse vaginale avec la vésicale, de manière à les détacher l'une de l'autre, et prolonge l'incision en pleine muqueuse vaginale, de chaque côté de l'orifice et suivant son grand axe. Puis il dissèque chacune des lèvres de cette plaie et dédouble la paroi vésico-vaginale sur une étendue d'un et demi à deux centimètres ; il obtient ainsi deux lambeaux flottants. Pour les suturer, il les traverse à leur base, c'est-à-dire à l'angle formé par la limite du dédoublement, par une série de fils d'argent. Quand ces fils sont tordus, les lambeaux adossés forment un bourrelet saillant dans le vagin (fig. 134).

Ricard insiste beaucoup sur la mobilité des lambeaux, qu'il est facile d'affronter sans aucune tension. La paroi vésicale est elle-même rendue flottante ; il n'y place aucun fil, et la laisse se cicatriser spontanément sous la protection de la suture vaginale.

Quénu procède de la même façon, par une dissection large donnant le maximum de mobilisation ; seulement, après avoir dédoublé, il place un premier rang de sutures sur l'orifice vésical, en prenant bien garde que les fils restent sous-muqueux et ne pénètrent pas dans la vessie. Il fait usage de la soie ou du catgut, et préfère ce dernier ; il pense que le choix des fils n'a pas l'importance qu'on lui accorde (fig. 135, 136).

Le dédoublement est, à coup sûr, un excellent procédé. Il paraît applicable à la plupart des fistules, même à des cas assez compliqués ; il est simple d'exécution ; Ricard a pu, grâce à lui, réparer à la première tentative des fistules qui avaient résisté sept et huit fois à d'habiles chirurgiens, et Quénu se félicite également de l'avoir adopté.

Procédé de Braquehaye. — Le chirurgien de Tunis, comparant l'un à l'autre l'avivement américain et le dédoublement, fait remarquer, à la suite de Fenomenoff, que dans ce dernier « la quantité de tissus est la même avant et après l'opération ». Partant de là, il décrit un procédé qui tient à la fois de l'un et de l'autre et qui se résume ainsi :

On fait autour et à quelque distance de la fistule une incision circulaire ou plutôt elliptique, s'éloignant beaucoup plus de l'orifice dans la partie inférieure de son tracé. L'îlot de muqueuse vaginale circonscrit dans ce premier temps est ensuite disséqué de la périphérie vers le centre, et la dissection s'arrête à 2 ou 3 millimètres de la fistule, au point où les tissus deviennent cicatriciels et la séparation difficile. On isole ainsi une collerette de muqueuse adhérente à l'orifice anormal par un pédicule circulaire ; c'est comme un dédoublement inverse de celui que nous avons décrit. La collerette est relevée de telle façon que sa face muqueuse regarde la vessie et que sa face cruentée s'adosse à elle-même ; puis on suture cette face cruentée avec de fins catguts qui la prennent largement sans la traverser et sans entrer dans la vessie, de peur de drainer l'urine. Il reste, au lieu et place de la collerette, une large surface avivée comme dans le procédé américain : on la réunit avec les fils qu'on préfère, et on obtient ainsi l'occlusion par un double plan de sutures.

Dans ce procédé, il n'y a pas de perte de substance, la collerette de muqueuse vaginale est largement flottante et ferme l'orifice anormal sans tiraillement ; le double étage de sutures, dont le premier, déjà très solide, n'est pas un simple rapprochement des bords minces de la fistule, paraît être un sérieux élément de succès. Comme il arrive toujours en pareil cas, l'auteur est épris de quelques détails secondaires : il fait, comme nous l'avons dit, l'avivement elliptique afin que les deux plans de sutures ne se correspondent pas ; mais nous croyons que, même en oubliant ce précepte, on aura une occlusion parfaitement étanche. Il pense que, la collerette étant cousue par sa face cruentée et son bord libre tourné vers la vessie, l'accumulation de l'urine « tendrait à rapprocher les tissus et à fermer la ligne des sutures » ; nous n'en sommes pas convaincus. N'empêche que le procédé de Braquehaye mérite de figurer parmi les meilleurs. Qu'il se réclame du dédoublement, de la méthode américaine ou des deux à la fois, il a certainement des avantages et trouvera son application dans un grand nombre de cas. Il nous a donné un plein succès dans un cas de moyenne difficulté où nous avons dû, cependant, tailler la partie supérieure de la collerette aux dépens du museau de tanche ; et il nous a semblé que la dissection d'une collerette analogue pourrait se faire aux dépens d'autres régions, quels que fussent la nature et le siège de la fistule.

Fistules vésico-vaginales compliquées.

Les fistules très larges, à bords durs, immobilisées par des brides cicatricielles qui rétrécissent le vagin, sont heureusement devenues rares. Aussi ne voit-on plus couramment ces malheureuses obligées de subir jusqu'à dix, douze, quinze, dix-neuf opérations successives (BAROZZI), quelquefois sans obtenir la guérison. Il faut, néanmoins, nous attendre encore à trouver quelques fistules rebelles.

Nous avons déjà signalé la nécessité de guérir ou d'atténuer certaines complications locales, l'érythème de la vulve et des cuisses, la vaginite et surtout l'infection vésicale. L'urine altérée par la cystite fait échouer n'importe quelle suture. Même en l'absence d'une cystite véritable, certaines urines chargées produisent des concrétions calculeuses qui viennent troubler la réunion. Il est toujours difficile de déterminer et, par suite, de modifier la qualité de ces urines qui tiennent en échec les efforts réitérés du chirurgien.

Un autre point a été bien mis en lumière par BOZEMAN : c'est l'urgence d'un *traitement préparatoire* que le vagin doit subir, s'il est rétréci et déformé par les brides cicatricielles. La dilatation préalable de ce conduit peut se faire par les procédés rapides, comme le voulait SIMON, en incisant les brides avec le bistouri et introduisant des spéculums de volume croissant; mais il vaut mieux faire la dilatation graduelle avec la série des boules ovoïdes en gomme durcie que recommandait BOZEMAN, et qu'on fait aussi en aluminium. Il faut des jours, des semaines et quelquefois des mois pour atteindre le but, mais on obtient ainsi un élargissement considérable, et surtout un assouplissement des parois et des bords mêmes de la fistule qui modifie très heureusement la situation.

Cette double préparation, médicale et mécanique, étant faite avec le soin et la persévérance nécessaires, nous pouvons dire que les procédés ci-dessus décrits, variés et combinés par une main ingénieuse, doivent triompher de la grande majorité des fistules, et nous répétons que, sans oublier les mérites de l'avivement en surface, les opérations qui s'appuient sur le principe du dédoublement sans perte de substance nous paraissent aujourd'hui les meilleures. Aussi croyons-nous que certaines pratiques d'autrefois ne seront plus guère utilisées, telles que les opérations partielles essayant de fermer en plusieurs séances une large perforation (COURTY).

Nous croyons aussi que certains procédés d'auteurs resteront exceptionnels : tel celui de MACKENRODT[1], qui fait, dans toute la hauteur du vagin, une incision médiane passant par la fistule, dissèque à droite et à gauche la paroi vaginale, suture l'orifice, puis va chercher le corps de l'utérus comme dans son procédé de vagino-fixation (p. 147), l'attire sous la vessie et l'y fixe en suturant à sa face antérieure les deux lambeaux vaginaux ; tel encore celui de FREUND, imaginé en 1895, appliqué récemment par G. ROMM (de Vilna)[2], et consistant à attirer l'utérus dans le vagin, à aviver sa face postérieure et à la suturer aux bords préalablement avivés de la brèche vésico-vaginale, non sans pratiquer un orifice au niveau du fond de l'organe pour assurer l'écoulement des règles (six malades, traitées de la sorte, paraissent radicalement guéries).

Cependant. il faudra toujours s'ingénier et s'armer de patience pour guérir certaines fistules, notamment celles où l'urèthre, le col utérin, l'uretère sont intéressés. Nous avons dit, en commençant, que nous ne pouvions séparer ces formes complexes de la fistule vésico-vaginale proprement dite. Voyons d'abord les cas où l'*urèthre* est en cause.

Est-il rétréci en un point quelconque, au-dessous du col vésical intact, il faut bien, avant de s'occuper de la fistule, le dilater par la divulsion et le passage répété des sondes ; est-il oblitéré, on doit exciser le tissu de cicatrice, libérer la muqueuse et reconstituer le canal sur une sonde à demeure.

Les cas les plus graves sont ceux où le sphincter est compromis.

[1] MACKENRODT. *Centralbl. f. Gyn.*, 1894, p. 180.
[2] G. ROMM. *Centralbl., f. Gyn.*, 1899, p. 193.

Quelquefois, déshabitué de ses fonctions, il n'a perdu que sa tonicité, et on observe, après la restauration, une incontinence d'urine persistante. Les traitements médicaux, les douches chaudes, l'électricité ont pu venir à bout de cette infirmité ; on a mis des pessaires pour exercer sur le canal une légère compression.

D'autrefois, le col de la vessie est fermé, et rien n'indique ce que le muscle est devenu. Chez une de nos malades[1], la sonde parcourait le canal mais ne pénétrait pas dans la vessie, une mince cloison membraneuse la séparant du doigt introduit par la fistule ; au moment d'opérer, cette cloison fut perforée avec un stylet, l'orifice agrandi par la sonde métallique, et, après la guérison, les fonctions du col vésical s'accomplirent à souhait, preuve que le sphincter n'était pas détruit. Dans une observation analogue, BERGER[2], abaissant le bord inférieur de la fistule et introduisant un bistouri par la brèche, incisa la cloison sur un catéther Béniqué poussé dans l'urèthre et assura, par un procédé ingénieux, l'union de la muqueuse uréthrale avec celle de la vessie ; le rétablissement des fonctions fut satisfaisant.

Viennent enfin ces cas déplorables où le sphacèle emporte à la fois la paroi vésicale et la partie profonde de l'urèthre. En admettant que la brèche soit réparée pour le mieux, l'incontinence est irrémédiable, ou du moins on n'a trouvé contre elle que des remèdes bien précaires. On a imaginé des opérations plastiques ayant pour but d'effacer à demi la lumière de l'urèthre, et d'opposer à l'urine un obstacle qui la force à s'accumuler sous une certaine pression pour en triompher. SCHROEDER[3], PAWLIK[4], à l'aide d'avivements ou d'excisions cunéiformes sur les côtés du canal, l'ont attiré transversalement et coudé pour diminuer son calibre ; ils ont, paraît-il, obtenu plusieurs succès.

Passons au *col utérin*. Si la fistule est très voisine du col sans

---

[1] L.-G. RICHELOT. *Loco citato.*

[2] P. BERGER. *Bull. de la Soc. de chir.*, février 1897.

[3] MOERICKE. *Zeitschr. f. Geb. und Gyn.*, 188, t. V, p. 324.

[4] PAWLIK. *Wien. med. Woch.*, 1883, n° 25, p. 769, et n° 26, p. 808.

l'intéresser, la saillie de la lèvre antérieure peut être suffisante
pour y tailler sans trop de peine une surface d'avivement, un
lambeau de dédoublement, une collerette de BRAQUEHAYE. Si elle
est juxta-cervicale (p. 494), la lèvre antérieure amincie et
déformée qui la limite en arrière n'offre au chirurgien que

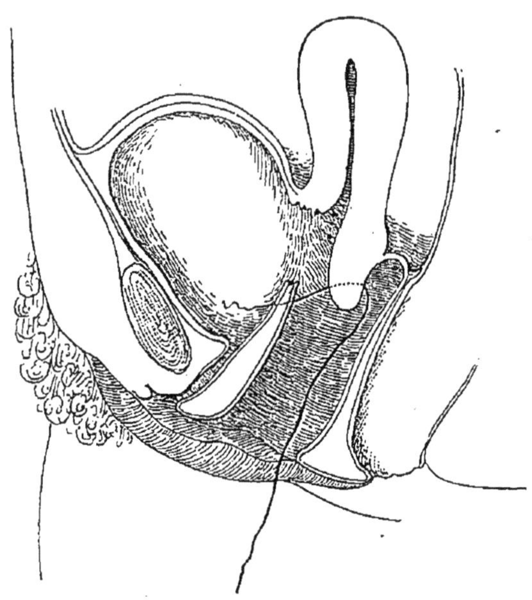

Fig. 137.
Hystérocléisis vésical.

d'assez mauvais tissus qui, cependant, peuvent encore se réunir;
mais si cette lèvre n'existe plus, que faire de son moignon? Où
trouver l'étoffe pour oblitérer la fistule en laissant libre l'orifice
utérin, et sans ouvrir le péritoine qui est là, derrière les débris
de la lèvre? C'est alors qu'on est réduit à faire l'avivement
— surface ou lambeau — sur la lèvre postérieure pour la
coudre au bord antérieur de la fistule, ce qui porte l'orifice
utérin dans le réservoir de l'urine (*hystérocléisis vésical*), y verse
le sang des règles et rend la femme stérile (fig. 137). Encore
faut-il noter que la lèvre postérieure est souvent peu saillante et
cachée dans la vessie, et qu'en avivant derrière elle on peut
blesser le péritoine. BRAQUEHAYE propose de faire mieux en

taillant dans les tissus sains une large collerette autour de la fistule, ce qui, après l'adossement des surfaces, réalise un colpocléisis profond.

Si la fistule est intra-cervicale, peu étendue et ne comprenant pas l'uretère, elle guérit quelquefois sans trop de peine par la simple cautérisation au galvano-cautère ou au nitrate d'argent (MARTIN, NEUGEBAUER). Autrement, il faut recourir aux procédés suivants : 1° *Avivement et suture.* SÆNGER [1], dans un cas de fistule latérale, incise le col au niveau des commissures et le divise en deux valves ; du côté de la fistule, il avive et suture comme dans l'opération d'EMMET (p. 72) ; de l'autre côté, pour laisser l'orifice du col suffisant, il maintient la plaie béante en réunissant la muqueuse interne à l'externe. 2° *Cystoplastie.* FOLLET (de Lille) [2], s'inspirant de la cystoplastie par glissement de Jobert, abaisse l'utérus, incise le cul-de-sac antérieur, sépare la vessie du col et suture la brèche vésicale ; une asepsie rigoureuse est nécessaire, car le péritoine peut être blessé. 3° *Hystérocléisis*, ou avivement et suture des deux lèvres du col, ce qui est un pisaller, car l'opération ferme l'utérus, oblige le sang des règles à passer par la vessie, et rend la femme inféconde.

Terminons par *l'uretère*. Nous parlons ici des cas où la blessure de ce conduit s'ajoute à la perforation vésico-vaginale ; il s'agit, en d'autres termes, d'une fistule urétéro-vésico-vaginale, et non d'une urétéro-vaginale pure. L'orifice de l'uretère — plus ou moins difficile à trouver, comme nous l'avons dit (p. 496) — s'ouvre en un point quelconque, sur le bord de la brèche vésicale ; le but qu'on se propose est de fermer la brèche au-dessous de lui sans qu'il soit compris dans la suture et oblitéré par un fil. Or, l'avivement américain ne peut soutenir ici la comparaison avec le dédoublement ; celui-ci, en taillant des lambeaux flottants qui s'affrontent aisément sous l'orifice urétéral, le rejette dans la vessie sans risquer de l'atteindre. Pozzi [3], en procédant de la sorte, a guéri une malade qui avait été opérée

---

[1] SÆNGER. *Centralbl. f. Gyn.*, 1888, p. 377.

[2] FOLLET. *Bull. de la Soc. de chir.*, mai 1886.

[3] POZZI. *Traité de gynécol.*, 1897, p. 1040.

onze fois par la méthode classique. Le dédoublement inverse et la collerette de BRAQUEHAYE auraient, sans doute, les mêmes avantages.

OBLITÉRATION PAR LA VOIE SUS-PUBIENNE. — Devant certaines difficultés, largeur de la fistule, situation profonde (juxta ou intra-cervicale), altérations cicatricielles, rétrécissement rebelle du vagin, TRENDELENBURG [1] eut l'idée d'aborder la perforation en pénétrant dans la vessie par une incision sus-pubienne. Il fait la taille hypogastrique, et par cette voie pratique le dédoublement. L'accès des lésions n'est pas très difficile, la séparation de la paroi vésicale s'accomplit dans des conditions favorables et peut être poussée très loin; mobilisée dans une étendue suffisante, elle est suturée par des points séparés au catgut. A la suture vésicale, DUPLAY [2] ajoute celle du vagin à la soie. Fermeture complète de l'incision abdominale avec sonde à demeure placée dans l'urèthre, ou fermeture incomplète avec drainage sus-pubien [3].

Le procédé de TRENDELENBURG a donné de bons résultats et doit être pris en sérieuse considération [4]. A coup sûr, il mérite la préférence sur la *voie ischio-rectale*, proposée par MICHAUX en 1892, et qui ne paraît pas avoir séduit les chirurgiens. Sans doute il pourra, dans les cas rebelles aux procédés de la voie vaginale, éviter plus d'une fois aux malades les graves ennuis de la méthode indirecte, que nous allons maintenant décrire.

OBLITÉRATION INDIRECTE. — Si l'altération des tissus est très profonde, si presque toute la paroi vaginale a disparu, si des tentatives réitérées ont démontré au chirurgien son impuissance, une dernière ressource lui reste : l'oblitération indirecte ou *occlusion génitale* (fig. 138). L'idée en est due à VIDAL (de Cassis) ; l'auteur français croyait à l'impossibilité de fermer directement

---

[1] TRENDELENBURG. *Volkmann's Samml. klin. Vortr.*, 1890, n° 355.

[2] DUPLAY. *Bull. de l'Acad. de méd.*, 1895, p. 585.

[3] TEYNAC. *Thèse de Bordeaux*, 1895.

[4] POUSSON. *Assoc. franç. de chir.*, VIII° Congrès, Lyon, 1894.

l'orifice anormal, et de plus il pensait qu'après une guérison
radicale la vessie rétractée ne pourrait plus se dilater ni garder
l'urine, et qu'à l'incontinence par le vagin succéderait l'incontinence par l'urèthre. Inspiré par cette double erreur, il proposa
de transformer vessie et vagin en un cloaque où devraient se

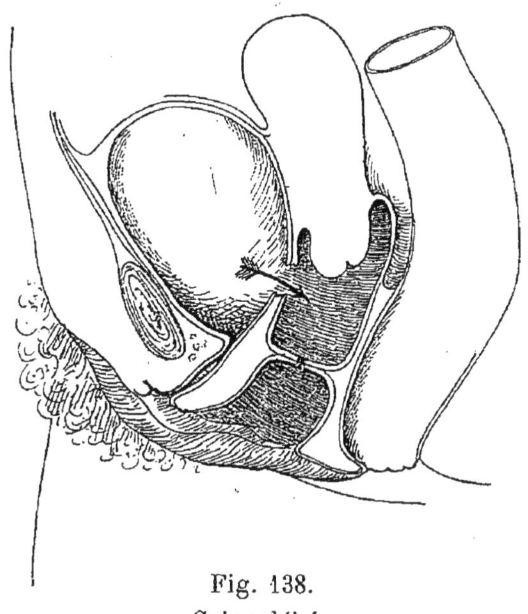

Fig. 138.
Colpocléisis.

méler l'urine et le sang menstruel ; la première pourrait s'accumuler dans un réservoir agrandi, le second s'écoulerait sans
difficulté par l'urèthre.

VIDAL faisait l'*épisiorrhaphie ;* mais l'avivement et la suture des
grandes lèvres est une opération délicate, la réunion manquant
presque toujours à la commissure antérieure ; de plus, l'occlusion vulvaire laisse au-dessous de la brèche vésicale un cul-de-
sac où se forment des calculs. Ce procédé ne peut être admis
que s'il est imposé par le siège de la fistule.

SIMON (de Rostock) a repris la question et montré les avantages de l'occlusion du vagin ou *colpocléisis*[1]. L'opération con-

---

[1] LE DOUBLE. *Thèse de Paris,* 1876.

siste à disséquer un anneau de muqueuse vaginale sur une
largeur de 2 centimètres et à rapprocher les parois avivées
circulairement par une ligne de suture transversale. L'avivement doit être fait le plus haut possible et porter, s'il y a moyen,
sur le bord même de la fistule, dont la lèvre antérieure se trouvera soudée à la paroi postérieure du vagin ; SIMON a donné ce
conseil, pour éviter la formation d'un cul-de-sac et la stagnation
de l'urine. Il faut habileté et patience pour réussir l'occlusion :
l'insuccès n'était pas rare, ou plutôt la réussite absolue, du premier coup, était à peu près inconnue entre les mains de RICHET,
SIMON, VERNEUIL, HERGOTT, SPENCER WELLS. Le plus souvent, la
réunion partielle était obtenue et ne laissait qu'un ou deux
pertuis justiciables d'une opération ultérieure, cautérisation ou
nouveau point de suture. Souvent, malgré leur exiguité, ces
pertuis résistaient à plusieurs tentatives ; mais on finissait par
en venir à bout, et quelquefois même ils se fermaient spontanément. Nous avons pu, dans un cas où l'urèthre n'avait subi
aucun dommage, sortir ainsi de l'état le plus misérable une
jeune femme de vingt ans et la rendre à la vie commune[1]. Nous
pensons qu'aujourd'hui nous aurions un succès plus rapide en
imitant la conduite de BRAQUEHAYE, qui fit une incision circulaire du vagin, disséqua de bas en haut une collerette flottante,
affronta largement ses bords avec des catguts sans empiéter sur
la muqueuse, puis réunit, comme dans le procédé de SIMON,
l'avivement circulaire laissé par la dissection de la collerette, ce
qui fit deux étages de sutures et une occlusion très solide.

Que faire, si malheureusement le sphincter vésical est détruit
et si l'incontinence paraît irrémédiable ? On a tenté, après l'occlusion vaginale, de dériver l'urine vers le rectum en établis-
sant une fistule recto-vaginale artificielle par l'incision de la
cloison et l'affrontement des muqueuses. BAKER BROWN, MAISON-
NEUVE, ROSE[2], CAZIN[3] ont opéré de la sorte avec des succès
divers.

[1] L.-G. RICHELOT. *Union méd.*, 13 novembre 1883.
[2] ROSE. *Deuts. Zeitschr. f. Chir.*, 1878, t. IX, p. 122.
[3] CAZIN. *Arch. gén. de méd.*, 1881, p. 275 et 436.

On a reproché à l'occlusion génitale d'interdire le coït et la fécondation. Il faut dire que ces malheureuses sont d'ordinaire impropres à la copulation, soit à cause de l'état matériel des organes, soit à cause du dégoût qu'elles inspirent ; de plus, la fécondation est impossible pour des causes variées. Cependant, on a vu des malades se plaindre amèrement de l'oblitération, et des maris réclamer la réouverture.

On a craint la rétention menstruelle. Mais d'abord, ces pauvres mutilées sont souvent aménorrhéiques ; ensuite, il est d'expérience que le sang des règles ne se coagule pas dans la vessie, qu'il se mêle à l'urine et s'écoule facilement par l'urèthre ; il y a seulement un peu de catarrhe vésical, subaigu et passager, pendant les premières menstruations.

En somme, quand on songe à la grave situation des malades, on est porté à considérer l'occlusion génitale comme une ressource dernière qu'il serait imprudent d'oublier. Mais elle a de bien grands défauts : le cloaque vésico-vaginal, qu'on a fait à grand'peine, peut s'infecter — catarrhe vésical, métrite, pyélo-néphrite, formation très fréquente de calculs urinaires qui s'accumulent au-dessus de la ligne de réunion, la distendent, la détruisent même et repro-

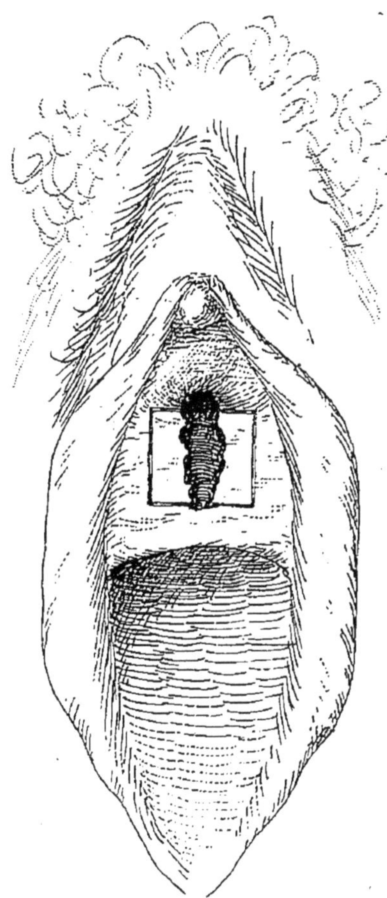

Fig. 139.
Restauration de l'urèthre.

duisent l'infirmité. Aussi faut-il nous applaudir de ce que les fistules très compliquées tendent à devenir moins fréquentes et nos procédés à devenir plus sûrs.

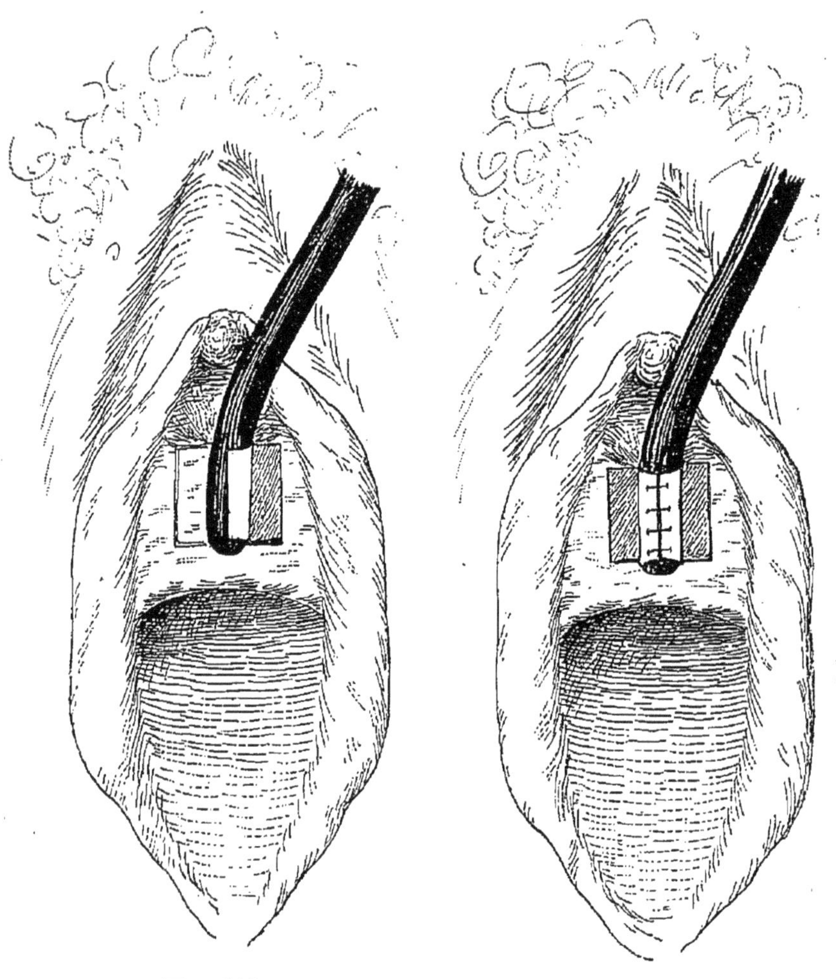

<table>
<tr><td>Fig. 140.</td><td>Fig. 141.</td></tr>
<tr><td>Restauration de l'urèthre.</td><td>Restauration de l'urèthre.</td></tr>
</table>

Fistules uréthro-vaginales.

Si la fistule, portant sur l'urèthre seul et au-dessous du sphincter vésical, est très limitée, l'avivement simple et la suture peuvent en triompher. Mais une grande perte de substance réclame un traitement moins sommaire et exige une véritable autoplastie. Les lambeaux sont empruntés au vagin ou aux petites lèvres. Nous indiquerons en quelques mots le procédé de Lawson-Tait, dont la conception est fort simple (fig. 139, 140, 141).

Il faut deux séances. Dans la première, on taille à droite et à gauche un lambeau de muqueuse vaginale qui varie suivant la forme et les dimensions de l'orifice. Dans la seconde, on ferme la fistulette qui toujours persiste après la cicatrisation.

De toutes façons, il faut s'attendre à obtenir la guérison difficilement, après un ou plusieurs échecs.

Fistules uretéro-vaginales.

Il s'agit maintenant des uretéro-vaginales pures, et non des vésico-vaginales compliquées d'une ouverture anormale de l'uretère. Le conduit excréteur du rein s'ouvre au fond du vagin par un fin pertuis, entouré d'une zone de tissu inodulaire.

Pour guérir directement ces fistules, les chirurgiens ont eu l'idée d'ouvrir la vessie tout près de l'orifice anormal en réséquant un morceau du bas-fond et créant ainsi une fenêtre ovale ou carrée, de suturer entre elles la muqueuse vésicale et celle du vagin sur les bords de la fenêtre pour l'empêcher de se rétrécir, puis d'aviver autour de la fistule et de la brèche vésicale, de telle façon qu'après suture de la surface vive, l'uretère se trouve porté dans la vessie. Une sonde uretérale, introduite par la brèche et sortant par l'urèthre, peut être laissée à demeure pendant quelques jours. Tels sont, avec des variantes, les procédés de Landau[1], de Schede[2]. On a fait mieux, dans ces dernières années, par la méthode de la *greffe uretérale*.

Greffe uretérale. — Elle comprend deux séries de procédés :

---

[1] Landau. *Arch. f. Gyn.*, 1876, t. IX, p. 426.
[2] Schede. *Centralbl. f. Gyn.*, 1881, n° 23, p. 547.

Abouchement de l'uretère par la voie vaginale. — SEGOND[1] a fait un avivement en arrière de l'orifice uretéral, a ouvert le bas-fond transversalement et fixé à la surface vive le lambeau vésical formé par cette incision. MACKENRODT[2] a ouvert la vessie comme SEGOND, circonscrit la fistule par une incision profonde, disséqué et relevé le lambeau en feuille de myrte au centre duquel se trouvait l'uretère, et suturé les bords de ce lambeau à ceux de la plaie vésico-vaginale. TUFFIER[3], à la suite d'une opération heureuse, conseille de libérer l'uretère et de l'abaisser autant que possible, au risque d'entrer dans le péritoine, qui sera tamponné à la gaze; de le fendre dans l'étendue d'un centimètre et d'y placer une sonde molle qui passera ultérieurement par la vessie et l'urèthre; d'introduire une sonde rigide dans la vessie, de déprimer sa paroi dans le point le plus accessible à l'uretère libéré, de l'ouvrir en triangle — conduite empruntée à WITZEL qui, dans l'abouchement abdominal, recommande, pour éviter la sténose, la section longitudinale du conduit et la suture en triangle à la vessie; enfin de réunir par des sutures, la muqueuse au catgut et la musculeuse à la soie.

Abouchement de l'uretère par la voie abdominale. — NOVARO[4] a greffé l'uretère par la voie sus-pubienne; BAZY[5] l'a suivi de près. Sa technique est meilleure que le nom qui la désigne (*uretéro-cysto-néostomie*) : la malade étant sur le plan incliné et l'abdomen ouvert, le péritoine est incisé suivant la direction de l'uretère; celui-ci, mis à nu, est coupé à quelque distance de la fistule et le bout périphérique est supprimé. Une sonde d'homme introduite par l'urèthre fait saillir la vessie et permet de l'ouvrir au point voulu dans une étendue d'un centimètre. Une sonde en caoutchouc rouge n° 14 est introduite dans l'uretère, passe dans la vessie et sort par l'urèthre; elle entraîne et soutient le

---

[1] SEGOND. *Bull. de la Soc. de chir.*, avril 1895.

[2] MACKENRODT. *Zeitschr. f. Geb. und Gyn.*, 1894, t. XXX, p. 310.

[3] TUFFIER. *Bull. de la Soc. de chir.*, avril 1895.

[4] NOVARO. *Bull. de la Soc. acad. de Bologne*, septembre 1893.

[5] BAZY. *Ann. des mal. des organes génito-urin.*, 1894, p. 481.

canal sectionné, tandis qu'on le suture par des points séparés
au catgut comprenant toute l'épaisseur des parois urétérale et
vésicale. Puis l'incision péritonéale est recousue et l'uretère
greffé reste en dehors de la séreuse.

WITZEL[1] a recommandé certaines précautions : nous avons
déjà parlé de la section longitudinale de l'uretère et de la suture
en triangle à la vessie, pour éviter le rétrécissement du nouvel
orifice. Il fait deux plans de sutures, le premier entre les
muqueuses, le second entre les parois musculaires. Pour imiter
l'uretère normal, il creuse dans la paroi vésicale un canal
oblique autour du conduit. Enfin, pour que la vessie ne tire pas
sur les fils, il la fixe avec des catguts à la paroi pelvienne; KELLY,
dans la même intention, la détache du pubis.

Quels que soient les détails, l'opération est bonne, et très
supérieure à l'*abouchement dans le gros intestin*, qui est peu physiologique, dangereux, et que nous citons pour mémoire[2].

OBLITÉRATION INDIRECTE. — Il y a aussi pour l'uretère une
méthode indirecte, et dans cette méthode, il y a deux procédés :
le *colpocléisis* et la *néphrectomie*.

Supposons le cas où les tentatives de greffe par la voie vaginale
ont échoué ; il resterait à l'essayer par la voie sus-pubienne.
Mais, pour que celle-ci ait des chances de succès, pour obtenir
la réunion immédiate et éviter l'effusion de l'urine dans le
tissu cellulaire pelvien avec toutes ses conséquences, il faut
avant tout qu'il n'y ait pas trace d'infection de l'appareil urinaire. Pour peu qu'une de ses parties inspire des doutes à cet
égard, on doit craindre de courir au-devant d'un échec, d'avoir
à lutter contre des accidents graves, tout au moins d'être obligé
de recourir à l'*ultima ratio*, la néphrectomie. Dans ces conditions,
il vaudrait mieux se résigner à l'occlusion génitale, au colpocléisis. L'oblitération du vagin, si l'état des tissus le permet,
peut être faite assez haut pour que le coït soit possible. Elle
doit être, bien entendu, précédée de la création d'une fistule

---

[1] WITZEL. *Centralbl. f. Gyn.*, 1896, p. 289.

[2] CHAPUT. *Bull. de la Soc. de chir.*, rapport de BAZY, mai 1893.

vésico-vaginale qui permette à l'urine de couler de l'uretère dans la vessie ; et pour que cette communication artificielle ne se ferme pas, il faut avoir soin d'ourler ses bords par la suture des deux muqueuses.

Reste enfin la néphrectomie, pratiquée par ZWEIFEL (1878), CRÉDÉ (1881), TREUB (1889) et bien d'autres. On aurait tort d'y songer trop tôt. L'opération n'est pas grave par elle-même, quand l'appareil urinaire est intact ; mais c'est alors qu'on a devant soi toute la série des procédés de réparation que nous avons décrits. Quand un ou plusieurs échecs font tourner les yeux vers elle, il faut se demander alors si des causes d'infection n'ont pas compromis l'autre rein, et si l'extirpation du côté de la fistule n'est pas une grave imprudence. L'analyse de l'urine prise dans la vessie, ou même retirée de l'uretère non blessé par le cathétérisme de ce conduit, sera faite et refaite avec le plus grand soin. Bref, la néphrectomie sera utilisée comme dernière ressource quand la chirurgie réparatrice aura dit son dernier mot, quand la malade aura perdu patience, quand l'échec de la greffe abdominale l'aura mise dans une impasse dangereuse, quand la pyélo-néphrite ascendante, à quelque moment qu'elle intervienne, aura fait de l'extirpation le seul traitement possible de l'infection urinaire en même temps que de la fistule.

FISTULES INTESTINALES

Les fistules qui font communiquer l'intestin avec l'appareil génital sont plus rares que les fistules urinaires, souvent aussi pénibles et aussi rebelles. Il faut dire, cependant, que certaines d'entre elles sont mieux supportées par les malades et donnent moins d'embarras au chirurgien. Les unes portent sur le rectum (*fistules recto-vaginales*), les autres sur l'intestin grêle (*fistules entéro-vaginales*). Les *entéro-utérines*, extrêmement rares et mal connues, ne peuvent nous arrêter[1].

[1] L.-H. PETIT. *Annales de gyn.*, 1882.

Étiologie. — Elles sont, la plupart du temps, d'origine obstétricale. Les *recto-vaginales* succèdent à une large déchirure du périnée, dont la partie inférieure s'est cicatrisée et dont l'angle supérieur reste ouvert. Plus rarement, elles ont pour causes la présence d'un corps étranger, un abcès de la cloison recto-vaginale, une ulcération au-dessus d'un rétrécissement du rectum. On les a vues à la suite de la blessure de l'intestin au cours de l'hystérectomie ou de la colporrhaphie; après l'évacuation des collections purulentes du cul-de-sac de Douglas, quand la paroi rectale s'est ulcérée au niveau de l'abcès, et JAYLE[1] a signalé cette pathogénie pour certaines fistules consécutives à la colpo-hystérectomie dans les suppurations pelviennes à streptocoque. Chez une de nos malades, porteuse d'un fibrome utérin, des applications maladroites d'électrolyse avaient escharifié la paroi recto-vaginale et créé une fistule tout près du museau de tanche.

Les *entéro-vaginales* sont produites par la rupture du cul-de-sac postérieur au cours de l'accouchement; une anse vient faire saillie, s'étrangle et se mortifie. Une blessure de l'intestin grêle — erreur non permise — pendant l'hystérectomie, une grossesse extra-utérine ou un kyste dermoïde, rompus à la fois dans le vagin et dans une anse intestinale, sont des causes exceptionnelles de la même variété. Un pyosalpinx adhérent à l'intestin grêle et ouvert par l'hystérectomie vaginale, nous a donné, au bout de quelques jours, une issue de matières fécaloïdes qui a duré plusieurs mois, jusqu'à la mort.

Anatomie pathologique. — Les recto-vaginales sont : *recto-vulvaires*, quand elles s'ouvrent tout près de la fourchette ; *recto-vaginales inférieures* ou *recto-vaginales supérieures*, suivant le siège qu'elles occupent dans le conduit vaginal proprement dit. Les plus élevées sont celles qui proviennent de l'hystérectomie ou des collections purulentes de Douglas. La fistule est un fin pertuis, un canal très court, rectiligne ou oblique, se cachant sous la colonne postérieure du vagin, un orifice plus ou moins large, arrondi et comme taillé à l'emporte-pièce, avec des lèvres

[1] JAYLE. *Bull. de la Soc. anat.*, 1895, p. 734.

minces ou des bords calleux, entourés de brides cicatricielles.

Les entéro-vaginales ont presque toujours pour siège le cul-de-sac postérieur. Suivant l'étendue de la partie sphacélée, l'orifice est minime ou très large ; dans ce dernier cas, c'est un véritable anus vaginal, rarement double et divisé par un éperon, avec atrophie du bout inférieur (CASAMAYOR). Phénomènes infectieux du côté du vagin et du col de l'utérus.

Symptômes et diagnostic. — L'évolution clinique de ces fistules offre des différences profondes, suivant qu'il s'agit du rectum ou de l'instestin grêle.

a) Dans le premier cas, les gaz et les matières fécales passent dans le vagin ; l'issue des gaz est fréquente, irrégulière, celle des matières ne se fait qu'au moment des selles, et encore faut-il que l'orifice anormal soit large pour qu'une notable partie du contenu intestinal prenne ce chemin détourné. Est-il très petit ou très oblique, il ne vient de matières que si la femme a la diarrhée. Le diagnostic se fait à l'aide du toucher vaginal et du toucher rectal, associés à l'exploration par le stylet ou la sonde cannelée.

b) Si la lésion intéresse l'intestin grêle, dont les matières sont liquides ou molles, l'écoulement est plus continu, le vagin est plus habituellement souillé, à moins qu'il n'y ait entre l'orifice vaginal et celui de l'intestin, un trajet sinueux et de quelque longueur. Une large perforation joue le rôle d'anus vaginal et donne issue à toutes ou presque toutes les matières. Par les caractères de l'écoulement, on reconnaît ou on soupçonne à quelle hauteur le tube digestif est blessé : les matières liquides, jaunes, verdâtres, avec des parcelles d'aliments non digérés, coulant en abondance peu de temps après le repas, viennent de la partie supérieure de l'iléon ; moins liquides, ressemblant un peu plus à de véritables selles, et apparaissant au bout de deux ou trois heures, elles viennent de sa partie terminale. L'orifice anormal est trouvé quelquefois par le toucher, plus ordinairement à l'aide de valves et d'écarteurs, en cherchant derrière les brides, en explorant avec une sonde flexible et prudemment dirigée au voisinage du col.

Pronostic. — Dans les recto-vaginales, le passage fréquent des matières est une cause d'irritation, une infirmité dégoûtante. Cependant, située dans cette région inférieure du tube digestif, la fistule n'est pas très grave; de plus, elle est infiniment moins pénible que les fistules urinaires, pour peu qu'elle ne soit pas très large, à cause de l'intermittence des symptômes. Certaines malades sont très peu incommodées par les fistules de petites dimensions; nous avons vu, après l'hystérectomie, l'infirmité durer plusieurs mois, une année entière, presque sans plaintes de la femme ni de son mari.

La fistule de l'intestin grêle est plus dangereuse; les femmes sont plus souffrantes, plus infectées; si les matières passent en abondance ou en totalité, et surtout si l'orifice anormal occupe un point élevé de l'iléon, l'absorption des aliments est incomplète, la femme dépérit et meurt cachectique.

Même différence dans leur aptitude à guérir. Presque toutes sont rebelles, d'une façon générale; mais, s'il est vrai que les recto-vaginales consécutives à l'accouchement, larges, calleuses et entourées de cicatrices, ne se ferment pas toutes seules et n'obéissent qu'à des interventions délicates, il y en a d'autres, dans cette espèce, qui sont plus accommodantes. Nous en avons vu cinq après l'hystérectomie vaginale; toutes ont guéri spontanément dans l'espace de quelques semaines, de quelques mois, d'une année au plus. La fistule causée par l'électrolyse (p. 524) a disparu immédiatement après l'extirpation de l'utérus fibromateux. Au contraire, une entéro-vaginale persiste indéfiniment, et de plus, les opérations qu'elle exige sont d'une exécution difficile ou même dangeureuse.

Traitement. — Aussi bien que les symptômes et le pronostic, le traitement diffère pour chacune des deux espèces.

Fistules recto-vaginales.

Il semble naturel, au premier abord, d'attaquer la fistule par le vagin, d'aviver la muqueuse autour d'elle et de suturer les surfaces. Mais il s'en faut que cette méthode soit la meilleure;

l'infection, le passage des matières et surtout des gaz font échouer la réunion. Cependant, si la muqueuse vaginale est souple et l'orifice petit, on a des chances de succès ; si la fistule est très haut située, la voie vaginale a pour avantage de respecter le périnée intact et de causer fort peu de délabrements. On peut donc l'essayer, mais à la condition de faire une autoplastie très soignée, car les choses ne vont pas toutes seules.

Voie vaginale. — *Avivement simple.* — Si on tente l'avivement simple, on doit le faire très profond, oblique jusqu'au

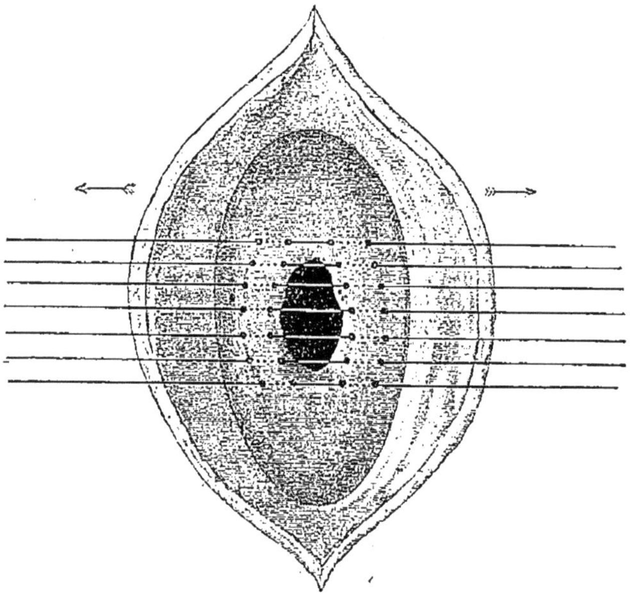

Fig. 142.
Fistule recto-vaginale. (Procédé de Sænger.)

niveau de l'orifice rectal, et passer, dans le sens où on prévoit la moindre tension, des fils d'argent ou des crins de Florence qui pénètrent jusqu'à la muqueuse du rectum sans la perforer. Procédé médiocre.

Autoplastie par dédoublement. — Celui-ci est analogue au dédoublement que nous avons décrit pour les fistules vésico-vaginales. Incision verticale et médiane, dépassant la fistule en haut et en bas de 1 à 2 centimètres et allant jusqu'au rectum exclusivement ; dissection et décollement des lèvres de la plaie, qui forment deux lambeaux à droite et à gauche ; suture de l'orifice rectal avec de la soie fine ou du catgut, en ayant soin d'adosser la surface cruentée et non les bords (LAUENSTEIN) ;

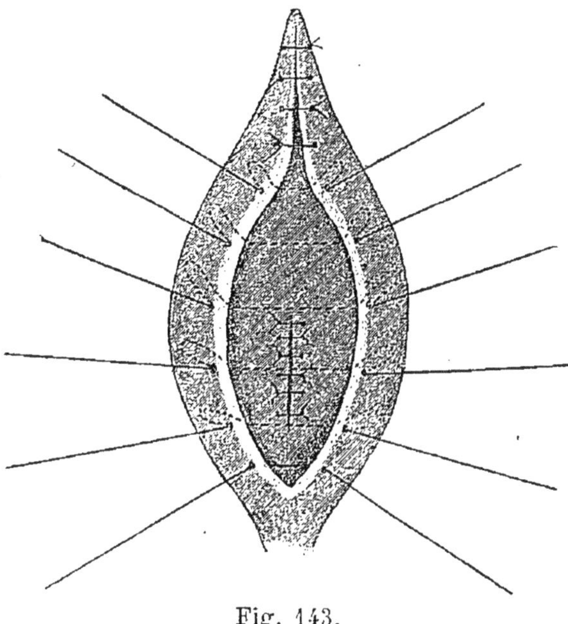

Fig. 143.

suture des deux lambeaux au-devant de la fistule par des fils profonds qui adossent largement leur face vive (fig. 142, 143). SÆNGER[1] conseille en outre d'ajouter par le rectum des fils complémentaires sur la fistule déjà suturée, pour mieux éviter l'infiltration des matières et des gaz.

Autoplastie par glissement. — Pour faire glisser au-devant de la fistule *f* un lambeau vaginal, FRITSCH[2] fait au-dessus d'elle une incision courbe à convexité inférieure *ab* (fig. 144), et dissèque de bas en haut jusqu'au point *c* ; au-dessous d'elle une incision pareille *a d b*, qui rejoint la première à ses deux extré-

[1] SÆNGER. *Buffalo med. and surg. journ.*, juin 1891.
[2] FRITSCH. *Centralb. f. Gyn.*, 1888, p. 803.

mités ; il excise la muqueuse ou les tissus cicatriciels entre les deux ; il attire le lambeau à l'aide de fils qui cheminent dans son épaisseur, et l'unit au bord inférieur de la surface cruentée.

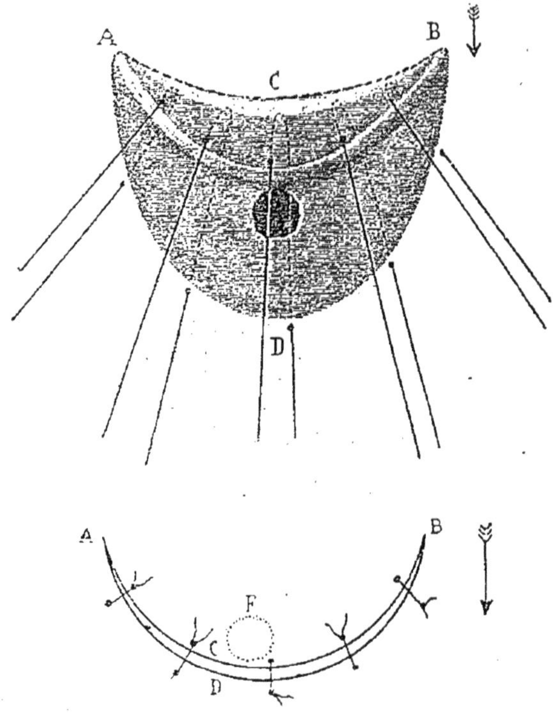

Fig. 144.

Fistule recto-vaginale. (Procédé de Fritsch.)

Le Dentu[1] a décrit un procédé de même ordre, qu'il appelle « autoplastie par glissement à lambeaux superposés et à disposition valvulaire », qui est ingénieux mais d'une application délicate, et dont les avantages ne sont pas pleinement démontrés par l'unique fait heureux qu'il nous a fait connaître.

Cela dit sur la voie vaginale, et laissant de côté les opérations qu'on a proposé de faire par le rectum, arrivons à la méthode de choix.

[1] Le Dentu. *Bull. de la Soc. de chir.*, octobre 1890.

Voie périnéale. — Pour peu que la brèche ait une certaine étendue, des bords minces et cicatriciels, aucune réparation purement vaginale ne saurait prévenir l'infiltration des gaz et la désunion ; il faut aborder la fistule indirectement, par le périnée. Deux procédés, de valeur inégale, se disputent la préférence des chirurgiens.

Périnéorrhaphie. — Faire sauter le périnée par une incision allant jusqu'à la fistule, transformer celle-ci en une large brèche, en une déchirure périnéale complète qui sera immédiatement réparée par une suture méthodique, telle est l'idée dont Richet [1] et Simon [2] furent les initiateurs. Elle est d'autant plus rationnelle, que souvent le périnée est réduit à un pont cicatriciel dont la conservation n'a pas de valeur, et qu'il y a tout avantage à remplacer par une bonne périnéorrhaphie. Aujourd'hui, cette dernière opération est très sûre et ne donne aucun déboire ; on peut dire qu'entre les mains d'un chirurgien qui sait les procédés et qui les a compris, elle ne manque jamais (p. 561). Il semble donc que toute objection ait disparu, et qu'il soit permis d'aborder ainsi, même à travers des périnées intacts et résistants, des fistules assez élevées. Nous l'avons fait plusieurs fois sans avoir à nous en repentir.

Mais ceci est affaire de tact et de mesure. En présence d'un bon périnée, on a le droit d'hésiter à en faire la section ; et quand la fistule est très haut située, on peut reculer devant une si énorme brèche à travers des tissus sains, et donner la préférence à l'autre procédé.

Dédoublement. — Il consiste à faire une incision à la limite de la vulve et du périnée et à séparer le vagin du rectum de bas en haut jusqu'au-dessus de la fistule. Nous conseillons de procéder ici comme dans la colporrhaphie postérieure, qui, pour nous, commence toujours par le dédoublement de la cloison recto-vaginale (p. 192) ; nous pouvons également nous reporter aux procédés de périnéorrhaphie pour déchirure incomplète

---

[1] Richet. *Ann. de gyn.*, 1876, t. V, p. 401. — Serres. *Thèse de Paris,* 1867.

[2] Simon. *Prag. Vierteljahr. f. prakt. Heilk.*, 1867, t. XCIV, p. 61.

(p. 558). La paroi vaginale étant soulevée, la fistule coupée par le travers et transformée en deux orifices, on suture isolément chacun de ces derniers, le vaginal par le vagin, le rectal par la plaie, toujours en adossant les surfaces vives. Le mode d'application des fils et le retrait de la paroi vaginale qui détruit le parallélisme, sont deux bonnes conditions pour la guérison rapide. La plaie périnéale est ensuite réunie par la suture comme dans les déchirures incomplètes.

Si la fistule est trop élevée pour que les fils soient placés commodément et la plaie périnéale immédiatement réunie, on peut, comme l'ont fait A. Guérin, Quénu [1], Félizet [2] avec des variantes, la laisser ouverte ; il faut alors y placer un drain ou une mèche de gaze, pour maintenir séparés les deux orifices et dériver au besoin les gaz si quelque point manquait pendant le cours de la cicatrisation. On pourrait même, en cas de fistule très profonde, mener l'incision périnéale d'un ischion à l'autre (*périnéotomie transversale*) et monter aussi haut que Otto Zuckerkandl pour attaquer le cancer du col ou Sænger pour ouvrir les collections pelviennes ; l'énorme plaie serait bourrée de gaze.

Pour notre part, au lieu de nous attarder à cette lente réparation, nous ferions volontiers la résection du lambeau de paroi vaginale créé par le dédoublement, pour suturer la plaie, comme dans la colporrhaphie proprement dite, au-devant de l'orifice rectal préalablement fermé. Ce serait là supprimer d'un coup les mauvais tissus et remplacer par une suture régulière et solide l'oblitération précaire de la perforation vaginale ; ce serait appliquer, à la cure de ces fistules, une opération qui reconstitue à merveille la paroi vaginale et le plancher pelvien. Schauta [3] et Chrobak [4] ont fait quelque chose d'analogue, lorsqu'ils ont pratiqué — sans dédoublement — l'avivement trian-

---

[1] Quénu. *Bull. de la Soc. de chir.*, octobre 1890.

[2] Felizet. *Bull. de la Soc. de chir.*, novembre 1890.

[3] Schauta. *Verhandl. der deutsch. Gesellsch. f. Gyn. zu München*, 1886, p. 282.

[4] Chrobak. *Wien. med. Blætter*, 1887, p. 841 et 877.

gulaire de HÉGAR en y inscrivant la fistule, et réuni la plaie par
des sutures au catgut.

SEGOND [1], pour un cas très spécial, a proposé une manière de
faire qui peut être imitée. La malade avait porté un pot de
pommade dans son vagin pendant seize ans ; une très large
fistule, à bords durs et calleux, occupait le cul-de-sac postérieur,
limitée en haut par le col utérin. L'abondance du tissu cicatriciel, la situation très élevée de l'orifice, l'impossibilité
d'abaisser l'utérus faisaient prévoir de grandes difficultés pour le
placement des fils, l'échec des sutures, la lenteur de la guérison,
et défendaient de compter sur les procédés connus d'avivement,
de dédoublement, de section verticale suivie de périnéorrhaphie.
C'est alors que SEGOND eut l'idée de « supprimer la portion de
rectum située au-dessous de la fistule, sans compromettre ni le
sphincter, ni le périnée ; aller prendre le rectum au-dessus de
la fistule, le dégainer et l'abaisser jusqu'à l'anus ». Il fit donc, à
la faveur d'une large dilatation de l'anus, une « extirpation rectale intra-sphinctérienne ». Il incisa circulairement la muqueuse
à 2 ou 3 millimètres au-dessus de sa jonction avec la peau, la
sépara du sphincter par dissection en dépassant la zone sphinctérienne, puis avec les doigts seuls dédoubla la cloison recto-vaginale
jusqu'à la fistule. Celle-ci fut sectionnée au bistouri par le travers, et divisée en deux orifices ; au-dessus d'elle, le décollement
fut continué avec le doigt, et le rectum abaissé de telle façon
qu'après la résection du segment situé au-dessous de la brèche,
le bord supérieur de celle-ci pût être suturé à l'anus. Latéralement et en arrière, les parois rectales, qui s'étaient plissées
pendant l'abaissement de la paroi antérieure, furent aussi résé-
quées, mais dans une moindre hauteur, juste assez pour éviter
toute procidence. La résection faite, le rectum fut suturé à la
collerette muqueuse qui bordait la peau de l'anus ; enfin, avivement et suture de l'orifice vaginal. La paroi rectale saine,
abaissée comme un voile au-devant de cet orifice, rendait toute
communication impossible ; l'opérateur, « pour fermer sûre-

[1] SEGOND. *Bull. de la Soc. de chir.*, mars 1895.

ment la fenêtre du premier étage, avait tiré le store jusqu'au
rez-de-chaussée. »

Le dédoublement et ses variantes, le procédé de SEGOND
trouvent certainement leur raison d'être dans l'extrême diversité de ces lésions ; mais rien, quand les circonstances s'y prêtent, ne peut valoir, pour la sûreté, la rapidité et la perfection
du résultat, la section verticale suivie de périnéorrhaphie.

Fistules entéro-vaginales.

Dans cette espèce, un très petit orifice peut être d'abord
attaqué par le thermocautère. Mais, si petit qu'il soit, toujours
souillé par des matières liquides, il n'a pas de tendance à guérir ;
aussi conseille-t-on la suture après large avivement de la muqueuse vaginale.

En 1890, après une colpo-hystérectomie[1], nous dûmes réparer
une fistulette vésicale ; l'opération réussit et la vessie resta close,
mais l'aiguille accrocha une anse d'intestin grêle qui doublait
la cicatrice vaginale encore mince et incomplète, et c'est l'intestin qui devint fistuleux. Après plusieurs mois d'attente, il
fallut bien intervenir : nous fîmes au fond du vagin une incision transversale qui ouvrit largement la fistule, nous permit d'y
introduire l'index, de reconnaître la muqueuse de l'intestin
grêle, et même de trouver, encore planté dans cette muqueuse,
le crin de Florence auteur du méfait. Alors, par cet orifice
agrandi, la muqueuse intestinale fut décollée et suturée individuellement par un surjet de catgut ; un second étage de sutures
pareilles unit la muqueuse vaginale à celle de l'intestin, et un
troisième en crin de Florence adossa la muqueuse vaginale à
elle-même. La guérison fut complète.

Dans le cas d'anus avec éperon et issue totale des matières,
on a fait la section progressive de l'éperon avec l'entérotome
ou toute autre pince, puis l'avivement et la suture.

[1] L.-G. RICHELOT. *L'hystérectomie vaginale*, etc., 1894, p. 26. O. Doin,
éditeur.

Enfin, dans les cas rebelles, — et nous sommes aujourd'hui autorisés à suivre, sans trop de réserves, une conduite qui sembla d'abord téméraire lorsque Roux en prit l'initiative, — il faudrait, par la laparotomie, aller détacher l'intestin de la paroi vaginale et rétablir sa continuité par un procédé quelconque de suture, une entéro-anastomose, etc. Cette pratique, devenue moins grave mais encore très sérieuse, vaut infiniment mieux qu'une oblitération vaginale ou colpocléisis après l'établissement d'une large communication vagino-rectale (SIMON), ou la création d'une voie de dérivation des matières vers le rectum à l'aide d'une longue pince dont les mors, introduits dans l'intestin grêle par la fistule et dans le rectum par une perforation, pressent et mortifient les tissus interposés (CASAMAYOR).

LÉSIONS TRAUMATIQUES

Les plaies et les déchirures du vagin s'observent surtout à la suite de la défloration et de l'accouchement.

NEUGEBAUER[1] vient de réunir dans un travail très complet un grand nombre d'observations relatives à des déchirures *post coïtum*. Nous devons citer aussi un fait de WARMANN[2] : rupture pendant le coït chez une femme depuis longtemps déflorée.

Le vagin peut encore être lésé par une violence du chirurgien au cours d'une opération, par le forceps ou le céphalotribe, par une chute sur un objet rigide et pointu (empalement vaginal). Certains corps introduits pendant des manœuvres érotiques ont pu causer des désordres plus ou moins graves.

L'effraction du cul-de-sac de Douglas amène l'issue des anses intestinales, qui peuvent s'étrangler au niveau de la brèche et donner une fistule entéro-vaginale. De même, une fistule vésicovaginale peut être la suite d'une perforation de la paroi antérieure.

---

[1] NEUGEBAUER. *Monats. für Geb. und Gyn.*, 1899.
[2] WARMANN. *Centralbl. für Gyn.*, 1897, p. 736.

Les accidents à redouter, dans les plaies du vagin, sont : 1° la lésion d'un vaisseau important, tel que l'artère utérine ; 2° l'infection propagée au péritoine. Mais la mort par hémorrhagie n'a été signalée que chez des blessées privées de secours.

Il faut, avant tout, chercher la source de l'hémorrhagie, lier ou pincer le vaisseau qui donne. Si l'écoulement se fait en nappe, il suffit de suturer la plaie, ou même le tamponnement peut assurer l'hémostase. Le pansement du vagin blessé est fait avec la gaze iodoformée. S'il y a irruption de l'intestin dans la cavité vaginale, on commence par désinfecter l'anse herniée avant de la réduire ; s'il y a perforation de la vessie, il faut tenter l'oblitération immédiate.

CORPS ÉTRANGERS

On peut trouver dans un vagin des objets de forme et de nature très variées : pessaires et tampons oubliés, flacons, étuis, crayons, épingles, cailloux, etc. S'ils sont de petit volume ou de forme peu offensive, ils y séjournent longtemps inaperçus ou sans causer beaucoup de gêne ; les accidents surviennent à la longue. Tous les chirurgiens ont recueilli des pessaires que les femmes avaient religieusement gardés pendant plusieurs années ; nous avons vu un pessaire en bois enchatonné dans les culs-de-sac et entouré d'une suppuration fétide. Quelquefois, le corps étranger s'enveloppe de sels calcaires et devient une sorte de *pierre vaginale*.

La tolérance n'est pas indéfinie ; l'ulcération progressive des tissus déplace le corps étranger et provoque des accidents graves : abcès, suppuration diffuse, métrite, infection des annexes, hémorrhagies, fistules vésicales ou rectales, rétrécissement circulaire et obstruction plus ou moins complète.

La douleur, la rétention d'urine, la gêne et l'obstruction du rectum, la leucorrhée fétide sont les symptômes généralement observés.

La cause de tous ces méfaits n'est pas toujours facile à découvrir. On ne peut compter sur les renseignements de la malade, ignorante ou honteuse ; le doigt et le stylet sont facilement trompés par les modifications profondes de la région et l'enfouissement de l'objet qu'ils cherchent. Et quand celui-ci est trouvé, l'extraction en est souvent délicate : il est difficile à saisir, il est masqué, adhérent, retenu par une bride, fixé dans les tissus par une extrémité pointue. Écartement des parois vaginales, traction avec une pince ordinaire ou une large tenette, débridements discrets, section ou broiement du corps étranger, tout doit être mis en œuvre pour arriver au but sans violence et sans délabrements. Désinfection et pansements attentifs de la région infectée, des déchirures et des plaies bourgeonnantes.

MALADIES DE LA VULVE

LÉSIONS INFECTIEUSES ET TROPHIQUES

Vulvite

Étiologie. — A l'instar de la vaginite, qu'elle accompagne souvent, la vulvite reconnaît deux ordres de causes : l'infection blennorrhagique et les infections banales. « Chez les petites filles, dit J. Hallé [1], le gonocoque de Neisser est l'agent habituel de cette affection, et les rares écoulements où il n'y a pas de gonocoques relèvent presque tous de causes banales et ne contiennent pas d'organisme spécifique ; enfin il existe chez l'enfant, avant la puberté, de très rares écoulements dans la genèse desquels les micro-organismes ne semblent jouer aucun rôle ».

Chez les petites filles, il faut invoquer la contagion familiale ou scolaire, les épidémies de maison, quelquefois l'inoculation vénérienne, pour expliquer la vaginite blennorrhagique ; chez la femme adulte, pas n'est besoin d'explication. Pour les autres formes du mal, nous n'aurions qu'à répéter ce que nous avons dit sur les diverses causes de la vaginite, défaut de soins, malpropreté, oxyures, etc.

L'infection s'étend à toutes les parties de la vulve, replis cutanés ou muqueux, glandes sébacées ou sudoripares, cryptes muqueuses voisines de l'orifice uréthral ; de là des rougeurs diffuses, des pustules, des abcès furonculeux. Propagation fréquente à la glande de Bartholin, aux ganglions inguinaux ; coïncidence d'uréthrite et de vaginite.

---

[1] J. Hallé. *Thèse de Paris*, 1898, p. 68.

Symptômes. — La vulvite commence par un prurit accompagné d'écoulement ; la douleur devient cuisante, exaspérée par la marche, l'écoulement peut être verdâtre et fétide, il irrite la face interne des cuisses. A l'examen, la muqueuse est rouge, tuméfiée et suintante, le méat urinaire gonflé, la miction douloureuse ; il y a des érosions, des pustulettes jaunâtres, de l'œdème des grandes lèvres, de petites saillies furonculeuses à la base des poils, enfin de l'adénite inguinale.

Suivant la région la plus atteinte, on a distingué une *vulvite muqueuse* et une *vulvite sébacée*. Huguier a décrit les petites élevures cutanées, semblables à l'acné varioliforme de Bazin, sous le nom de *folliculite vulvaire*, et montré qu'elles évoluent en trois périodes, éruption, suppuration et déclin.

La vulvite simple n'est pas très rebelle et se termine assez rapidement. Mais elle est prolongée par le défaut de soins, les complications d'uréthrite et de bartholinite, et peut même revêtir des allures de chronicité, avec tuméfaction persistante, rougeur, sensibilité à la pression, éruptions successives de petites saillies qui s'ulcèrent en donnant un peu de pus. Rarement elle devient *vulvite phlegmoneuse*, quand la lymphangite est assez intense pour faire suppurer le tissu cellulaire de la grande lèvre et provoquer la fièvre. Rarement, au cours de l'état puerpéral, elle prend la forme de *vulvite ulcéreuse septique*, avec un œdème considérable de toute la région ; pareil accident est aujourd'hui fort exceptionnel.

Diagnostic. — Le diagnostic de la vulvite est ordinairement très facile ; mais il peut être assez délicat d'en discerner la cause, et il faut beaucoup de prudence pour ne pas croire trop facilement à la blennorrhagie, au viol, à la contagion vénérienne, à des accidents syphilitiques secondaires. Il faut noter avec soin les complications du côté du vagin, de l'urèthre, de la glande vulvo-vaginale. Il faut connaître, enfin, certaines lésions qui ne sont pas la vulvite proprement dite, et que nous allons passer rapidement en revue, pour montrer l'importance de leur diagnostic différentiel.

L'*œdème* des lèvres, petites ou grandes, dépourvu de phénomènes inflammatoires, est causé par la gêne de la circulation pelvienne, dans certaines grossesses normales ; il se voit aussi dans l'anasarque généralisée. Un œdème dur et persistant accompagne les plaques muqueuses et surtout le chancre syphilitique. Tout cela diffère profondément de l'œdème inflammatoire qui survient dans les vulvites ordinaires, et surtout dans les graves infections puerpérales.

La *gangrène* de la vulve appartient aussi à la septicémie des nouvelles accouchées, et succède à des violences obstétricales. On la voit dans d'autres infections graves, typhus, rougeole, scarlatine, etc. ; chez des enfants cachectiques, au même titre que la gangrène de la bouche.

L'*érysipèle* de la vulve n'offre aucun caractère spécial, quand il succède à une vulvo-vaginite mal traitée. Primitif et grave, il survient quelquefois chez le nouveau-né. On a vu certaines femmes avoir, au moment de leurs règles, des poussées érysipélateuses périodiques.

L'*eczéma aigu* avec ses vésicules, l'*eczéma chronique* à forme d' « eczéma rubrum », avec des lèvres gonflées et baignées de muco-pus, démangeaisons, brûlures, excoriations et croûtes ; l'*herpès* et ses vésicules agminées, à forme discrète ou confluente, rougeur diffuse ou en plaques, vésication du derme, etc., peuvent être suscités par des irritations banales ; mais, provoquées ou non par des causes locales, ils sont avant tout des accidents constitutionnels et relèvent de l'arthritisme. Nous ne pourrions, sans sortir du cadre chirurgical de cet ouvrage, nous y arrêter plus longtemps, ni emprunter aux traités spéciaux quelques formules sommaires et tronquées sur le *chancre* simple ou infectant, l'*herpès solitaire* de FOURNIER, les *syphilides* papuleuses ou érosives de la vulve.

Nous donnerons, toutefois, une mention à la *leucoplasie* ou *leucokératose vulvaire*, caractérisée par l'apparition, sur la vulve et la partie inférieure du vagin, de plaques blanchâtres en tout semblables à celles qu'on voit sur la langue, ayant la même composition histologique, et intéressantes pour le chirurgien par leur tendance à subir la transformation épithéliale (p. 550). Leur ablation radicale et précoce a été conseillée avec juste raison.

Traitement. — Chez la petite fille, repos et soins de propreté, lotions avec l'eau bouillie tiède, isolement des parties atteintes par de fines compresses stérilisées ; au besoin, cataplasmes de fécule. Chez l'adulte, pansements humides légèrement antiseptiques ; injections vaginales au sublimé, au permanganate de potasse ; poudre de talc et d'iodoforme.

Une solution faible de nitrate d'argent, la pointe rougie du galvano-cautère peuvent aider à la cure des érosions et des pustules.

Si une poussée d'eczéma se déclare au déclin d'une éruption de vulvite folliculaire, les topiques irritants et les antiseptiques seront évités et remplacés par des applications émollientes.

Il faut donner des soins spéciaux à l'uréthrite, à la bartholinite qui entretiennent l'inflammation et les ulcérations vulvaires, toucher celles-ci deux ou trois fois par semaine avec le nitrate d'argent, crayon ou solution concentrée.

BARTHOLINITE

Étiologie. — Depuis les travaux de HUGUIER (1850), BRETON (1861), ZEISSL (1865), SÆNGER (1890), il est bien entendu que l'inflammation de la glande de BARTHOLIN est le produit d'une inoculation septique partie de la région vulvo-vaginale et propagée à la glande par l'intermédiaire de son canal excréteur.

Le plus souvent, l'agent infectieux est le gonocoque ; mais il est certain qu'une autre cause peut engendrer la même infection. DUJON [1] a trouvé, outre le gonocoque, le staphylocoque blanc et le coli-bacille associés (1 cas), le streptocoque (2 cas), le streptocoque associé à un microbe anaérobie (1 cas). On peut, il est vrai, se demander si la présence de ces micro-organismes n'était pas due à une infection secondaire. D'après J. HALLÉ [2], « dans le pus des bartholinites, les microbes anaérobies peuvent exister seuls ou associés au gonocoque, et donnent toujours un pus fétide et gangréneux ».

[1] DUJON. *Thèse de Paris*, 1897.
[2] J. HALLÉ. *Thèse de Paris*, 1898.

Symptômes et diagnostic. — La vaginite précède ordinairement l'apparition de l'abcès vulvo-vaginal ; à ce moment, le canal excréteur de la glande montre au niveau de son orifice une auréole rouge, semblable à une piqûre de puce : c'est la *macule gonorrhéique* de SÆNGER. Les choses peuvent en rester là ; dans le cas contraire, l'inflammation de la glande s'annonce par des douleurs lancinantes, et un gonflement de la grande lèvre avec rougeur et effacement du pli nympho-labial ; l'œdème s'étend parfois jusqu'au périnée. La tuméfaction, d'abord dure, devient fluctuante à la face interne de la grande lèvre, puis la collection finit par s'ouvrir par un ou plusieurs pertuis, au-dessous de l'orifice du canal excréteur, et donne un pus abondant et fétide.

La bartholinite évolue toujours avec de la fièvre et du malaise général. Livrée à elle-même, elle ne guérit pas franchement ; après l'ouverture spontanée, il reste une ou plusieurs fistules interminables ; chroniquement enflammée, la glande est le siège d'une induration douloureuse, sur laquelle viennent se greffer des poussées subaiguës, suivies du retour à l'état chronique. Elle est ainsi le dernier refuge d'une blennorrhagie éteinte, et une source possible de contagion.

Chez quelques femmes, la bartholinite est chronique d'emblée (HUGUIER, HAMONIC[1]) ; c'est une induration hypertrophique sans rougeur ni cortège inflammatoire, avec persistance d'un écoulement verdâtre ou lactescent par le conduit excréteur.

On a vu, mais rarement, une fistule recto-vaginale succéder à l'ouverture de l'abcès du côté du rectum.

Le diagnostic est simple : un hématome suppuré de la grande lèvre proémine et tend à s'ouvrir sur la face cutanée, et non sur la face muqueuse ; un gros furoncle est facile à distinguer ; l'induration chronique de la glande pourrait seule être prise pour un kyste (p. 543).

Traitement. — Le seul traitement efficace est l'extirpation de la glande vulvo-vaginale. Si la phlegmasie est très aiguë,

---

[1] HAMONIC. *Ann. de dermat.*, 1883, p. 427.

il peut être bon d'inciser d'abord largement et de laisser tomber les phénomènes inflammatoires ; inutile de drainer et d'attendre la guérison, bientôt il faudra reprendre le bistouri et procéder à l'exérèse. Pour la forme chronique et les fistules, exérèse d'emblée ; ni incisions, ni drainage, ni lavages antiseptiques ne tariraient la suppuration. La glande supprimée, on peut laisser la plaie béante et la bourrer de gaze, ou tenter la réunion par des fils profonds. De toutes façons, il faut être prévenu de la grande vascularité de la région, et de la nécessité de faire une hémostase complète avant de panser ou de fermer la plaie.

ESTHIOMÈNE ET TUBERCULOSE

HUGUIER[1] a décrit sous le nom d'*esthiomène* (ἐσθιείν, ronger) un ensemble de lésions d'aspect variable et de nature indéterminée, ressemblant au lupus de la face et ayant pour caractères l'hypertrophie, l'ulcération lente et la destruction progressive de la région vulvaire.

Ces caractères n'étant pas d'une précision absolue, le mot adopté par HUGUIER n'ayant qu'un sens vague et purement clinique, on a trouvé, dans les divers cas ainsi dénommés, des lésions histologiques absolument disparates. Eléphantiasis, épithéliome tubulé, gommes et syphilomes, inflammation chronique du derme, tout a été signalé par RENAUT, CORNIL, Paul PETIT, etc. Mais on a trouvé surtout des noyaux tuberculeux et des cellules géantes ; plusieurs malades avaient des antécédents bacillaires ; cette affection rare se voit surtout de vingt à trente ans, chez des femmes misérables. Bref, l'opinion la plus accréditée assimile volontiers l'esthiomène au lupus de la face, et en fait une forme cutanée de la tuberculose.

On a décrit une *forme ulcéreuse*, comprenant l'esthiomène érythémateux, le serpigineux, le perforant (fistules de la vessie, du rectum, cicatrices vicieuses) ; une *forme hypertrophique*, infiltration et œdème dur, ou noyaux disséminés à surface polie,

---

[1] HUGUIER. *Mém. de l'Acad. de méd.*, 1849.

rouge, violacée. On les a distinguées du chancre phagédénique, des syphilides tertiaires, du cancer et de l'éléphantiasis. On a noté la gravité et la longue durée du mal, huit ou dix ans. On a recommandé la cautérisation, surtout au fer rouge, et mieux encore l'excision au bistouri.

Mais la question n'en reste pas moins obscure, et nous ne pouvons mieux faire que d'exposer en quelques mots l'état très imparfait de nos connaissances.

D'une part, la localisation vulvaire de la tuberculose, affection des plus rares, existe positivement[1]. La forme miliaire aiguë est tout à fait exceptionnelle; DAVIDSOHN[2] en a cependant rapporté un cas incontestable, avec examen histologique et bactériologique, et mort de tuberculose miliaire aiguë dans l'espace de trois semaines. La forme chronique est plus fréquente; on l'observe à l'âge adulte, mais KARAJAN[3] l'a vue chez une enfant de deux ans. Elle se présente sous l'aspect d'ulcérations à bords serpigineux et livides, de sailles dures plus ou moins volumineuses, de papules violacées; le plus souvent, ces trois types sont associés. Traitement : exérèse précoce de toutes les lésions, avec le bistouri ou le thermocautère, sans parler des soins qu'il faut donner à l'état général.

D'autre part — et ceci concorde avec la diversité des examens histologiques dont nous parlions en commençant — VERCHÈRE[4] s'est efforcé d'établir que l'esthiomène n'est qu'un mode de réaction des tissus ano-vulvaires déterminé par les affections les plus diverses. Il lui donne le nom de *sclérème ano-génital*. « Les lésions de l'esthiomène, dit-il, ne sont nullement en rapport avec la maladie qui en a été le point de départ. Une simple blennorrhagie peut être l'origine d'un sclérème étendu; le chancre mou plus rarement, les syphilides secondaires et surtout tertiaires, enfin les ulcérations tuberculeuses et can-

---

[1] Pozzi. *Traité de gyn.*, 1897, p. 1130. — A. MARTIN. *La Normandie méd.*, 1895, p. 33. — FIQUET. *Thèse de Paris*, 1876.

[2] DAVIDSOHN. *Berl. klin. Woch.*, 1899, p. 547.

[3] KARAJAN. *Wien. klin. Woch.*, 1897, n° 42.

[4] VERCHÈRE. *Revue de gyn. et de chir. abd.*, 1898, n° 5.

céreuses peuvent en être la cause ; celle-ci doit être cherchée souvent dans une localisation anale. » Les faits sont trop rares pour que l'opinion de Verchère puisse être discutée avec fruit et sortir du domaine de l'hypothèse ; elle nous paraît, néanmoins, très acceptable.

KRAUROSIS

Cette affection, décrite par Breisky en 1884, est encore imparfaitement connue.

Elle est caractérisée, cliniquement, par la rétraction atrophique des éléments de la vulve, qui prennent un aspect blanchâtre et cicatriciel. Les grandes et les petites lèvres tendent à se fusionner entre elles, à se transformer en bourrelets étroits et durs, le clitoris se rétracte aussi, l'orifice du vagin se rétrécit progressivement. On croirait, au premier abord, se trouver en présence d'une lésion sclérodermique.

Les troubles fonctionnels sont assez marqués : les malades éprouvent au début un violent prurit, auquel succèdent bientôt des douleurs lancinantes à caractère névralgique. Il existe en même temps une sensation de sécheresse et de tension qui incommode beaucoup les patientes.

Au point de vue anatomo-pathologique, le kraurosis est une inflammation chronique du derme avec hypertrophie et tendance rétractile des fibres conjonctives; dégénérescence et même disparition des fibres élastiques. Du côté de l'épiderme, on note des infiltrations embryonnaires avec hyperkératinisation [1].

Ce qui, dans l'histoire du kraurosis, intéresse le chirurgien, c'est la tendance qu'il aurait à se transformer en cancer (épithélioma à globes cornés) ; le pronostic en serait donc assez sombre, et le traitement serait l'exérèse précoce et complète de tous les tissus intéressés.

---

[1] Peter. *Monats. f. Geb. und Gyn.*, 1896, t. III, p. 297. — Gördes. *Ibid.*, 1896, t. III, p. 305. — Mars. *Monats. f. Geb. und Gyn.*, 1898. p. 516. — Arnoux. *Thèse de Paris*, 1899.

TUMEURS

KYSTES

On a observé dans cette région des kystes d'origines très variées : sur les grandes lèvres, des *kystes sébacés* parfois volumineux, des *kystes dermoïdes* contenant des poils et des dents (KLEBS) ; sur le vestibule, sur les côtés du méat, de petites collections séreuses formées aux dépens de glandules qu'on y a décrites ou de vestiges du canal de GÆRTNER (KOCKS) ; sur l'hymen, des *kystes congénitaux* (WINCKEL, DOEDERLEIN). Les faits sont rares, imparfaitement connus et diversement interprétés. De toutes ces formations, les plus intéressantes pour le chirurgien sont les kystes bartholiniens et ceux du canal de NÜCK.

Kystes bartholiniens. — Ils se forment aux dépens des acini de la glande vulvo-vaginale, par le rétrécissement ou l'oblitération du conduit excréteur ; l'origine de cette atrésie est inflammatoire, blennorrhagique. La paroi du kyste est fibreuse, mince et son contenu visqueux, jaunâtre ou mélangé de sang. Le volume varie entre une noisette et un œuf d'oie. La tumeur, allongée suivant l'axe de la grande lèvre et occupant sa moitié postérieure, est élastique et dépressible ; elle n'est pas douloureuse à la pression, à moins qu'elle ne s'enflamme et ne suppure.

HUGUIER[1], à qui nous devons les premières notions précises sur la pathologie des glandes de BARTHOLIN, a décrit, sans preuves anatomiques, les *kystes du canal excréteur*, plus petits, plus superficiels, déplissant la base de la petite lèvre, et les *kystes de la glande*, plus volumineux, plus profonds, soulevant les deux lèvres à la fois. Nous constatons bien les différences de volume, mais nous ignorons si la différence d'origine attribuée à ces cavités closes est réelle.

Ou peut confondre le kyste avec l'induration hypertrophique

---

[1] HUGUIER. *Mém. de l'Acad. de méd.*, 1850.

dont nous avons parlé (p. 541). La fluctuation n'est pas franche, la transparence est exceptionnelle dans les petits kystes superficiels, toujours nulle dans les profonds. La précision du diagnostic n'est pas, d'ailleurs, de première nécessité, puisque le traitement est le même dans les deux cas ; elle importe encore moins en présence d'un kyste suppuré, qui se confond avec l'abcès primitif et entraîne les mêmes indications. Inutile, en effet, de s'attarder à détruire le kyste, sans l'ouvrir, par une instillation de chlorure de zinc, à l'ouvrir largement et à le bourrer de gaze ; il vaut mieux l'extirper franchement et réunir la plaie, en tenant compte, ainsi que nous l'avons dit plus haut, de la vascularité de la région.

Kystes du canal de Nück[1]. — Ceux-ci, par leur siège, diffèrent absolument des bartholiniens, car ils occupent la moitié antérieure de la grande lèvre. Nous ne reviendrons plus sur ce diagnostic différentiel, mais nous devons établir en quelques mots leur nature.

Sans doute, il n'est pas défendu d'admettre que certaines collections séreuses voisines de l'orifice externe du canal inguinal sont des « kystes sacculaires » ou des sacs herniaires déshabités et transformés en cavités closes ; mais c'est là une théorie sans démonstration. Il était, *a priori*, beaucoup plus naturel de croire à la persistance avec oblitération partielle du canal de Nück, qui entoure le ligament rond chez le fœtus comme le conduit péritonéo-vaginal entoure le cordon, et d'assimiler l' « hydrocèle de la femme » à l'hydrocèle enkystée du cordon chez l'homme. Cette origine, cependant, a été niée par Duplay[2].

Or, nous l'avons touchée du doigt[3] chez une jeune fille de dix-neuf ans, qui portait depuis quatre ans une petite tumeur inguinale du côté droit, parfaitement réductible. L'incision de la peau mit à nu un cordon fibreux qui s'insérait vers le sommet de la grande lèvre, et se prolongeait dans le trajet inguinal

---

[1] Mencière. *Thèse de Paris*, 1898.

[2] Rabère. *Thèse de Paris*, 1883.

[3] L.-G. Richelot. *Acad. de méd.*, sept. 1890, et *Union médicale*, 2 octobre 1890.

sous la forme d'un canal de communication avec le péritoine, de conformation singulière : il y avait des culs-de-sac, des diverticules et des cloisons incomplètes qui rappelaient la description du conduit vagino-péritonéal chez l'homme, et ne laissaient aucun doute sur la persistance du canal de Nück. Enfin, le stylet rencontrait un fin pertuis et pénétrait à toute profondeur ; un trajet si étroit n'avait pu donner passage ni à l'intestin ni à l'épiploon, et cette tumeur ne pouvait être qu'une hydrocèle réductible.

Cette observation nous paraît établir, chez certaines femmes, la persistance du canal de Nück, dont l'existence même est niée par quelques auteurs. D'après la thèse de RABÈRE, élève de DUPLAY, les hydrocèles de la femme ne seraient autres que des hydrocèles herniaires ou des kystes simples des grandes lèvres. Il est vrai qu'en présence d'une *tumeur enkystée,* il est difficile de démontrer qu'elle ait pris naissance dans un vestige de prolongement péritonéal plutôt que dans le tissu cellulaire ou dans un sac déshabité ; le premier point, pour établir l'existence du canal de Nück, c'est de montrer une *hydrocèle réductible,* et encore faut-il que la conformation de la poche ou celle du canal de communication excluent l'idée d'un sac de hernie. Or, on ne trouve dans la thèse de RABÈRE que deux observations contestables : une de PALETTA — la poche communiquait avec le péritoine par un large orifice et pouvait être un sac de hernie ; une de SCHROEDER — le contenu séreux était réductible, mais il n'y a pas eu d'opération, et peut-être s'agissait-il d'une mince épiplocèle simulant une collection liquide, comme tous les chirurgiens en ont vu. Dans notre exemple, au contraire, il n'y a place à aucun doute : l'absence d'antécédents herniaires chez une jeune fille de dix-neuf ans, le prolongement du conduit séreux et son insertion au sommet de la grande lèvre, la conformation intérieure que nous avons signalée, enfin l'étroitesse extrême du canal de communication, qui ne pouvait laisser passer que du liquide, démontrent bien qu'il s'agit d'une collection développée dans un canal de Nück persistant. Qu'il se fasse en un point de ce canal une oblitération partielle, on aura un kyste absolument semblable à ceux du conduit vagino-péritonéal chez l'homme ;

telle est la pathogénie qui nous paraît s'appliquer à presque tous les cas.

On a dit aussi que le ligament rond, étant creux chez le fœtus (E.-H. WEBER), pouvait être le siège de ces kystes séreux, ou de ceux à contenu brunâtre qu'on a appelés des hématocèles : simple hypothèse de laquelle nous n'avons rien à dire[1].

Faut-il ajouter qu'on évitera de confondre les kystes du canal de Nück avec une épiplocèle ou une entérocèle irréductible, avec une hernie de l'ovaire ?

L'hydrocèle de la femme est une affection bénigne ; si elle communique avec le péritoine, elle peut devenir l'amorce d'une hernie future. Dissection et ablation du kyste, cure radicale de l'hydrocèle réductible, ainsi se résume le traitement.

TUMEURS VASCULAIRES

Les varices des grandes lèvres sont fréquentes au cours de la grossesse et souvent assez développées pour former de véritables *tumeurs variqueuses* sous forme de paquets bleuâtres et violacés, qui peuvent se rompre à la suite d'un effort ou d'un traumatisme et donner lieu à une hémorrhagie grave. On doit les soutenir avec un bandage en T.

Leur rupture sous-cutanée produit l'*hématome* ou *thrombus* de la vulve, ordinairement unilatéral, et pouvant acquérir le volume d'une tête de fœtus. L'hématome survient le plus souvent au moment du travail : il peut se rompre à l'extérieur et provoquer une hémorrhagie mortelle, suppurer et faire mourir la femme d'infection ; il s'agit donc là d'un accident très sérieux[2].

Un thrombus de petites dimensions peut être abandonné à lui-même, jusqu'à la résorption spontanée. Ceux que provoquent les coups et les chutes, en dehors de l'état puerpéral, sont d'un pronostic bénin. Mais quand la poche sanguine est volumineuse, il

---

[1] STAFFEL. *Centralb. f. Gyn.*, 1887, p. 272.

[2] GIRARD. *Thèse de Paris*, 1874. — BUDIN. *Thèse d'agrég.*, 1880. — MOUSSAUD. *Thèse de Paris*, 1889.

faut l'inciser largement, évacuer les caillots, pincer ou lier les vaisseaux qui saignent, bourrer la cavité de gaze aseptique.

VÉGÉTATIONS

Les végétations simples de la vulve ou *papillomes* sont de petites tumeurs disséminées ou agglomérées, produites par l'hypertrophie des papilles de la peau ou de la muqueuse, et pouvant siéger sur toutes les parties de la vulve, du périnée, de la marge de l'anus, et même à l'entrée du vagin. Quand elles sont rares et discrètes, on les appelle *crêtes de coq*; mais elles se groupent souvent en masses considérables, séparées par des sillons et prenant l'aspect de véritables choux-fleurs, dont le volume peut atteindre celui d'une tête de fœtus. Les saillies papillaires sont rosées ou rouges; elles laissent suinter un liquide sanieux et fétide, irritant pour les tissus voisins. Elles sont indolentes, à moins d'être le siège d'ulcérations et de crevasses qui les rendent sensibles aux frottements, douloureuses pendant la marche. Elles sont gênantes, mais d'un pronostic bénin.

Leur étiologie n'a rien de spécifique. L'irritation qui détermine ces hypertrophies papillaires est le plus souvent produite par les écoulements gonorrhéiques, par le suintement des plaques muqueuses; mais on les voit aussi, sous la forme de crêtes de coq ou de végétations agglomérées, chez les femmes enceintes qui ont une leucorrhée abondante, sans syphilis ni blennorrhagie, et chez toutes les femmes d'une propreté défectueuse. Malgré le nom impropre de *condylome* qu'on leur donne quelquefois, elles n'ont rien à voir avec les condylomes plats de la syphilis secondaire. On a vainement cherché à démontrer qu'elles sont contagieuses.

Qu'elles soient petites ou énormes, les tumeurs papillomateuses doivent être excisées avec les ciseaux, et leur base cautérisée au thermocautère. Inutile de les attaquer lentement avec le chlorure de zinc ou l'acide chromique. Cette petite opération peut et doit se faire pendant la grossesse, pour éviter toute cause d'infection au moment de l'accouchement.

31.

CANCER

Le cancer primitif de la vulve est une affection rare. On l'a vu quelquefois chez les petites filles et les jeunes femmes[1], mais surtout de quarante à soixante ans ; nous l'avons observé plusieurs fois, et toujours au delà de soixante. La *leucoplasie* ou *psoriasis vulvaire* est, comme nous l'avons dit (p. 539), une cause prédisposante[2].

Nous pouvons rattacher au cancer les sarcomes purs (MAYER), les myxo-sarcomes (HUNTER, ROBB), les mélano-sarcomes à généralisation rapide (TAYLOR, TERRILLON).

C'est le plus souvent un épithéliome pavimenteux, lobulé ou tubulé, naissant dans le sillon qui sépare la petite lèvre de la grande, plus rarement sur le clitoris, quelquefois au niveau du méat, pour s'infiltrer autour de l'urèthre (*cancer péri-uréthral*).

Le cancer — nous parlons surtout de l'épithéliome, qui est la forme ordinaire — s'annonce par un prurit incommode ou même douloureux ; puis on aperçoit un nodule circonscrit sous-cutané, sous-muqueux, ou plusieurs nodules bientôt confluents et donnant à la région une consistance ligneuse, ulcérés avec des bords inégaux, un œdème dur, une peau d'orange, une sécrétion sanieuse et fétide. L'envahissement de la fourchette, du vestibule, déforme et rétrécit l'entrée du vagin ; les ganglions inguinaux sont tuméfiés. L'infiltration cancéreuse gagne les parties voisines, le périnée, l'anus, etc. ; douleurs, cachexie et mort dans l'espace de deux à trois ans. On a signalé des évolutions plus lentes.

Il faudrait peu d'expérience pour confondre avec le cancer, même au début, les diverses lésions syphilitiques. Nous ne voyons guère que l'esthiomène, d'ailleurs si rare, qui puisse prêter à l'erreur.

Le seul traitement du cancer de la vulve est l'extirpation. On peut rencontrer quelque difficulté dans la dissection d'un can-

---

[1] MAUREL. *Thèse de Paris*, 1888.

[2] L. MAYER. *Monatsch. f. Gyn.*, octobre 1868. — JOUIN. *France méd.*, 1882, t. I, p. 573. — RECLUS. *Gaz. des hôp.*, 1888, n° 76, p. 685.

cer péri-uréthral, mais le plus souvent l'opérateur est à l'aise
pour tailler largement et pour réunir de vastes surfaces. Aussi
faut-il choisir l'ablation au bistouri aidé de la forcipressure, procéder à l'affrontement des pertes de substance et disposer les
sutures dans divers sens afin d'obtenir une cicatrisation rapide.
Nous avons vu une de nos vieilles malades récidiver au bout
d'un an, subir à plusieurs mois d'intervalle deux opérations
nouvelles très étendues, se bien porter encore et ne péricliter
qu'à partir de la troisième année. Küstner, Martin et Hofmeier
ont vu des guérisons se maintenir pendant plusieurs années.
Mᵐᵉ Pilliet[1] a rapporté le cas d'une récidive survenue six ans
et demi après l'extirpation.

Autres tumeurs

Laissons de côté l'*éléphantiasis* des Arabes, cette hyperplasie
de la peau et du tissu cellulaire sous-cutané, exceptionnelle
dans nos climats. Si nous rappelons son existence, c'est qu'il
revêt parfois une forme qui l'a fait confondre par les anciens
auteurs, sous le nom de *molluscum pendulum*, avec toutes les
tumeurs plus ou moins pédiculées de la région vulvaire.

Moins rare est le *fibrome* proprement dit, né le plus souvent
au niveau de la grande lèvre et souvent pédiculé. Composé de
tissu fibreux pur, il se présente sous l'aspect d'une saillie piriforme, lisse ou lobulée, indolente, variant du volume d'une
noisette à celui d'une orange, et de consistance molle. C'est à
lui qu'on réserve aujourd'hui le nom de *molluscum pendulum*
(Willan)[2] ou de *molluscum simplex*[3]. On en trouve quelquefois
plusieurs. Il augmente avec une extrême lenteur; cependant, on
l'a vu se développer plus vite sous l'influence d'un traumatisme
ou d'une grossesse. On dit qu'il peut se transformer en sarcome
et que, pour ce motif, il faut l'enlever tout entier en excisant
son point d'implantation.

[1] Pilliet. *Bull. de la Soc. anat.*, 1899, p. 403.
[2] Bazin. *Leçons théoriques et clin. sur les aff. cutanées.* Paris, 1862.
[3] Marfan. *Arch. de tocol.*, 1882, p. 705.

Le *fibro-myome* est rare et passe pour prendre naissance aux dépens du ligament rond ou du périoste voisin ; il lui arrive de se développer dans la grande lèvre sans qu'on puisse déterminer son point de départ. Il forme une masse arrondie, assez régulière, souvent pédiculée, de consistance ferme, indépendante de la peau et sans adhérences solides avec les parties profondes. Schrœder en a vu un qui atteignait le volume d'une tête d'enfant. Nous signalons en passant la confusion qu'on peut faire entre ces tumeurs inattendues et celles qu'on voit plus souvent, épiplocèle irréductible, hernie de l'ovaire, etc. Comme traitement, l'extirpation.

Une fois par hasard, on peut rencontrer un *myxome*. Græfe (de Halle) [1] en a relaté un cas chez une femme de trente-six ans ; la tumeur était grosse comme le poing, mollasse ; le microscope démontra qu'il s'agissait d'un myxome pur. Le *lipome* se développe dans le pannicule adipeux des grandes lèvres ou du mont de Vénus ; on l'a vu peser dix livres, pendre jusqu'aux genoux. On a vu l'*enchondrome* du clitoris, gros comme le poing ; on a vu des *ossifications* (?) du même organe.

DÉCHIRURES DU PÉRINÉE

Étiologie. — La déchirure plus ou moins profonde des tissus compris entre la fourchette et l'anus se fait au moment de l'accouchement, lorsqu'il y a étroitesse particulière de la vulve, rigidité anormale chez les primipares âgées, volume exagéré ou position vicieuse de la tête fœtale, défaut de soutien du périnée et passage brusque, maladroite application de forceps, etc. Les accoucheurs ont décrit et discuté minutieusement les conditions dans lesquelles se produit la solution de continuité ; nous verrons surtout le côté descriptif et chirurgical de la question.

Il semble que la pression de la tête puisse amener quelquefois des ruptures musculaires sous-cutanées, pendant que les tégu-

[1] Græfe. *Centralb. f. Gyn.*, 1897, p. 105.

ments résistent en vertu de leur élasticité. Est-ce ainsi que se forment certains *relâchements du périnée* sans déchirure proprement dite, ou bien est-ce par un défaut d'involution de la région vulvo-vaginale distendue, chez les femmes prédisposées au relâchement des tissus fibreux ?

Mentionnons, sans nous y arrêter, les déchirures infiniment rares qui se font en dehors de l'accouchement : traumatismes divers, chute à califourchon, etc.

Anatomie pathologique. — Nous décrivons seulement les déchirures déjà anciennes, cicatrisées.

Les unes sont *incomplètes*, c'est-à-dire que la rupture intéresse la fourchette seule (premier degré) ou les fibres musculaires sous-jacentes (deuxième degré), et s'arrête au sphincter anal. Le périnée est réduit, la vulve allongée et béante ; mais l'anus a conservé sa forme et l'intégrité de ses fonctions. Un mince tissu cicatriciel occupe la commissure élargie ; à la longue elle semble pourvue d'une muqueuse à peine modifiée, si bien qu'on ne distingue pas toujours une déchirure très ancienne d'un simple relâchement.

Les autres sont *complètes*, et il importe ici d'avoir une idée nette de leurs formes et de leurs degrés. Qu'on se rappelle la constitution du périnée chez la femme : à quelques centimètres de leurs orifices, le vagin et le rectum, jusque-là étroitement adossés, s'abandonnent à l'angle pour aller s'ouvrir isolément. Les deux conduits divergeant, la cloison qui les sépare s'épaissit de haut en bas, et constitue un prisme triangulaire de parties molles où viennent s'attacher les fibres du sphincter de l'anus, du constricteur vaginal et du transverse. Supposons maintenant une déchirure antéro-postérieure[1] unissant la vulve à l'anus : les deux orifices communiquent ensemble et forment un cloaque dont la profondeur varie suivant que la division intéresse le sphincter seul ou s'étend à la cloison recto-vaginale. Tels sont

---

[1] La femme est supposée dans la station debout, comme c'est l'usage en anatomie descriptive. Nous observons cette règle ici et dans toutes les descriptions qui vont suivre.

les deux degrés légitimement admis par les auteurs; mais il
faut préciser davantage. On a sous les yeux, à droite et à gauche,
les deux parois de la déchirure; en face, un éperon séparant le
vagin du rectum. Or, trois cas peuvent se présenter, quant à la
figure de l'éperon et des parois latérales. Si la déchirure est peu
profonde et n'entame le triangle périnéal que dans une partie
de sa hauteur, l'éperon est un gros bourrelet, parce qu'il est
formé aux dépens d'une partie épaisse. Si la fente a gagné le
sommet du périnée, l'éperon est un bord mince, parce qu'il
répond au point où les conduits sont encore adossés. Dans le
premier cas, chacune des parois latérales représente une surface
triangulaire à sommet tronqué ; dans le second, leur sommet
pointu se continue avec le bord mince de l'éperon. Enfin, si la
cloison est entamée dans une partie de sa hauteur, celui-ci est
élevé, tranchant, cintré ou ogival, plus ou moins déformé par
des brides cicatricielles (fig. 145).

Au milieu de l'éperon vient aboutir une saillie verticale ressemblant au *vermis inferior* du cervelet, c'est la colonne postérieure du vagin qui parfois déborde par son extrémité et flotte
à la façon d'une luette.

Les auteurs disent qu'à ces lésions s'ajoutent souvent la rectocèle, la cystocèle et le prolapsus utérin. Ici, nous demandons
que, sans méconnaître les faits et les coïncidences pathologiques,
on n'embrouille pas les questions qui doivent rester séparées.
Nous avons montré combien il est utile, au point de vue de la
conduite chirurgicale, de ne pas laisser s'établir de confusion
entre les déviations utérines et les prolapsus ; nous trouvons
le même avantage, et nous y reviendrons tout à l'heure, à
ne pas laisser le prolapsus intervenir plus que de raison dans
les traumatismes du périnée. Sans doute une vulve élargie, un
périnée aminci par une déchirure ancienne sont des conditions
favorables à la descente du vagin, nous l'avons reconnu (p. 176) ;
sans que la femme y soit particulièrement prédisposée, on conçoit bien et nous admettons que la paroi vagino-rectale tende à
faire saillie, à se dérouler partiellement quand elle n'est plus
soutenue par le massif périnéal. Mais combien il est habituel de
voir cette saillie insignifiante, et la déchirure la plus ancienne

ne rien ou presque rien changer à l'attitude des parois vaginales !
Le prolapsus est favorisé, moins par les divisions incomplètes
ou les ruptures totales, que par les simples relâchements sans
déchirure. Pourquoi ? C'est que la division plus ou moins profonde, par accident, ne suffit pas à faire tomber des parois to-

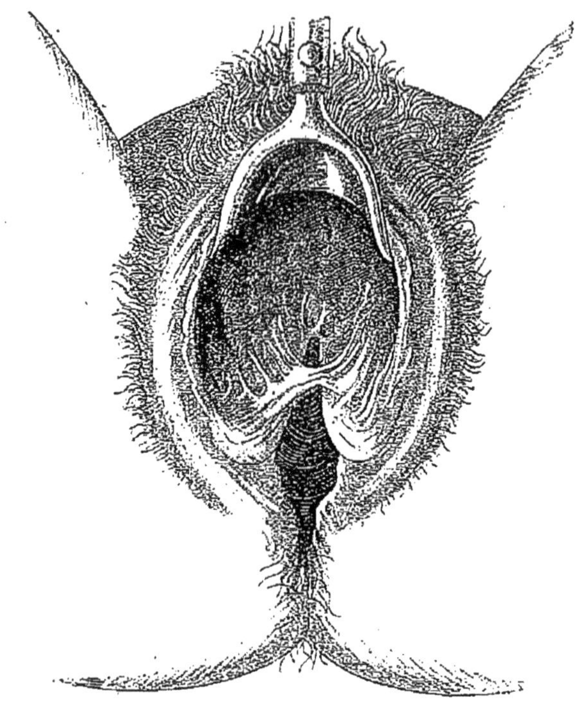

Fig. 145.
Déchirure complète.

niques, tandis que l'effondrement physiologique sans blessure,
par·subinvolution, par défaut d'élasticité, suppose la prédisposition et a sa source dans le tempérament morbide. En résumé,
le prolapsus vaginal vient compliquer, s'il y a lieu, les déchirures périnéales petites ou grandes ; mais il y a là deux ordres
de lésions parfaitement distincts, et cette distinction, nous la
retrouverons dans la thérapeutique.

Symptômes et diagnostic. — Pour constater les désordres

que nous avons décrits, il faut placer la femme dans la position dorso-sacrée ; c'est la seule qui convienne pour l'examen et pour l'opération.

Dans les déchirures incomplètes, on voit, en écartant les grandes lèvres, qu'elles sont séparées l'une de l'autre à leur extrémité postérieure, que le périnée est ouvert, et qu'au lieu d'une large surface, un pont cutané plus ou moins mince sépare l'anus de la vulve élargie. Les parois de la fente périnéale, depuis longtemps cicatrisées, ne diffèrent pas beaucoup, par leur coloration, de la muqueuse voisine.

Dans les déchirures complètes, le périnée est fendu dans toute sa longueur. De chaque côté, en arrière de la vulve, est une surface triangulaire, cicatricielle, dont la base répond aux téguments, le sommet à la cloison recto-vaginale. La circonférence de l'anus est rompue, le sphincter a pris la forme d'une bandelette demi-circulaire, et la partie inférieure du rectum représente une gouttière sur laquelle vient tomber l'éperon membraneux formé par la cloison recto-vaginale. Celle-ci est plus ou moins profondément située ; à son bord plus ou moins mince vient aboutir, comme nous l'avons dit, la colonne postérieure du vagin.

La déchirure incomplète ne donne aucun symptôme ; la femme ne se plaint d'incommodité, de pesanteurs, que s'il y a en même temps des phénomènes de ptose. Même absence de douleurs, même conservation de la santé avec la déchirure complète ; seulement, la rupture du sphincter produit l'incontinence des gaz et des matières liquides. Les matières solides sont gardées à volonté, quand la fente n'est pas très profonde ; si la cloison recto-vaginale est très entamée, l'incontinence peut être absolue. Avec des lésions identiques, il y a quelques variétés individuelles ; mais la déchirure complète est toujours une infirmité très pénible.

Traitement. — Le mieux est de suturer la déchirure au moment où elle vient de se produire. Autrefois, avec les serres-fines et la malpropreté, le succès était rare ; aussi valait-il mieux s'abstenir. On peut bien, encore aujourd'hui, abandonner à

elles-mêmes les solutions de continuité qui paraissent insignifiantes ; mais, pour peu qu'elles en vaillent la peine, il faut,
après désinfection et avec l'anesthésie locale, profiter des surfaces vives pour réunir séance tenante, — l'opération est plus
facile à réussir qu'elle ne sera plus tard, — suturer au catgut
ou au crin de Florence, et faire des pansements soignés pendant
quinze jours ; on obtient ainsi des guérisons rapides qui évitent
à la femme des interventions ultérieures plus compliquées.
Accoucheurs et chirurgiens sont d'accord sur la valeur de la
périnéorrhaphie immédiate dans les *déchirures récentes ;* on ne
peut être arrêté que par des circonstances de milieu défavo-
rables, ou par l'état général de la femme, si elle est épuisée
par un accouchement laborieux.

Il est moins bien d'essayer, au bout de quelque temps, la
réunion immédiate secondaire des surfaces bourgeonnantes,
bien que la chose ait réussi à quelques-uns ; mieux vaut alors,
pour n'avoir pas d'échec, attendre que les tissus aient repris leur
aspect normal, et procéder à une restauration méthodique de
la *déchirure ancienne.* Cette dernière seule va nous occuper
maintenant.

Historique[1]. — L'histoire de la périnéorrhaphie remonte à
AMBROISE PARÉ, à GUILLEMEAU qui l'exécuta le premier au
XVIIe siècle, et aux chirurgiens qui l'imitèrent pendant le siècle
suivant. DIEFFENBACH inventa l'avivement large et les incisions
libératrices, ROUX la suture enchevillée. LANGENBECK combina
l'avivement et le dédoublement, ce qui donna naissance aux
procédés de DEMARQUAY, RICHET, LE FORT[2], etc. MARION SIMS,
appliquant à la déchirure du périnée les mêmes principes qu'à
la fistule vésico-vaginale, augmenta l'étendue de l'avivement et
utilisa les fils métalliques ; il fut continué par son élève EMMET,
qui plaça les fils de manière à fermer la plaie comme une
bourse et à rapprocher parfaitement les deux bouts du sphincter
divisé, et dont le procédé, importé en France par Jude HUE (de

---

[1] VERNEUIL. *Mémoires de chirurgie,* t. I, p. 954.
[2] E. BOURDON. *Thèse de Paris,* 1875.

Rouen) [1], fut adopté avec enthousiasme. Enfin LAWSON-TAIT [2] réduisit l'opération à un simple dédoublement et la rendit très rapide ; sa manière de faire se répandit bientôt en Amérique, en Allemagne et en France.

Il faudrait encore citer bien d'autres noms, SIMON, HÉGAR, HILDEBRANDT, A. MARTIN, SÆNGER, etc., et une foule de procédés qui se répètent, se complètent ou se contredisent, et dont l'énumération intégrale et la description minutieuse ne nous seraient d'aucune utilité.

Déchirures incomplètes.

La vulve est allongée et la commissure ouverte ; la plaie cicatrisée ressemble à un simple relâchement périnéal ; mais la paroi vaginale postérieure ne descend pas, elle fait à peine saillie par défaut de soutien. Rétrécir une vulve béante peut avoir quelque intérêt ; mais l'opération, qui souvent n'a rien d'obligatoire, a surtout pour but de prévenir la chute vaginale, que l'effondrement traumatique du périnée prépare et favorise. Or, puisqu'on n'a pas actuellement à soutenir un vagin procident ni à rétrécir un conduit aux parois exubérantes, un avivement très simple de la région divisée, dans les limites mêmes de la division, doit suffire. Il en est ainsi dans le procédé de SIMON (fig. 146) ; il y a même, dans ce procédé, un peu trop de recherche dans le nombre et la disposition des fils. Avec une aiguille à grande courbure (EMMET ou DOYEN), nous passons trois fils — toujours des crins de Florence plutôt que des fils d'argent — de droite à gauche et de bas en haut ; ils cheminent tout entiers dans l'épaisseur des tissus et, au-dessus de l'angle supérieur de l'avivement, ils sont noyés dans la cloison rectovaginale. En les serrant, toute la surface cruentée s'adosse à

---

[1] Jude HUE. *Bull. de la Soc. de chir.*, avril 1876, août 1886. — KIRMISSON. *Art. Périnéorrhaphie du Dict. encycl. des sciences méd.*, 1886.

[2] HEIBERG (de Copenhague). *Gyn. og. obst. Maddel.*, 1887, t. VI, n° 3. — SÆNGER. *Samml. klin. Vortr.*, 1887, n° 301, et *Centralb. f. Gyn.*, 1888, n° 47, p. 765.

elle-même sans laisser aucun vide, et la fourchette est reconstituée par une ligne de sutures antéro-postérieure qui rend au périnée son épaisseur normale. Trois fils séparés suffisent pour occuper l'espace entre le périnée aminci et l'extrémité inférieure de la grande lèvre ; et rien, en somme, n'est plus facile que

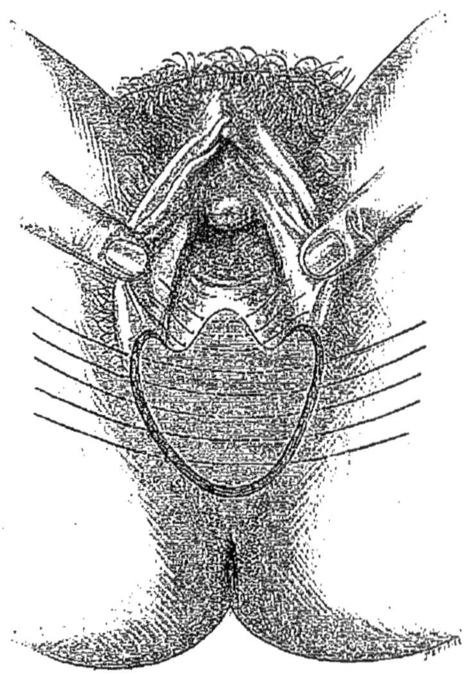

Fig. 146.
Déchirure incomplète (procédé de SIMON).

d'obtenir la réunion de ces déchirures incomplètes, en pansant à l'iodoforme et en surveillant l'asepsie. Aussi négligerons-nous — quels que soient les noms des auteurs — certains procédés qui s'évertuent à donner à l'avivement des formes bizarres et à faire des points profonds, des points superficiels, des surjets et des étages. .

Nous venons de parler d'un avivement très simple. Or, il est évident qu'on peut le faire comme dans la colporrhaphie postérieure, en procédant par dédoublement (p. 192), tracer l'incision courbe à la limite qui sépare la déchirure de la peau, puis

disséquer avec le doigt ou l'instrument tranchant, suivant la
résistance du tissu cicatriciel, et poursuivre le décollement du
lambeau jusqu'à la limite supérieure de la déchirure. On peut
alors, par deux coups de ciseaux convergents, tailler le lambeau
triangulaire et l'enlever comme dans le procédé de Hégar,
puis, imitant toujours la colporrhaphie, réunir de haut en bas
par un surjet de catgut, ou placer de bas en haut les trois crins
de Florence que nous avons décrits tout à l'heure (p. 558). Nous
disons qu'on imite la colporrhaphie, mais en faisant le lambeau
et l'avivement plus petits, limités à la fente périnéale ; il s'agit
bien d'une périnéorrhaphie, puisqu'on n'a que faire de remonter
sur la paroi postérieure du vagin pour y enlever de l'étoffe.
Mais il va sans dire que, si on craint la procidence ou si on la
voit commencer, rien n'empêche d'empiéter sur cette paroi, de
prolonger le décollement, d'allonger le lambeau, en un mot, de
passer par une transition insensible de la suture du périnée à la
colpo-périnéorrhaphie. Et c'est, apparemment, parce qu'il n'y a
pas toujours de limite bien tranchée entre la déchirure simple
et la déchirure compliquée de prolapsus, que les auteurs ont
tant varié leurs procédés et qu'il règne dans ces descriptions
ardues une véritable confusion.

Au lieu de réséquer le lambeau triangulaire, on pourrait le
conserver et l'utiliser comme Doléris, après l'application des
trois fils (p. 195). En décrivant le procédé de cet auteur « contre
le prolapsus », nous avons établi qu'il a la valeur d'une périnéorrhaphie proprement dite, applicable à une déchirure incomplète ou à un relâchement de la commissure.

Il y a, enfin, un procédé de Lawson-Tait pour les déchirures
incomplètes [1]. L'incision, au lieu d'être courbe, est en ligne
brisée ; le lambeau vaginal devient courbe en se rétractant et
n'est pas réséqué, ni attiré en bas, ni cousu, il se replie sur lui-
même en forme de rosette quand on rapproche les surfaces. Le
dédoublement, fait avec des ciseaux coudés et pointus, est conduit à la hauteur voulue ; quatre fils d'argent sont passés, dont
un seul pénètre dans la cloison recto-vaginale au-dessus de la

---

[1] Sænger. *Samml. klin. Vortr.*, 1887, n° 301.

limite supérieure de l'avivement ; ils sont piqués dans la plaie même, en dedans de ses bords, de telle sorte que la peau ne soit pas intéressée — pourquoi ? Et pourquoi Sænger conseille-t-il d'introduire un tampon dans le rectum ? Et pourquoi Lawson-Tait ménage-t-il des ouvertures pour le drainage ? Et pourquoi des fils profonds et superficiels, des grains de plomb qu'on écrase, etc. ?

Après ces opérations, pansement iodoformé dans le vagin et sur la ligne de suture ; grands soins de propreté ; cathétérisme pendant les premiers jours ; inutile de chercher la constipation, puisque le rectum n'est pas intéressé. Les catguts sont oubliés ; les crins de Florence sont enlevés assez tard, vers le quinzième jour.

Déchirures complètes

On a sous les yeux, à droite et à gauche, les deux parois triangulaires de la déchirure ; en face, l'éperon qui sépare le vagin du rectum. Le sommet de chaque paroi triangulaire se continue avec l'éperon ; sa base, qui répond à la peau, est limitée en avant par l'extrémité postérieure de la grande lèvre séparée de sa semblable, en arrière par l'extrémité rompue du sphincter, qui n'est plus un anneau, mais un demi-cercle ouvert en avant. Cette disposition, toujours mal représentée par les figures, étant bien comprise, il est clair qu'en adossant sur la ligne médiane les deux parois triangulaires, on rapproche les deux extrémités labiales et on reconstitue la fourchette, on rapproche les deux extrémités sphinctériennes et on reconstitue l'orifice anal. Il s'agit donc ici, non d'enlever de l'étoffe et de rétrécir un conduit pour soutenir ses parties supérieures, mais tout simplement d'amener au contact et de souder efficacement des surfaces divisées. Or, les anciens procédés y arrivaient à grand'peine, par défaut d'asepsie, bien entendu, mais surtout par l'insuffisance de l'avivement : ils rapprochaient des surfaces trop étroites, surtout au niveau de la cloison recto-vaginale. L'inhabileté de leurs tentatives pour faire en ce point un affrontement exact et durable, aboutissait à une réunion superficielle du périnée avec persistance d'une fistule recto-vaginale plus ou moins large. On peut dire que le succès des procédés modernes repose avant tout sur le traitement de l'éperon.

Il faut faire aujourd'hui une opération très simple et très expéditive, tant par le mode de l'avivement que par le nombre et la disposition des fils. Aussi chercherons-nous à mettre en lumière deux procédés seulement, qui possèdent les qualités requises et sont de valeur à peu près égale : celui d'Emmet et celui de Lawson-Tait. Nous n'aurons que peu de mots à ajouter sur ceux qui, n'ayant pas la même importance, valent cependant la peine qu'on note leurs qualités, leurs défauts, leurs ressemblances avec les meilleurs, et qu'on ne les oublie pas tout à fait.

Nous décrirons un Emmet modifié, amélioré par quelques détails empruntés à ses rivaux et par quelques habitudes que nous avons prises.

Procédé d'Emmet. — On avive de larges surfaces. D'abord l'éperon : nous avons dit qu'il représente un gros bourrelet ou un bord mince, mais dans les deux cas l'avivement peut avoir une suffisante largeur, 2 à 3 centimètres, en montant sur la muqueuse vaginale. Ensuite les parois triangulaires : de l'éperon à la peau, le bistouri suit le bord antérieur de la surface déchirée, en faisant bonne mesure et empiétant sur le quart postérieur de la grande lèvre ; en arrière, il suit le bord postérieur du triangle et s'arrête au bout du sphincter, mais sans empiéter sur la muqueuse rectale ; enfin, troisième incision à la base du triangle qui relie les deux premières. Tout le tissu de cicatrice est disséqué entre les incisions et l'avivement fait de la sorte figure vaguement, très vaguement, « un papillon aux ailes déployées », dont le corps est représenté par l'éperon et les ailes par les surfaces divergentes.

Tel est l'avivement d'Emmet, reproduit par Jude Hue avec quelques variantes. Mais il y a moyen de mieux faire. Il est plus expéditif et plus simple d'aviver l'éperon par dédoublement : on incise transversalement, un peu en avant du bord libre, la muqueuse vaginale, on approfondit l'incision et bientôt on a devant soi un sinus cruenté qui donnera une large surface d'affrontement. L'incision est poursuivie de chaque côté, à l'union de la muqueuse vaginale et de la paroi triangulaire ; ici encore on approfondit l'incision jusqu'à la base du triangle pour décoller et soulever la muqueuse vaginale. En d'autres termes, on continue à droite et à gauche le dédoublement commencé sur l'éperon, ce qui agrandit la surface cruentée sans perte de substance ; le lambeau de muqueuse vaginale décollée prendra part à l'affrontement et s'adossera sur la ligne médiane à celui du côté opposé, tendant à recouvrir d'un bourrelet saillant les surfaces périnéales rapprochées. Ce dédoublement de l'éperon et de la muqueuse vaginale ressemble à celui de Lawson Tait, et plus encore à celui de Richet, dont nous parlerons tout à l'heure.

Maintenant, la suture. Nous demandons la permission de ne pas nous évertuer à multiplier, encheviller et tortiller des fils. Ce qui importe, c'est de bien montrer par quel mécanisme la suture doit mettre au contact parfait les surfaces vives du périnée et celle de l'éperon, pour éviter à coup sûr la désunion au sommet du triangle ; en second lieu, comment on a chance de bien souder les deux bouts du sphincter, pour éviter le relàchement ultérieur de l'orifice anal et une infirmité persistante.

Prenez des crins de Florence, qui sont souples, solides, et ne demandent, pour être noués et soutenir les tissus, aucun artifice. Prenez une « aiguille d'Emmet », c'est-à-dire une aiguille à grande courbure qu'il vous plaira d'appeler ainsi (fig. 147), bien qu'Emmet se soit toujours servi d'aiguilles ordinaires qu'il faisait passer en deux temps ; prenez l'aiguille de Doyen (fig. 148). Enfoncez-la dans la peau, sur le côté gauche du périnée, à quelque distance de l'avivement, et franchement en arrière de l'extrémité sphinctérienne. Faites-la cheminer dans les tissus le long du bord postérieur de la surface triangulaire, jusque dans la cloison recto-vaginale ; l'index de la main gauche, introduit dans le rectum, reconnaît l'épaisseur des tissus, guide l'aiguille, l'empêche de pénétrer dans l'intestin et l'oblige à rester noyée dans la cloison, au-dessus du sinus d'avivement. De l'autre côté, elle redescend, toujours cachée dans les tissus, toujours le long du bord postérieur de la sur-

face triangulaire, et sort sur la peau, derrière le bout sphinctérien, en un point symétrique au point d'entrée. Il n'y a
jamais aucune difficulté à décrire ce long trajet demi-circulaire
en un seul temps, même quand l'éperon est assez loin, car il se
laisse attirer, la courbe s'aplatit et l'aiguille passe. Un premier

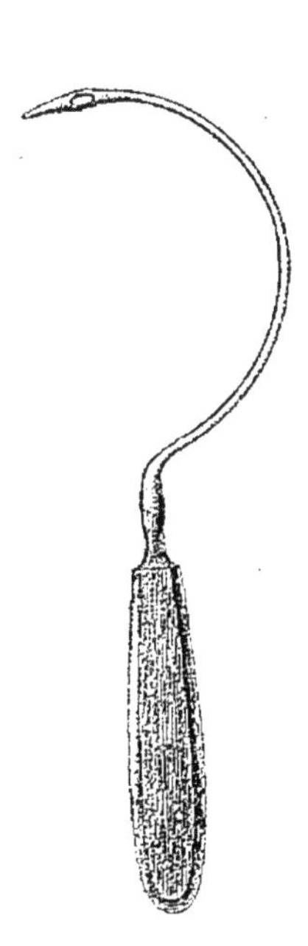

Fig. 147.
Aiguille d'EMMET.

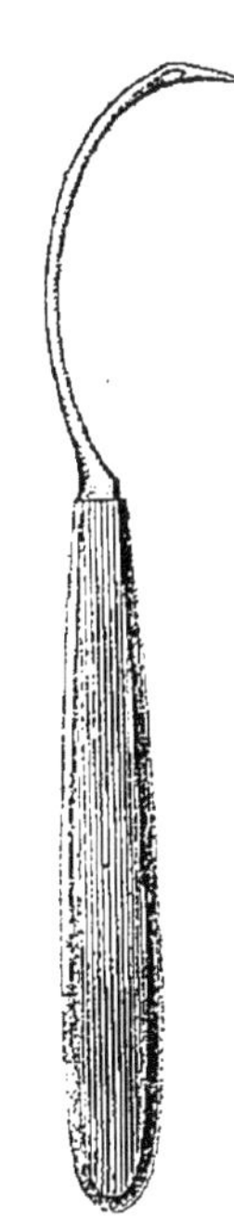

Fig. 148.
Aiguille de DOYEN.

crin de Florence étant ainsi placé, il en faut encore deux ; jamais
nous n'avons mis plus de trois fils, nous en voulons bien quatre
si on y tient, mais nous ne connaissons pas de périnées dont les
dimensions en exigent davantage. Le second pénètre et sort à
moitié chemin entre l'anus et la fourchette, le troisième tout près
de la grande lèvre ; tous deux, comme le premier, sont noyés
dans les tissus pendant tout leur trajet et occupent l'épaisseur
même de la cloison (fig. 149). Puis les trois fils sont noués tout
simplement sur la ligne médiane.

Il est facile de comprendre ce qui se passe au moment où les fils sont serrés. Non seulement les parois triangulaires de la déchirure se réunissent, mais l'éperon, dans l'épaisseur duquel cheminent les crins de Florence, est attiré en bas et sa surface d'avivement vient s'appliquer au massif périnéal; la brèche est fermée comme une bourse dont on tire les cordons. Cet affron-

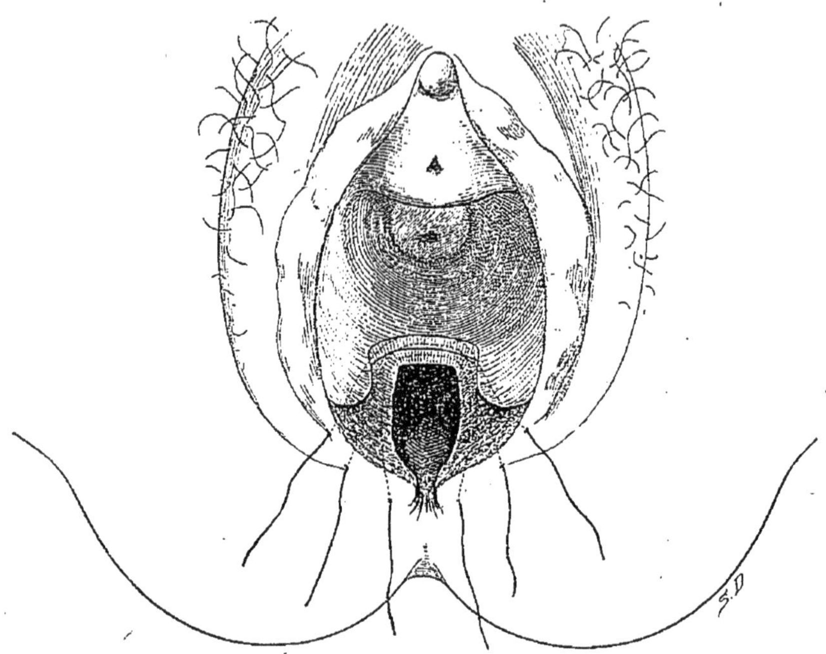

Fig. 149.
Déchirure complète (procédé d'EMMET).

tement parfait dispense de placer des fils complémentaires sur la muqueuse du vagin et sur celle du rectum, comme on l'a fait dans certains procédés pour mieux fermer la ligne de réunion. Aussi la suture d'EMMET fait-elle de son procédé un des plus simples et des plus ingénieux qu'on ait imaginés. Il est permis, cependant, quand on a décollé à droite et à gauche la muqueuse vaginale, de réunir par deux ou trois catguts les lèvres des deux lambeaux faisant saillie dans le vagin.

L'autre point essentiel du procédé, c'est la reconstitution de l'orifice anal au moyen du fil postérieur; aussi devons-nous revenir sur la manière de passer ce premier fil. Pour ramener en avant l'extrémité du sphincter divisé, il est nécessaire de piquer la peau en arrière de cette extrémité. Si on pique en avant, les deux bouts musculaires ne viendront pas au contact parfait, l'anneau sphinctérien restera un anneau brisé, et la malade conservera un peu d'incontinence pour les gaz et les matières liquides. Mais il ne faut pas tomber d'un excès dans l'autre; si le « fil d'EMMET » est placé trop loin en arrière, l'anus sera tellement fermé pendant les jours suivants qu'il y aura rétention des gaz et danger pour la réunion. Si, après le rapprochement des surfaces périnéales, on avait quelques doutes sur l'affrontement des deux bouts sphinctériens, il faudrait le compléter par un fil supplémentaire.

Soins consécutifs. — Pour tout pansement, quelques tampons iodoformés dans le vagin, gaze aseptique sur le périnée. Surtout, il faut surveiller la suture, la nettoyer doucement après les mictions, l'enduire de vaseline ou la saupoudrer d'iodoforme, en un mot, prendre les plus grands soins de propreté. Il est très utile de sonder les malades pendant plusieurs jours, pour éviter la souillure de la plaie.

Mais le point délicat, c'est la manière de traiter l'intestin. La question n'existait pas dans les colporrhaphies et les déchirures incomplètes, car, le rectum et l'anus n'étant pas intéressés, les gaz et les matières ne pouvaient infecter la ligne de réunion. Ici, la suture est dangereusement exposée; faut-il purger ou constiper les malades? Certains chirurgiens ont peur que le passage de matières dures après plusieurs jours ne désunisse la plaie; ils disent même que le trouble apporté à la nutrition générale par la constipation peut « entraver indirectement le travail plastique » (POZZI); aussi conseillent-ils un purgatif le cinquième jour et, bientôt après, de nouvelles évacuations. A nos yeux, le principal danger est l'infection par les matières et les gaz tandis que l'adhésion est à peine commencée; nous ignorons ce que peut faire au travail plastique une constipation d'une semaine, et nous savons comment faire pour que la première selle ne violente pas la suture; aussi préférons-nous donner un peu d'opium et retarder les évacuations jusqu'au huitième jour.

Un laxatif administré alors n'a plus d'inconvénients et des lavements huileux facilitent le passage.

Si, pendant cette première semaine, la malade était gênée par les gaz, on introduirait de temps à autre, et avec douceur, une sonde molle.

Les crins de Florence doivent rester longtemps ; il est dangereux de les enlever trop tôt, et comme, de tous les fils, ce sont eux qui coupent le moins, il est généralement inutile d'y penser avant le quinzième jour. Nous ignorons pourquoi Pozzi défend la marche avant deux mois, les rapports sexuels avant six mois.

Avec des soins attentifs, l'infection et la suppuration de la plaie, sa désunion partielle ou totale sont aujourd'hui peu à craindre. Si une douleur, un gonflement suspect, une réaction fébrile apparaissaient, le sacrifice d'un ou deux points de suture pourrait sauver le reste et être suivi d'une réunion secondaire. En cas d'échec limité ou complet, une opération nouvelle ne serait tentée qu'après un mois.

La périnéorrhaphie bien faite réussit presque toujours d'emblée. Il faudrait en méconnaître absolument les principes, pour voir persister au niveau de l'éperon, comme le voyaient les anciens, une fistule recto-vaginale. La réfection de l'orifice anal est devenue également simple ; c'est elle, cependant, qui reste encore un peu délicate. Il ne faut pas se laisser abuser par la forme ; une restauration périnéale en apparence complète est de valeur presque nulle si le sphincter, anneau brisé, laisse échapper les gaz et les matières liquides. Il est donc nécessaire de soigner particulièrement l'affrontement des deux bouts ; une désunion très limitée en ce point est toujours possible, elle n'est pas toujours très grave au point de vue de la restitution fonctionnelle, mais il faut la craindre et l'éviter à tout prix.

Le périnée reconstitué résiste bien à l'accouchement ; il y résiste comme un périnée ordinaire et n'a de nouvelles chances de rupture que si on a rétréci la vulve outre mesure.

PROCÉDÉ DE LAWSON-TAIT. — Sans tenir compte de la forme des surfaces périnéales, LAWSON-TAIT avive par dédoublement.

L'incision transversale qui a divisé l'éperon en deux lames est continuée sur la paroi triangulaire, du sommet à la base, à la façon d'une bissectrice. Elle rencontre une incision antéro-postérieure allant du bout sphinctérien à l'extrémité postérieure de la grande lèvre, et décrit avec elle la figure d'un H (fig. 150).

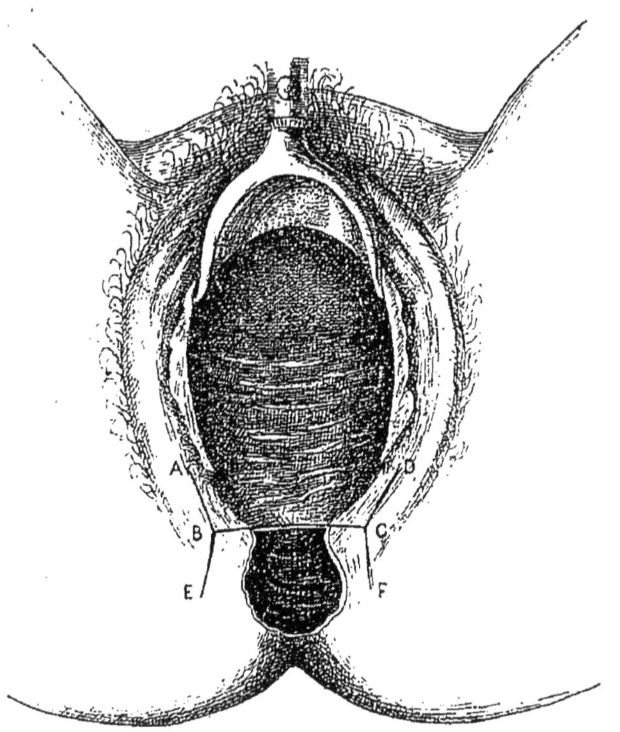

Fig. 150.

Déchirure complète (procédé de Lawson-Tait).

A l'aide de cette double incision, le bistouri ou les ciseaux disséquent un lambeau antérieur ou vaginal, un lambeau postérieur ou rectal. Le premier étant relevé et le second abaissé, il en résulte un large avivement. Les fils sont placés de bas en haut, comme dans le procédé d'Emmet; ils vont tous du périnée à l'éperon, aucun n'est mis sur les muqueuses, vaginale ou rectale. Crins de Florence (L.-Tait, Mundé), fils d'argent (Sænger) traversant la peau (Mundé) ou la respectant (L.-Tait), peu importent les variantes. Le fil postérieur est placé de manière à traverser les extrémités sphinctériennes.

Le procédé de LAWSON-TAIT a été décrit de façons diverses, modifié, compliqué de sutures dont l'utilité n'est pas certaine. Il a le mérite, quand il n'est pas altéré, de faire très simplement une opération dont la réussite n'est guère douteuse.

AUTRES PROCÉDÉS. — Parmi les procédés qui ont perdu la faveur des chirurgiens, et dont la description est du domaine de l'histoire, nous en signalerons quelques-uns dont les traits

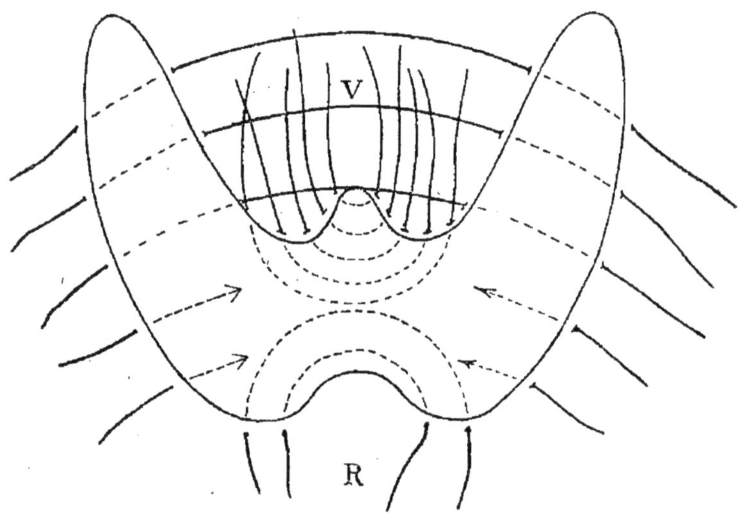

Fig. 151.
Procédé de SIMON-HÉGAR.

principaux nous serviront à faire comprendre pourquoi ils ont dû céder le pas aux deux précédents.

SIMON, continué et perfectionné par HÉGAR, avive sans dédoublement, par l'excision des surfaces. Il décrit sur la paroi vaginale un avivement triangulaire — la tête du papillon — le prolonge à droite et à gauche sur les plaies périnéales, et empiète sur la partie postérieure des grandes lèvres. Puis, trouvant que la déchirure a trois côtés, il veut qu'on suture en trois temps le vagin, le rectum et la peau. Il dispose une série de fils d'argent sur la muqueuse vaginale, une autre série sur la muqueuse rectale ; mais, ces derniers étant douloureux et difficiles à retirer, Hégar leur substitue des catguts ou de la soie. Tous ces fils sont placés d'abord et serrés à la fin, ou serrés à mesure qu'on les place. On procède enfin à la suture périnéale, avec des fils plus ou moins profonds (fig. 151).

Rendons-nous bien compte de ces procédés à suture vaginale et rectale. Il s'agit d'adosser exactement les surfaces et de ne pas laisser d' « espaces morts » où des liquides pourront s'accumuler et compromettre la réunion. Pour atteindre ce but, on multiplie les sutures, on ferme de tous les côtés. Mais comment, à quelle profondeur placer les fils pour qu'ils ferment bien ? A quelle suture confier la principale besogne ? Dieffenbach plaçait les fils profonds sur le périnée ; Simon, Hégar prennent, au contraire, la plus grande épaisseur de tissus avec les fils vaginaux et rectaux. On n'a pas encore l'idée d'aller accrocher l'éperon pour l'appliquer sur le corps périnéal.

Hildebrandt, Heppner ont varié et compliqué ces sutures pour assurer la coaptation. Martin y arrive de façon expéditive par une suture continue au catgut, à étages superposés. Commençant à l'angle supérieur, il ferme de bas en haut la muqueuse intestinale par un premier surjet, remonte avec le même fil dans l'intérieur de la plaie, redescend sur la muqueuse vaginale et termine par le périnée.

Le gros inconvénient de ces fils traversant les muqueuses, outre la longueur d'exécution, c'est l'infection de leur trajet par les sécrétions du vagin et du rectum, de ce dernier surtout, car l'asepsie du vagin n'est plus une difficulté. Lauenstein a voulu éviter cet écueil en faisant des sutures sous-muqueuses, c'est-à-dire des sutures perdues au catgut, prenant la surface cruentée à quelque distance du bord de la plaie.

Hégar a noté une autre cause d'insuccès, l'étendue beaucoup trop grande qu'on a souvent donnée à la surface d'avivement, et la tension qui en résulte entre des parties qui ne devraient pas s'affronter. Freund, à son tour, veut qu'on avive exactement dans les limites de la déchirure, pour éviter d'inutiles tractions. Mais que penser aujourd'hui des deux incisions latérales par lesquelles Hégar fait la section du sphincter anal pour éviter les tiraillements ? Que penser des incisions libératrices, parallèles à la ligne de réunion et pénétrant jusqu'au tissu cellulaire, que faisait Dieffenbach ? Tout cela nous paraît bien loin aujourd'hui.

Après l'avivement de Simon, les procédés à dédoublement. L'idée remonte à Langenbeck. Nous prendrons pour type le procédé de Richet, qui n'est pas à dédaigner, puisque nous avons introduit dans celui d'Emmet (p. 562) sa manière de diviser l'éperon et de soulever la muqueuse vaginale.

On commence par dédoubler la cloison recto-vaginale, ainsi que nous l'avons dit, en deux lamelles divergentes ; — Richet ne faisait pas un si large sinus, il graduait son dédoublement de la ligne médiane vers les côtés, mais nous passons volontairement sous silence quelques subtilités d'exécution. L'incision est prolongée sur les confins de la muqueuse vaginale et de la paroi cicatricielle, jusqu'à l'extrémité postérieure des grandes lèvres ; puis on dissèque la muqueuse de manière à former à droite et à gauche un lambeau latéral, qui se continue en arrière avec la muqueuse vaginale séparée du rectum. Ces deux premiers temps peuvent se résumer ainsi : par une grande incision en fer à cheval, on a mobilisé partout, en arrière et sur les côtés, la muqueuse du vagin.

Le troisième temps est un avivement en ailes de papillon des surfaces périnéales. Le quatrième est la suture : on adosse sur la ligne médiane, par leur face cruentée, les deux moitiés symétriques du grand lambeau en fer à cheval qui résulte à la fois du dédoublement de l'éperon et de la dissection latérale de la muqueuse, et on obtient ainsi une suture verticale en forme de crête saillante en avant. Sous la paroi vaginale ainsi reconstituée on n'a plus qu'à rapprocher les parois de la déchirure, avec des fils passés profondément pour que l'affrontement soit bien exact ; mais ces fils ne sont pas noyés, leur partie moyenne est visible au fond de la plaie. Richet employait les fils d'argent, il enchevillait ses fils périnéaux ; mais ceci nous paraît « vieux jeu », quand il est si commode d'oublier des catguts dans le vagin et de nouer sur la peau des crins de Florence.

Suture verticale du vagin, suture antéro-postérieure du périnée, perpendiculaires l'une à l'autre, absence de suture du côté
du rectum, tel est le procédé de Richet, dans lequel la paroi
vaginale, reconstituée par la mobilisation et l'adossement de
sa muqueuse, forme un couvercle au-dessus du périnée. Il y a
dans ce procédé, qui nous a donné un beau succès à une époque
où nous jugions mal celui d'Emmet[1], une manière ingénieuse
de protéger la ligne d'affrontement des surfaces périnéales ; il y
manque l'essentiel, c'est-à-dire la solidité parfaite que donne, à
l'angle supérieur de la réunion, les fils passés dans la cloison et
serrant la plaie comme une bourse ; il y manque aussi l'attention minutieuse apportée à la réfection de l'orifice anal.

L'étude rétrospective du procédé de Richet nous dispense de
rappeler ceux de Verneuil, Demarquay, Le Fort, etc., et nous
permet de conclure à la supériorité de l'opération fondée sur
les principes suivants : dédoublement de l'éperon ; dédoublement
pur, ou associé à l'avivement en surface ; suture très simple,
par trois ou quatre fils périnéaux — crins de Florence plus faciles
à manier que tous les autres — passés en un seul temps, accro-
chant l'éperon et serrant la plaie comme une bourse ; défense
de toucher à la muqueuse rectale ; liberté de placer deux ou trois
catguts vaginaux pour compléter l'affrontement ; réunion soignée des deux bouts sphinctériens.

MALFORMATIONS CONGÉNITALES

Ce dernier chapitre appartient aussi bien aux trois divisions
principales de notre ouvrage. Ne voulant pas le morceler, nous
l'avons réservé pour la fin.

Nous bornerons notre étude des malformations congénitales
à quelques définitions très sommaires. Un examen plus approfondi de ces anomalies nous aurait offert un très vif intérêt ;
mais il nous a paru s'éloigner de l'esprit, avant tout chirurgical,

[1] L.-G. Richelot. *Union médicale*, avril 1883.

qui nous a guidés dans la rédaction de ce livre. Nous avons étudié en temps utile (p. 457) les accidents de rétention dont les malformations peuvent être la cause ; nous allons revenir sur un point qui intéresse le chirurgien, la création d'un vagin artificiel. Pour le reste, nous nous défendons de vouloir aborder

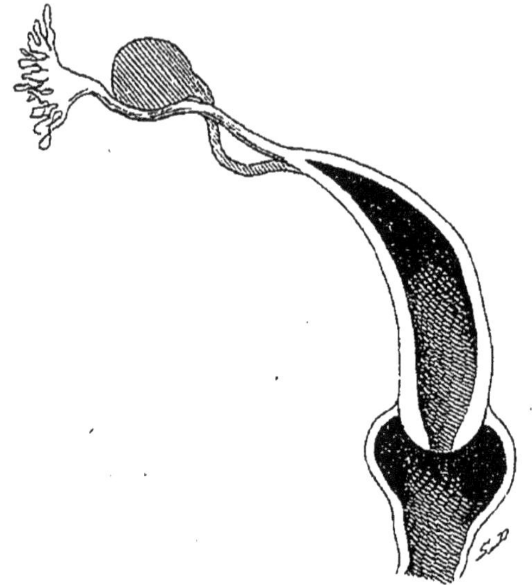

Fig. 152.
Utérus unicorne.

incidemment, sans avoir le loisir d'y consacrer le temps nécessaire, la trop vaste question du développement des organes génitaux.

MALFORMATIONS DE L'UTÉRUS

Utérus absent ou rudimentaire. — L'absence complète de l'utérus est extrêmement rare, et coïncide le plus souvent avec de graves anomalies viscérales, incompatibles avec l'existence. L'utérus rudimentaire, si petit qu'on le croit absent par une simple erreur d'interprétation, est beaucoup moins exceptionnel ; il est représenté, entre la vessie et le rectum, par une petite masse, quelques travées fibro-musculaires, une simple bandelette. Les ovaires

manquent, ils sont eux-mêmes rudimentaires, quelquefois bien
développés. Le vagin peut être complet, mais le plus souvent il
est absent ou réduit à sa partie müllérienne. La menstruation
fait défaut. Les organes génitaux externes ont leur aspect ordinaire, et rien ne fait soupçonner d'abord les anomalies pro-

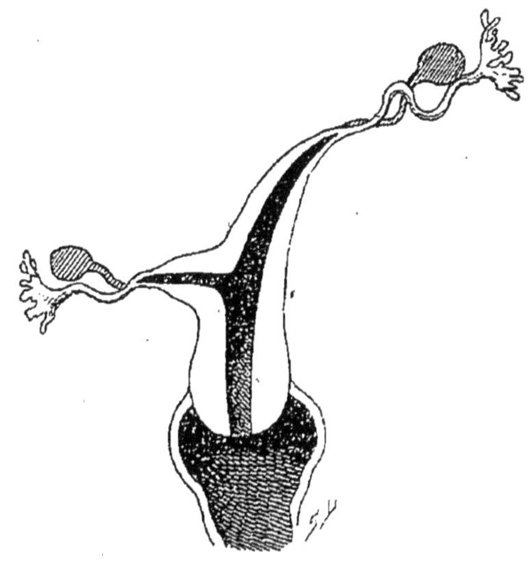

Fig. 153.
Utérus unicorne.

fondes ; la femme est bien conformée, les seins, le système
pileux, la voix, le caractère sont normaux. Les rapports sexuels
dépriment la vulve et y font un cul-de-sac vestibulaire assez profond ; ou bien l'urèthre se dilate et sert à la copulation.

Utérus unicorne. — L'utérus unicorne est celui qui se développe aux dépens d'un seul des canaux de MÜLLER. Il est réduit
à une moitié de son corps, effilé, pointu, recourbé à droite ou à
gauche et se continue directement avec la trompe dont il est
l'expansion (fig. 152). Le col, relativement volumineux, aboutit
à un vagin très étroit. Chez la femme adulte, cet organe mutilé
se comporte comme s'il était complet : la menstruation est régulière, la grossesse et l'accouchement possibles. Si, au lieu d'être
absent, l'autre canal de MÜLLER représente une corne rudimentaire en forme de bandelette, celle-ci peut être creuse et commu-

niquer avec la grande corne (fig. 153) ; l'œuf peut s'y greffer, mais les parois se rompent du 3ᵉ au 6ᵉ mois, la grossesse évolue comme une grossesse extra-utérine.

Utérus double. — La duplicité de l'utérus est le résultat de

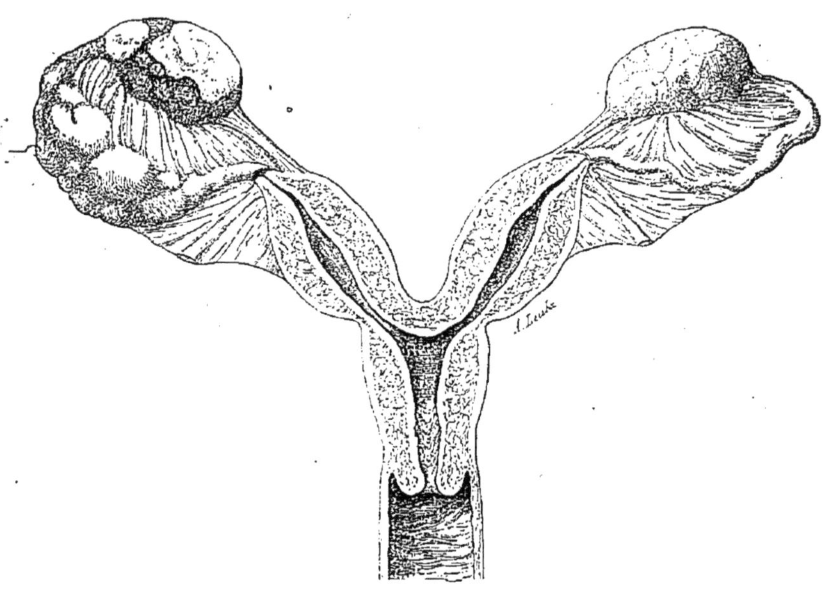

Fig. 154.
Utérus bicorne unicervical.

l'absence de fusion des canaux de MÜLLER. On en distingue plusieurs variétés :

a) L'*utérus bicorne* est celui dont les deux moitiés s'écartent à leur partie supérieure (fig. 154-157). Si la coalescence est très incomplète, l'organe est dédoublé du haut en bas et le col est lui-même cloisonné (*bicorne double*) ; un peu plus avancée, pas de division du col (*bicorne unicervical*) ; très avancée, voisine de l'état normal, les cornes seules divergent et le fond est déprimé (*bicorne arqué*). Le développement des deux segments utérins est souvent inégal, et on observe de nombreuses transitions entre l'utérus bicorne et l'unicorne déjà décrit.

b) L'*utérus biloculaire* est à peu près normal dans sa forme extérieure, mais divisé intérieurement par une cloison complète ou incomplète (fig. 158).

c) L'*utérus didelphe* est composé de deux utérus complets en apparence, et qui sont, en réalité, deux moitiés unicornes développées également, et entièrement indépendantes au lieu d'être

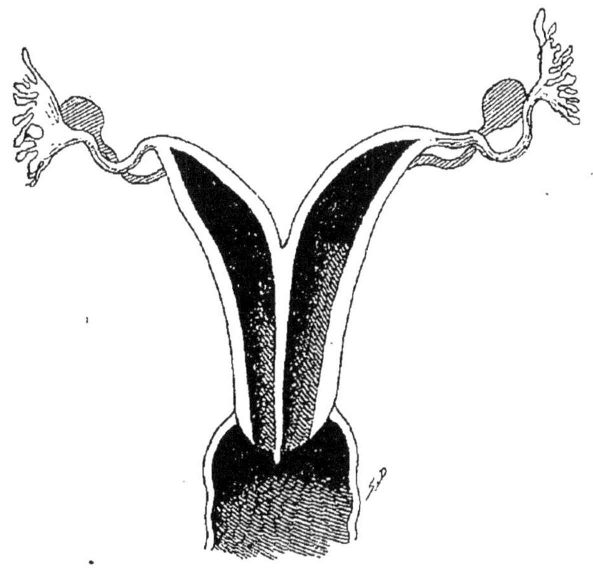

Fig. 155.
Utérus bicorne double.

demi-fusionnées (fig. 159, 160). Cette malformation est rare et coexiste volontiers avec d'autres anomalies, persistance du cloaque, exstrophie vésicale, etc. Chez la femme adulte, son histoire clinique se confond avec celle des utérus bicornes, dont il n'est guère possible de la distinguer.

Tous ces utérus doubles font suite à un vagin normal ou cloisonné. Les organes génitaux externes ont une conformation régulière ; la menstruation peut se faire par les deux côtés ; la grossesse peut évoluer dans une moitié de l'utérus ou dans les deux, souvent elle arrive à terme sans encombre. Il y a cependant des présentations mauvaises et des insertions vicieuses du placenta. On a observé que la moitié vide s'hypertrophie en même temps que la moitié gravide, et qu'elle expulse une caduque. Notons aussi qu'un des deux segments est quelquefois atteint

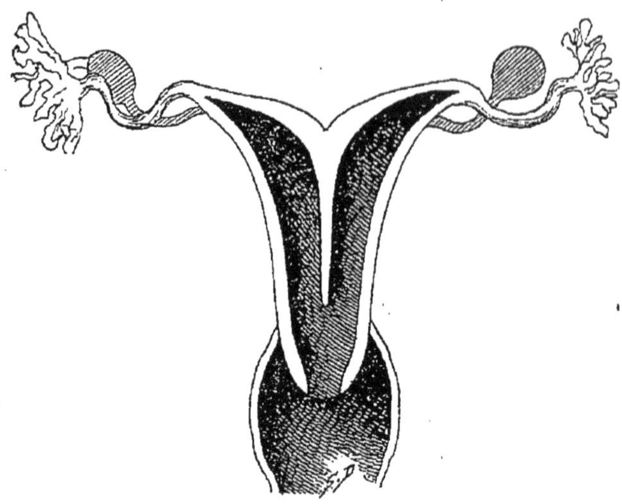

Fig. 156.
Utérus bicorne unicervical.

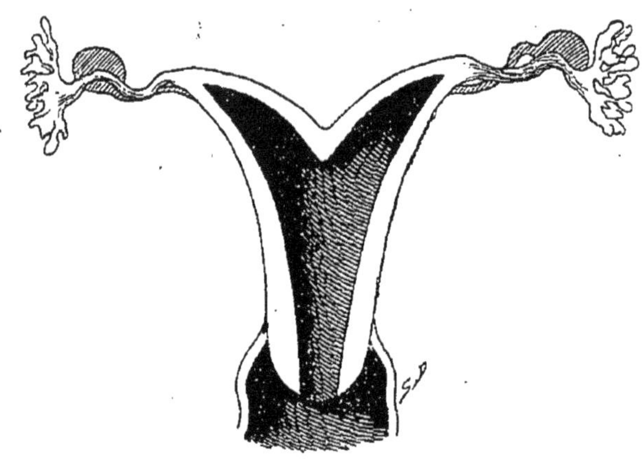

Fig. 157.
Utérus bicorne arqué.

d'atrésie et peut devenir le siège d'une hématométrie latérale; de même, on a vu l'hématocolpos latéral dans une moitié borgne du vagin dédoublé.

Utérus infantile. — *Utérus pubescent.* — L'utérus fœtal ou infantile — entre ces deux dénominations, il n'y a que des nuances d'anatomie bien subtiles — paraît s'être arrêté dans les dimensions et dans la forme qu'il avait au moment de la naissance. Le corps et le col sont disproportionnés ; ce dernier

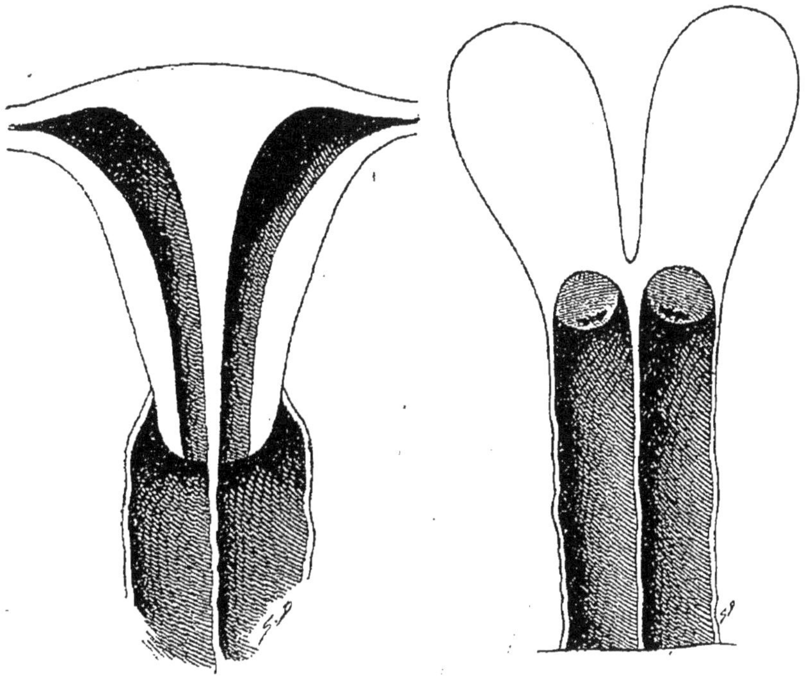

Fig. 158.
Utérus biloculaire.

Fig. 159.
Utérus didelphe.

est deux ou trois fois plus long, à parois épaisses ; l'orifice externe est étroit, quelquefois en museau de tapir ; le petit corps a des parois minces. Ordinairement, le vagin est court et étroit, la vulve et les seins sont peu développés, la menstruation fait défaut.

Tout autre est l'utérus nain ou pubescent, qui est petit dans son ensemble et de proportions justes. Mais aucun examen clinique ne peut faire ces distinctions délicates ; elles sont d'ailleurs sans utilité.

Mentionnons encore : l'*obliquité congénitale* de l'utérus, latéro-position due à l'asymétrie de ses deux moitiés ; l'*utérus biforis*.

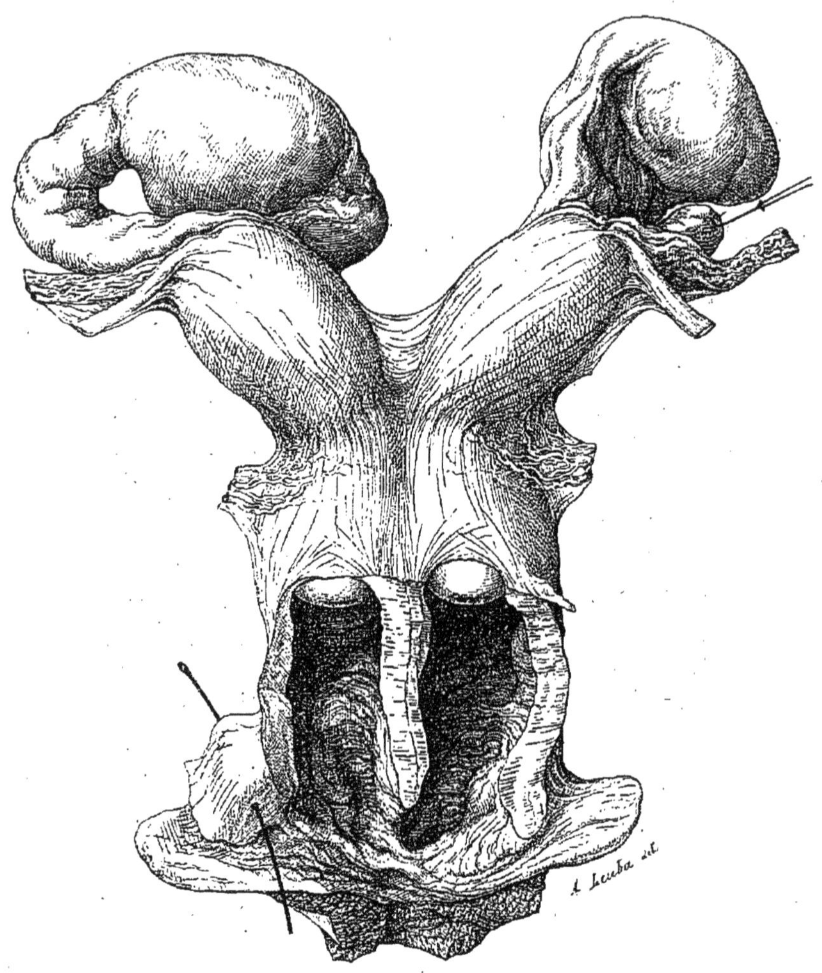

Fig. 160.
Utérus didelphe.

dont l'orifice externe est dédoublé par la présence d'une bride absolument locale, qui a parfois amené des accidents au moment de la délivrance, et que l'accoucheur peut avoir à sectionner entre deux ligatures ; enfin le *cloisonnement transversal du col* par un repli saillant dans sa cavité, qui a été vu, avec ou sans accidents obstétricaux, par P. MÜLLER, BREISKY, BUDIN, Mme HENRY, Emile BLANC.

MALFORMATIONS DU VAGIN

Vagin unilatéral. — Certains vagins étroits, accompagnant ou non l'utérus unicorne. sont formés sans doute aux dépens d'un seul canal de MÜLLER, l'autre ayant avorté.

Vagin cloisonné. — Un vagin cloisonné dans toute sa hauteur accompagne un utérus également dédoublé (fig. 159, 160). La cloison n'est pas exactement médiane ; quelquefois elle est .incomplète, et alors, comme les canaux de MÜLLER se réunissent de haut en bas, elle occupe la partie inférieure du conduit. Elle est épaisse et charnue, ou mince et perforée, ou même réduite à quelques brides fibreuses.

Quelquefois un des canaux de MÜLLER, presque toujours le droit, incomplètement développé, forme un demi-vagin terminé en cul-de-sac du côté de la vulve, et communiquant d'autre part avec un des cols de l'utérus dédoublé. Inaperçu jusqu'à la puberté, ce *vagin borgne latéral* peut alors se remplir de sang, ou même de pus en cas d'infection. L'hématocolpos latéral ainsi formé s'accompagne souvent d'une hématométrie latérale. Ces collections singulières sont d'un diagnostic très difficile. Le sang doit être évacué, comme nous l'avons dit en parlant des rétentions menstruelles (p. 457) ; le pyocolpos doit être ouvert très largement, pour que la cloison qui le sépare du vagin principal ne reste pas indéfiniment fistuleuse.

Le cloisonnement vaginal ne s'oppose pas toujours à l'accouchement régulier ; on a vu la cloison se déchirer de haut en bas, des brides s'allonger au moment opportun. D'autres fois, cependant, des éperons formant obstacle seront sectionnés au moment du travail.

Sténose congénitale. — Le rétrécissement est formé par des brides transversales en croissants, en diaphragmes incomplets, vestiges de la soudure qui existe à un moment donné, chez l'embryon, entre les parois vaginales. Elles causent des rétentions sanguines temporaires suivies de débâcles, elles s'opposent au coït, à l'accouchement. A moins que, par bonheur, elles ne se laissent ramollir et distendre, il faut les diviser au moment du travail pour éviter les ruptures utérines.

Absence et développement rudimentaire. — Absence complète de tissu vaginal entre la vessie et le rectum ; plus souvent, tractus fibreux — parfois mêlés d'éléments contractiles ou d'un tissu spongieux aréolaire — occupant la place du vagin et en représentant les vestiges.

En même temps, l'utérus est rudimentaire ou absent ; ou bien il existe avec les ovaires, mais il n'y a pas de molimen menstruel ; ou encore, il y a des douleurs périodiques avec des hémorrhagies supplémentaires. La vulve est bien conformée, souvent aussi l'hymen. Quelquefois, l'urèthre est dilaté par les tentatives de coït.

L'anomalie ne porte pas forcément sur toute la hauteur du conduit. Sa partie supérieure peut exister seule, l'évolution des canaux de MÜLLER se faisant toujours de haut en bas ; un cordon fibreux la relie à la vulve. D'autres fois, un cul-de-sac vestibulaire un peu profond représente une sorte de vagin inférieur, étroit mais dilatable par l'exercice.

On reconnaît l'absence du vagin ou le cordon fibreux qui le représente par le toucher rectal combiné au cathétérisme de la vessie, voire même au toucher vésical. Par les mêmes moyens et la palpation sus-pubienne, il faut chercher si l'utérus est normal, rudimentaire ou absent ; mais souvent on n'arrive à une certitude que pendant l'opération.

Le traitement de ces atrésies vaginales est fort délicat. Si, l'utérus absent et les ovaires existant seuls, il y avait des douleurs dysménorrhéiques au moment de l'ovulation, on pourrait être amené à faire la castration ; elle a réussi plus d'une fois. Mais le point intéressant, c'est la création d'un *vagin artificiel*[1].

Quand l'utérus et les ovaires existent et sont assez bien développés pour que la menstruation se produise, il survient à la puberté des accidents de rétention, et nous avons signalé déjà

---

[1] Marie DIMITRESCU. *Thèse de Paris*, 1896.

la nécessité de se frayer un passage entre la vessie et le rectum
pour faire sortir le sang accumulé dans l'utérus (p. 461). Mais
il ne suffit pas d'ouvrir ce trajet, il faut le maintenir ouvert
en dépit de la rétraction cicatricielle, et on n'y arrive que par
les procédés que nous allons décrire. Il faut dire seulement que
l'opération n'offre pas alors de grosses difficultés, parce que le
développement complet ou satisfaisant des organes génitaux
internes coïncide le plus souvent avec une absence partielle du
canal vaginal.

Tout autre est l'embarras du chirurgien en présence d'une
atrésie complète — absence réelle ou développement rudimentaire dans toute la hauteur. C'est ce qui arrive alors que, sans
douleurs ni phénomènes de rétention, l'utérus étant lui-même
rudimentaire ou absent, la femme demande un vagin artificiel.

Et d'abord, doit-on le lui accorder ? On a donné, pour répondre négativement, des raisons morales et religieuses : passons.
Des auteurs sérieux, Tillaux, Duplay, Hégar et Kaltenbach,
beaucoup d'Américains ont déclaré inadmissible une intervention qui offre des dangers, et dont le seul but est de permettre
un coït infructueux. Or, il est vrai qu'elle est difficile, qu'avant
l'antisepsie elle a donné des résultats désastreux (Nélaton, Billroth, Langenbeck), qu'aujourd'hui même, si les dangers de
septicémie sont à peu près écartés, la blessure de la vessie et du
rectum (Breisky, Riedinger), celle du péritoine (Veit) sont
encore possibles. Mais les accidents sont devenus bien exceptionnels, et il ne faut pas dire que l'opération soit toujours inutile. Certaines femmes sont désespérées de leur vice de conformation, deviennent nerveuses, pensent au suicide. Quelquefois
l'opération de complaisance ne devient-elle pas une opération
de nécessité, et faut-il toujours résister aux désirs d'une malade
qui, « sachant bien ne pouvoir devenir mère, veut au moins
rester épouse » (Le Fort) ? La création d'un vagin artificiel est
donc, dans certaines conditions, une intervention légitime.

Mais il ne s'ensuit pas qu'elle atteigne aisément son but.
Voyons comment il faut s'y prendre.

L'*incision* simple avec le bistouri ou les ciseaux, une sonde
étant dans la vessie et un doigt dans le rectum, expose à la bles-

sure des organes voisins ; elle a donné des insuccès et ne peut
suffire. Le *refoulement* d'AMUSSAT, qui mit quinze jours à décoller peu à peu les tissus jusqu'au foyer sanguin qu'il cherchait,
a été longtemps en faveur, mais il est beaucoup trop long et
donne de mauvais résultats définitifs. L'*électrolyse*, qui a réussi
à LE FORT, est aussi un procédé lent, capable de produire des
eschares et des perforations ; elle n'a pas fait fortune. Au contraire, l'*incision* et le *décollement*, méthode mixte imaginée par
DUPUYTREN en 1817, a fourni des succès. Après une incision
transversale à égale distance de l'urèthre et de l'anus, on cherche avec les doigts, une spatule, des ciseaux mousses, à décoller
peu à peu la vessie du rectum ; l'index gauche et un cathéter
servent de guides ; des écarteurs et des érignes étalent le champ
opératoire ; on arrive ainsi jusqu'à la collection sanguine, ou,
s'il n'y a pas d'utérus, on s'arrête à la profondeur qui paraît
suffisante. Mais toujours il faut lutter contre la rétraction cicatricielle, dilater longuement avec le doigt, les tampons, le spéculum, le pessaire GARIEL, des cylindres gradués en verre, en
buis, etc. DOLBEAU (1866), en procédant ainsi, eut la chance de
créer un vagin qui resta perméable ; au bout de six ans la
malade se maria, devint enceinte et accoucha régulièrement.
Une malade de POLAILLON (1887), non réglée, eut en quittant
l'hôpital un vagin qui permettait la copulation. Chez celle de
DA COSTA (1894), le néo-canal, au bout de plusieurs mois, paraissait n'avoir aucune tendance à se rétrécir. GÉRARD-MARCHANT
(1893), voyant une tendance marquée au rétrécissement chez
son opérée, qui continuait à souffrir au moment de ses époques,
fit une laparotomie et, par un artifice opératoire ingénieux,
aboucha dans le cul-de-sac vaginal nouvellement créé un utérus
de valeur douteuse. SEGOND (1895) obtint un conduit qui, malgré l'action des bougies de volume convenable, ne garda pas sa
profondeur primitive, mais « la dilatation physiologique main-
tint les choses en état d'une façon définitive et très satisfaisante ». En somme, le cas magnifique de DOLBEAU est une
exception, quelques autres offrent de l'intérêt, mais combien de
malades n'ont pas été suivies assez longtemps, combien ont dû
subir un traitement complémentaire douloureux, combien n'ont

retiré, en fin de compte, aucun bénéfice de l'intervention ! Aussi les chirurgiens ont-ils eu l'idée, pour obvier aux inconvénients de la rétraction cicatricielle, de tapisser les parois du néo-vagin avec des lambeaux de peau ou de muqueuse.

HEPPNER, en 1872, eut recours le premier à l'*autoplastie*. En France, elle fut employée par PICQUÉ, SCHWARTZ, DELAGÉ-NIÈRE, etc. PICQUÉ (1890) fit une incision courbe à concavité supérieure au niveau de la fourchette et disséqua soigneusement la muqueuse vestibulaire ; puis, après avoir creusé le nouveau canal par décollement, il se servit de la muqueuse disséquée dans le premier temps pour tapisser la paroi antérieure du vagin artificiel, où elle fut fixée par des points de suture au cat-gut. La paroi inférieure fut tapissée par la peau de la région périnéale disséquée, portée par glissement jusqu'au fond de la dépression, et suturée de la même manière. DELAGÉNIÈRE (1891) fit une incision transversale, puis deux latérales pour mobiliser en forme de lambeau la muqueuse vestibulaire ; à l'aide de trois fils passés dans le bord libre de ce lambeau et dans le fond de l'incision vaginale, il en revêtit la paroi antérieure du nouveau conduit ; à droite et à gauche, il tailla dans la région périnéale et fessière deux lambeaux cutanés dont la base adhérait au raphé périnéal, les fit pivoter, les introduisit par le même arti-fice et les fixa sur la face antérieure du rectum. SCHWARTZ (1892), après avoir creusé un infundibulum de 7 centimètres, le doubla par quatre lambeaux muqueux ou muco-cutanés pris sur le ves-tibule, les petites et les grandes lèvres et qu'il sutura profondé-ment. ROUX (de Lausanne), tailla sur les petites et les grandes lèvres deux lambeaux en aile de libellule. VILLAR (de Bordeaux), DROUIN (du Mans) firent des opérations analogues. Nous n'entrons pas dans le détail des résultats obtenus ; ils sont encourageants, les vagins artificiels fonctionnent bien, se rétractent moins, la colpoplastie est décidément la méthode de choix. Cependant, ne soyons pas trop optimistes : l'angle dièdre qui forme le fond de la cavité vaginale est le siège d'un travail cicatriciel qui a ten-dance à refouler le lambeau en dehors et à combler peu à peu le nouveau conduit.

Un mot, en terminant, sur quelques tentatives d'*hétéroplastie*.

Küstner a greffé sur les parois du vagin cruenté la muqueuse intestinale d'un homme opéré pour une plaie pénétrante de l'abdomen ; H. de Twiecicki la muqueuse intestinale d'un lapin ; Mackenrodt des lambeaux de muqueuse vaginale empruntés à des femmes auxquelles il venait de pratiquer la colporrhaphie. Snéguireff a été plus loin : il a fait une « restitution du vagin par transplantation de l'anus et du rectum » ; conception ingénieuse, mais qui nous paraît tout à fait irrationnelle.

MALFORMATIONS DE LA VULVE

Les anomalies vulvaires nous arrêteront d'autant moins longtemps qu'elles n'offrent au chirurgien qu'un intérêt très minime. Et d'ailleurs, pour les faire bien comprendre, il nous faudrait entrer dans l'étude approfondie du développement des organes génitaux.

Bornons-nous donc à signaler : *l'absence de la vulve*, qu'on observe chez des sujets non viables, et qu'on a dit — à tort sans doute — pouvoir coïncider avec le développement normal des organes génitaux internes ; *l'absence des grandes lèvres*, qui accompagne l'exstrophie de la vessie ; *l'absence des petites lèvres*, souvent liée au développement incomplet du clitoris ; *l'hypertrophie des petites lèvres*, plus fréquente et qui relève de la chirurgie, car ces replis exubérants font quelquefois hors de la vulve une saillie exagérée dont la résection est opportune au point de vue esthétique, mais qui n'atteint pas dans notre race les dimensions singulières du « tablier des Hottentotes » ; *l'hypertrophie du clitoris*, coexistant avec l'hypospadias et le dédoublement du canal génital, sa *bifidité* ou son *absence* même, habituelles dans l'épispadias ; *l'infantilisme de la vulve*, qu'on observe chez des sujets de complexion débile, avec l'arrêt du développement des organes génitaux internes.

Les malformations de l'*hymen* sont très nombreuses ; elles portent sur le siège, le nombre, la forme, la structure de l'appareil hyménéal ; elles intéressent au plus haut point le médecin légiste et ne peuvent ici trouver place. Une seule nous arrêtera, car elle doit être bien connue des chirurgiens, c'est l'*imperforation*. Mais il ne faut pas s'y tromper : elle est plus rare qu'on ne l'admet généralement. Il y a peu de cas authentiques où on ait vu l'hymen former une cloison continue ; on a ordinairement affaire à une atrésie terminale du vagin. La cloison refoulée par l'accumulation du sang cataménial, et que le chirurgien incise pour parer aux accidents de rétention, est formée de deux feuillets : l'hymen est simplement accolé à la membrane qui ferme le vagin, et, après l'évacuation de l'hématocolpos, on le retrouve nettement avec son ouverture.

Nous fermons ce livre au seuil d'une importante question d'embryogénie, étrangère au cadre que nous nous sommes tracé, l'*hermaphrodisme*.

TABLE ANALYTIQUE

TABLE DES MATIÈRES

LÉSIONS TRAUMATIQUES

CORPS ÉTRANGERS

MALADIES DU VAGIN

LÉSIONS INFECTIEUSES ET TROPHIQUES

TUMEURS

FISTULES URINAIRES

MALADIES DE LA VULVE

LÉSIONS INFECTIEUSES ET TROPHIQUES

TUMEURS

DÉCHIRURES DU PÉRINÉE

MALFORMATIONS CONGÉNITALES